Gebhard Mathis (Hrsg.)

Bildatlas der Lungen- und Pleurasonographie

Gebhard Mathis (Hrsg.)

Bildatlas der Lungen- und Pleurasonographie

4., vollständig überarbeitete und erweiterte Auflage

Mit Beiträgen von J.J. Annema, S. Beckh, W. Blank, R. Eberhardt, C. Görg, F.J.F. Herth, G. Mathis, K.-F. Rabe, J. Reuß, A. Schuler, M. Veseliç

Mit 630 Abbildungen, zum großen Teil in Farbe

Springer

Prof. Dr. Gebhard Mathis
Internistische Praxis
Bahnhofstr. 16
6830 Rankweil
Österreich

ISBN-13 978-3-540-34106-2 Springer Medizin Verlag Heidelberg

Bibliografische Information der Deutschen Nationalbibliothek
Die Deutsche Nationalbibliothek verzeichnet diese Publikation in der Deutschen Nationalbibliografie; detaillierte bibliografische Daten sind im Internet über http://dnb.d-nb.de abrufbar.

Springer Medizin Verlag
springer.de

Planung: Hinrich Küster, Heidelberg
Projektmanagement: Gisela Zech, Heidelberg
Lektorat: Gabriele Siese, Untergruppenbach
Layout und Einbandgestaltung: deblik Berlin

SPIN 10826547

Satz und digitale Bearbeitung der Abbildungen: Fotosatz-Service Köhler GmbH, Würzburg

Gedruckt auf säurefreiem Papier 21/26 – 5 4 3 2 1 0

Vorwort zur 4. Auflage

Der Einsatz der Thoraxsonographie wurde in den letzten Jahren wesentlich ausgeweitet. Tragbare Ultraschallsysteme finden zunehmend Einsatz in der präklinischen Sonographie, am Unfallort, in Notarztwagen und Rettungshubschrauber. Auch in der Notfallaufnahme, auf der Intensivstation und im klinischen Alltag bewährt sich die Thoraxsonographie als strategisches Instrument in direkter Fortführung der klinischen Untersuchung. So kann beispielsweise rasch festgestellt werden, ob ein Traumapatient innerlich so sehr blutet, dass er sofort in den Operationssaal muss, oder ob noch Zeit für weitere Abklärungen wie CT bleibt. Viele Diagnosen wie z.B. Pneumothorax, Pneumonie oder Lungenembolie können sofort gesichert werden.

Zahlreiche Publikationen aus jüngster Zeit haben das Wissen in Thoraxsonographie erheblich vertieft: die Sonomorphologie der normalen Pleura wurde am Leichenpräparat und mit histologischen Schnitten noch exakter beschrieben. Die Sonoanatomie der oberen Thoraxapertur wurde um die Darstellung des Plexus brachialis erweitert, was präzisere Regionalanästhesien mit weniger Anästhetikum ermöglicht. Bahnbrechende Arbeiten wurden zum Lymphknoten-Staging beim Bronchialkarzinom vorgelegt; hier ist die Sonographie der CT deutlich überlegen. Der hohe Stellenwert der endoluminalen Zugänge wurde weiter geklärt und präzisiert.

Das vorliegende Buch wurde um zwei Themen erweitert. Die Kontrastmittelsonographie steht an der Schwelle zur Einführung in die Differenzierung von subpleuralen Lungenläsionen, wo uns in manchen Situationen die Sonomorphologie des B-Bildes und der Farbdoppler unsicher lassen. Der zweite neue Abschnitt vertieft die klinische Sonographie vom Symptom zur Diagnose.

Ich danke dem Autorenteam von Herzen für die schöpferische Zusammenarbeit und die zeitgerechte Ausarbeitung. Weiter danke ich dem Springer-Verlag für die gute Zusammenarbeit und die sorgfältige Herstellung des Buches.

Ich hoffe, dass wir mit diesem Bildatlas vielen Kollegen helfen und den Patienten dienen: möglichst treffsicher, effizient und kostengünstig viele Diagnosen rasch am Bett stellen und rechtzeitig entsprechende therapeutischer Maßnahmen einleiten können.

Gebhard Mathis
Rankweil, im Oktober 2006

Inhaltsverzeichnis

Mitarbeiterverzeichnis

Annema, Jouke J., Dr.
Longziekten, C3-P
Leids Universitair Medisch Centrum
Postbus 9600
2300 RC Leiden
Niederlande

Beckh, Sonja, OÄ Dr.
Klinikum Nürnberg Nord
Flurstraße 17
90340 Nürnberg
Deutschland

Blank, Wolfgang, OA Dr.
Klinikum am Steinenberg, Kreiskliniken Reutlingen,
Medizinische Klinik
Akademnisches Lehrkrankenhaus
der Universität Tübingen
Steinenbergstraße 31
72764 Reutlingen
Deutschland

Eberhardt, Ralf, Dr.
Thoraxklinik Heidelberg gGmbH
Innere Medizin/Pulmonologie
Amalienstraße 5
69126 Heidelberg
Deutschland

Görg, Christian, Priv.-Doz. Dr.
Zentrum für innere Medizin
Baldingerstraße
35043 Marburg
Deutschland

Herth, Felix, Prof. Dr.
Thoraxklinik Heidelberg gGmbH
Innere Medizin/Pulmonologie
Amalienstraße 5
69126 Heidelberg
Deutschland

Mathis, Gebhard, Prof. Dr.
Internistische Praxis
Bahnhofstr. 16
6830 Rankweil
Österreich

Rabe, Klaus F., Prof. Dr.
Longziekten, C3-P
Leids Universitair Medisch Centrum
Postbus 9600
2300 RC Leiden
Niederlande

Reuß, Joachim, OA Dr.
Medizinische Klinik
Bunsenstraße 120
71032 Böblingen
Deutschland

Schuler, Andreas, OA Dr.
II. Medizinische Klinik, Städt. Kliniken
Am Gesundbrunnen 20
74078 Heilbronn
Deutschland

Veseliç, M., Dr.
Longziekten, C3-P
Leids Universitair Medisch Centrum
Postbus 9600
2300 RC Leiden
Niederlande

1 Indikationen, gerätetechnische Voraussetzungen und Untersuchungsvorgang

S. Beckh

1.1 Indikationen

In der Diagnostik des Pleuraergusses ist die Sonographie seit langem als diagnostisch weiterführendes bildgebendes Verfahren etabliert. Dank technischer Fortschritte und kontinuierlicher wissenschaftlicher Erkenntnisse hat sich das Spektrum für den Einsatz der Sonographie bei Erkrankungen im Thoraxbereich in den vergangenen Jahren stetig erweitert (Stender et al. 1994; Broaddus u. Light 1994; Müller 1997; Kinasewitz 1998; Beckh 2002; ◘ Abb. 1.1).

Das sonographische Bild bietet zwar keine Übersicht über den gesamten Thorax, dafür aber einen Ausschnitt, der bei entsprechenden Problemstellungen in Ergänzung und in Kenntnis der radiologischen Übersichtsdarstellungen wertvolle Zusatzinformationen liefert. Mitunter ist die Sonographie als einzige nichtinvasive diagnostische Methode geeignet, einen wesentlichen Beitrag zur Klärung pathologischer Befunde zu leisten (Walz u. Muhr 1990; Fraser et al. 1999).

An der gesunden Lunge wird der Ultraschall zu 99% reflektiert. Intrapulmonale Prozesse können nur dann sonographisch erfasst werden, wenn sie an die viszerale Pleura heranreichen oder durch ein schallleitendes Medium wie Flüssigkeit oder konsolidiertes Lungengewebe darstellbar werden (◘ Abb. 1.2).

Schallschattenzonen treten, bedingt durch die fast vollständige Absorption der Schallwelle am Knochen, insbesondere hinter Sternum, Skapula und Wirbelsäule auf. Die Beeinträchtigung durch die Rippenschatten kann zumindest partiell mit Hilfe der Atemmechanik ausgeglichen werden.

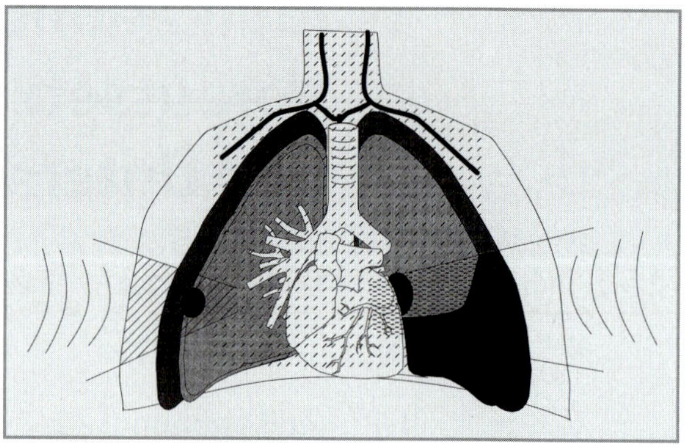

◘ **Abb. 1.2.** Sonographisch erreichbare Strukturen und pathologische Veränderungen

Von perkutan ist das Mediastinum in den unmittelbar retrosternalen und posterioren Abschnitten nicht einsehbar. Als Ergänzung bieten sich hier die transösophageale und transbronchiale Sonographie an, die allerdings vom Aufwand und der Handhabung invasive Untersuchungsverfahren sind (Lam u. Becker 1996; Arita et al. 1996; Silvestri et al. 1996; Becker et al. 1997; Broderick et al. 1997; Serna et al. 1998; Aabakken et al. 1999; Herth et al. 2004; ◘ Abb. 1.3).

Die Sonographie gibt diagnostische Informationen bei der Untersuchung der einzelnen Strukturen des Thorax (► Übersicht).

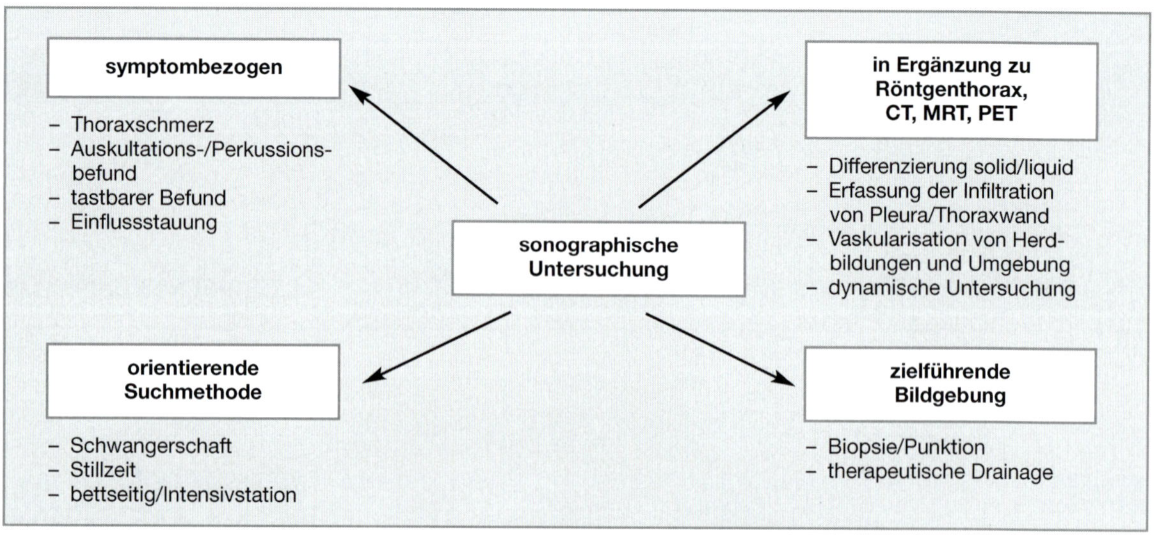

◘ **Abb. 1.1.** Spektrum für den Einsatz der Sonographie bei Pleura- und Lungenerkrankungen

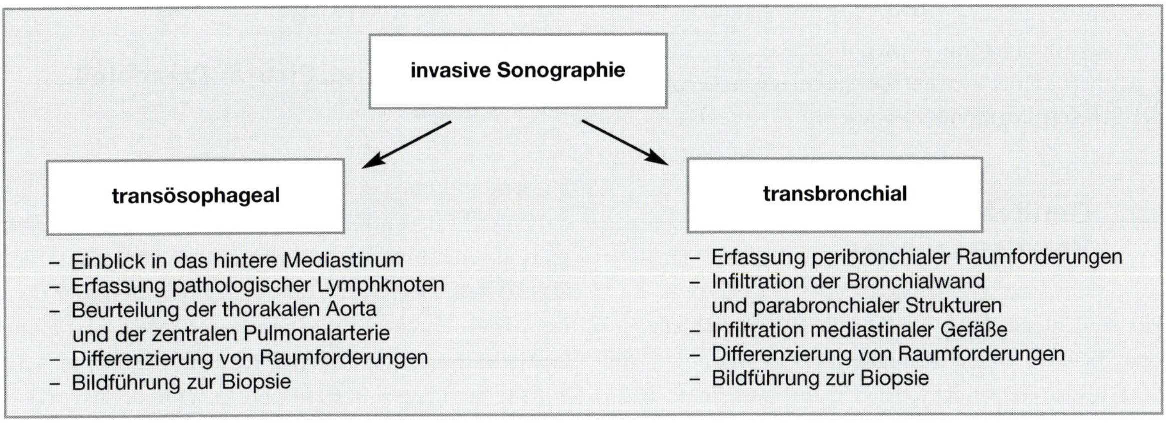

Abb. 1.3. Indikationen für die invasive sonographische Untersuchung

Diagnostische Informationen bei der Untersuchung einzelner Strukturen des Thorax

- Thoraxwand
  - Benigne Läsionen:
    - Gutartige Neubildungen (z. B. Lipom)
    - Hämatom
    - Abszess
    - Reaktivierte Lymphknoten
    - Perichondritis, Tietze-Syndrom
    - Rippenfraktur
  - Maligne Läsionen:
    - Lymphknotenmetastasen (Erstdiagnostik und Verlauf unter Therapie)
    - Infiltrierend wachsende Karzinome
    - Osteolysen
- Pleura
  - Solide Strukturen:
    - Pleuraverdickung, Schwiele, Verkalkung, Asbestplaques
  - Raumforderung:
    - *Benigne*: fibröser Tumor, Lipom
    - *Maligne*: umschriebene Metastasen, diffuse Karzinose, malignes Pleuramesotheliom
  - Flüssigkeit:
    - Erguss, Hämatothorax, Pyothorax, Chylothorax
  - Dynamische Untersuchung:
    - Pneumothorax
    - Differenzierung Erguss/Schwiele
    - Adhärenz einer Raumforderung
    - Infiltration durch eine Raumforderung
    - Zwerchfellbeweglichkeit
- Periphere Herdbildungen der Lunge
  - *Benigne*:
    - Entzündung, Abszess, Embolie, Atelektase
  - *Maligne*:
    - Periphere Metastase, peripheres Karzinom, Tumor/Atelektase
  - Mediastinum perkutan:
    - Raumforderungen im vorderen oberen Mediastinum
    - Lymphknoten im aortopulmonalen Fenster
    - V. a. Thrombose der V. cava und ihrer zuführenden Äste
    - Darstellung von Kollateralkreisläufen
    - Perikarderguss

Weitere sonographisch darstellbare pathologische Veränderungen des Herzens werden in diesem Buch nicht beschrieben, hierzu wird auf die einschlägigen Lehrbücher der Echokardiographie verwiesen.

1.2 Gerätetechnische Voraussetzungen

Für die Untersuchung am Thorax eignen sich alle Geräte, die auch in der Sonographie von Abdomen und Schilddrüse verwendet werden. Günstig ist ein hochauflösender Linearschallkopf von 5–10 MHz für die Darstellung der **Thoraxwand** und der **parietalen Pleura** (Mathis 2004). Neuere Sonden von 10–13 MHz eignen sich zusätzlich hervorragend zur Beurteilung der **Lymphknoten** (Gritzmann 2005), der **Pleura** und der **Lungenoberfläche**.

Zur Untersuchung der **Lunge** gewährleistet ein Konvex- oder Sektorschallkopf von 3–4 MHz eine ausreichende Eindringtiefe (Mathis 2004).

Für das **Mediastinum** sind Vektor-, Sektor- oder schmale Konvexsonden zu empfehlen. Je kleiner die Ankopplungsfläche, desto besser kann der Schallkopf im Jugulum oder in der Supraklavikulargrube aufgesetzt werden. Der Frequenzbereich sollte bei 3,5–5 MHz liegen. Zu beachten ist, dass die Geräteeinstellungen, die für die Untersuchung des Herzens gebräuchlich sind, für das übrige Mediastinum nicht geeignet sind. Der Kontrast, die Bildrate und der Graustufentiefenausgleich müssen zur Darstellung der mediastinalen Strukturen entsprechend angepasst werden.

Für die transösophageale Sonographie muss eine spezielle Sonde mit entsprechendem Anschlusskanal am Ultraschallgerät verwendet werden.

Die endobronchiale Sonographie erfolgt mit speziellen dünnen hochfrequenten Sonden (12–20 MHz), die über den Arbeitskanal des flexiblen Bronchoskops eingeführt werden. Derzeit gibt es nur wenige Hersteller, die geeignete Sonden zusammen mit einem Ultraschallgerät anbieten.

1.3 Untersuchungsvorgang

1.3.1 Thoraxwand, Pleura, Zwerchfell, Lunge

Die Untersuchung erfolgt, soweit möglich, am sitzenden Patienten in In- und Exspiration, gegebenenfalls kombiniert mit Atemmanövern wie Husten oder »Schnüffeln«. Das Anheben der Arme und Verschränken hinter dem Kopf führt zu einer Erweiterung der Interkostalräume und erleichtert den Zugangsweg. Der Schallkopf wird entlang der Längslinien am Thorax (◘ Abb. 1.4):

- Parasternallinie,
- mittlere und laterale Klavikularlinie,
- vordere, mittlere und hintere Axillarlinie,
- laterale und mediale Skapularlinie und
- Paravertebrallinie,

von ventral nach dorsal geführt, wobei die jeweilige anatomische Zuordnung des Befundes in die Beschreibung eingehen sollte.

Die anschließende transversale Schnittführung, parallel zum Rippenverlauf, in den Interkostalräumen (◘ Abb. 1.5) ergibt die Ergänzung zur exakten nachvollziehbaren Lokalisation eines Befundes.

Die Untersuchung von Herdbildungen hinter der Skapula erfordert ein maximales Adduzieren des Armes mit Umgreifen der kontralateralen Schulter (◘ Abb. 1.6).

Der supraklavikulare Zugang ermöglicht den Blick auf die Lungenspitze (▶ Kap. 1.3.2).

Von suprasternal gelingt der Einblick in das vordere obere Mediastinum (▶ Kap. 5.1). Von abdominell erfolgt die Untersuchung des Zwerchfells im subkostalen Schnitt rechts transhepatal (◘ Abb. 1.7) bzw. begrenzt links translienal.

Zusätzlich ermöglicht die longitudinale Schallebene von der Flanke die Darstellung beider Recessus phrenicocostales (◘ Abb. 1.8).

Der liegende Patient wird in gleicher Weise untersucht. Der abdominelle Zugangsweg ist hier besser, der interkostale Einblick aber häufig etwas schwieriger, da die Bewegung im Schultergürtel meist eingeschränkt ist.

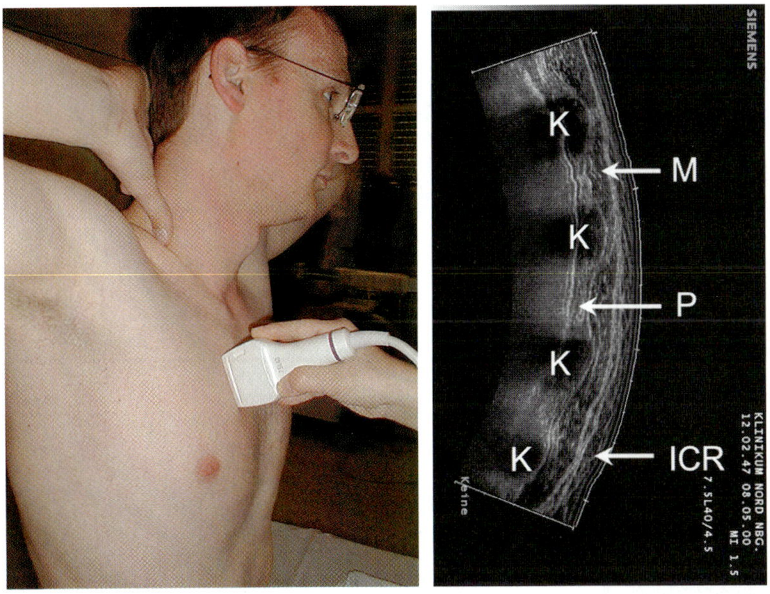

Abb. 1.4a,b. Untersuchung des sitzenden Patienten. **a** Linearschallsonde längs in der rechten Parasternallinie aufgesetzt. **b** Korrespondierendes sonographisches Panoramalängsschnittbild (SieScape). (*K* knorpeliger Rippenansatz, *ICR* Interkostalraum, *M* Muskulatur, *P* Pleuralinie)

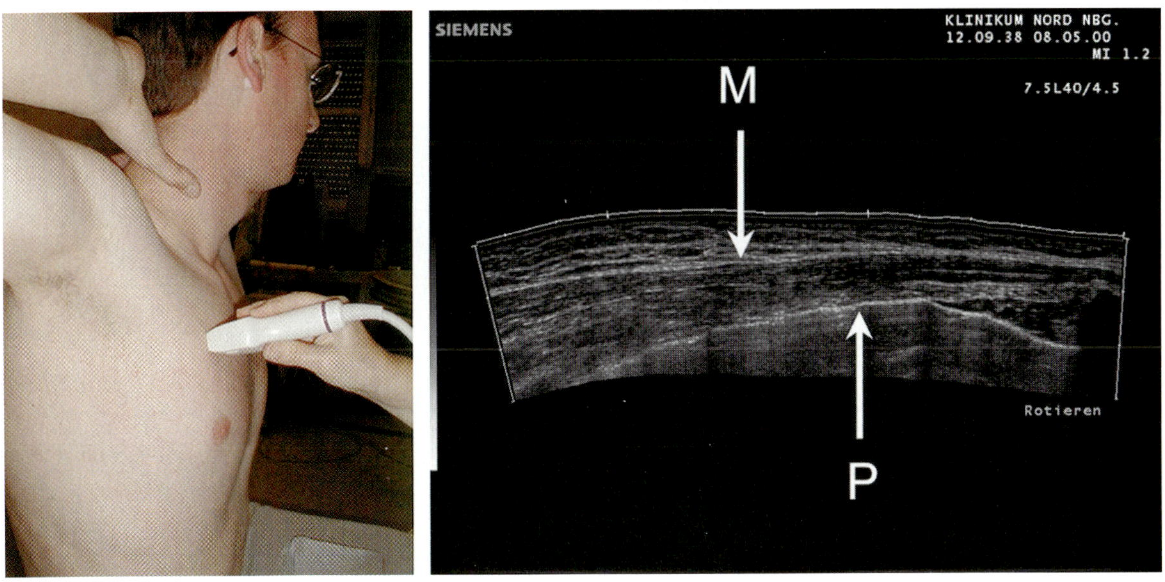

Abb. 1.5a,b. Untersuchung des sitzenden Patienten. **a** Linearschallsonde parallel zu den Rippen im 3. Interkostalraum aufgesetzt. **b** Korrespondierendes sonographisches Panoramatransversalschnittbild (SieScape). (*M* Muskulatur, *P* Pleuralinie)

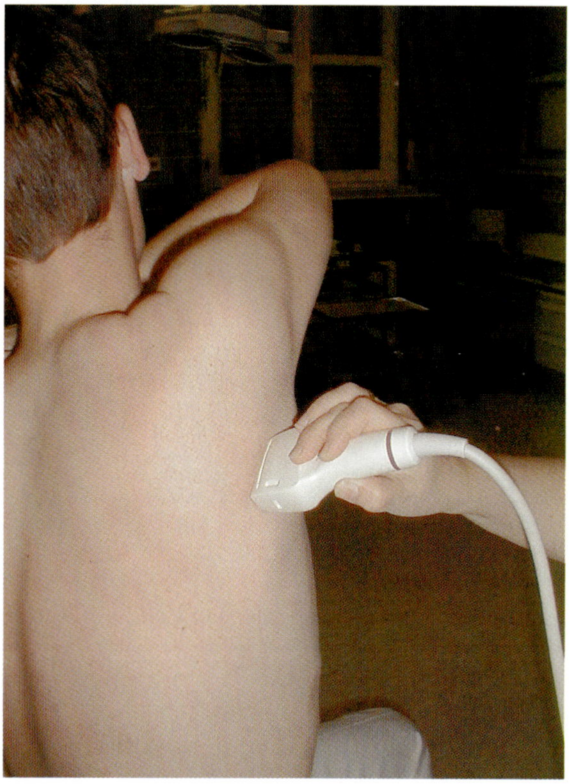

Abb. 1.6. Position des Patienten zur Untersuchung retroskapulärer Strukturen

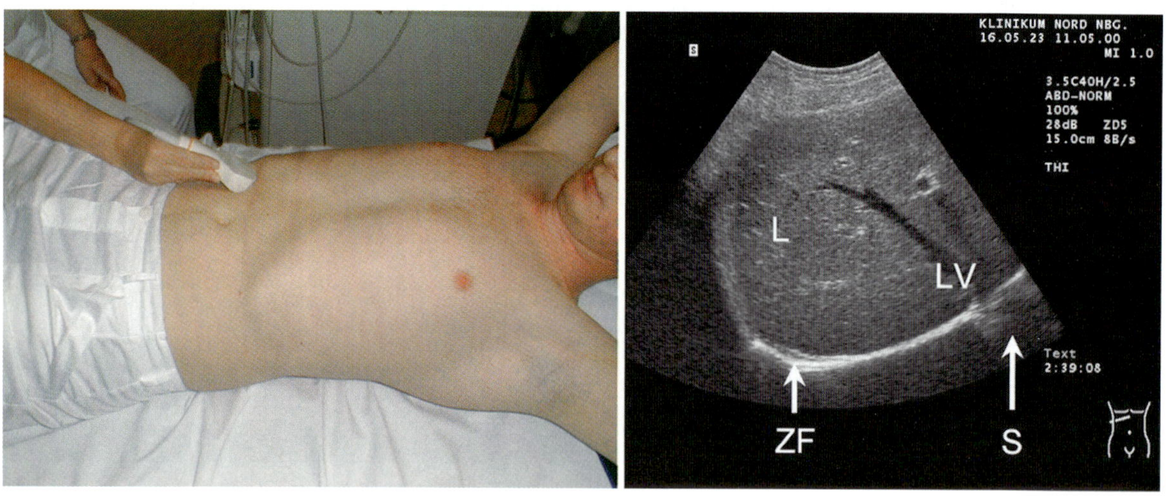

a

b

Abb. 1.7a,b. Transhepatale Untersuchung. **a** Konvexschallsonde subkostal rechts aufgesetzt, leichte Kippung nach kranial. **b** Korrespondierendes sonographisches Bild (*L* Leber, *LV* Lebervene, *S* Spiegelung der Leber oberhalb des Zwerchfells, *ZF* Zwerchfell)

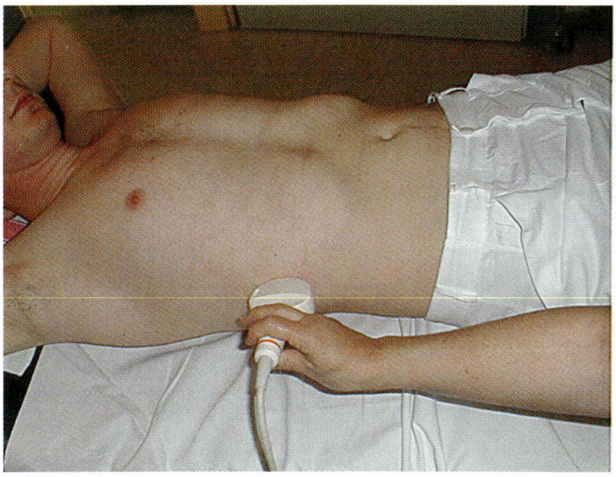
a
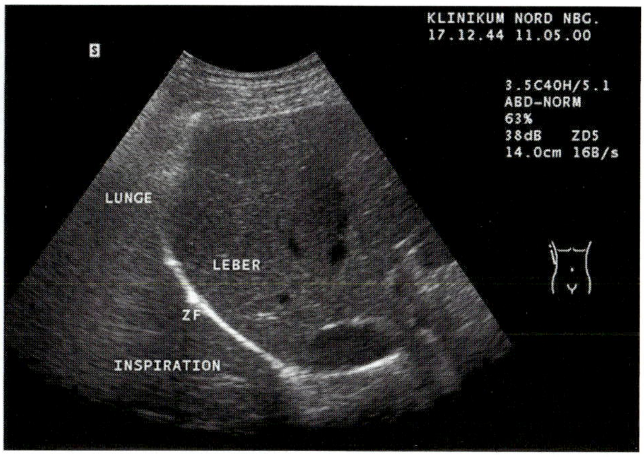

b

Abb. 1.8a,b. Untersuchung von lateral. **a** Konvexschallsonde längs in der mittleren rechten Axillarlinie aufgesetzt. **b** Korrespondierendes sonographisches Bild (*ZF* Zwerchfell). Die normal bewegliche Lunge schiebt sich bei Inspiration in den rechten Recessus phrenicocostalis und verdeckt den Leberoberrand

1.3.2 Untersuchung der oberen Thoraxapertur

Für die Untersuchung der oberen Thoraxapertur sind besondere Schnittführungen erforderlich. Ein diagnostischer Gewinn ist dabei die Darstellung von Nerven mit höher auflösenden Schallsonden von 5–13 MHz. Durch die Sichtbarmachung des Plexus brachialis und seiner Äste kann das Spektrum der Sonographie für Erkrankungen im Thoraxbereich wertvoll erweitert werden. Bei folgenden Fragestellungen sollte der Plexus brachialis mit seinen Ästen aufgesucht werden:

- Infiltration bei Pancoast-Tumor
- Trauma (Geburt, Unfall)
- Punktionen der oberen Thoraxapertur
- Plexusanästhesie

Die Untersuchung beginnt an der Basis des lateralen Halsdreiecks (Abb. 1.9a–d).

Die Nervenäste ziehen durch die Lücke zwischen M. scalenus anterior und medius nach lateral und abwärts. Zwischen der 1. Rippe und der Klavikula gelangen sie zur Achselhöhle. Mit den infraklavikulären Schnitten (Abb. 1.10a–e) wird der Verlauf der Nervenäste entlang der A. axillaris erfasst.

Der Untersuchungsgang wird mit den transaxillären Schnittführungen (Abb. 1.11a–c) abgeschlossen.

Zum Vorgehen bei der transösophagealen und transbronchialen Sonographie wird auf die entsprechenden Kapitel verwiesen.

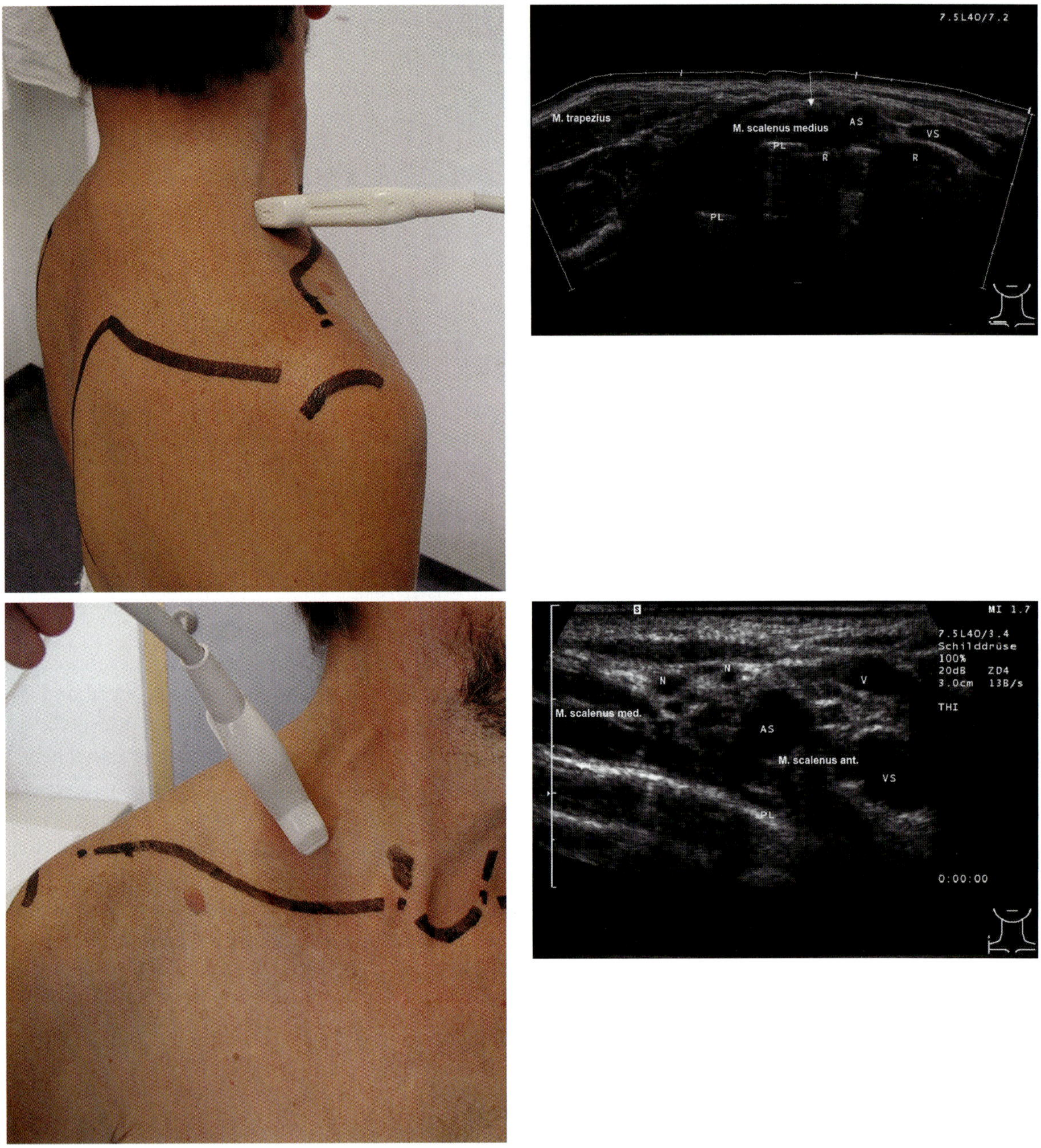

Abb. 1.9a–d. Untersuchung der oberen Thoraxapertur. **a** Längsschnitt an der Basis des lateralen Halsdreiecks. **b** Korrespondierendes sonographisches Panoramabild (*AS* A. subclavia, *VS* V. subclavia, *R* Rippe, *PL* Pleura). *Pfeil* auf Nervenast des Plexus brachialis. **c** Halbsagittaler Längsschnitt an der Basis des lateralen Halsdreiecks. **d** Korrespondierendes sonographisches Bild (*N* Äste des Plexus brachialis, *V* V. anonyma)

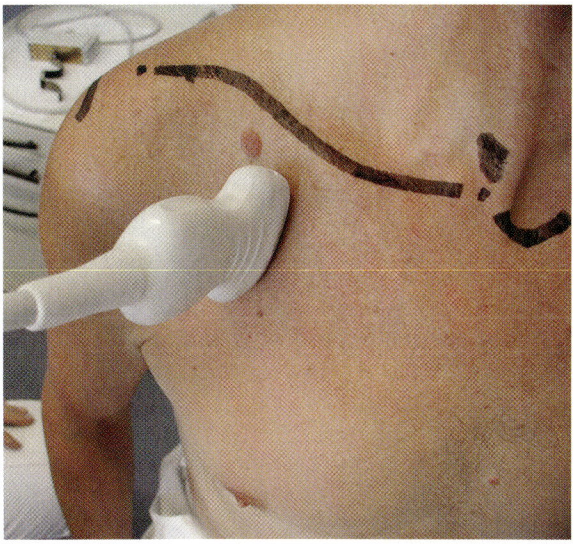
a

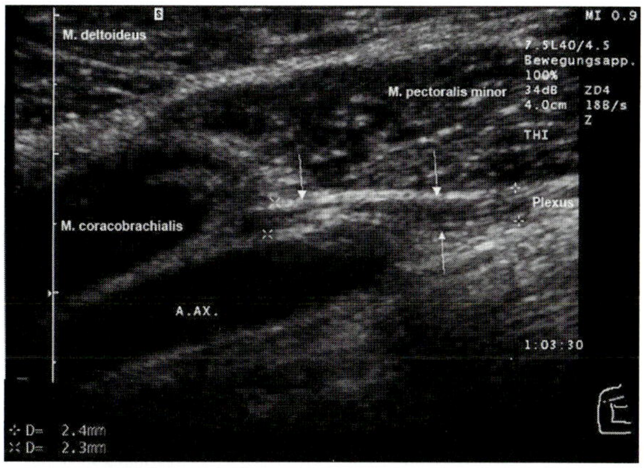

b

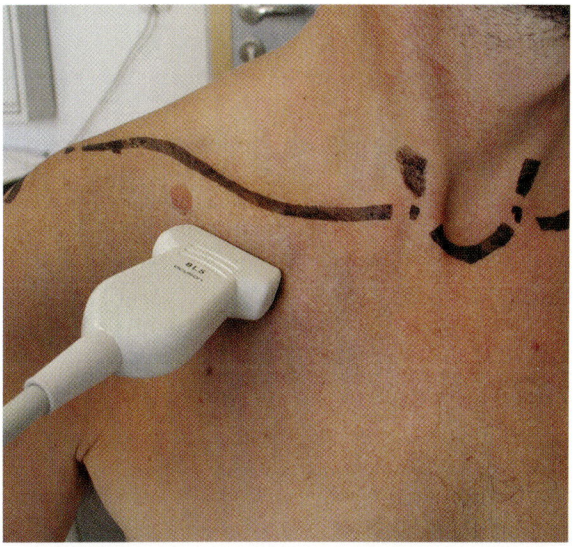
c

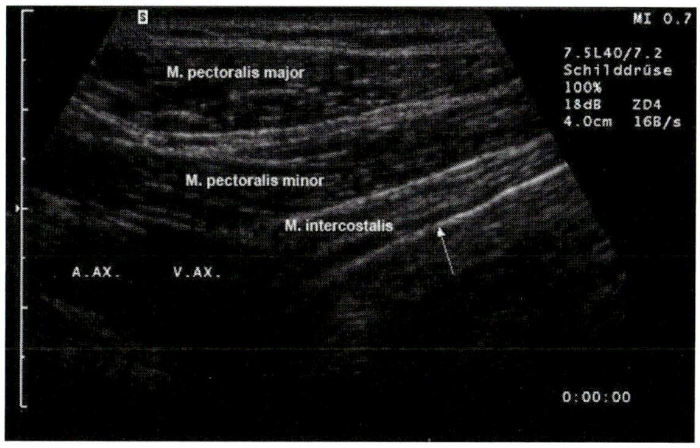

d

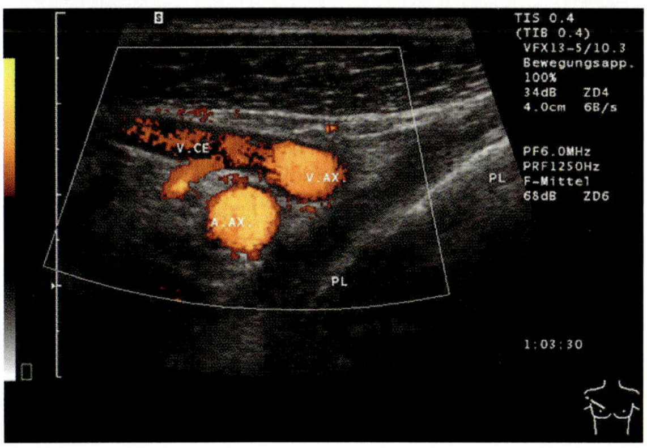

e

Abb. 1.10a–e. a Infraklavikulärer schräger Längsschnitt in der Medioklavikularlinie. **b** Korrespondierendes sonographisches Bild (*A.Ax.* A. axillaris). *Pfeile* und *Kreuze* markieren den Verlauf des Plexusnervs. **c** Infraklavikulärer Querschnitt parallel zur Klavikula in der Medioklavikularlinie. **d** Korrespondierendes sonographisches Bild. *Pfeil* auf Pleuralinie. **e** Korrespondierendes farbkodiertes Bild (*V.ce.* V. cephalica)

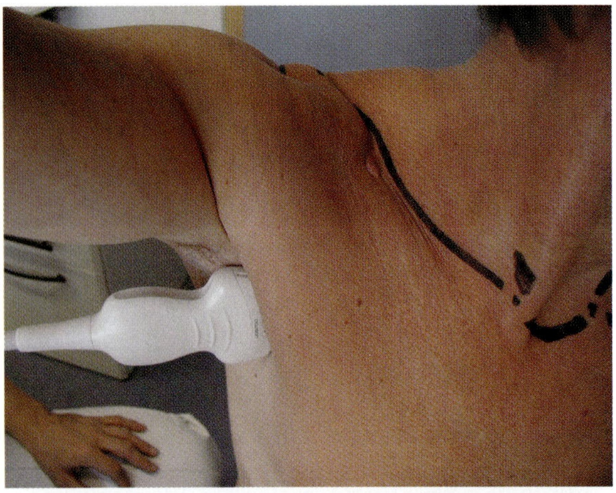

a

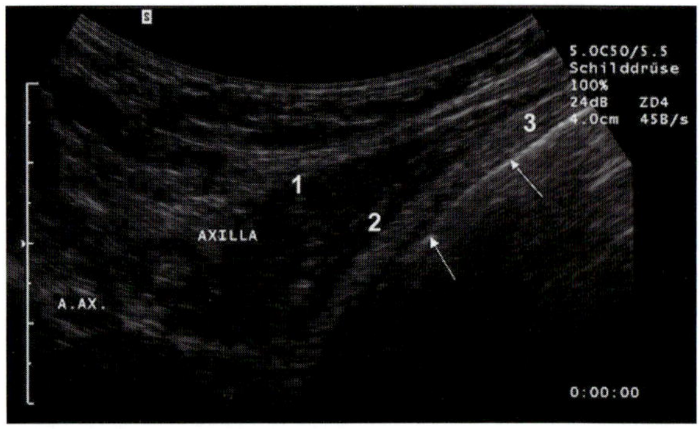

b

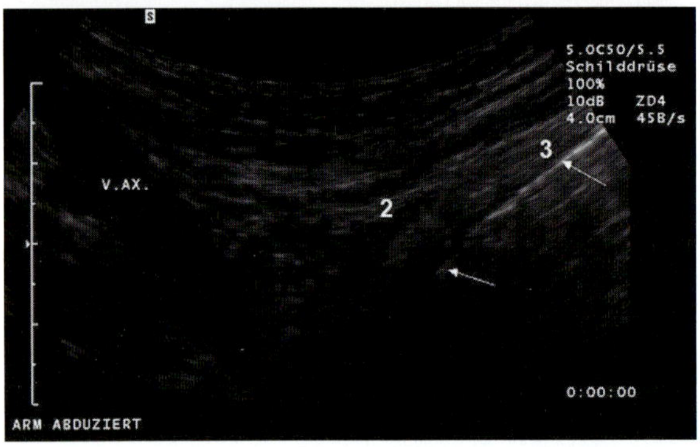

c

Abb. 1.11a–c. a Transaxillärer Längsschnitt in der mittleren Axillarlinie. **b** Korrespondierendes sonographisches Bild – nach dorsal gekippte Schnittführung. *1* M. serratus anterior, *2* M. interkostalis, *3* Pleuralinie (*Pfeile*). **c** Korrespondierendes sonographisches Bild – Kippung nach ventral

Zusammenfassung

Das sonographische Bild bietet dank hervorragender Auflösung und der Möglichkeit der dynamischen Untersuchung wesentliche Informationen bei Erkrankungen im Thoraxbereich. Die Strukturen der Thoraxwand und pleurale Veränderungen sind mit dem Ultraschall direkt darzustellen, pulmonale Prozesse müssen entweder die viszerale Pleura erreichen oder durch ein schallleitendes Medium zugänglich sein. Die vorderen Anteile des Mediastinums sind perkutan von speziellen Schallfenstern sonographisch einsehbar. Für die Untersuchung am Thorax empfiehlt sich die Kombination von einem Linearschallkopf (5–7,5 MHz) für das Nahfeld und einem Konvex- oder Sektorschallkopf (3,5–5 MHz) für die tieferen Regionen. Für die Untersuchung der oberen Thoraxapertur sind hochauflösende Schallsonden von 5–13 MHz erforderlich, um die Nervenäste des Plexus brachialis sichtbar zu machen.

Literatur

Aabakken L, Silvestri GA, Hawes R et al. (1999) Cost-efficacy of endoscopic ultrasonography with fine-needle aspiration vs. mediastinotomy in patients with lung cancer and suspected mediastinal adenopathy. Endoscopy 31: 707–711

Arita T, Matsumoto T, Kuramitsu T et al. (1996) Is it possible to differentiate malignant mediastinal nodes from benign nodes by size? Reevaluation by CT, transesophageal echocardiography, and nodal specimen. Chest 110: 1004–1008

Becker HD, Messerschmidt E, Schindelbeck F et al. (1997) Endobronchialer Ultraschall. Pneumologie 51: 620–629

Beckh S, Bölcskei PL, Lessnau KD (2002) Real-time chest ultrasonography. A comprehensive review for the pulmonologist. Chest 122: 1759–1773

Broaddus VC, Light RW (1994) Disorders of the pleura: General principles and diagnostic approach. In: Murray JF, Nadel JA (Hrsg) Textbook of respiratory medicine. Saunders, Philadelphia, pp 638–644

Broderick LS, Tarver RD, Conces DJ Jr (1997) Imaging of lung cancer: old and new. Semin Oncol 24: 411–418

Fraser RS, Müller NL, Colman N, Paré PD (1999) Fraser and Paré's diagnosis of diseases of the chest. Saunders, Philadelphia, pp 299–338

Gritzmann N (2005) Sonography of the neck: Current potentials and limitations. Ultraschall Med 26: 185–196

Herth FJ, Becker HD, Eberhardt R (2004) Endobronchialer Ultraschall beim Bronchialkarzinom. Radiologe 44: 457–464

Kinasewitz GT (1998) Disorders of the pleural space. Pleural fluid dynamics and effusions. In: Fishman AP (ed) Fishman's pulmonary diseases and disorders. McGraw-Hill, New York, pp 1396–1397

Lam S, Becker HD (1996) Future diagnostic procedures. Chest Surg Clin N Am 6: 363–380

Mathis G (2004) Thoraxsonography – Part I: Chest wall and pleura. Praxis 93: 615–621

Müller W (1997) Ultraschall-Diagnostik. In: Rühle KH (Hrsg) Pleura-Erkrankungen. Kohlhammer, Stuttgart, S 31–44

Serna DL, Aryan HE, Chang KJ et al. (1998) An early comparison between endoscopic ultrasound-guided fine-needle aspiration and mediastinoscopy for diagnosis of mediastinal malignancy. Am Surg 64: 1014–1018

Silvestri GA, Hoffmann BJ, Bhutani MS et al. (1996) Endoscopic ultrasound with fine-needle aspiration in the diagnosis and staging of lung cancer. Ann Thorac Surg 61: 1441–1445

Stender HS, Majewski A, Schober O et al. (1994) Bildgebende Verfahren in der Pneumologie. In: Ferlinz R (Hrsg) Pneumologie in Praxis und Klinik. Thieme, Stuttgart, S 176–178

Walz M, Muhr G (1990) Sonographische Diagnostik beim stumpfen Thoraxtrauma. Unfallchirurg 93: 359–363

2 Die Brustwand

G. Mathis, W. Blank

Die Brustwand ist aufgrund der günstigen schallkopfnahen Lokalisation einer sonographischen Beurteilung mit Ausnahme der Pleura parietalis hinter den Rippen sehr gut zugänglich (Sakai et al. 1990). Alle suspekten Tastbefunde im Brustkorbbereich (entzündlich oder neoplastisch) können eine Indikation zur Thoraxsonographie darstellen, oft kann das weitere Prozedere durch sonographische Verlaufskontrollen und durch ultraschallgezielte Punktionen geleitet werden. Eine hervorragende Indikation zur Brustwandsonographie ist auch ein Thoraxtrauma. Sowohl Rippen- als auch Sternumfrakturen sind zielsicher diagnostizierbar, daneben sind auch Begleiterscheinungen wie ein lokales Hämatom, Pleuraerguss oder ein Pneumothorax im Ultraschall darstellbar (Mathis 1997).

Indikationen zur Sonographie der Brustwand

- Schmerzen
- Unklarer Tastbefund
- Unklarer Röntgenbefund
- Thoraxtrauma
- Tumorstaging
- Intervention
- Verlaufskontrollen

Pathologische Sonographiebefunde an der Brustwand

- Weichteile
  - Flüssigkeitsansammlungen:
    - Hämatom,
    - Serom
    - Lymphzyste
    - Abszess
  - Tumoren:
    - Lipom
    - Fibrom
    - Sarkom
    - Metastasen
    - Karzinominfinltration
  - Lymphknoten:
    - Entzündliche Lymphknoten
    - Maligne Lymphome
    - Lymphknotenmetastasen
- **Knochen**
  - Frakturen:
    - Rippen
    - Sternum
    - Klavikula
    - Skapula
  - Osteolysenmetastasen:
    - Bronchuskarzinom
    - Mammakarzinom
    - Prostatakarzinom
    - Multiples Myelom
    - u. a.

2.1 Weichteile

2.1.1 Flüssigkeitsansammlungen

Hämatome

Je nach Erythrozytengehalt und Organisationgrad – somit also abhängig vom Alter der Läsion – können Hämatome verschiedene Echomuster zeigen. Meist imponieren sie echofrei bis echoarm (Abb. 2.1). Manchmal finden sich feine, schleierartige Binnenechos, selten kommen auch Übergangsformen bis hin zu dichteren Echos der Binnenräume vor. Organisierte Hämatome können sich echoinhomogen darstellen.

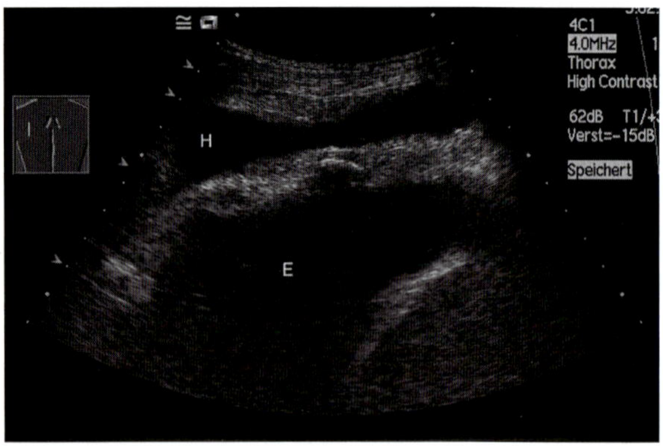

Abb. 2.1. Nach einem stumpfen Trauma findet sich ein subkutan gelegenes Hämatom *(H)*. Dieses ist hier weitgehend echolos. Hinter der Brustwand findet sich pleurale Flüssigkeit *(E)*, ein Hämatothorax

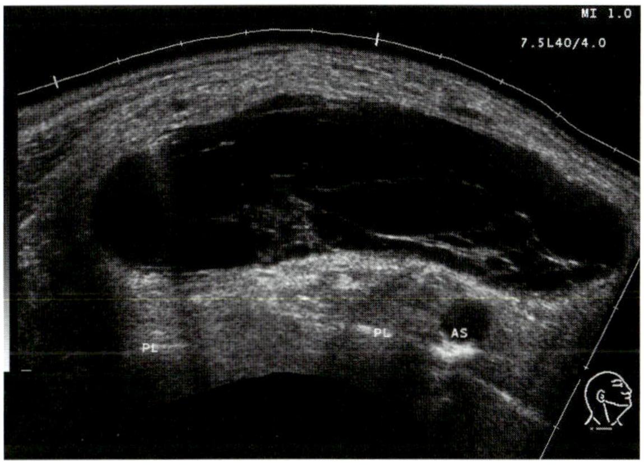

a

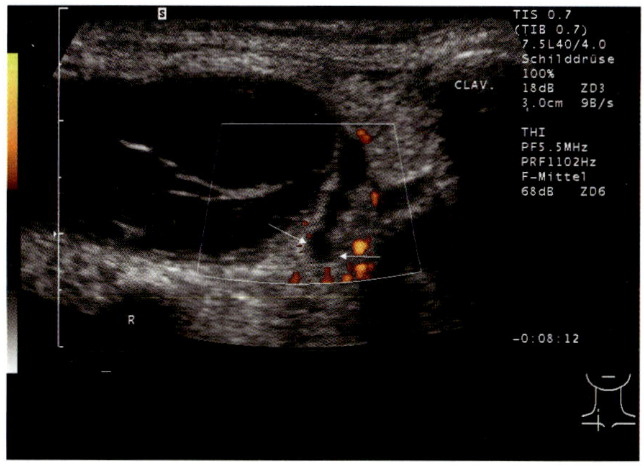

b

Abb. 2.2a,b. Postoperativ schmerzhafte Schwellung im Bereich der lateralen Halsseite links. **a** Sonographisch ist eine ca. 10×4×3 cm große echofreie, gekammerte Raumforderung darstellbar. **b** Nachweis einer okkludierten Lymphbahn *(Pfeile)*

Serom, Lymphzyste

Postoperative Serombildungen sind weitgehend echolos, rundlich oder bizarr geformt und haben keine Kapsel. Lymphzysten sind ähnlich strukturiert, überwiegend rundoval geformt; das okkludierte Lymphgefäß kann dargestellt werden (Abb. 2.2).

Abszess

Zellgehalt und Eiweißgehalt einer Abszesshöhle können unterschiedliche Binnenstrukturen bedingen. Der Inhalt von Abszessen kann ähnlich dem von Hämatomen sein. Eine Abgrenzung ist oft schwierig, zumal auch Übergangsstadien im Sinne infizierter Hämatome vorkommen können. Abszesse zeigen als Unterscheidungsmerkmal oft Kapselbildungen unterschiedlicher Ausprägung, Binnenstrukuren können häufig flottieren (Abb. 2.3).

2.1.2 Tumoren

Lipom, Fibrom

Die Echogenität von Lipomen und Fibromen ist abhängig vom zellulären Fettgehalt, dem Anteil an Bindegewebe und den Impedanzunterschieden im Interstitium. Die Textur kann sich von echoarm bis hin zu einer relativ echodichten Form präsentieren. Die Abgrenzung zur Umgebung kann unscharf sein, eine Kapselbildung ist möglich (Abb. 2.4).

Sarkome, Weichteilmetastasen

Ein Hauptkriterium für den Nachweis einer malignen Raumforderung ist das Bild eines infiltrativen Wachstums. Die Echotextur ist oft echoarm mit inhomogenen echoreicheren Abschnitten. Der Einsatz der Farbdopp-

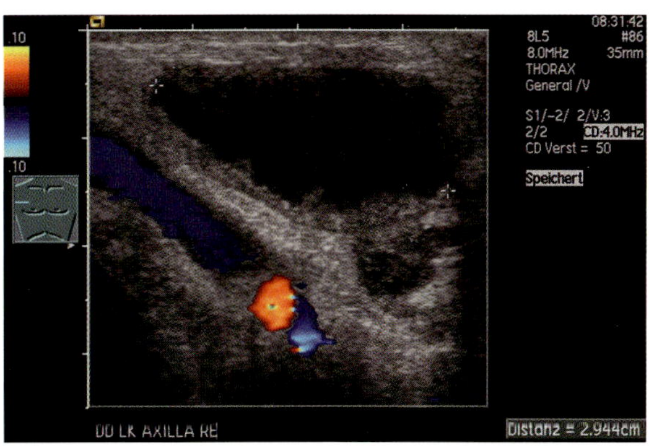

a

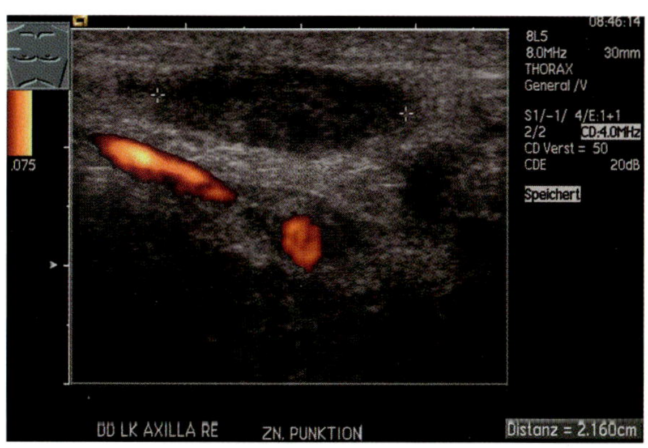

b

Abb. 2.3a,b. Eine schmerzhafte Schwellung im Bereich der rechten Achselhöhle ist verdächtig für Schweißdrüsenabszess. **a** Sonographisch ist eine 3×1,5 cm große, weitgehend echofreie Raumforderung darstellbar. Der mäßig echogene Randsaum entspricht einer beginnenden Kapselbildung. **b** Die ultraschallgeführte Punktion ergibt Eiter. Die verbliebene Flüssigkeit wird resorbiert

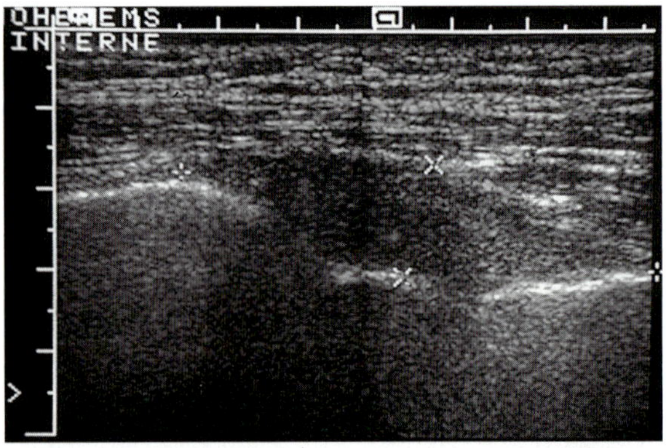

Abb. 2.4. Fibrolipom in der Pleura parietalis. Die Zuweisung erfolgte mit Verdacht auf peripheres Lungenkarzinom im Röntgenthorax. Sonographisch konnte der Tumor durch das Pleuragleiten der Brustwand zugeordnet und von den Lunge abgegrenzt werden. Die Diagnosesicherung erfolgte mittels ultraschallgeführter Biopsie. Größenkonstanz über 10 Jahre

a

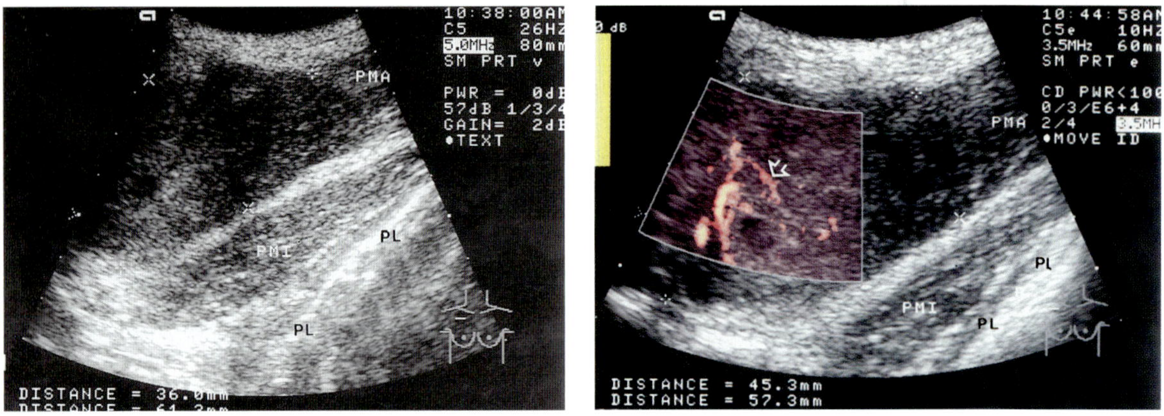

b

Abb. 2.5a,b. Muskellymphom. **a** 20-jähriger Patient, der beim Bodybuilding Schmerzen im Bereich der Thoraxwand verspürte. Klinisch zeigte sich eine Verhärtung und Schwellung im Bereich der Pektoralismuskulatur rechts. Sonographisch handelt es sich um eine echoarme Transformation der lateralen Anteile des Pectoralis major, die B-Bild-sonographisch als Einblutung interpretiert wurde. **b** Farbdopplersonographischer Nachweis einer ausgeprägten Vaskularisation der Läsion, mit atypischen Gefäßen (Korkenzieher, Kaliberschwankungen, »High-velocity-Signalen«). Die operative Biopsie ergab ein Non-Hodgkin-Lymphom der Pektoralismuskulatur

lersonographie kann in der Beurteilung echoarmer, malignitätsverdächtiger Strukturen hilfreich sein. Je nach Vaskularisationstyp und Bild der Gefäßverläufe kann der Verdacht auf eine maligne Läsion weiter bestärkt werden (Abb. 2.5).

Sehr hilfreich ist die Kenntnis des Vaskularisationsmusters auch bei der Durchführung ultraschallgezielter Punktionen. In dieser günstigen, schallkopfnahen Lokalisation bietet sich die sonographisch gezielte Punktion für den Gewinn histologischen Materials und somit letztendlich für die Diagnosesicherung geradezu an.

2.1.3 Lymphknoten

Subkutan tastbare Schwellungen sind meistens durch Lymphknoten verursacht. Die Sonomorphologie von Lymphknoten weist auf die Ätiologie und erlaubt eine vorsichtige Dignitätsbeurteilung im Einklang mit dem klinischen Zustand. Hochfrequente Sonden geben ein differenziertes B-Bild. Das Vaskularisationsmuster im Farbdoppler gibt weitere Hinweise auf die Art des Lymphknotens (Bruneton et al. 1986; Hergan et al. 1994). Die Möglichkeiten einer Dignitätsbeurteilung sind mit der verbesserten Auflösung sowohl im B-Bild als auch durch den Einsatz der verschiedenen Dopplerverfahren in der Beurteilung des Vaskularisationsmusters sicherlich verbessert worden (Chang et al. 1994; Tschammler et al. 1998; Tab. 2.1).

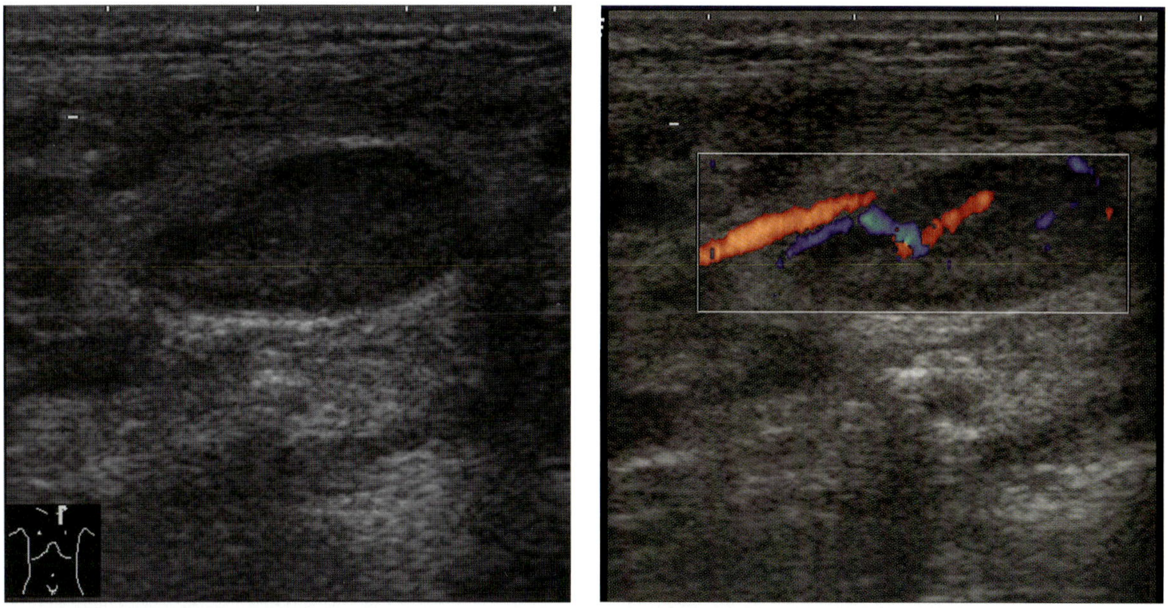
a b

■ **Abb. 2.6.** Entzündlicher reaktiver Lymphknoten bei Listeriose: echoarmer Randsaum, reguläre Durchblutung

Aufgrund sonomorhologischer Kriterien sollte allerdings nur eine vorsichtige Dignitätszuordnung erfolgen, eine definitive Beurteilung kann aber nur entweder durch eine histologische Diagnosesicherung mittels Punktion oder durch den Verlauf bestätigt werden. In der klinischen Praxis sind besonders die Änderungen der Sonomorphologie von großer Bedeutung. So bietet sich eine sonographische Verlaufskontrolle bei entzündlichen Erkrankungen zur Diagnosesicherung an, bei malignen Lymphknoten zur Dokumentation des Therapieerfolgs.

■ **Tab. 2.1.** Sonomorphologie von Lymphknoten

	Entzündlich	Malignes Lymphom	Lymphknoten-metastase
Form	Oval, länglich	Rund, oval	Rund
Rand	Glatt	Glatt	Unregelmäßig
Begrenzung	Scharf	Scharf	Unscharf
Wachstum	Perlschnur-artig	Expansiv, verdrängend	Infiltrativ
Verschieblichkeit	Gut	Gut, mäßig	Schlecht
Echogenität	Echoarmer Rand, »Hilusfettzeichen«	Echoarm, zystisch	Echoinhomogen
Vaskularisation	Regulär, zentral	Irregulär	Korkenzieherartig

Entzündliche Lymphknoten

Die Größe von entzündlichen Lymphknoten liegt selten über 20 mm. Sie sind glatt begrenzt, oval, triangulär oder länglich geformt (■ Abb. 2.6). Sehr typisch bei Lymphadenitis ist die perlschnurartige Aneinanderreihung der Lymphknoten entlang den Lymphknotenstationen. Gemäß dem anatomischen Aufbau zeigt sich häufig eine mehr oder wenig ausgeprägte echogene Binnenzone, die als »Hilusfettzeichen« bezeichnet wird und dem im Lymphknotenzentrum angeordneten Fett- und Bindegewebe entspricht. Dieses Zeichen ist besonders in der Abheilungsphase von entzündlichen Prozessen sichtbar (■ Abb. 2.7). Die Zone, die sich am Rand zur Umgebung

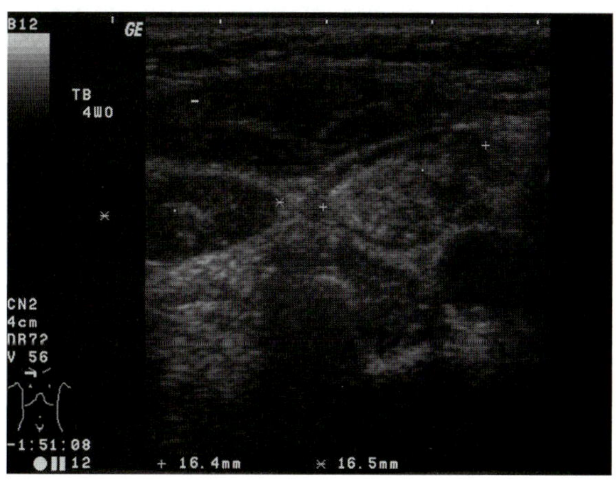

■ **Abb. 2.7.** Abheilender Lymphknoten bei Tuberkulose: ein schmaler echoarmer Rand, großes echogenes Zentrum

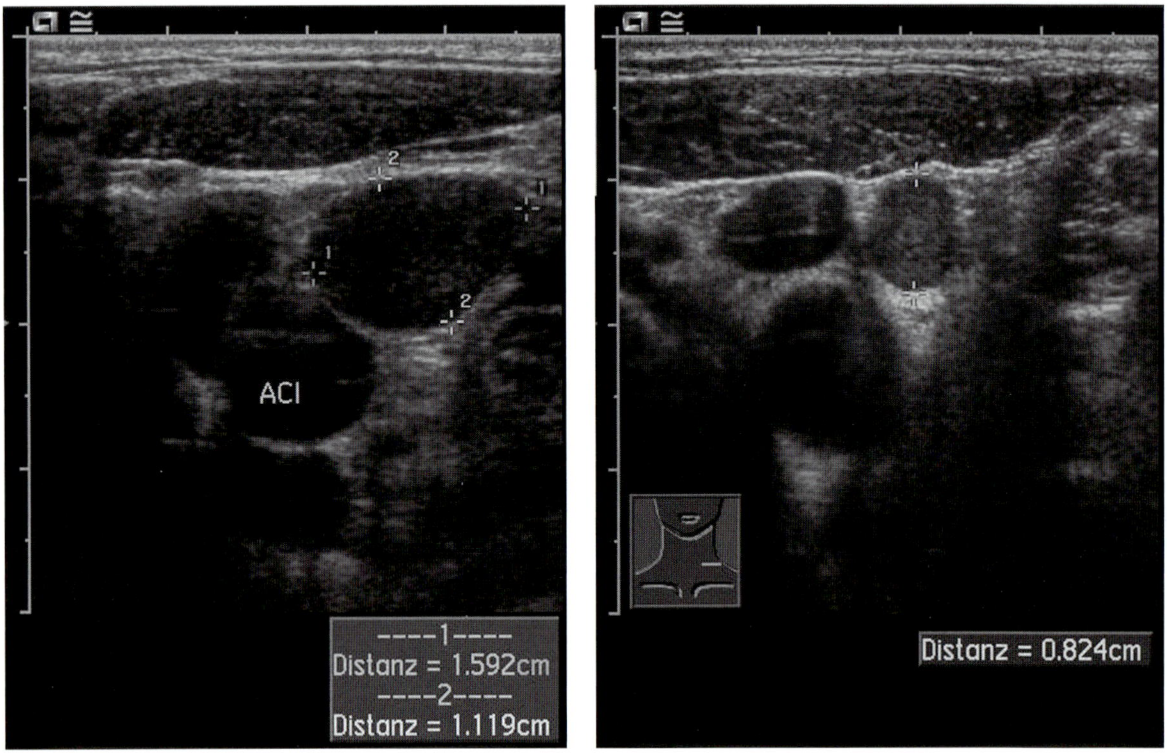

Abb. 2.8a,b. Hodgkin-Lymphom. **a** Bei Diagnosestellung. **b** Nach 3 Chemotherapiezyklen Rückbildung über 50%. Dann Vollremission

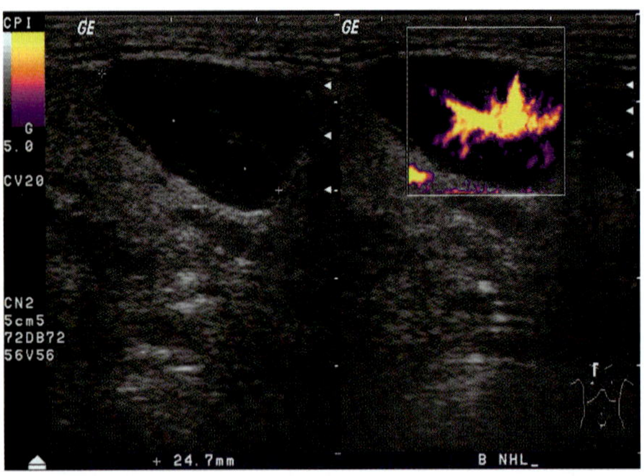

Abb. 2.9. B-CLL: Echoarmer Lymphknoten mit minimalem Hiluszeichen und verstärkter, etwas irregulärer Durchblutung

hin scharf abgrenzt, ist echoarm. In diesem Bereich lassen sich oft regulär verlaufende Gefäße dopplersonographisch nachweisen, auch der Lymphknotenhilus mit den zu- und abführenden Gefäßen lässt sich häufig darstellen.

Cave
Hoch akut entzündete Lymphknoten sehen malignen Lymphomen sehr ähnlich!

Maligne Lymphome

Ein homogenes, echoarmes und scharf abgrenzbares Bild ist typisch für maligne Lymphome. Zentrozytische und Hodgkin-Lymphome zeigen häufig eine fast echolose Struktur und imponieren dann wie Zysten. Maligne Lymphome sind rund, prall oval und sehr selten dreieckig geformt (Abb. 2.8, Abb. 2.9). Die beidseitige Anordnung in Bezug zu einem Gefäß (»Sandwich«) spricht ebenfalls für ein malignes Lymphom. Die Vaskularisation von malignen Lymphomen kann regulär verstärkt, aber auch irregulär in den Randpartien ausgeprägt sein.

Lymphknotenmetastasen

Das sonographische Bild von Lymphknotenmetastasen ist inhomogen, mäßig echoreiche Anteile überwiegen oft. Die Begrenzung ist meist unscharf, ein aggressives Wachstum kann sich durch die Infiltration von Muskeln und Gefäßen zeigen (Abb. 2.10). Die Größe ist ein unsicheres Kriterium, jedoch lassen sich bei Metastasen oft weit mehr als die bei entzündlichen Lymphknoten maximal erreichten 20 mm nachweisen. Insbesondere ist aber die Form der metastatisch befallenen Lymphknoten eher rundlich. In der Nähe von metastatischen

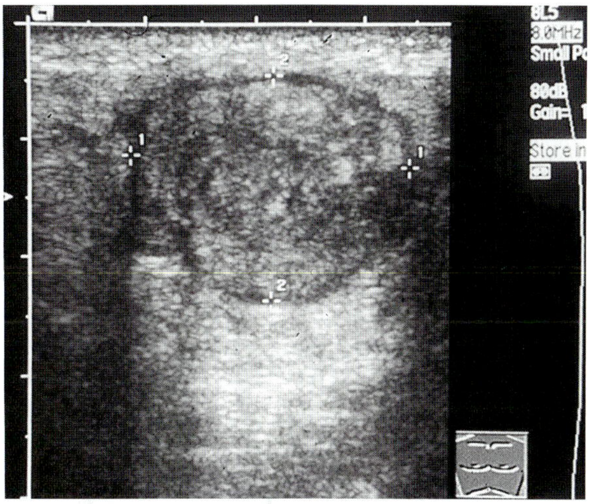

Abb. 2.10. Lymphknotenmetastase eines epidermoiden Lungenkarzinoms. Infiltratives Wachstum in die Umgebung. Palpatorisch war eine deutlich verminderte Verschieblichkeit aufgefallen. Der befallene Lymphknoten selbst ist echoinhomogen, zwiebelartig aufgebaut, infiltriert in die Umgebung

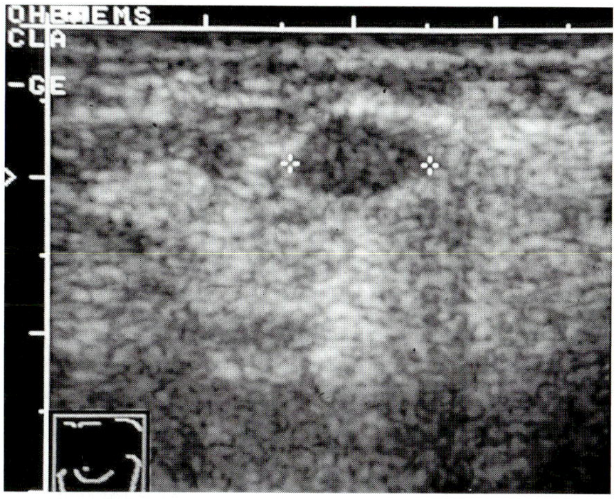

Abb. 2.11. Nichtpalpable 7 mm große axilläre Lymphknotenmetastase bei Mammakarzinom

Lymphknoten findet man manchmal auch reaktive Lymphknoten.

Das Vaskularisationsmuster von Lymphknotenmetastasen ist recht typisch: Die Gefäße liegen oft am Rand, sind irregulär angelegt, zeigen wirre Verlaufsformen, verschieden gerichtete Strömungen und Farbumschläge (Tschammler et al. 2002).

Es lassen sich auch nichtpalpable Lymphknoten darstellen, weshalb die Sonographie der Axilla im präoperativen Staging und in der Verlaufskontrolle beim Mammakarzinom empfohlen wird (Bruneton et al. 1984; Hergan et al. 1996; Abb. 2.11).

Beim Staging des Bronchialkarzinoms wird heute eine Sonographie gefordert. Diese ist im Nachweis von Lymphknotenmetastasen in der Supraklavikulargrube (=N3) und einer Brustwandinfiltration der CT deutlich überlegen, wobei häufig auch nichtpalpable Lymphknotenmetastasen entdeckt werden (Fultz et al. 2002; van

a

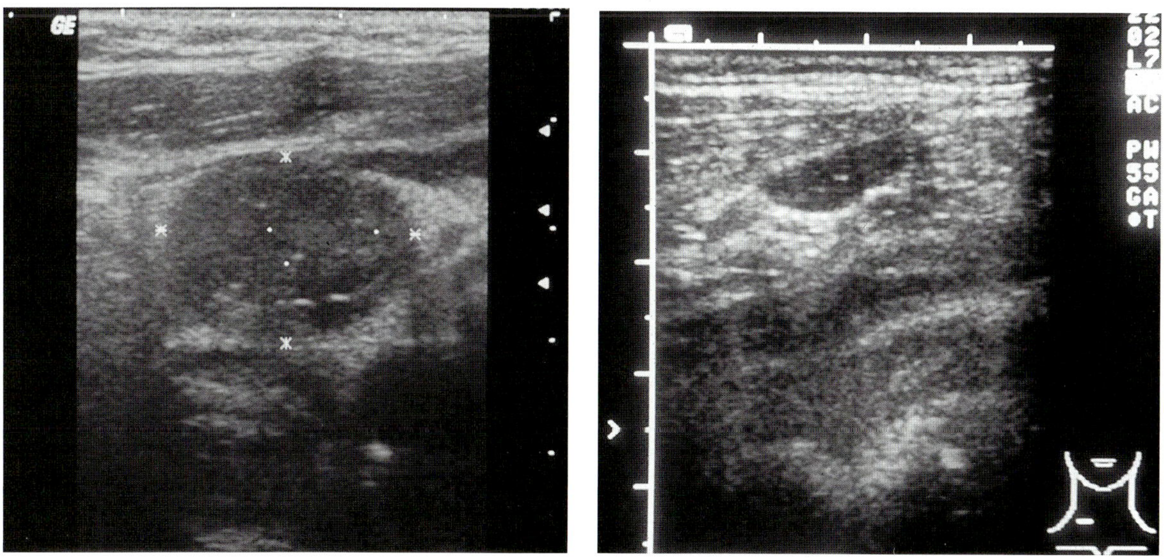

b

Abb. 2.12. **a** Zervikale Lymphknotenmetastase eines großzelligen Lungenkarzinoms. **b** Nach 2 Zyklen Chemotherapie hat sich diese Lymphknotenmetastase zurückgebildet und zeigt nun das Bild eines reaktiven Lymphknotens

Overhagen et al. 2004). Dabei muss auch nach Halslymphknoten gefahndet werden, da deren Vorliegen einem Stadium M1 entspricht.

Lymphknotenmetastasen sind gute Parameter für eine Therapieverlaufskontrolle. Bei Ansprechen auf Chemo- oder Radiotherapie können reaktive Lymphknoten persistieren (▣ Abb. 2.12).

2.2 Knöcherner Thorax

2.2.1 Rippen- und Sternumfrakturen

Die Röntgendiagnostik kann am Thorax schwierig sein; nicht dislozierte Frakturen sind dabei oft nicht darstellbar. Sonographisch lassen sich Läsionen an Rippen und Sternum gut einsehen (Fenkl et al. 1992; Dubs-Kunz 1992; Bitschnau et al. 1997). Der Bruchspalt, Dislokation und Bruchfragmente werden direkt dargestellt, außerdem Weichteilhämatome, pleurale Flüssigkeit und Lungenkontusionen (Wüstner et al. 2005).

Praktisch hat sich folgende Vorgangsweise bewährt: Der Patient zeigt auf den maximalen Schmerzpunkt, hier wird untersucht. Oft kann sofort die Diagnose einer Fraktur gestellt werden.

Wenn der Bruchspalt größer ist als das laterale Auflösungsvermögen des Ultraschallgerätes, ist dieser einer sonographischen Diagnostik direkt zugänglich, was meistens der Fall ist. Eine nicht dislozierte Fraktur kann durch Reverberationsechos, das sog. »Kaminphänomen«, auch indirekt nachgewiesen werden. Diese Reverberationsartefakte entstehen an den Grenzflächen der Bruchfragmente und reichen senkrecht in die Tiefe. Das Kaminphänomen lässt sich bei fehlender Dislokation am Schmerzpunkt durch sanften Druck auslösen. Für den Nachweis von Frakturen bei Rippen oder Sternum ergeben sich sonomorphologisch keine Unterschiede. Kriterien sind der direkte Nachweis eines Kortikalisspaltes bzw. einer Kortikalisstufe (▣ Abb. 2.13) und der indirekte Nachweis eines lokalen Hämatoms, eines Kaminphänomens oder eines begleitenden pleuralen Ergusses (▣ Abb. 2.14).

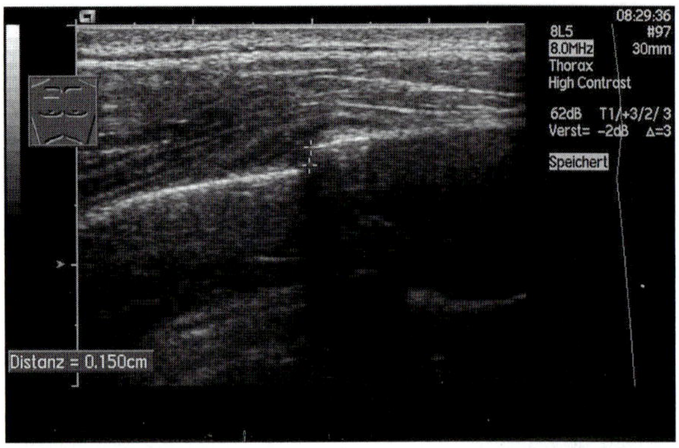

▣ **Abb. 2.13.** Rippenfraktur mit einer Stufenbildung von 1,5 mm. Diese Fraktur konnte radiologisch nicht nachgewiesen werden. Kleines Begleithämatom über der Frakturstelle

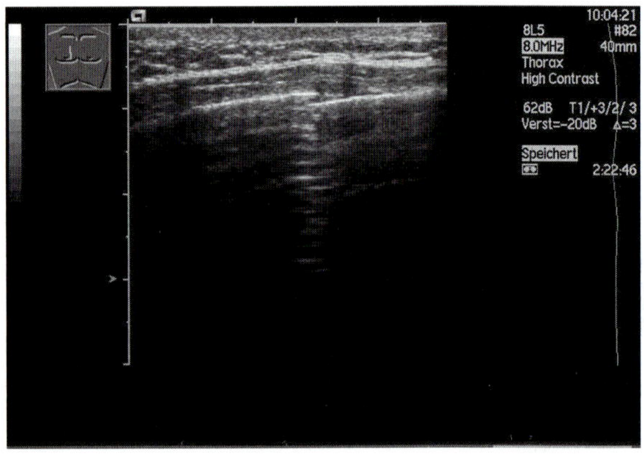

▣ **Abb. 2.14.** Rippenfraktur mit Reverberationsechos, dem »Kaminphänomen«. Dieses lässt sich bei fehlender Dislokation durch sanften Druck auf den Schmerzpunkt provozieren

Bei der Beurteilung des Sternums ist lediglich die Kenntnis der Anatomie und der anatomischen Normvarianten wichtig. So darf die normale diskrete Kortikalisunterbrechung im Bereich der Synchondrose zwischen Korpus und Manubrium sterni nicht mit einer Fraktur verwechselt werden, auch sind verschiedene Möglichkeiten verschiedener fehlender Verschmelzungen der Knochenanlagen zu bedenken, die selten vorkommen können (▣ Abb. 2.15).

In Verlaufsbeobachtungen kann zuerst ein lokales Hämatom als echoarmer/echofreier Saum im Bereich des Frakturspaltes nachgewiesen werden. Eine nachfol-

▣ **Tab. 2.2.** Sonographische Rippen- und Sternumfrakturkriterien

Direkte Zeichen	Begleitende, indirekte Zeichen
Am Schmerzpunkt	Hämatom
Kortikalisspalt	Reverberationsechos/ »Kaminphänomen«
Kortikalisstufe	Pleuraerguss
Dislokation	Pneumothorax
–	Lungenkontusionsherde

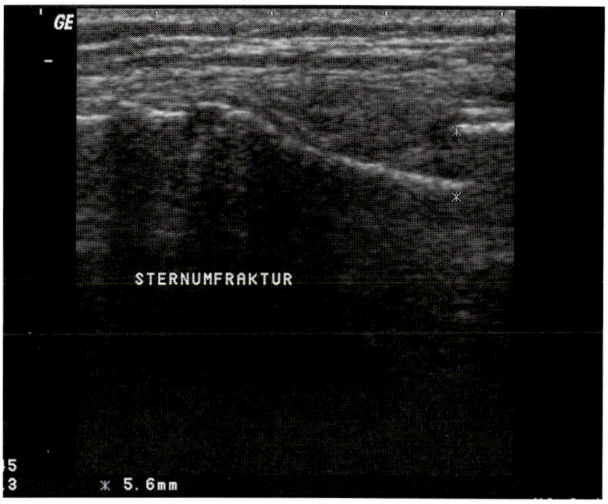

Abb. 2.15. Sternumfraktur nach Auffahrunfall (+ - +) rechts im Bild. Links die höckrige Oberfläche an der Synchondrose des Manubriums

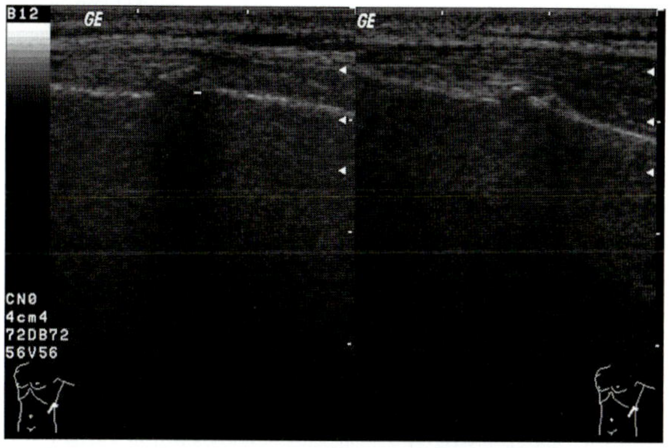

Abb. 2.16. 10 Wochen alte Rippenfrakturen. Rekalzifizierte höckrige Vorwölbung an der ehemaligen Frakturstelle

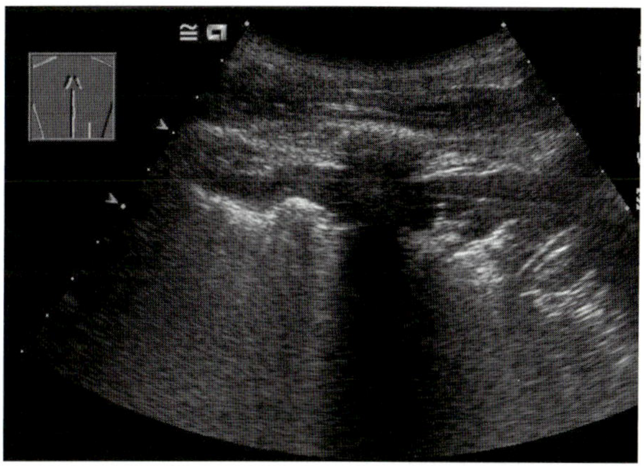

Abb. 2.17. Lungenkontusion. Plattenförmige subpleurale Konsolidierung bei stumpfem Thoraxtrauma mit Rippenfraktur

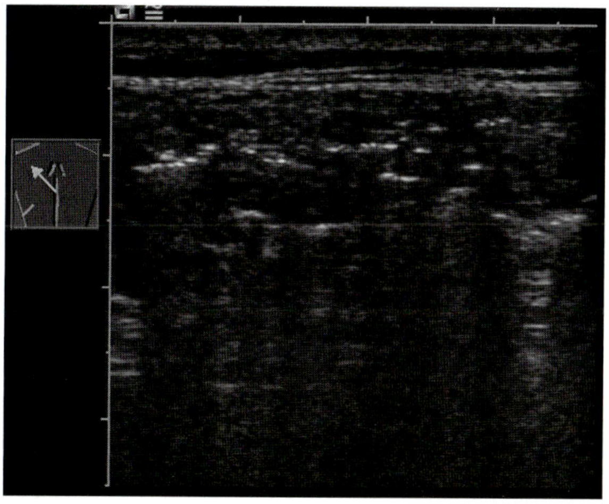

Abb. 2.18. Hautemphysem. Zahlreiche subkutane Reflexionen durch Luft zerstören das Bild in der Tiefe: Die Brustwand lässt sich nicht darstellen

gende Kallusbildung charakterisiert sich durch eine zuerst einsetzende Organisation mit Verdichtung. Durch die beginnende Verkalkung entstehen feine Schallschatten bis hin zur abgeschlossenen Ossifikation. Ist diese beendet, kann lediglich noch eine Vorbuckelung des kontinuierlichen kräftigen Kortikalisreflexes dargestellt werden (Abb. 2.16). Heilungsstörungen sind durch eine fehlende durchgehende Ossifikation ebenso leicht festzustellen. Eine Verdichtung setzt ab der 3.–4. Woche nach einem Trauma ein, eine vollständige Restitution ist im Normalfall nach Monaten abgeschlossen (Friedrich u. Volkenstein 1994; Riebel u. Nasir 1995).

Mehrere Arbeiten konnten den Einsatz der Thoraxsonographie in der Traumatologie als zielführend beurteilen (Leitgeb et al. 1990; Mariacher Gehler u. Michel 1994). In Ergänzung zum konventionellen Röntgenbild können oft wichtige Zusatzinformationen gewonnen werden (Griffith et al. 1999). So waren in einem unselektionierten Patientengut mit der Verdachtsdiagnose »Rippenfraktur« sonographisch etwa doppelt so viele Frakturen nachweisbar wie im Thoraxröntgen einschließlich einer Zielaufnahme (Bitschnau et al. 1997). Besondere Vorteile lagen in der Beurteilung der ventralen Region. Bei begleitenden Rippenfrakturen in Zusammenhang mit einer Klavikulafraktur war die Beurteilbarkeit im konventionellen Röntgen allerdings besser.

Für die betroffenen Patienten ist es wichtig, dass sich wesentliche Unterschiede für die Beurteilung hinsicht-

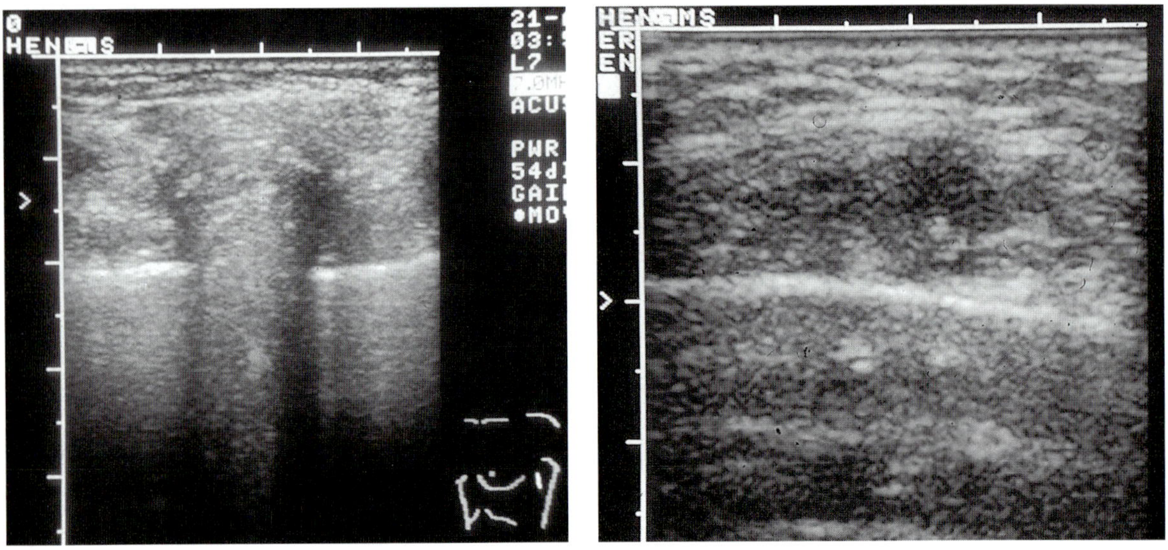

Abb. 2.19. **a** Querschnitt durch eine osteolytische Rippenmetastase bei pleuropulmonalem Adenokarzinom. **b** Längsschnitt durch diese Metastase. Die Rippe ist aufgetrieben, der Kortikalisreflex weitgehend destruiert, die Echotextur der Metastase inhomogen. Die pathologische Schalltransmission erlaubt auch eine Darstellung der Pleura

lich einer Arbeitsunfähigkeit ergeben, je nachdem ob nur eine Thoraxkontusion oder auch eine Fraktur vorliegt. Bei schweren Thoraxtraumata lässt sich das Ausmaß eines begleitenden Pleuraergusses oder Hämatoms und einer Lungenkontusion (Abb. 2.17) sehr gut und rasch sonographisch abschätzen, weshalb der Einsatz in Notfallaufnahmen besonders sinnvoll ist (Walz u. Muhr 1990; Wischofer et al. 1995; Wüstner et al. 2005). Limitierend ist allerdings ein Hautemphysem, das durch zahlreiche Luftartefakte die sonographische Darstellung des Kortikalisreflexes stören kann (Abb. 2.18).

2.2.2 Osteolysen

Bei Osteolysen handelt es sich meist um Metastasen. Auffallend ist ein unterbrochener, destruierter Kortikalisreflex mit pathologischer Schalltransmission (Abb. 2.19, Abb. 2.20). Osteolytische Metastasen kommen als meist gut begrenzte, rundliche oder ovale Raumforderungen mit teils echoärmerer, teils gröber strukturierter Echostruktur zur Darstellung. Mittels farbkodierter Duplexsonographie lassen sich korkenzieherartige Gefäßneubildungen einsehen (Abb. 2.21).

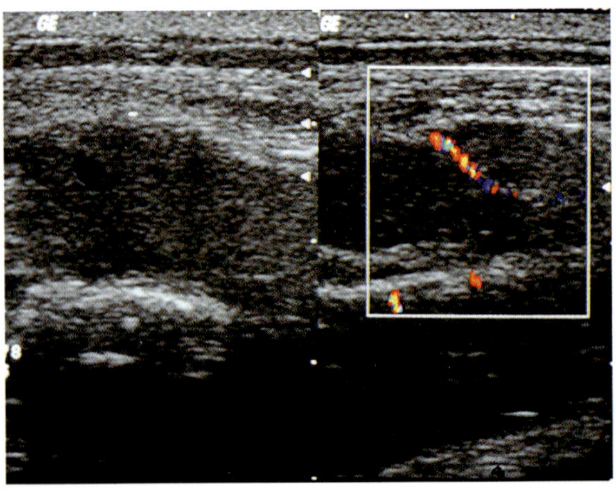

Abb. 2.20. Rippeninfiltration eines hochmalignen Non-Hodgkin-Lymphoms mit pathologischer Gefäßneubildung im Farbdoppler. Die Diagnose wurde durch ultraschallgeführte Punktion gestellt

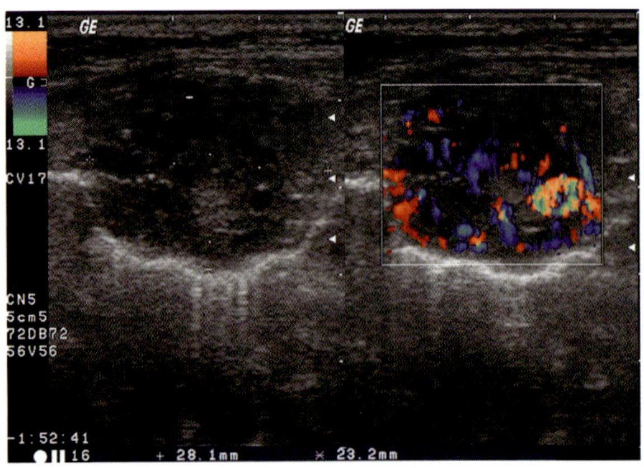

Abb. 2.21. Multiples Myelom, typischerweise stark vaskularisiert. Diagnosestellung durch ultraschallgeführte Biopsie

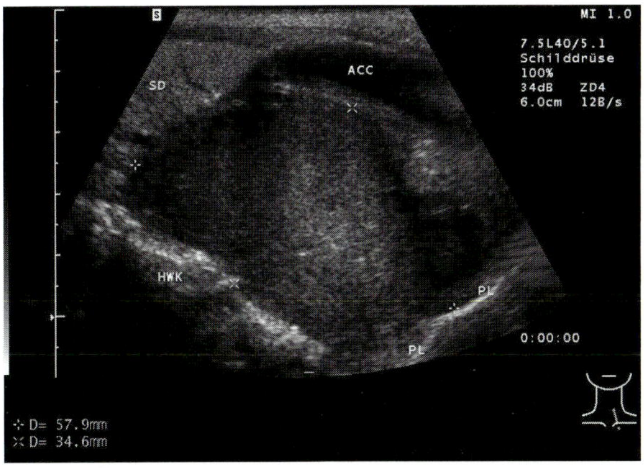

Abb. 2.22. Lungenkarzinom, das in die obere Thoraxapertur wächst (*ACC* A. carotis communis)

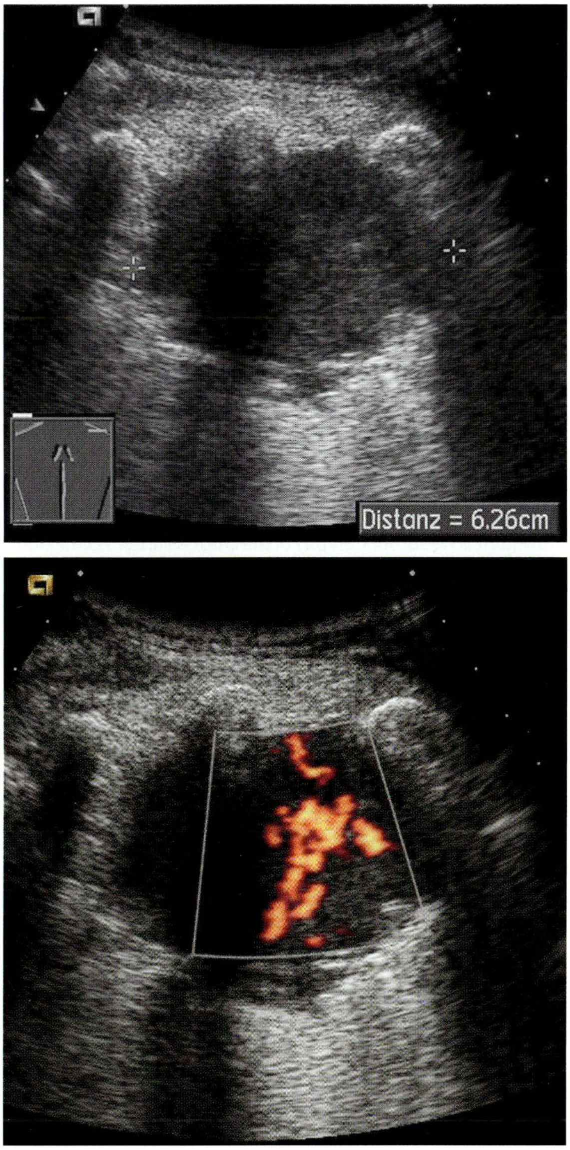

Abb. 2.23. **a** Epidermoides Lungenkarzinom dorsal in der rechten Lungenspitze mit Infiltration in die Brustwand. **b** Irreguläres Durchblutungsmuster – »vaskulärers Inferno«

Stellt sich die Frage nach einer histologischen Zuordnung der Osteolysen, bieten sich diese aufgrund der günstigen schallkopfnahen Lokalisation für eine sonographisch gezielte Punktion geradezu an. Während einer laufenden Therapie können Osteolysen wie etwa bei multiplen Myelomen (Abb. 2.22), kleinzelligen Bronchialkarzinomen, Prostata- oder Mammakarzinomen am knöchernen Thorax als Verlaufsparameter dienen. Einerseits kann eine Größenzu- oder -abnahme sowie andererseits eine Änderung der sonomorphologischen Binnenstruktur verglichen und dokumentiert werden. Rekalzifizierungen unter Therapie sind früher sichtbar als im Röntgen.

Die Infiltration der Brustwand (Pancoast-Tumor) durch ein peripheres Bronchialkarzinom lässt sich sonographisch besser beurteilen als in der Computertomographie, ebenso eine Infiltration der Subklaviagefäße (Abb. 2.23).

Cave

Ein Knochenmetastasenstaging ist sonographisch nicht durchführbar. Sinnvoll ist es, palpable Auftreibungen und schmerzhafte Stellen zu untersuchen!

Zusammenfassung

Die Darstellung von Lymphknoten und eine vorsichtige Dignitätsbeurteilung sind eine wichtige Indikation zur Brustwandsonographie. Bei therapeutischer Konsequenz sind alle unklaren Läsionen im Brustwandbereich einer sonographisch gezielten Punktion für eine histologische Diagnosesicherung gut zugänglich. Das Punktionsrisiko ist aufgrund der günstigen Lokalisation sehr gering. Bei nachgewiesener Malignität sind Brustwandläsionen dann unter einer Therapie für Verlaufskontrollen geeignet.

Sowohl Rippen- als auch Sternumfrakturen sind sonographisch gut darstellbar. Die sonographische Frakturdiagnostik ist nicht nur deutlich sensitiver als das konventionelle Röntgenbild, darüber hinaus lassen sich auch begleitende Weichteilläsionen, Hämatome und Pleuraergüsse sicher und rasch bildgebend erfassen.

Literatur

Bitschnau R, Gehmacher O, Kopf A, Scheier M, Mathis G (1997) Ultraschalldiagnostik von Rippen- und Sternumfrakturen. Ultraschall Med 18: 158–161

Bruneton JN, Caramella E, Hery M, Aubanel D, Manzino JJ, Picard L (1986) Axillary lymph node metastases in breast cancer: Preoperative Detection with US. Radiology 158: 325–326

Bruneton JN, Caramella E, Aubanel D, Hery M, Ettore F, Boublil JL, Picard L (1984) Ultrasound versus clinical examination for axillary lymph node involvement in breast cancer. Ultrasound 153: 297

Chang DB, Yuan A, Yu CJ, Luh KT, Kuo SH, Yang PC (1994) Differentiation of benign and malinant cervical lymph nodes with color doppler sonography. Am J Roentgenol 162: 965–968

Dubs-Kunz B (1992) Sonographische Diagnostik von Rippenfrakturen. In: Anderegg A, Despland P, Henner H, Otto R (Hrsg) Ultraschalldiagnostik '91, Springer, Berlin Heidelberg New York Tokyo, S 268–273

Dubs-Kunz B (1996) Sonography of the chest wall. Eur J Ultrasound 3: 103–111

Fenkl R, Garrel T v., Knappler H (1992) Diagnostik der Sternumfraktur mit Ultraschall – Eine Vergleichsstudie zwischen Radiologie und Ultraschall. In: Anderegg A, Despland P, Henner H, Otto R (Hrsg) Ultraschalldiagnostik '91, Springer, Berlin Heidelberg New York Tokyo, S 274–279

Friedrich RE, Volkenstein RJ (1994) Diagnose und Repositionskontrolle von Jochbogenfrakturen. Ultraschall Med 15: 213–216

Fultz PJ, Feins RH et al. (2002) Detection and diagnosis of nonpalpable supraclavicular lymph nodes in lung cancer at CT and US. Radiology 222: 245–251

Griffith JF, Rainer TH, Ching AS, Law KL, Cocks RA, Metreweli C (1999) Sonography compared with radiography in revealing acute rib fracture. Am J Roentgenol 173: 1603–1609

Gritzmann N, Grasl MC, Helmer M, Steiner E (1990) Invasion of the carotid artery and jugular vein by lymph node metastases: detection with sonography. Am J Roentgenol 154: 411–414

Hergan K, Amann T, Oser W (1994) Sonopathologie der Axilla: Teil II. Ultraschall Med 15: 11–19

Hergan K, Haid A, Zimmermann G, Oser W (1996) Preoperative axillary sonography in brest cancer: Value of the method when done routinely. Ultraschall Med 17: 14–17

Leitgeb N, Bodenteich A, Schweighofer F, Fellinger M (1990) Sonographische Frakturdiagnostik. Ultraschall Med 11: 206–209

Mariacher Gehler S, Michel BA (1994) Sonography: a simple way to visualize rib fractures (letter) Am J Roentgenol 163: 1268

Mathis G (1997) Thoraxsonography – Part I: Chest wall and pleura. Ultrasound Med Biol 23: 1141–1153

Overhagen van H et al. (2004) Metastases in supraclavicular lymph nodes in lung cancer: assessment with palpation, US and CT Radiology 232: 75–80

Riebel T, Nasir R (1995) Sonographie geburtstraumatischer Extremitätenläsionen. Ultraschall Med 16: 196–199

Sakai F, Sone S, Kiyono K et al. (1990) High resolution ultrasound of the chest wall. Fortschr Röntgenstr 153: 390–394

Szuzuki N, Saitoh T Kitamura S (1993) Tumor invasion of the chest wall in lung cancer: diagnosis with US. Radiology 187: 39–42

Tschammler A, Ott G, Schang T, Seelbach-Goebel B, Schwager K, Hahn D (1998) Lymphadenopathy: differentiation of benign from malignant disease – color Doppler US assessment of intranodal angioarchitecture. Radiology 208: 117–123

Tschammler A, Beer M, Hahn D (2002) Differential diangosis of lymphadenopathy: power Doppler vs color Doppler sonography. Eur Radiol 12: 1794–1799

Walz M, Muhr G (1990) Sonographische Diagnostik beim stumpfen Thoraxtrauma. Unfallchirurg 93: 359–363

Wischofer E, Fenkl R, Blum R (1995) Sonographischer Nachweis von Rippenfrakturen zur Sicherung der Frakturdiagnostik. Unfallchirurg 98: 296–300

Wüstner A, Gehmacher O, Hämmerle S Schenkenbach C, Häfele H, Mathis G (2005) Ultraschalldiagnostik beim stumpfen Thoraxtrauma. Ultraschall Med 26: 285–290

3 Pleura

J. Reuß

Nach der Thoraxwand ist die Pleura die sonographisch am leichtesten erreichbare und darstellbare Struktur am Thorax. Durch geeignete Untersuchungstechnik lässt sich die gesamte Pleura costalis und Pleura diaphragmatica erfassen. Die hinter Rippen verborgene viszerale Pleura ist durch Atemmanöver in Interkostalräume verschiebbar. Von jugulär her ist auch das obere vordere Mediastinum mit seinen Pleuraanteilen darstellbar. Die unteren und hinteren mediastinalen und die paravertebralen Pleuraabschnitte sind sonographisch transthorakal meist nicht zu erreichen. Nach Schätzungen anhand computertomographischer Transversalschnitte des Thorax kann man mindestens 60–70% der Pleurafläche sonographisch darstellen (Reuß 1996). Die meisten Erkrankungen der Pleura betreffen vornehmlich die kostalen und diaphragmalen Pleuraabschnitte und die Lungenspitzen. Der Wert der Farbduplexsonographie der Pleura ist zwar noch nicht ausreichend evaluiert, aber Farbduplexsonographie, Spektraldopplersonographie und kontrastverstärkte Sonographie erobern sich einen Platz bei der Differenzialdiagnose von Raumforderungen auf Pleuraniveau. Leichte, leistungsfähige, portable Ultraschallgeräte im Notfalleinsatz und auf der Intensivstation zeigen nicht nur in der Abdominal- und Retroperitonealsonographie, sondern auch an der Pleura eine hohe Übereinstimmung mit High-End-Geräten von bis zu 89% (Ziegler et al. 2004).

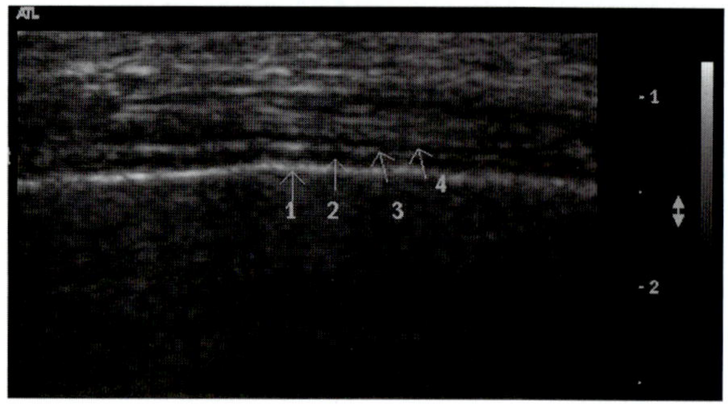

Abb. 3.1. Thoraxwand mit normaler glatter Pleura visceralis (*Pfeil 1*). Nach außen schließt sich der echoarme Pleuraspalt (*Pfeil 2*) an, dann die echogene Pleura parietalis (*Pfeil 3*). Die extrapleurale Fettlamelle (*Pfeil 4*) ist individuell unterschiedlich ausgeprägt. Die scheinbar dickere Pleura visceralis ist ein Artefakt durch die Totalreflexion an der lufthaltigen Lunge

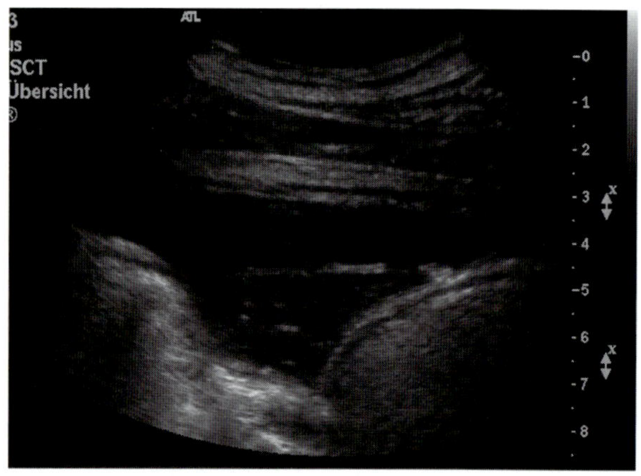

Abb. 3.2. Bei einem Patienten mit Lungenembolien und Pleuraerguss subpleurale Infiltrationen. Dadurch ist die Pleura visceralis getrennt abgrenzbar von der Totalreflexion an der Luft in der Lunge. Pleura visceralis und Pleura parietalis sind gleich stark und gleich dicht abgebildet

3.1 Normale Pleura

Die normale Pleura ist nur 0,2–0,4 mm dick und damit metrisch an der Grenze der Auflösungsmöglichkeit auch moderner Ultraschallsysteme (Bittner et al. 1995). Durch die Impedanzsprünge an den Grenzflächen der Pleurablätter ist sonographisch trotzdem eine Darstellung möglich. Die Pleura parietalis zeichnet sich als feine echogene durchgehende Linie ab, der Pleuraspalt als echofreie bis sehr echoarme parallele Bande (Börner et al. 1987). In dieser Schicht findet auch die Gleitbewegung der gesunden Lunge beim Atmen statt. Die tatsächliche Dicke der Pleurablätter wird überzeichnet. Die wesentlich feinere Pleura visceralis geht in der kräftigen Totalreflexionsbande des Ultraschalls an der lufthaltigen Lunge unter (Abb. 3.1). Sobald die periphere Lunge durch pathologische Prozesse luftfrei wird, kann auch die eigentliche Pleura visceralis als feine echogene Linie abgegrenzt werden (Abb. 3.2). In der täglichen Ultraschallpraxis wird die beschriebene Totalreflexionslinie hilfsweise als Pleura visceralis bezeichnet.

In einer sonographisch-anatomischen Studie lässt sich zweifelsfrei zeigen, dass die individuell unterschiedlich ausgeprägte echoarme Schicht außerhalb der Pleura parietalis der extrapleuralen Fettlamelle entspricht (Reuß et al. 2002). Mit hochauflösenden Schallköpfen kann die Linie der Pleura parietalis sogar sonographisch in 2 Schichten aufgetrennt werden. Präparatorisch-anatomisch und histologisch entspricht dies der Pleura parietalis und der außen liegenden Fascia endothoracica (Abb. 3.3).

Kometenschweifartefakte sollen durch Reverberation zwischen der Pleura visceralis und Luft in oberflächlichen Lungenalveolen entstehen. Daher bewegen sich Kometenschweifartefakte auch atemabhängig mit

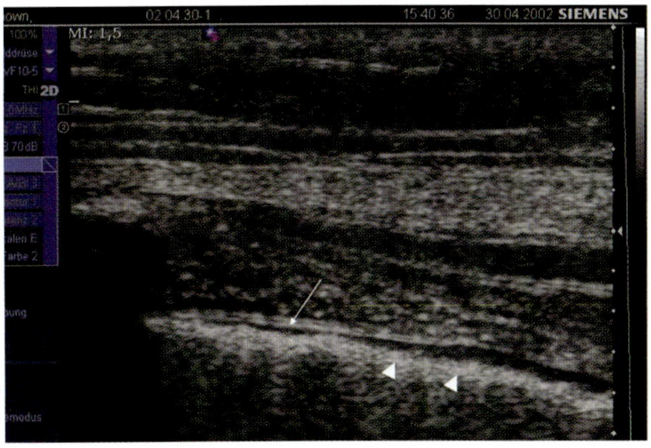

Abb. 3.3. Eindeutig erkennbare Doppelkontur im Bereich der Pleura parietalis (*Pfeil*) entsprechend der tatsächlichen Pleura parietalis und der Fascia endothoracica. Überproportional dicke Pleura visceralis (*Pfeilköpfe*), durch Artefakt bedingt

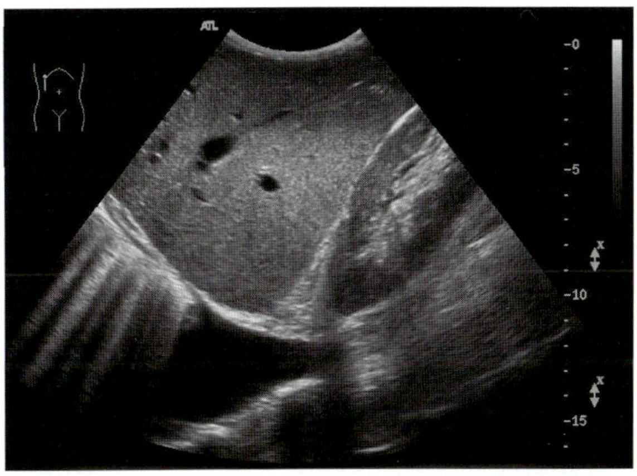

Abb. 3.4. Zahlreiche Kometenschweifartefakte an der Pleura diaphragmatica. Bei gleichzeitig vorliegendem Pleuraerguss sind die Kometenschweifartefakte wahrscheinlich auf den Teilkollaps der Lunge zurückzuführen und nicht Ausdruck einer interstitiellen Parenchymerkrankung der Lunge

der Lunge mit. An normaler Pleura sind sie selten (Abb. 3.4). Ein gehäuftes Auftreten – in der Literatur auch als Aurora-Zeichen benannt – spricht für subpleurale parenchymatöse Veränderungen, wie sie bei interstitiellen Lungenerkrankungen vorkommen. Allerdings scheint auch die Umgebung Einfluss auf das Auftreten des Aurora-Zeichens zu haben. Bei der transhepatischen Darstellung der basalen Pleura durch eine Fettleber hindurch tritt dieses Phänomen seltener auf als bei Untersuchung durch eine normale Leber – unabhängig von einer anderweitig gesicherten Grunderkrankung der Lunge (Kohzaki et al. 2003). Bei interstitiellen Lungenerkrankungen scheint die Darstellung der Pleura visceralis auch deutlich unregelmäßiger, teilweise wellig bis gezackt und auch über das Maß der artefaktbedingten Überzeichnung hinaus dicker.

Die Atemverschieblichkeit der Lunge gegenüber der Pleura parietalis ist auch ohne Kometenschweifartefakte gut zu verfolgen. Dorsolateral und kaudal sind die Atemexkursionen am größten. Bei Asthmatikern und Emphysematikern sieht man nur minimale Atemexkursionen. Der völlig fehlende Nachweis der Atemverschieblichkeit spricht differenzialdiagnostisch für eine entzündliche oder tumoröse Pleuraverklebung. Beim Pneumothorax ist aufgrund der Luftinterposition auch keine atemabhängige Verschieblichkeit zu sehen. Die Sonographie als Echtzeitverfahren hat hier gegenüber anderen bildgebenden Verfahren einen unschätzbaren Vorteil.

3.2 Pleuraerguss

Obwohl schon sehr früh Pleuraergüsse mit der B-Bild-Sonographie nachgewiesen wurden, ist bis heute die Thoraxröntgenaufnahme vielfach noch die Methode der Wahl zum Nachweis oder zur Kontrolle von Pleuraergüssen (Joyner et al. 1967). Zumindest zur Kontrolle von Pleuraergüssen sollte heute ausschließlich die Sonographie eingesetzt werden. Inzwischen ist die Sonographie als diagnostische Maßnahme zur Klärung von Pleuraergüssen auch fester Bestandteil von Leitlinien pneumologischer Gesellschaften (Maskell u. Butland 2003).

Pleuraergüsse sind als liquide Formation echofrei. Die Pleura begrenzt die Ergüsse scharf (Abb. 3.5). Während große Ergüsse problemlos sonographisch nachgewiesen werden können, sind kleine Ergüsse im Rand-

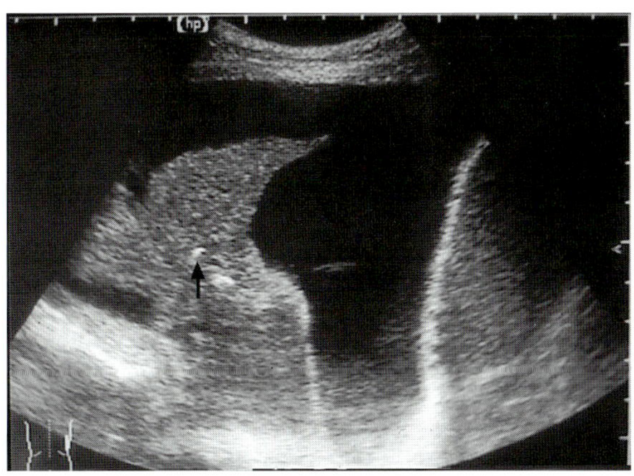

Abb. 3.5. Großer weitgehend echofreier Pleuraerguss. Die in der Tiefe im Erguss befindlichen Echos sind Artefakte (*Pfeil*). Lunge komprimiert mit nur noch wenig Restluft in zentralen Bronchien

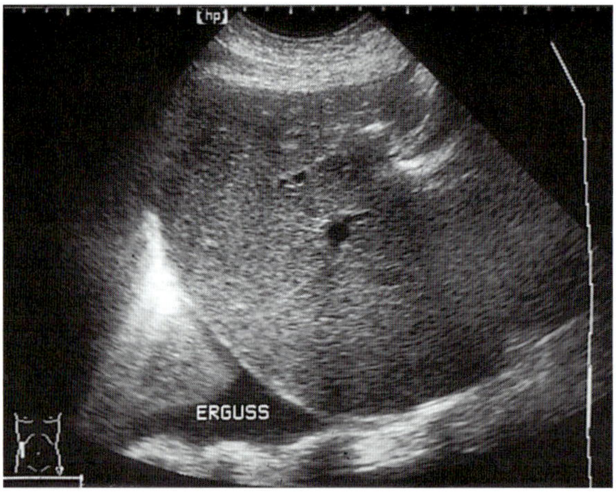

Abb. 3.6. Kleiner dorsaler Pleuraerguss zwischen Wirbelsäule und Diaphragma bei transhepatischer Untersuchung

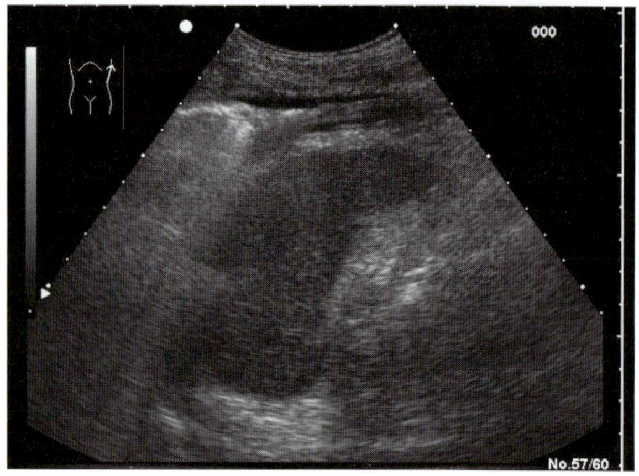

Abb. 3.7. Sehr kleiner, streifenförmiger postoperativer Pleuraerguss im Rippen-Zwerchfell-Winkel. Die Verformung des Ergussareals bei der dynamischen Untersuchung spricht gegen eine umschriebene Pleuraverdickung

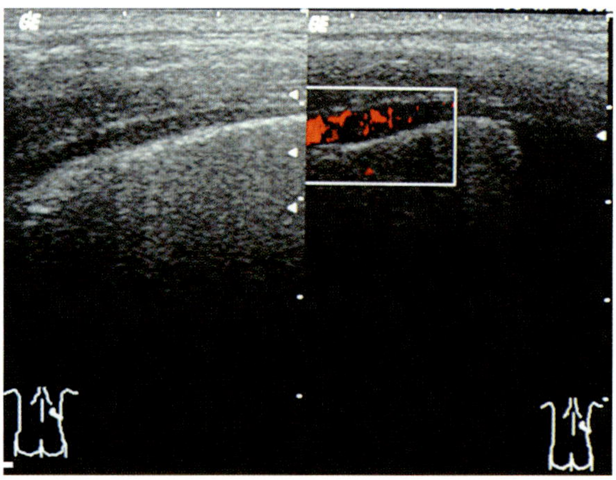

Abb. 3.8. Kleiner Pleurawinkelerguss. Die Flusssignale im Erguss entstehen durch die atmungs- und pulssynchrone Flüssigkeitsverschiebung und charakterisieren die nicht ganz echofreie Formation eindeutig als Erguss

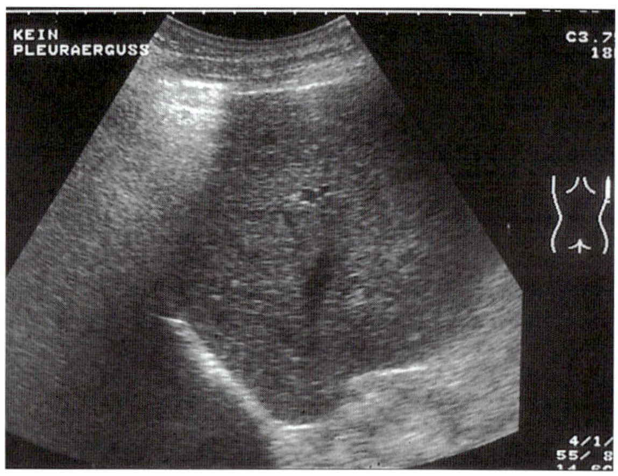

Abb. 3.9. Keine Flüssigkeitsdarstellung zwischen Lunge und Leber, damit ist ein frei auslaufender Pleuraerguss ausgeschlossen. Zum Ergussausschluss muss allerdings die gesamte Pleura untersucht werden

winkel oder streifig parallel zur Pleura in der Abgrenzung zur echoarmen Pleuraverdickung nicht immer eindeutig (Abb. 3.6, Abb. 3.7). Der Erguss ist echofrei, zeigt eine Formveränderung bei der Atmung und eventuell Septen oder flottierende Echos. Zusätzlich kann durch die atemsynchrone Flüssigkeitsverschiebung im Erguss ein Farbdopplersignal abgeleitet werden (Abb. 3.8). In einer Untersuchung konnten durch den Einsatz des »Color-Doppler-Sign« zusätzlich zum B-Bild 10% falsch positive Ergebnisse korrigiert und die Spezifität des sonographischen Nachweises von kleinen Pleuraergüssen von 68 auf 100% angehoben werden (Wu et al. 1994). Bei mittleren und größeren Ergüssen gibt es sonographisch keine falsch positiven Ergebnisse, da Atelektasen, ein Zwerchfellhochstand, Tumoren oder Schwarten sonographisch im Gegensatz zum Röntgenbild keine Abgrenzungsschwierigkeiten machen. Mit Ausnahme der interlobär eingeschlossenen Ergüsse ist der sonographische Ausschluss eines Pleuraergusses möglich (Abb. 3.9).

3.2.1 Nachweisgrenze

Die radiologische Nachweisgrenze eines frei auslaufenden Pleuraergusses auf Standardröntgenaufnahmen im Stehen liegt im Mittel bei mindestens 150 ml (Collins et al. 1972). Beim Nachweis von Pleuraergüssen schnei-

Tab. 3.1. Nachweis von Pleuraergüssen im Thoraxröntgen beim liegenden Patienten. 110 Einzeluntersuchungen an 50 Patienten. Sonographisch in allen Fällen Erguss korrekt nachgewiesen. (Nach Kelbel et al. 1990)

Pleuraerguss	Rechts	Links	Beidseitig
Nachweis korrekt	Sens. 47%	Sens. 55%	Sens. 38%
	Spez. 71%	Spez. 93%	–
Volumen korrekt	57%	24%	–
Volumen <200 ml	Sens. 23%	Sens. 30%	–
Volumen >500 ml	Sens. 83%	Sens. 73%	–
Atelektasen zusätzlich	Sens. 7%	Sens. 13,5%	–

det die Sonographie (Sens. 100%, Spez. 99,7%) deutlich besser ab als die Röntgenaufnahme des Thorax im Stehen (Sens. 71%, Spez. 98,5%; Goecke u. Schwerk 1990). Sonographisch sind am stehenden oder sitzenden Patienten bereits kleinste, frei auslaufende Ergüsse ab 5 ml basal laterodorsal im Winkel zwischen Rippen und Diaphragma sicher darstellbar (Gryminski et al. 1976). Sogar die physiologischen Flüssigkeitsmengen bei Gesunden und die physiologisch minimal erhöhten Flüssigkeitsmengen bei Schwangeren können in Seitlage mit aufgestütztem Ellenbogen sonographisch erkannt werden. Aus dem Nachweis dieser winzigen Flüssigkeitsmengen kann also nicht ohne weiteres auf eine Pleuraerkrankung rückgeschlossen werden (Kocijancic et al. 2004, 2005).

Am liegenden Patienten sind durch leichtes seitliches Drehen des Patienten auch dorsale, kleine Ergüsse sicher nachweisbar. Die Untersuchung ist bettseitig durchführbar und zu Kontrollzwecken beliebig wiederholbar. Auf Röntgenaufnahmen im Liegen gelingt es nur bei etwa der Hälfte der Patienten, Ergüsse nachzuweisen. Selbst große, insbesondere beidseitige, dorsal auslaufende Ergüsse werden nicht erkannt (Tab. 3.1). Erguss- und Atelektasenanteile können radiologisch nicht auseinander gehalten werden. Dies kann zur Überschätzung des Ergussvolumens im Röntgenbild führen (Kelbel et al. 1990). Untersuchungen an beatmeten ARDS-Patienten zeigen, dass im Vergleich zur Computertomographie ein begleitender Pleuraerguss auskultatorisch in 61%, im Röntgen-Thorax im Liegen in 47% und im Ultraschall in 93% erkannt wurde (Lichtenstein et al. 2004).

3.2.2 Volumenschätzung

Sonographische Verfahren zur Volumenschätzung eines Pleuraergusses unterscheiden sich hinsichtlich der Genauigkeit und der Praktikabilität. Für wissenschaftliche

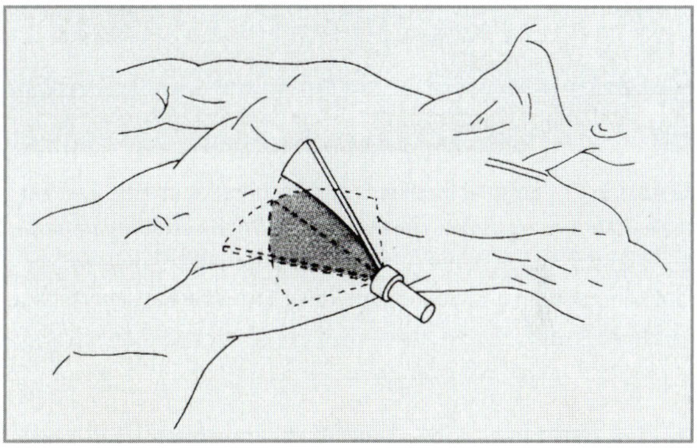

Abb. 3.10. Schematische Pleuraergussschätzung am liegenden Patienten. (Aus Börner et al. 1987)

Zwecke ist ein möglichst exaktes Verfahren erforderlich, während in der Praxis ein leicht anwendbares Verfahren Zeit spart.

Eine Abweichung des Messergebnisses von weniger als 10% vom tatsächlichen Volumen ergibt sich bei Multiplikation des Flächenmittels von Ergusslängsschnitten in 6 Positionen von parasternal bis paravertebral mit der gemessenen Zirkumferenz des Hemithorax und einem empirischen Faktor 0,89 (Lorenz et al. 1988). Ebenfalls eine gute Korrelation zwischen Messwert und realem Ergussvolumen ergibt sich bei Multiplikation der planimetrischen Ergussquerschnittsfläche mit der maximalen Höhe und dem empirischen Faktor 0,66 (Abb. 3.10, Abb. 3.11; Kelbel et al. 1990).

Darüber hinaus ist mit multiplen empirischen Formeln und der Messung der lateralen Ergusshöhe, der subpulmonalen Ergusshöhe oder der Dicke des Ergussmantels um die Lunge das Volumen geschätzt worden. Eine leicht durchführbare und für praktische Zwecke ausreichende Methode misst die laterale Ergusshöhe an der Thoraxwand. Dieser Wert in Zentimeter, multipliziert mit dem empirischen Faktor 90, ergibt die Ergussmenge in Milliliter (r=0,68). Mit dieser Näherungsformel werden kleine Ergüsse überschätzt. Die Summe

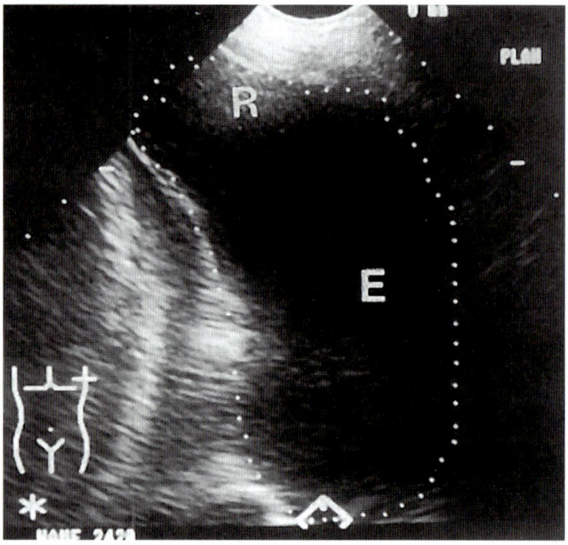

Abb. 3.11. Beispiel für eine Ergussflächenplanimetrie. Der kardiale Stauungserguss bei dem liegenden Intensivstationspatienten lässt sich gut in seiner Ausdehnung abschätzen sowie im Verlauf kontrollieren und dokumentieren. *E* Erguss, *R* Rauschartefakte

des basalen Lungen-Zwerchfell-Abstandes und der lateralen Ergusshöhe, multipliziert mit 70, ergibt etwas genauere Schätzungen (r=0,87; Abb. 3.12, Abb. 3.13; Goecke u. Schwerk 1990).

Die Volumenschätzung eines Pleuraergusses ist sonographisch genauer möglich als radiologisch. Im Vergleich lag die radiologische zur sonographischen Volumenschätzung im rechten Hemithorax bei 57% und im linken Hemithorax bei nur 24% richtig (Kelbel et al. 1990). Die sonographische Volumenschätzung korreliert enger mit dem tatsächlichen punktierten Volumen als die radiologische Volumenschätzung (r=0,80 vs. r=0,58, p <0,05; Eibenberger et al. 1994).

Am liegenden Patienten kommt die sonographische Messung der Dicke der dorsalen Flüssigkeitsschicht dem mittels Thorakozentese ermittelten tatsächlichen Volumen deutlich näher als das radiologisch geschätzte Volumen. Eine vereinfachte Näherungsformel lautet

$$y = 50x - 800,$$

wobei y dem gesuchten Ergussvolumen und x der rechtwinklig zur Thoraxwand in Millimeter gemessenen Ergussdicke entspricht

(Originalformel: $y = 47{,}6x - 837$)

(Eibenberger et al. 1994). Die Abweichungen des Schätzwertes vom realen Ergussvolumen können aber erheblich sein.

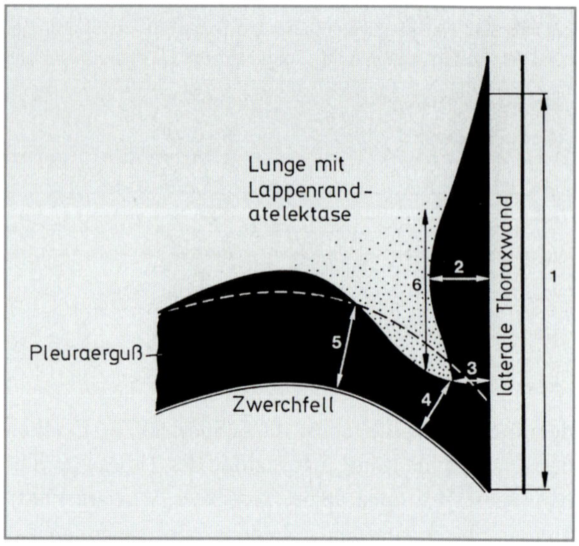

Abb. 3.12. Schematische Darstellung der Pleuraergussvolumetrie beim sitzenden Patienten. Brauchbare Parameter sind maximale Ergussausdehnung *(1)*, der basale Lungen-Zwerchfell-Abstand *(4)* und die subpulmonale Ergusshöhe *(5)*. Die Dicke des lateralen Ergussmantels (*2*), der Abstand der basalen Lungenatelektase zur Thoraxwand (*3*) und die Höhe der basalen Atelektase (*6*) sind zur Ergussmengenschätzung nicht geeignet. (Nach Goecke u. Schwerk 1990)

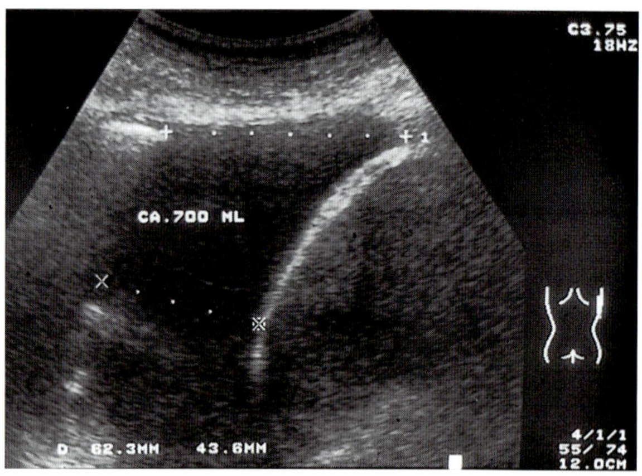

Abb. 3.13. Einfache Ergussmengenschätzung durch Messung der Höhe des subpulmonalen Ergusses und der maximalen kraniokaudalen Ergussausdehnung. Geschätzt ca. 700 ml, bei Punktion tatsächlich 800 ml

3.2.3 Art des Ergusses

Diagnostisch wichtig ist auch die Art eines Pleuraergusses. Transsudate enthalten keine als Schallreflektoren mögliche Bestandteile und sind echofrei. Exsudate mit hohem Eiweißgehalt und zellhaltige oder blutige Ergüsse imponieren im Ultraschall oft echogen (Abb. 3.14,

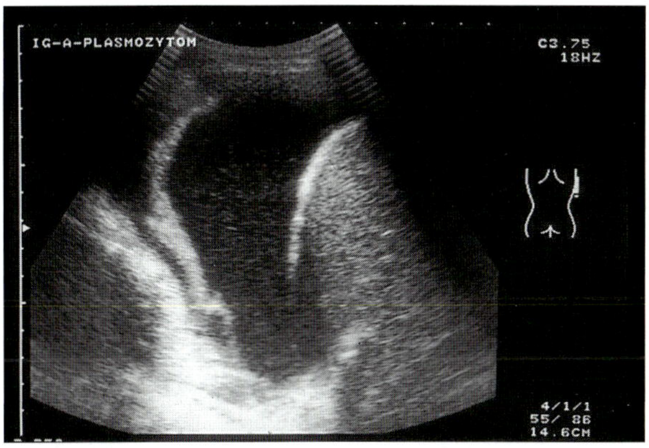

Abb. 3.14. Echogener hoch eiweißhaltiger Pleuraerguss bei einem Ig-A-Plasmozytom. Im Unterschied zu Artefaktechos bewegen sich bei der dynamischen Untersuchung die Echos atem- und pulssynchron schwingend oder kreisförmig im Erguss. Ähnlich mit teilweise noch intensiveren Ergussechos präsentieren sich sonstige zellhaltige, blutige oder chylöse Ergüsse, Transsudate sind in der Regel echofrei

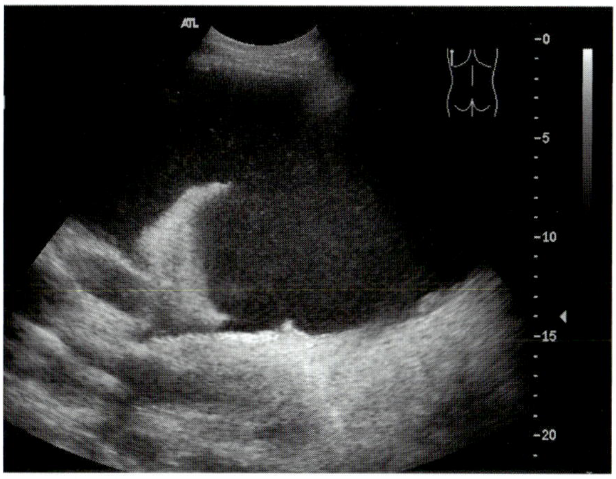

Abb. 3.15. Homogen echogener Pleuraerguss mit spitzzipfeliger Lungenatelektase. Fehlendes Fieber und fehlende Entzündungszeichen im Labor sprechen gegen ein Pleuraempyem. Ein Hämatothorax ist bei fehlendem Trauma wenig wahrscheinlich. Die Punktion ergibt einen chylösen Erguss. Ursache ist ein mediastinal metastasiertes Bronchialkarzinom mit Destruktion des Ductus thoracicus

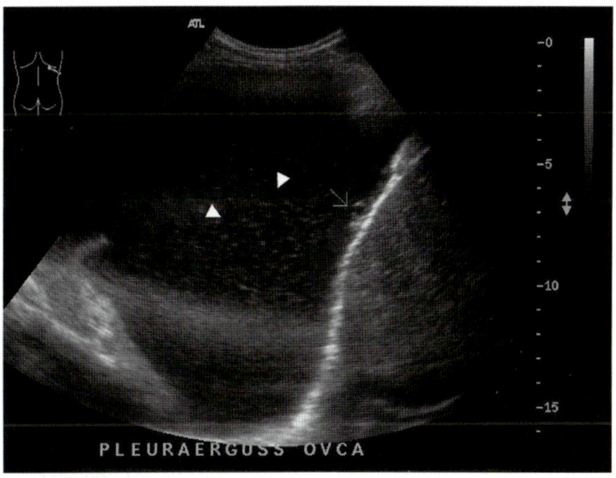

Abb. 3.16. Maligner Pleuraerguss bei metastasiertem Ovarialkarzinom. Selbst auf dem stehenden Bild sieht man noch die dynamisch-kreisförmige Bewegung der Ergussechos (*Pfeilköpfe*). In der Tiefe ausgeprägte streifige Artefaktechos. Kleine pleurale Metastase auf dem Zwerchfell (*offener Pfeil*)

Abb. 3.15). Unter Echtzeitbedingungen flottieren die Echos atem- und pulsschlagabhängig, führen z. T. kreisförmige Bewegungen aus und sind daran von Artefaktechos zu unterscheiden. Besonders häufig treten diese tanzenden Echos bei malignen Ergüssen auf, ohne aber pathognomonisch zu sein (Abb. 3.16; Chian et al. 2004).

Nach prospektiven Untersuchungen sind Transsudate immer echofrei, wohingegen Exsudate sowohl echofrei als auch echogen sein können. Relativ homogene Echogenität soll typisch für ein Empyem oder einen Hämatothorax sein. Nach der eigenen Erfahrung des Autors kann sowohl ein Empyem als auch ein Hämatothorax völlig echofrei sein. Zusatzbefunde wie Kammerung oder Septierung eines Ergusses, Pleuraverdickung oder knotige Pleuraveränderungen sprechen immer für ein Exsudat (Yang et al. 1992). Sehr selten können auch Transsudate schwach echogen sein, ohne dass dies ultraschall-physikalisch zu erklären ist (Reuß 1995). Bei diag-

Analyse des Pleuraergusses

- Aussehen
- LDH
- Gesamteiweiß
- Gesamtzellzahl
- Zelldifferenzierung
- Granulozyten
- Lymphozyten
- Eosinophile
- pH
- Bakteriologische Kultur
- Zytologie

Optional zusätzlich

- Glukose
- Amylase/Lipase
- Tuberkulosekultur

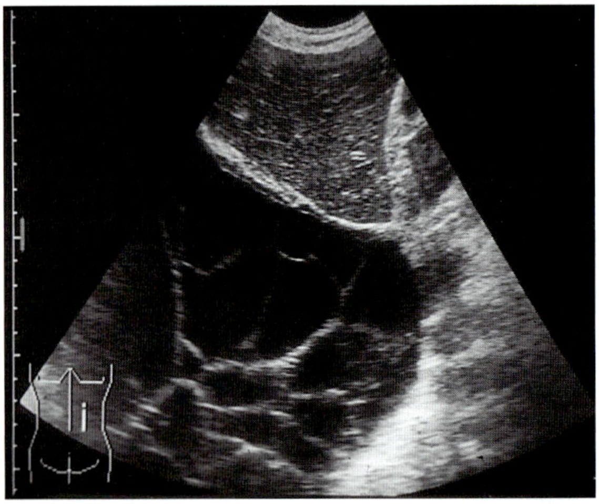

Abb. 3.17. Bienenwabenartig gekammerter postentzündlicher Pleuraerguss. Die Sonographie vermeidet in solchen Fällen frustrane Punktionsversuche mit möglichem Verletzungsrisiko

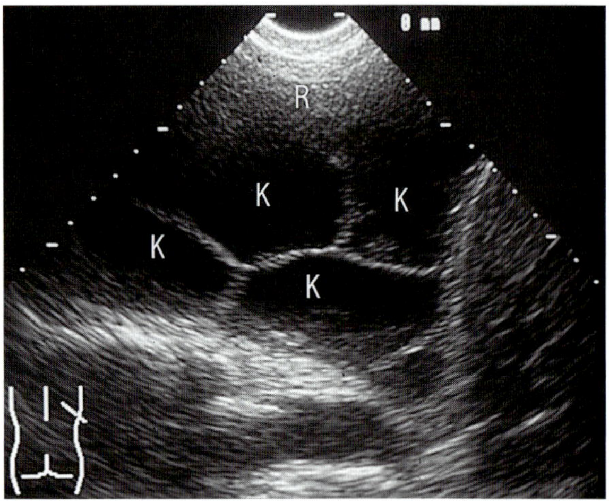

Abb. 3.18. Pleuraempyem mit mehreren Kammern *(K)*. Bei der Punktion war das Aspirat aus einzelnen Kammern unterschiedlich: einmal eitrig, einmal serös. *R* Eintrittsrauschen

nostischem Interesse sollte daher ein Pleuraerguss immer punktiert werden. Die weitere Untersuchung der Ergussflüssigkeit ergibt wertvolle Informationen zur weiteren Diagnostik (Maskell u. Butland 2003). Insbesondere bei kleinen Ergüssen und bei kritisch Kranken ist die sonographisch geführte perkutane transthorakale Punktion und ggf. auch Thorakozentese sicher, unproblematisch und ohne Fehlpunktion auch bettseitig möglich (Yu et al. 1992). Mittels sonographischer Punktionsführung hat sich auch die Erfolgsrate erfahrener Kliniker deutlich steigern lassen (Diacon et al. 2003).

3.2.4 Komplizierter Pleuraerguss

Infizierte oder septierte und gekammerte Pleuraergüsse bezeichnet man auch als kompliziert. Eine Infektion eines parapneumonischen Ergusses kann nur durch Punktion und Aspiration bewiesen oder ausgeschlossen werden. Die Sonographie ist die sensitivste Methode zum Nachweis einer Kammerung oder Septierung. Durch vorherige Sonographie kann die frustrane Thorakozentese eines gekammerten Ergusse vermieden werden, oder ggf. können die großen Kammern gezielt punktiert werden (Abb. 3.17). Unterschiedliche Echogenität des Inhalts einzelner Kammern kann ein Hinweis auf ein Teilempyem sein (Abb. 3.18).

3.2.5 Pleuraempyem

Die radiologischen Zeichen der runden und spitzen Winkel zwischen Erguss oder Empyem und Thoraxwand haben sich als nicht hinreichend diagnostisch sicher zur Unterscheidung von Lungenabszess, abgeklebtem Pleuraerguss oder Pleuraempyem erwiesen (Abb. 3.19; Baber et al. 1980; Stark et al. 1983). Diese Zeichen sind auch sonographisch erkennbar. Die sono-

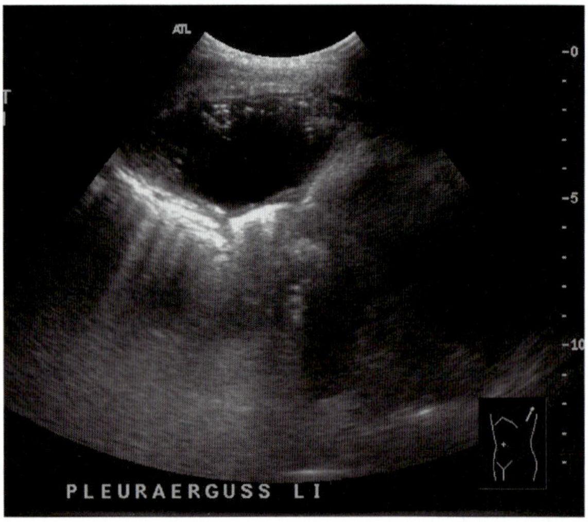

Abb. 3.19. Gefangener, nach allen Seiten abgeklebter Pleuraerguss nach abgelaufener Pankreatitis. Röntgenologisch imponiert die Formation wie ein pleuraständiger Tumor. Eine sichere bildmorphologische Unterscheidung von einem einkammerigen Pleuraempyem ist nicht möglich, daher ist ggf. eine gezielte Punktion erforderlich

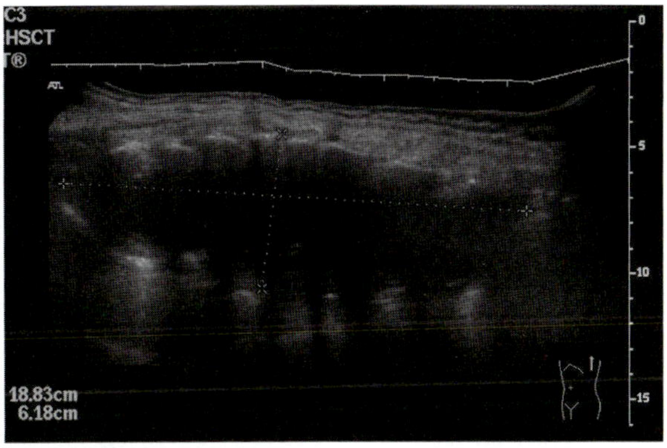

Abb. 3.20. Pleuraempyem mit einer Ausdehnung über viele Interkostalräume. Die Rippen mit ihren Schatten sind gut erkennbar. Die Volumetrie und Gesamtdarstellung des Empyems ist sonographisch nur über die Panoramafunktion möglich

graphisch gezielte Punktion verschafft Klarheit über den Inhalt einer Höhle.

Pleuraempyeme stellen sich sonographisch wie abgekapselte, bei Umlagerung nicht frei auslaufende, häufig schwach bis mäßig echogene, relativ homogene Ergüsse dar, wobei die Pleura meist kapselartig verdickt ist (Abb. 3.19). Die ansonsten diagnostisch verzichtbare Panoramafunktion moderner Hochleistungssonographiegeräte kann die gesamte Ausdehnung eines Empyems darstellen (Abb. 3.20) Computertomographisch erscheinen Pleuraempyeme mit mäßig verdickter, eher gleichmäßiger, nach kavitär glatter Wand (Baber et al. 1980; Layer et al. 1999). Das Auseinanderweichen der Pleurablätter um das Empyem, die »split pleura«, kann sonographisch ebenfalls beobachtet werden (Abb. 3.21, Abb. 3.22). Die sonographisch bestens erkennbaren Fibrinfäden und Septen sind computertomographisch schlechter abgrenzbar (Abb. 3.18). Empyeme zeigen meistens nur mäßig ausgeprägte Infiltrationen in die angrenzende Lunge.

Die sonographisch gezielte transthorakale Empyemdrainage mit 10- bis 14fr-Kathetern, evtl. auch noch größerlumigen Kathetern, ist heute nahezu Standard. Es wurde lange diskutiert, ob intrapleural verabreichte Fibrinolytika die Septierungen auflösen können, den Drainageerfolg verbessern und damit chirurgische Interventionen und fatale Verläufe reduzieren können. Eine kürzlich veröffentlichte Studie sieht für die primären Studienendpunkte Operation oder Tod keinen Vorteil für Streptokinase. Die Mehrzahl der schweren unerwünschten Wirkungen kam zudem in der Streptokinasegruppe vor (Maskell et al. 2005). In diese Studie wurden allerdings Schnittbildverfahren zur Empyem-

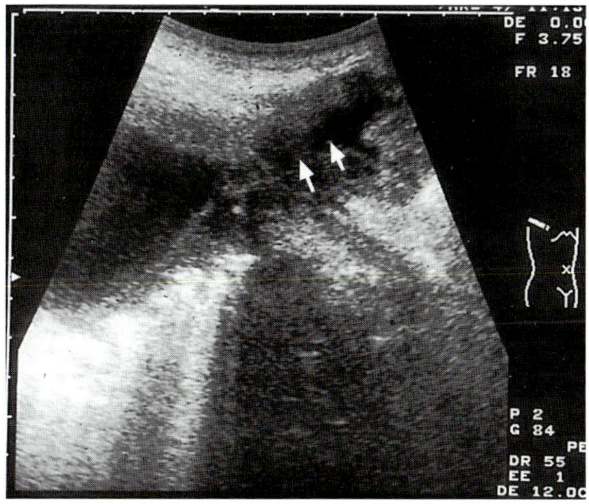

Abb. 3.21. Pleuraempyem mit dickerer, aber relativ glatt begrenzter Wand und deutlich sichtbaren auseinander weichenden Pleurablättern (»split pleura«). Das Empyem hat sich bereits teilweise über einen von ausgedehnten entzündlichen Infiltrationen umgebenen Fistelkanal durch die Thoraxwand hindurch nach außen entleert *(Pfeile)*

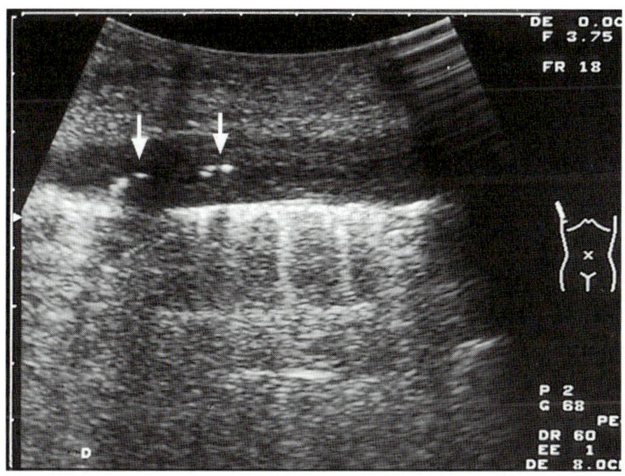

Abb. 3.22. Gut sichtbare relativ gleichmäßige und gut begrenzte Verdickung der parietalen und viszeralen Pleura bei einem bereits drainierten Empyem. In der komplett von Eiter entleerten Resthöhle kleine Luftblasen *(Pfeile)*

beurteilung zu wenig einbezogen (Katikireddy u. Dube 2005).

Ein differenzialdiagnostisch abzugrenzender peripherer Lungenabszess ist im Einzelfall schwierig von einem Pleuraempyem zu unterscheiden. Lungenabszesse haben meist eine ausgedehnte entzündliche Infiltration in der Umgebung, was zusammen mit umgebenden atelektatischen Lungenanteilen den Eindruck einer scheinbar sehr dicken Wand verstärkt. Lufthaltige Abszesshöhlen zeigen eine Änderung des Luftspiegels bei

Umlagerung des Patienten, ein recht sicheres Zeichen für einen bronchialen Anschluss der Höhle und damit für einen Abszess. Nach vorausgegangenen Punktionsversuchen können aber auch Empyeme artefiziell Luft enthalten. Gasbildende Keime sind bei Pleuraempyemen selten. Für die Therapie ist entscheidend, dass nicht durch die belüftete Lunge hindurch drainiert wird und die Pleuraverschieblichkeit im vorgesehenen Drainagebereich aufgehoben ist. Durch abgeklebte Pleura hindurch können auch Abszesse ohne Gefahr eines konsekutiven Empyems drainiert werden.

3.2.6 Pleurodese

Bei malignen Pleuraerkrankungen mit rezidivierenden großen Pleuraergüssen und konsekutiver Atemnot, vorwiegend bei der Pleurakarzinose, ist die Pleurodese eine segensreiche Palliativmaßnahme. Die besten Ergebnisse werden thorakoskopisch mit der Talkumsprühpleurodese erzielt. Dies ist aber nicht überall und bei allen Patienten möglich. Bei der Katheterpleurodese wird zunächst unter sonographischer Führung ein Drainagekatheter gelegt und der Pleuraraum darüber leer gesaugt. Nach sonographisch kontrollierter kompletter Entleerung der Pleura wird ein Pleurodeseagens, z. B. eine Talkumaufschwemmung, über den Katheter instilliert. Der Erfolg der Pleurodese kann später sonographisch kontrolliert werden. Das Pleuragleiten sollte nach erfolgreicher Pleurodese völlig aufgehoben sein(▫ Abb. 3.23).

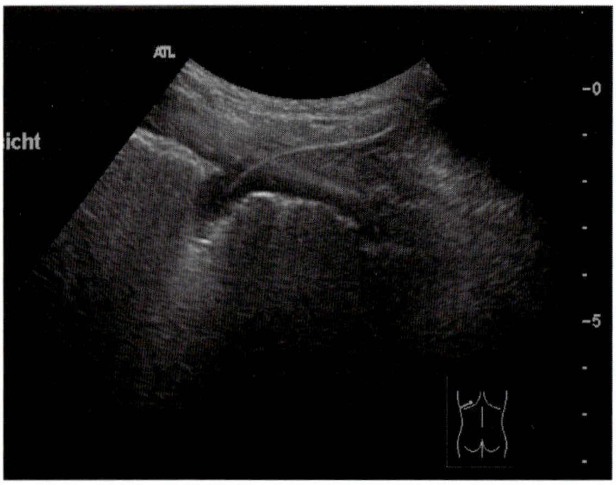

▫ Abb. 3.23. Nach erfolgreicher Pleurodese. Die zur Applikation der Talkumsuspension benutzte Drainage liegt noch. Die Pleura in der Umgebung ist echoarm verdickt. Bei der dynamischen Untersuchung komplett aufgehobenes Gleitzeichen

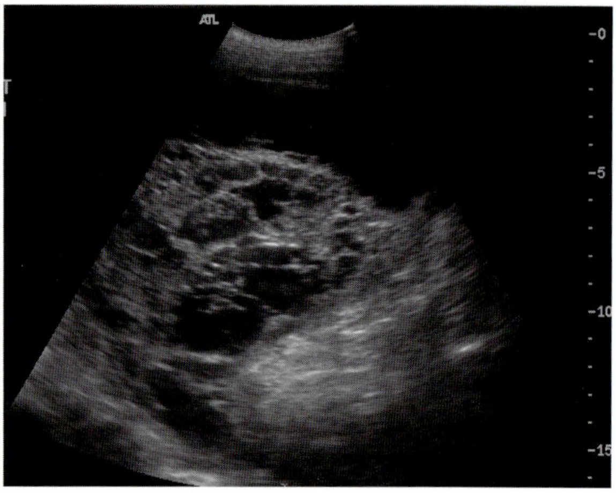

▫ Abb. 3.24. Ausgedehnter Fibrinclot nach Pleurodeseversuch. Fixation nach basal zum Zwerchfell, aber nicht nach lateral zur Thoraxwand hin. Neben dem Fibrin noch ein größerer Erguss lateral, eingeschlossen in den Fibrinclot ebenfalls kleine Flüssigkeitsblasen

Dieser Erfolg lässt sich auch nach thorakoskopischer Pleurodese nach Spontanpneumothorax sonographisch sichern (Leo et al. 2005). Bei unzureichendem Pleurodeseerfolg kann sonographisch besser als radiologisch zwischen Resterguss mit Septierung, Lungeninfiltration oder Lungenteilatelektase unterschieden werden (▫ Abb. 3.24).

3.3 Solide Pleuraveränderungen

Die sichtbaren Reaktionen der Pleura auf Erkrankungen sind auf Flüssigkeitsexsudation und Verdickung beschränkt. Pleuraverdickungen können diffus, umschrieben, bandförmig, knotig, gleichmäßig, ungleichmäßig, echoarm, echogen oder komplex strukturiert auftreten. Bei noch atemabhängig verschieblicher Lunge lässt sich die Verdickung eindeutig der parietalen oder viszeralen Pleura zuordnen, je nachdem, ob sie sich mit der Lunge mitbewegt oder nicht. Bei verklebten Pleurablättern ist oft nur durch eine angedeutete schwach echogene, teilweise unterbrochene Linie der ehemalige Pleuraraum zu erahnen. Pleuraverdickungen treten sowohl bei Entzündungen als auch bei primären und sekundären Tumorerkrankungen auf. Aus der sonographischen Struktur und Form einer Pleuraverdickung kann nicht sicher auf deren Ätiologie geschlossen werden, wenn auch Bilder wie echoarme Knötchen typisch für Metastasen sind (Yang et al. 1992).

3.3.1 Pleuritis

Die Pleuritis ist klinisch eine schwierige Diagnose und kann oft nur durch Ausschluss anderer Erkrankungen mit Thoraxschmerz gestellt werden. An Angina Pectoris und Myokardinfarkt, Knochen- oder Nervenschmerzen wird häufig zuerst gedacht. Röntgenaufnahmen des Thorax können eine Unschärfe bis Aufhebung der Zwerchfellkontur oder einen Pleurawinkelerguss zeigen, sind aber oft völlig unspezifisch oder gänzlich unauffällig (Loddenkemper 1994).

Bei den meisten Patienten mit einer Pleuritis können sonographisch Auffälligkeiten an der Pleura nachgewiesen werden (▶ Übersicht).

Sonomorphologie der Pleuritis (Aus Gehmacher et al. 1997)

- Aufrauung und Unterbrechung der normalerweise glatten Pleura (89,4%)
- Kleine subpleurale Herde mit einem Durchmesser zwischen 0,2 und 2,0 cm (63,8%)
- Lokalisierte wandständige und basale Pleuraergüsse (63,8%)

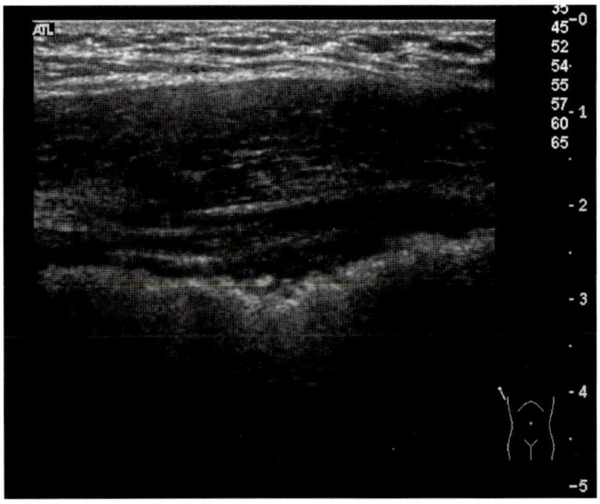

Abb. 3.25. Akute Pleuritis mit mäßig echogen verdickter Pleura, die Linie der Pleura parietalis dadurch sehr unregelmäßig kantig. Untersuchung im schmerzhaften Bereich des Thorax

Überwiegend ist die Pleura parietalis echoarm verdickt, besonders bei der frischen Pleuritis (Abb. 3.25; Bittner et al. 1995). Verdickungen der Pleura visceralis ziehen sich oft als kleine rundliche bis keilförmige Areale in das oberflächliche Lungengewebe hinein. Neben den eigentlichen Pleuraverdickungen erscheinen im weiteren Verlauf bandförmige Fibrinauflagerungen, die auch echogen sein können, und sich mit zipfeligen oder zackigen Ausziehungen und Fäden oder Bändern durch den begleitenden Erguss fortsetzen und diesen in der späteren Phase der Pleuritis durch ein Netzwerk von Septen in zahlreiche Kammern teilen können (Abb. 3.26, Abb. 3.27, Abb. 3.17).

Die farbdopplersonographische Darstellung der zu erwartenden entzündlichen Hyperämie bei der Pleuritis hat bisher enttäuscht. Eine verstärkte Vaskularisation ist nur in 23,4% der Patienten nachweisbar und somit als

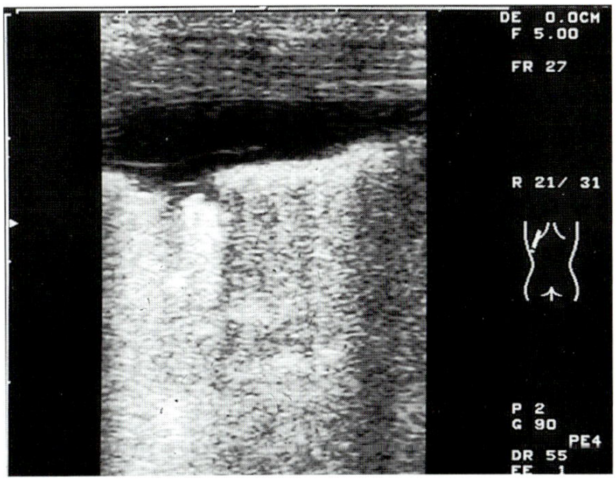

Abb. 3.26. Tuberkulöse Pleuritis ohne Verdickung der Pleura parietalis, unregelmäßiger Pleura visceralis mit kleinsten umschriebenen Verdickungen, subpleuralen Lungeninfiltraten und zarten Fibrinfäden im Erguss. Diagnose über Tuberkelnachweis im Pleurapunktat gestellt

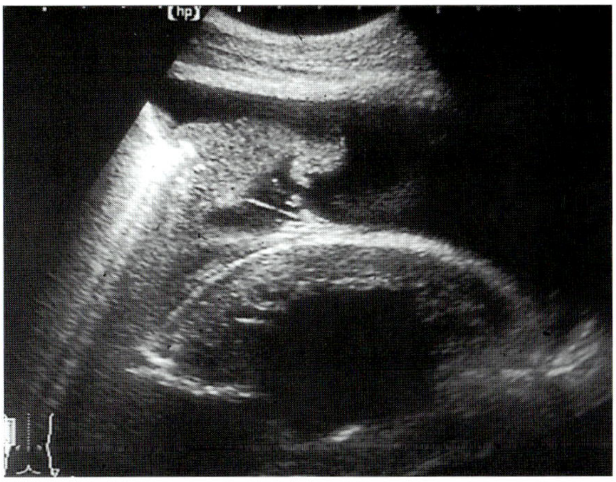

Abb. 3.27. Atelektatische Lunge, durch Fibrinfäden an die dem Perikard aufliegende Pleura angeheftet, entzündlicher Pleuraerguss

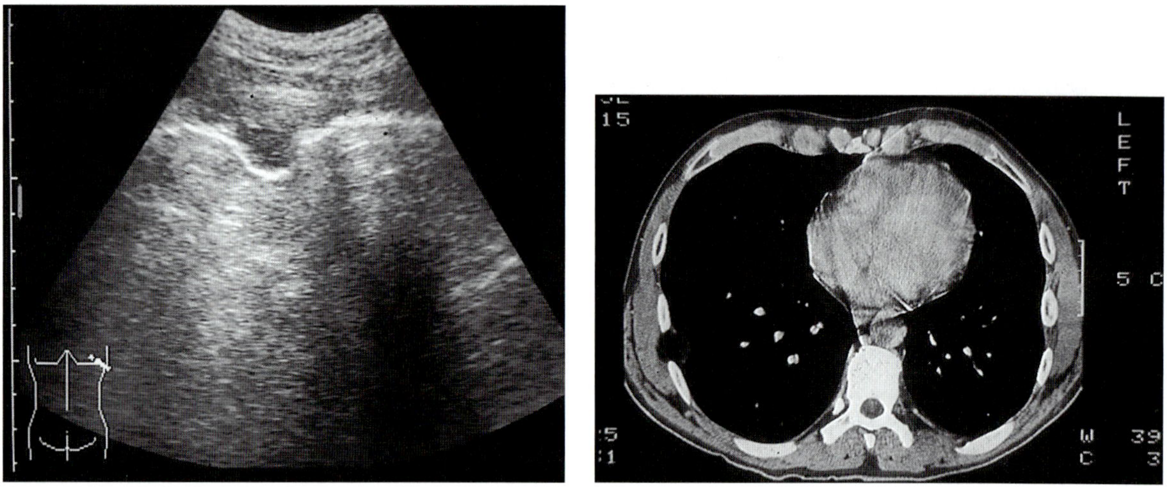

a b

Abb. 3.28. **a** Kleiner rundlicher, scharf begrenzter Tumor in der Pleura parietalis. Die Lunge hat sich bei der Untersuchung atemabhängig ungehindert an dem Tumor vorbeibewegt. Der Tumor ist isoechogen zur Thoraxwandmuskulatur. Im Routinethoraxröntgen war eine unklare pleuraständige Raumforderung aufgefallen. **b** Im Computertomogramm ebenfalls scharf begrenzter Tumor mit Fettdichtewerten, entsprechend einem Pleuralipom. Auf eine histologische Sicherung wurde verzichtet. Bei Kontrollen über Jahre zeigte der Tumor eine konstante Größe

diagnostisches Zeichen nur begrenzt zu verwerten (Gehmacher et al. 1997). Mit Kontrastverstärkern (z. B. Sonovue®) lässt sich die Hyperämie der entzündeten und verdickten Pleura nachweisen.

3.3.2 Benigne Pleuratumoren

Benigne Pleuratumoren wie Lipome, Neurinome, Chondrome oder benigne Pleuramesotheliome sind selten und fallen meist als unklare pleuraständige glatt begrenzte Herde im Thoraxröntgen auf. Sie machen weniger als 5% aller Pleuratumoren aus (Saito et al. 1988). Nicht selten sind sie dann aber Anlass für eine ausgedehnte Diagnostik zum Ausschluss einer Pleurametastase oder eines peripheren Bronchialkarzinoms. In der Regel sind die benignen Pleuratumoren sonographisch mäßig echogen, durch eine zarte Kapsel scharf begrenzt, können je nach Größe und Nachbarschaftsbeziehung angrenzende Strukturen verdrängen, zeigen aber kein invasives, destruierendes Wachstum in die Umgebung (Abb. 3.28a, b). Verdrängung und Invasion ist sonographisch nicht immer sicher zu unterscheiden. Transpleurales Tumorwachstum mit aufgehobener Atemverschieblichkeit der Lunge ist ein Zeichen eines malignen Wachstums und der Infiltration. Kleine begleitende Pleuraergüsse lokal um den Tumor oder im Rippen-Zwerchfell-Winkel können auch bei benignen Tumoren auftreten. Eine Differenzierung der einzelnen benignen Pleuratumoren ist sonographisch nicht möglich. Die punktionsbioptisch-histologische Klassifizierung benigner Tumoren aus kleinen Biopsaten oder gar nur einem zytologischen Präparat ist erfahrungsgemäß für den Pathologen wesentlich schwieriger als der Nachweis der Malignität. Dichte schattierende Kalkeinlagerungen sprechen eher für einen benignen Prozess. Dichtemessungen des Gewebes wie in der Computertomographie, z. B. zum Fettnachweis in Lipomen, sind bisher in der Sonographie nicht möglich, aber in Entwicklung.

3.3.3 Pleurametastasen

Überwiegend geht die Entwicklung von Pleurametastasen mit einem Pleuraerguss einher. Dieses »sonographische Fenster« erleichtert das Auffinden und die Darstellung der Metastasen. Die meisten Metastasen findet man an der kostalen Pleura und auf dem Zwerchfell sowie im kostophrenischen Winkel, also in transthorakal auch ohne begleitenden Erguss recht gut zugänglichen Regionen (Abb. 3.29, Abb. 3.30, Abb. 3.31).

Pleurametastasen sind überwiegend echoarm bis mäßig echogen. Sie sitzen meist der Pleura als knotige, rundliche bis halbkugelige oder auch breitbasig-polypoide Formationen auf, die prominent in den Erguss vorragen. Ihre Größe ist naturgemäß unterschiedlich, der Nachweis gelingt sonographisch je nach Lage ab einer Größe von 1–2 mm (Abb. 3.32). Große Metastasen

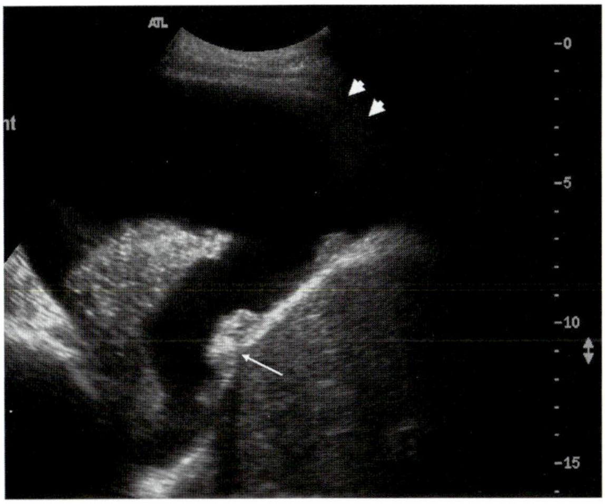

Abb. 3.29. Linsenförmige Pleurametastasen auf dem Zwerchfell. Die größere der beiden Metastasen zeigt bereits eine nabelartige Einziehung des Zwerchfells (*Pfeil*). Großer Pleuraerguss mit Atelektase des Lungenunterlappens. Artefakte durch schlechte Schallkopfankopplung (*Pfeilköpfe*)

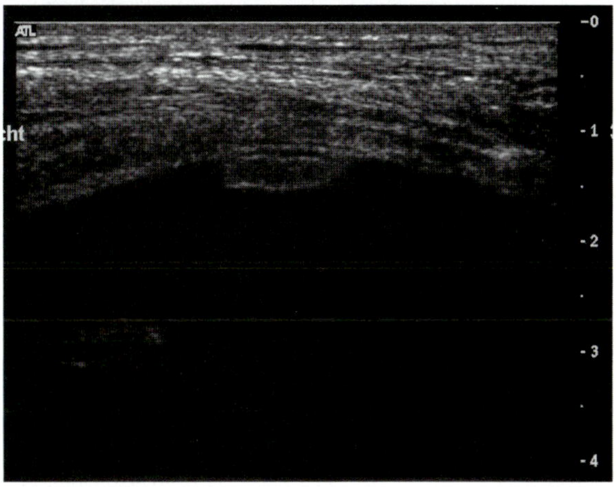

Abb. 3.30. Der ansonsten unveränderten Pleura parietalis aufsitzende Metastase eines Mammakarzinoms. Umgebender großer Pleuraerguss

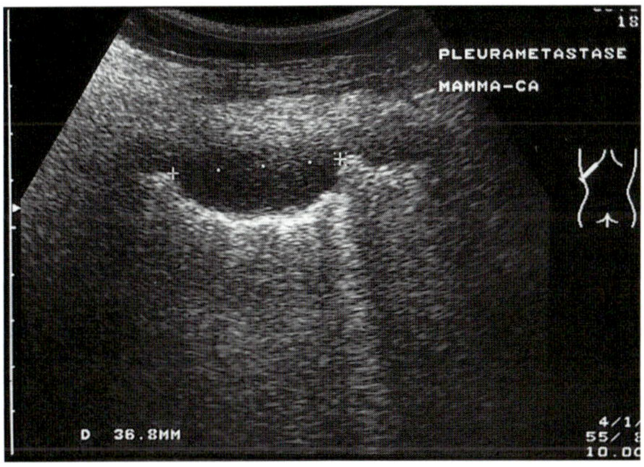

Abb. 3.31. Echoarme halbkugelige Pleurametastase mit seitlichen unscharf begrenzten Ausläufern und Thoraxwandinfiltration. Kein begleitender Pleuraerguss. Metastasiertes Mammakarzinom als Grundkrankheit bekannt. Bei einem solchen singulären Pleurabefund kann ein peripheres Bronchialkarzinom sonomorphologisch nicht ausgeschlossen werden

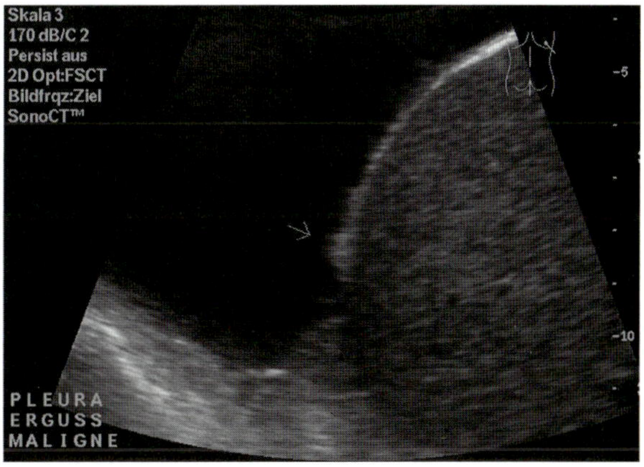

Abb. 3.32. Kleine Metastase auf dem Zwerchfell (Pfeil), zunächst nur als Unregelmäßigkeit erkennbar. Im weiteren klinischen Verlauf Wachstum der Metastase. Maligner Pleuraerguss

können auch tief in das darunter liegende Gewebe, also die Lunge oder die Thoraxwand, einwachsen, sodass der primäre Ausgangspunkt nicht mehr erkennbar ist. Zeichen der Infiltration sind eine schwache, unterbrochene oder fehlende Abgrenzung der Metastase zur Umgebung oder pseudopodienartige Ausläufer, die aufgrund ihrer etwas geringeren Echogenität gegenüber der Thoraxwand oder dem Zwerchfell meist recht gut zu sehen sind (Abb. 3.33). Einzelne, gut abgegrenzte Metastasen sind anhand ihrer Sonomorphologie nicht von benignen Pleuratumoren zu unterscheiden. Das multiple Auftreten gleichartiger, evtl. unterschiedlich großer Formationen ist ein sehr typischer Befund bei Pleurametastasen und fast schon beweisend, insbesondere wenn ein entsprechendes Grundleiden vorliegt. Daher ist nicht in jedem Fall ein bioptischer Sicherungsbeweis erforderlich. Bei Erstbefunden und vermutetem, aber unbekanntem Primärtumor kann die transthorakale sonographisch gesteuerte Nadelbiopsie entscheidend zur weiteren Artdiagnostik beitragen. Am häufigsten findet

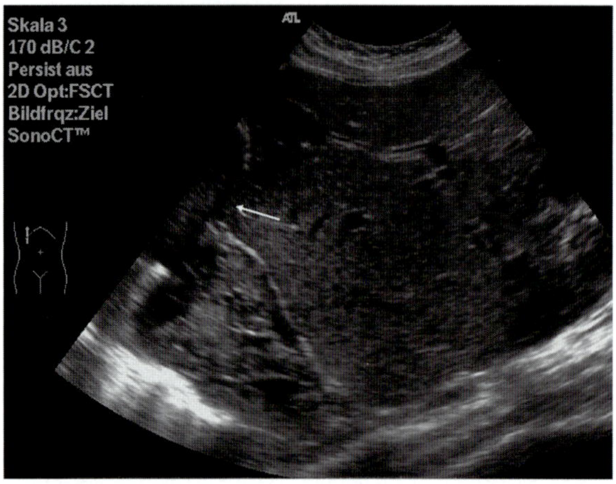

Abb. 3.33. Ausgedehnte Pleurakarzinose nach Erstdiagnose eines Endometriumkarzinoms vor 2 Jahren. Die Pleurakarzinose hat das Zwerchfell ummauert, verformt und teilweise bereits destruiert (*Pfeil*) mit Einwachsen des Tumors per continuitatem in die Leber

man Pleurametastasen beim Mammakarzinom und beim Bronchialkarzinom. Einzelne in der Pleura visceralis sitzende Metastasen können sonomorphologisch wie ein peripheres Bronchialkarzinom erscheinen (Abb. 3.31). Ebenso wie periphere Bronchialkarzinome können auch Pleurametastasen übergreifend von einem auf das andere Pleurablatt wachsen und damit zu einem Verwachsen der Pleurablätter mit aufgehobener Atemverschieblichkeit der Lunge führen (Suzuki et al. 1993). Ausgedehnte flächenhafte oder plattenartige Infiltrationen der Pleura im Rahmen einer metastatischen Karzinose mit oder ohne Erguss werden seltener beobachtet. Sonomorphologisch bereiten sie erhebliche differenzialdiagnostische Probleme in der Unterscheidung einerseits zur echoarmen Schwarte, andererseits zum tapetenartig ausgebreiteten Mesotheliom. Selbst die Nadelbiopsie kann bei einem Nebeneinander von malignen und entzündlich-reaktiven, fibrinösen oder eingebluteten Anteilen manchmal nicht die Klärung bringen.

3.3.4 Malignes Pleuramesotheliom

Die Inzidenz des asbestinduzierten malignen Pleuramesothelioms nimmt deutlich zu (Mowé u. Tellnes 1995). Die Latenz zwischen Asbestexposition und Tumormanifestation von oft über 20 Jahren lässt den »Berg« der asbestbedingten Erkrankungen trotz des weitgehenden Verbots der Asbestverwendung erst in den nächsten 10–20 Jahren erwarten.

Patienten mit Asbestplaques in der Pleura tragen ein Risiko in sich, ein Pleuramesotheliom zu entwickeln. Asbestplaques treten als verkalkte oder nicht verkalkte Pleuraverdickungen typischerweise vorwiegend in den dorsolateralen Anteilen der kostalen Pleura parietalis auf. Röntgenologisch und computertomographisch ist deren Erscheinungsbild schon länger bekannt. Risikogruppen werden regelmäßig arbeitsmedizinisch auf solche Hinweise untersucht. Typischerweise erheben sich diese Plaques im computertomographischen Bild tafelbergartig aus der Pleura. Vorzugsweise mit hochauflösenden Schallköpfen sieht man die meist mäßig echogenen, oft glatt begrenzten Verdickungen der Pleura parietalis mit darüber atemabhängig verschieblicher Lunge. Auch kleine Ergüsse gehören nicht dazu. Nicht immer sind die Plaques tafelbergartig, auch flache, seitlich schmal auslaufende Formen sind möglich (Abb. 3.34a, b). Die Binnenstruktur dieser Pleuraverdickungen ist nach bisherigen Beobachtungen (Reuß J, unveröffentlichte Ergebnisse) gleichmäßig. Ca. 10% der Plaques verkalken und sind dann hoch echogen und schattengebend (Wernecke 2000).

Gegenüber den glatt begrenzten Plaques haben Mesotheliome eine sehr unregelmäßige, teilweise kantige unscharfe Begrenzung (Abb. 3.38c). Neben tumorartigen Mesotheliomen gibt es auch tapetenartig großflächig die Pleura befallende Wuchsformen mit eingelagerten Knoten (Abb. 3.35).

Mit hochfrequenten Schallköpfen ist die Invasion der Thoraxwand und des Zwerchfells bereits bei Diagnosestellung als streifige echoarme Ausläufer gut darstellbar (Abb. 3.36; Geiger et al. 2003). Frühzeitig kommt es zum Übergreifen auf das andere Pleurablatt. In einer kürzlich vorgetragenen Studie waren 28% der Patienten bereits bei der Erstdiagnose betroffen (Geiger et al. 2003). Die Ergüsse können insbesondere bei Einblutung echogen sein. Auch unter dem radiologischen Bild des weißen Hemithorax kann sich ein Mesotheliom verbergen.

Die Diagnosestellung über die Ergusszytologie oder die blinde Pleurabiopsie (Rahmel-Nadel, Abrams-Nadel) gelingt allenfalls bei 30% der Patienten. Thorakoskopisch entnommene Biopsien lassen eine Diagnose in über 90% zu (Adams et al. 2001). Perkutane Biopsien unter sonographischer Führung erreichen fast ähnlich gute Trefferquoten (Heilo et al. 1999). Für den Pathologen ist oft die Unterscheidung zwischen aktivierten Mesothelien und Mesotheliomzellen an kleinen Präparaten schwierig.

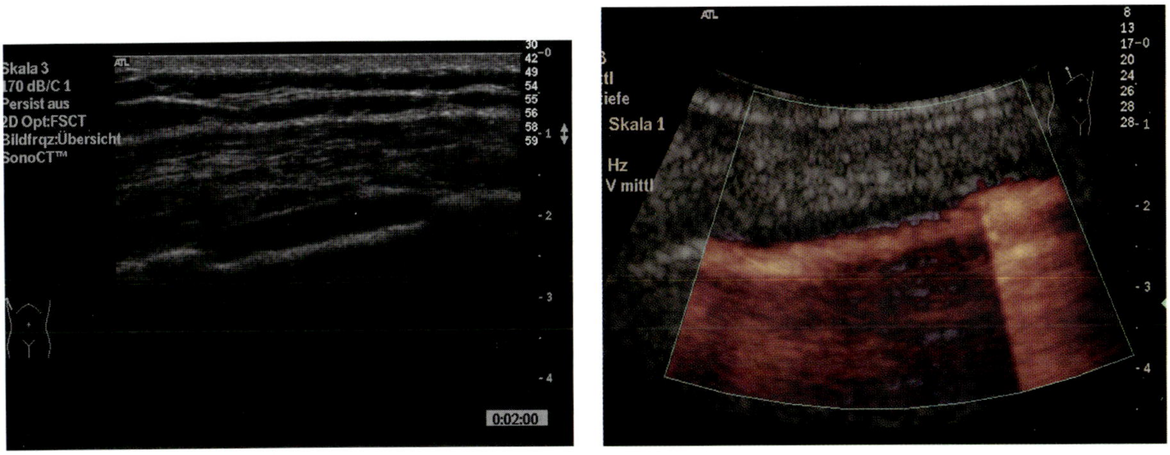

a b

Abb. 3.34. **a** Echoarme Asbestplaque mit typisch tafelbergartiger Kontur rechts dorsolateral. **b** Die Lunge und die Pleura visceralis bewegt sich atemabhängig gegenüber der Plaque. Die Plaque liegt also in der Pleura parietalis. Die Atembewegung der Lunge ist farbdopplersonographisch sichtbar gemacht

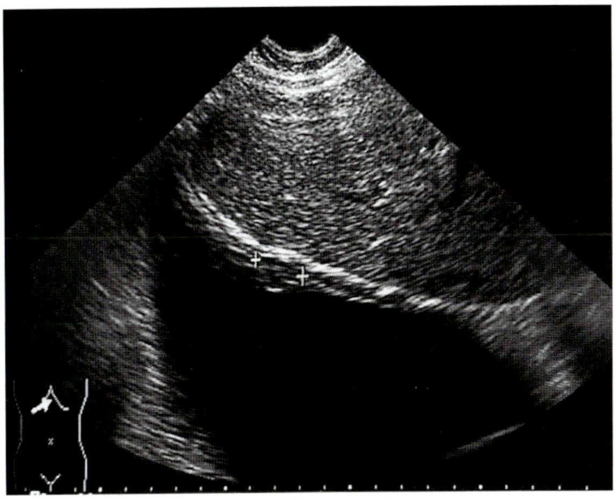

Abb. 3.35. Erstdiagnose eines tapetenartig über nahezu die gesamte Pleura des rechten Hemithorax ausgedehnten Pleuramesothelioms mit einzelnen knotigen Verdickungen *(zwischen den Messkreuzen)*. Der Patient kam wegen innerhalb 2 Tagen aufgetretener Atemnot, im Thoraxröntgen fand sich ein weißer Hemithorax rechts. Jahrzehntelange berufliche Asbestexposition

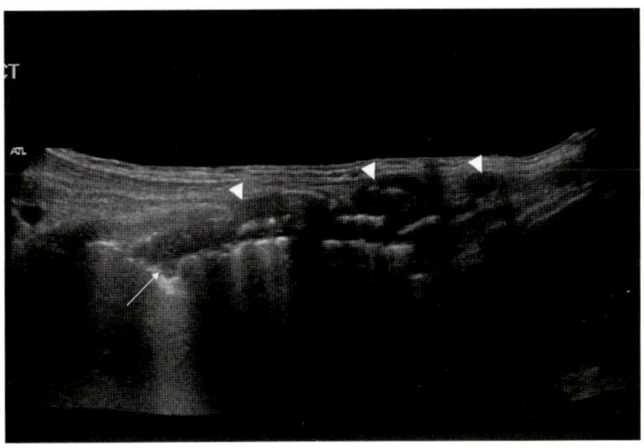

Abb. 3.36. Pleuramesotheliom. Bereits ausgedehnte Thoraxwandinfiltration mit Umwachsung von Rippen (*Pfeilköpfe*), aber auch Infiltration in die Lunge (*Pfeil*)

Nach operativen oder thorakoskopischen Biopsieentnahmen entwickeln 40% der Patienten mit Mesotheliom Impfmetastasen in der Thoraxwand, allerdings auch 0–15% nach perkutaner Biopsie und besonders entlang von Drainagekanälen nach Entlastung großer Ergüsse (Boutin u. Rey 1993; Geiger et al. 2003; Heilo et al. 1999). Daher wird eine Kurzzeitbestrahlung des betreffenden Thoraxwandareals mit z. B. 3-mal 7 Gray empfohlen. Kurative Operationen kommen beim malignen Pleuramesotheliom leider nur bei sehr wenigen Patienten in Betracht (Sugarbaker et al. 1995).

Zur Standarddiagnostik des Mesothelioms gehört bisher die Computertomographie. Kürzliche präoperative Untersuchungen der Tumorausdehnung haben gezeigt, dass die Sonographie der Computertomographie und der Kernspintomographie fast ebenbürtig ist trotz der erheblichen gerätetechnischen Nachteile der Sonographie in der Studie (Layer et al. 1999). Aufgrund des großen Bereiches, der sonographisch genau untersucht werden muss, sind zwar nur selten Brustwandinfiltrationen gesehen worden, aber nahezu ohne falsch positive Befunde. Mit einer nicht nur auf das unmittelbare Tu-

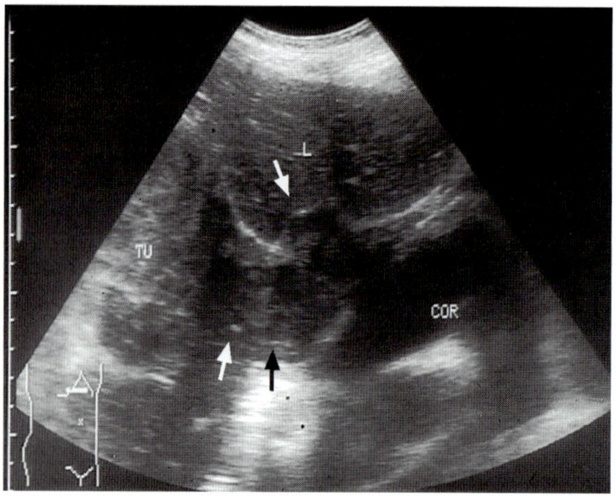

Abb. 3.37. Fortgeschrittenes Pleuramesotheliom mit bereits erfolgtem Durchbruch durch das Zwerchfell (*oberer Pfeil*) und Infiltration in die Herzwand *(untere Pfeile)*. *L* Leber, *TU* Tumor, *Cor* Herz

morareal beschränkten Untersuchung ist einem solchen methodisch bedingten Fehler zu begegnen. Während für das Computertomogramm die Darstellung der Zwerchfellregion durch die Transversalschnitte schwierig ist und nur durch Rekonstruktionen übersichtlich beurteilt werden kann, zeigt die Sonographie durch die frei wählbare Schnittebene Infiltrationen, Durchwachsungen und Beweglichkeitseinschränkungen des Zwerchfells. Das Kernspintomogramm hat in diesem Bereich durch koronare Schnittführung keine Vorteile. Das rechte Zwerchfell ist der sonographischen Untersuchung wesentlich besser zugänglich, falsch negative Befunde in der Sonographie betreffen fast ausschließlich die linke Diaphragmahälfte. Eine Wasserfüllung des proximalen Magens und die konsequente Untersuchung des linken Zwerchfells von ventral, dorsal und translienal können die Ergebnisse verbessern. Die Darstellung der Perikardinvasion mittels Sonographie im bewegten Bild ist sehr spezifisch (Abb. 3.37; Layer et al. 1999).

3.3.5 Transpleurales Tumorwachstum

Periphere Lungentumoren können die Pleura visceralis erreichen und nach Überschreiten des Pleuraraumes und der parietalen Pleura die Thoraxwand infiltrieren. Sonographisch lässt sich der periphere Lungentumor als meist eher echoarme Masse bis in die Thoraxwand hineinverfolgen. Die lokale atemabhängige Pleuraverschieblichkeit, das Gleitzeichen, ist aufgehoben. Sonographisch kann das Bild ähnlich einem eher lokalisierten Mesotheliom sein. Dies bedeutet für das periphere Bronchialkarzinom mindestens ein Stadium IIIa bei einem lokalen T3-Tumor nach UICC-Klassifikation mit entsprechender Risikozunahme und Prognoseverschlechterung. Bei geplanter kurativer Operation ist eine Thoraxwandresektion erforderlich.

Bisher war die Computertomographie Standard bei der Einschätzung der Ausbrechersituation. Areale zwischen Tumor und Thoraxwand erscheinen im CT oft als Gewebe, die Thoraxwandinfiltration wird daher eher überschätzt. In STIR-Sequenzen im Kernspintomogramm ist oft die trennende Wasserschicht noch abgrenzbar, ähnlich wie in der Sonographie (Shiotani et al. 2000). Der sonographische Nachweis der erhaltenen extrapleuralen Fettlamelle schließt eine eigentliche Thoraxwandinfiltration aus. Der alleinige Nachweis des fehlenden Gleitzeichens ist nicht als Infiltrationsnachweis ausreichend, dies kann durch begleitende entzündliche Veränderungen bedingt sein.

In einer retrospektiven chirurgisch kontrollierten Studie konnte eine klare Überlegenheit der Sonographie (Sens. 100%, Spez. 98%, Acc. 98%) gegenüber der konventionellen Computertomographie (Sens. 68%, Spez. 66%, Acc. 67%) gezeigt werden (Suzuki et al. 1993). Eine prospektive, chirurgisch kontrollierte Studie hat beim Vergleich von Ultraschall (US), Computertomographie (CT) und ultraschallgezielter Nadelbiopsie eine überlegene Sensitivität der Sonographie im präoperativen Nachweis der Thoraxwandinfiltration (Sensitivität: US 76,9%, CT 69,2%, Biopsie 61,5%) gezeigt bei allerdings geringerer Spezifität (US 68,8%, CT 75%). Eine neue prospektive Studie hat im Vergleich von Computertomographie und Ultraschall eine eindeutig höhere Sensitivität der Sonographie beim Nachweis einer Ausbrechersituation ergeben (Herth et al. 2003b). Die Pleura- und Thoraxwandsonographie sind daher bei Verdacht auf eine Ausbrechersituation heute zwingend erforderlich.

3.3.6 Pleuraschwarten

Große verkalkte alte Pleuraschwarten benötigen neben der Standardröntgenaufnahme des Thorax in der Regel keine weitere Untersuchung zur Diagnosesicherung. Anders verhält es sich bei nicht verkalkten Schwarten, die sich radiologisch als plattenartige oder streifige thoraxwandständige Verdichtung oder als Verschattung des Zwerchfellwinkels manifestieren. Sonographisch kann zwischen solider und liquider Formation unterschieden werden. Sehr frische Schwarten können allerdings so

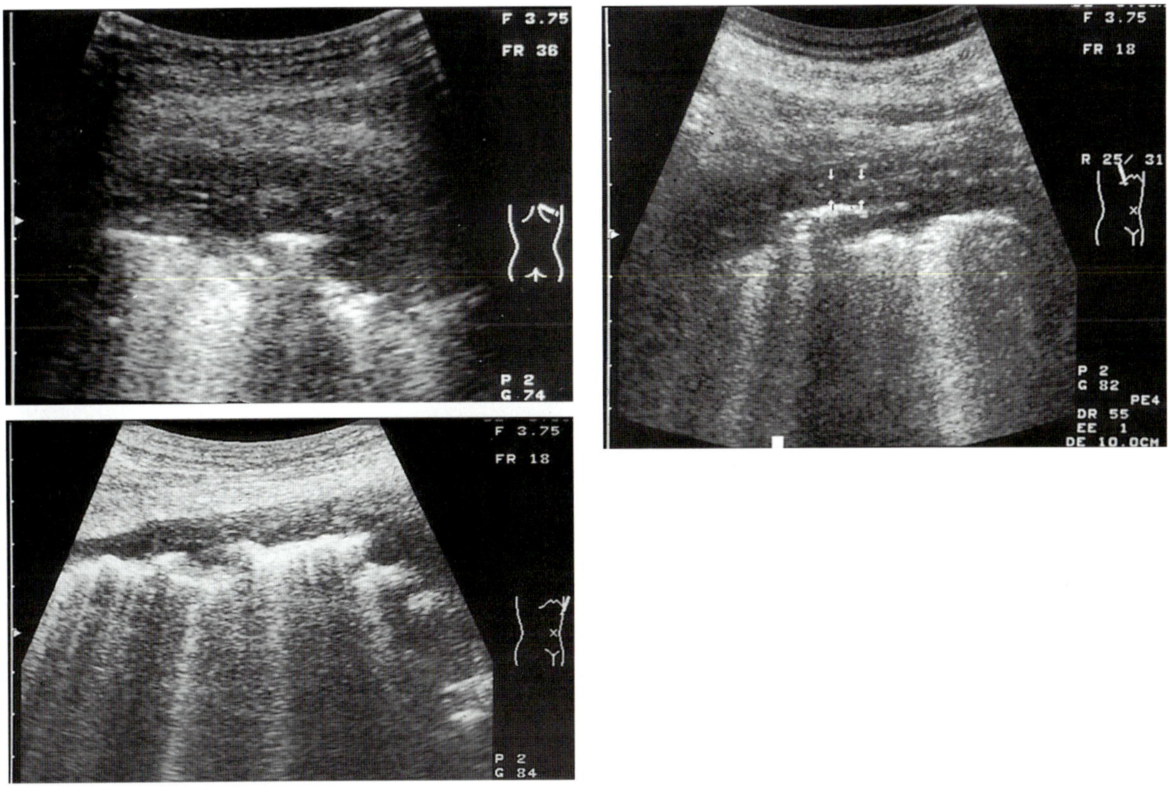

a b c

Abb. 3.38. a–c. Ausgedehnte mäßig echogene plattenartige Massen im Pleurabereich mit unregelmäßiger kantiger Begrenzung sind vieldeutig und benötigen ohne sonst verfügbare hinlänglich sichere klinische Daten eine histologische Sicherung der Diagnose. Allein sonomorphologisch ist die Unterscheidung zwischen Schwarte, Pleurakarzinose und Pleuramesotheliom schwierig bis unmöglich. **a** Ausgedehnte Pleuraschwarte bei einer jungen Frau nach mehrfachen Thoraxoperationen. Anlass für die Operationen war eine primär bereits vorhandene, ätiologisch unklare Schwarte, die mehrfach als Tumor fehlgedeutet worden war. **b** Langsam zunehmende radiologisch sichtbare nicht verkalkte »Pleuraschwarte«. Wegen des klinischen Verdachts auf ein bisher okkultes Karzinom mehrfache transthorakale Biopsie mit jeweils nur bindegewebigen und narbigen Anteilen. Später entpuppt sich die »Schwarte« doch als Pleurakarzinose eines Adenokarzinoms unbekannter Primärlokalisation. *Zwischen den Pfeilen* glaubt man den ehemaligen Pleuraspalt zu erkennen. **c** Sonographisch nahezu identisches Bild wie in **a** und **b**, histologisch aber ein Pleuramesotheliom bei einem Asbestarbeiter

echoarm sein, dass insbesondere bei nicht ganz optimaler Einstellung der Signalverstärkung die Schwarte echofrei erscheint und als Erguss fehlinterpretiert wird. Schwarten mit Verwachsung der beiden Pleurablätter lassen im Gegensatz zum Erguss jedoch die atemabhängige Lungenverschiebung vermissen. Das »color-doppler-sign» bei schmalen streifenförmigen Mantelergüssen wurde bereits beschrieben (Abb. 3.6).

Auch jahrzehntealte Schwarten können sehr echoarm sein, wenn auch eine Tendenz zur Zunahme der Echogenität mit zunehmendem Alter besteht. Verkalkungen liegen als schollige schattengebende Einlagerungen in der Schwarte. Eine Unterscheidung zu angrenzender lufthaltiger Lunge ist nicht immer einfach; fehlende Reverberationen sprechen für Kalk. Sichere sonomorphologische Kriterien zur Differenzialdiagnose von Schwarte, Pleurakarzinose und Mesotheliom existieren nicht (Abb. 3.38a, b, c). Mit dem Farbdoppler sind die gelegentlich in Schwarten vorhandenen zystenartigen Einschlüsse von ebenfalls vorkommenden kräftigen Gefäßen unterscheidbar.

3.4 Pneumothorax

Wiederholungsartefakte hinter Luft in der Pleura sind viel grober und regelmäßiger als an der Lungenoberfläche (Abb. 3.39a, b). Wesentliches Kriterium für einen Pneumothorax ist jedoch das Fehlen der normalerweise gut darstellbaren Atemverschieblichkeit der Lunge bei der dynamischen Untersuchung. Bei ausgeprägtem Emphysem und Asthmatikern können allerdings die Atemexkursionen der

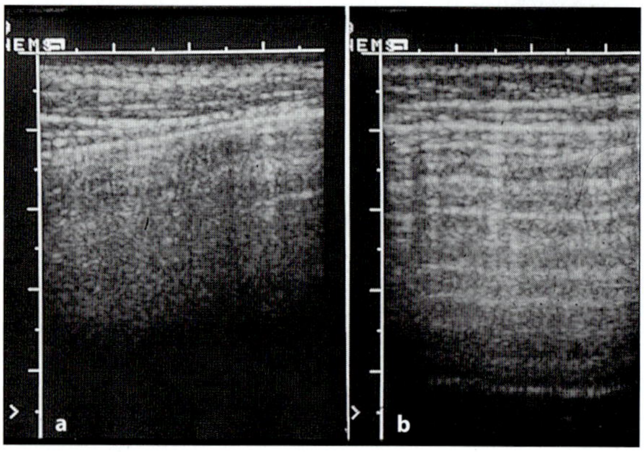

Abb. 3.39a,b. Pneumothorax. **a** Auf der linken, gesunden Seite sind ein atemverschieblicher Pleurareflex und deutlich weniger Wiederholungsechos zu sehen. **b** An der Pneumothoraxseite sind die Wiederholungsechos verstärkt, und es lässt sich keine Atembewegung darstellen

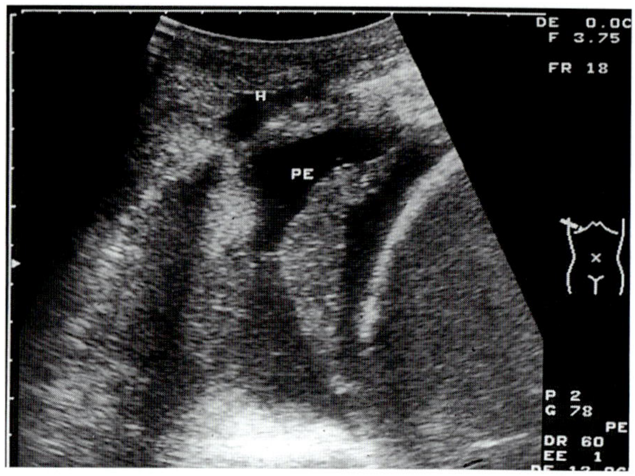

Abb. 3.40. Notfalluntersuchung in der chirurgischen Notaufnahme bei einem Dachdecker nach Sturz vom Dach, Atemnot und starken rechtsthorakalen Schmerzen im Bereich eines fluktuierenden Hämatoms. Neben einem echofreien, trotzdem blutigen Pleuraerguss mit Lungenatelektase sieht man eine Teilzerreißung der Thoraxwand mit eingelagerter Flüssigkeit, die bei der dynamischen Untersuchung fluktuiert und dem sichtbaren Hämatom entspricht. *H* Hämatom, *PE* Pleuraerguss

Lunge gering sein. Der als echoarme Linie zwischen den Pleurablättern darstellbare Pleuraspalt fehlt beim Pneumothorax. Bei Vorliegen eines partiellen Pneumothorax mit inkomplettem Lungenkollaps lässt sich der Übergang zwischen der atemabhängig bewegten Lunge und der scheinbar sonographisch feststehenden Luftsäule in der Pleura als »lung point» darstellen (Lichtenstein et al. 2000).

Sonomorphologie des Pneumothorax
- Fehlendes Gleitzeichen
- Grobe Wiederholungsechos
- Fehlende Darstellung des Pleuraspaltes
- Keine Kometenschweifartefakte
- »Lung point«

Bei Seropneumothorax zusätzlich
- Beweglicher Luft-Wasser-Spiegel
- Hyperechogene Reflektoren (Luftbläschen) im Erguss

Wegen der Totalreflexion des Ultraschalls bereits beim Eintritt in die Luftschicht in der Pleura kann normalerweise keine Aussage zur Dicke der Luftschicht und zur Restgröße der Lunge gemacht werden. Ein kleiner Spitzenpneumothorax zeigt sich sonographisch nur im Lungenoberfeld beim Zugang über die Supraklavikulargrube. Bei nicht verklebter Pleura kann nach geeigneter Seitlagerung das Phänomen der scheinbar fehlenden Atemverschieblichkeit der Lunge nur über den lateralen Lungenanteilen beobachtet werden. Dies lässt eine gewisse Schlussfolgerung auf einen kleinen, nicht drainagebedürftigen Pneumothorax zu. Kommt es unter einer Punktion zum Pneumothorax, sieht man sofort nach Eindringen der Luft Punktionsziele jenseits der Pleura parietalis nicht mehr. Der Ausschluss eines Pneumothorax – z. B. nach Punktion – kann hingegen mit ausreichender Sicherheit sonographisch erfolgen. Neuere Studien zeigen für die sonographische Pneumothoraxdiagnostik eine hohe Sensitivität von 85–100% (Herth et al. 2003a; Reissig u. Kroegel 2005). Mittels des Nachweises des »lung point» kann auch ein kleiner, der Röntgenthoraxaufnahme im Liegen entgehender Pneumothorax an beatmeten Patienten auf der Intensivstation entdeckt werden (Lichtenstein 1995).

3.5 Thoraxtrauma

Das am leichtesten sonographisch zu erkennende Symptom nach Thoraxtraumen ist der Pleuraerguss. Frische blutige Ergüsse sind oft nicht oder noch nicht echogen (Abb. 3.40). Für spätere Verlaufskontrollen ist die möglichst exakte Dokumentation der Ergussgröße wichtig. Andere Verletzungen in der Thoraxwand und Lungenkontusionen werden in den entsprechenden Kapiteln abgehandelt. Ein Blick auf das Perikard zum Ausschluss eines traumatischen Perikardergusses sollte nach Thoraxtraumen routinemäßig erfolgen.

3.6 Zwerchfell

Das Zwerchfell ist bisher nur in Ausnahmefällen Gegenstand gezielter sonographisch-wissenschaftlicher Veröffentlichungen gewesen. Dabei kommt es zwangsläufig bei abdominalen und thorakalen Sonographien ins Blickfeld und kann morphologisch und funktionell beurteilt werden.

Anatomisch besteht das Zwerchfell spiegelsymmetrisch aus einer mehr in der Kuppel gelegenen Pars membranacea und den zu den Rippen, der Wirbelsäule und dem Brustbein hin gelegenen muskulären Anteilen. Davon unterscheidet man noch die dorsal neben der Lendenwirbelsäule inserierenden Zwerchfellschenkel, zwischen denen die Aorta und die V. cava durchziehen.

Sonographisch ist die Pars membranacea durch ihre Lage in der Zwerchfellkuppel und ihre eindeutig geringere Dicke leicht von der Pars muscularis im steil nach abdominal hin abfallenden Anteil lateral, ventral und dorsal zu unterscheiden. Der muskuläre Teil lässt auch deutlich die Muskelschicht als echoärmere Platte erkennen, während in der Kuppel das Zwerchfell nur als schmale echodichte Linie im Schnittbild erscheint. Bei der Inspiration verkürzt und verdickt sich die Muskelplatte des Diaphragmas (◘ Abb. 3.41a, b). Bei Patienten mit chronisch obstruktiven Lungenerkrankungen sieht man gelegentlich eine ausgeprägte Verdickung der Zwerchfellmuskulatur.

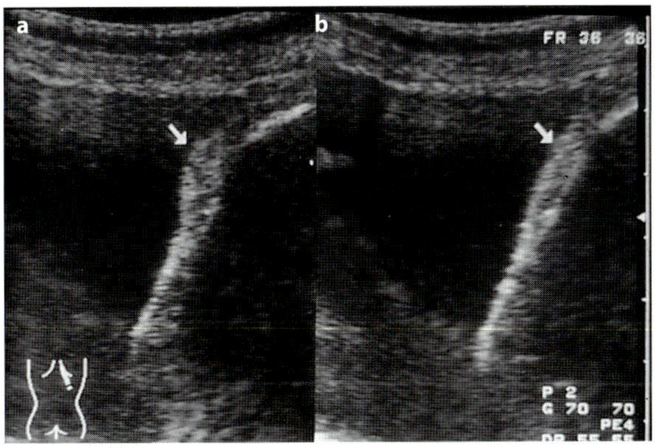

◘ **Abb. 3.41a,b.** Zwerchfelldarstellung bei Pleuraerguss mit dem gut sichtbaren Übergang des dickeren muskulären Anteils in den dünneren membranösen Teil in der Zwerchfellkuppel. Bei der Inspiration verkürzt und verdickt sich der muskuläre Anteil (**a**, *Pfeil*) und erschlafft wieder bei der Exspiration (**b**, *Pfeil*)

Die Zwerchfellschenkel sind am besten – auch links durch das Retroperitoneum hindurch – in Längsschnitten von lateral als mäßig echogene länglich strangförmige Strukturen neben der Wirbelsäule darstellbar. Im Oberbauchquerschnitt sucht man die Zwerchfellschenkel neben Aorta und V. cava oberhalb des Abgangs des T. coeliacus, wobei die Zwerchfellschenkel individuell unterschiedlich weit lateral des Truncus nach kaudal reichen.

Zwerchfellhernien sind sonographisch darstellbar, wenn auch nicht ganz einfach. Daher ist die Sonographie

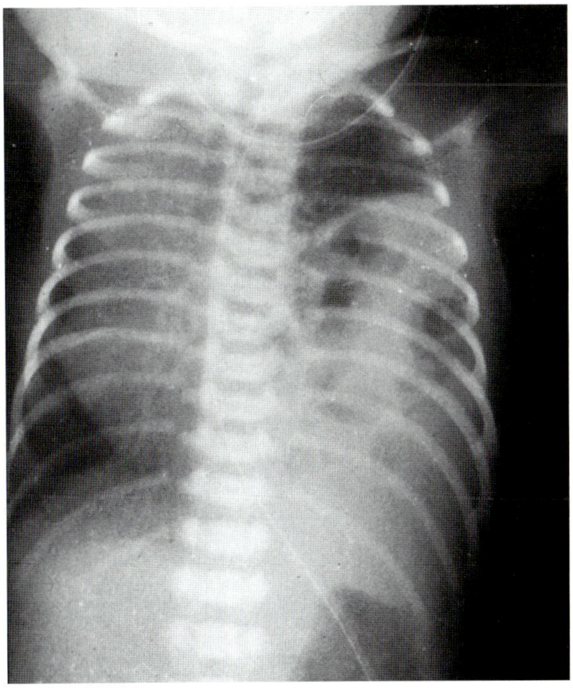

a

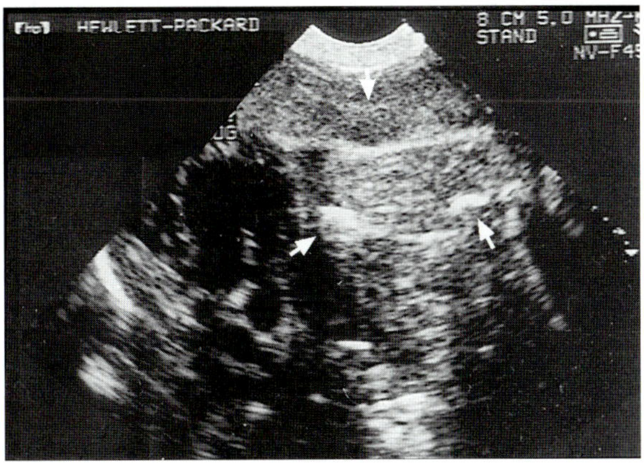

b

◘ **Abb. 3.42.** **a** Im Thoraxröntgenbild eines Säuglings lufthaltige Intestinalorgane im linken Hemithorax als Zeichen einer großen angeborenen Zwerchfellhernie links. **b** Typisches Sonogramm einer angeborenen Zwerchfellhernie links mit Magen neben dem deutlich abgrenzbaren Herzen (*Pfeile*). Subxiphoidaler Querschnitt. (Diese Abbildungen wurden freundlicherweise von Herrn Prof. M. Teufel, Chefarzt der Klinik für Kinder- und Jugendmedizin am Kreiskrankenhaus Böblingen, Bunsenstr. 120, 71032 Böblingen, zur Verfügung gestellt.)

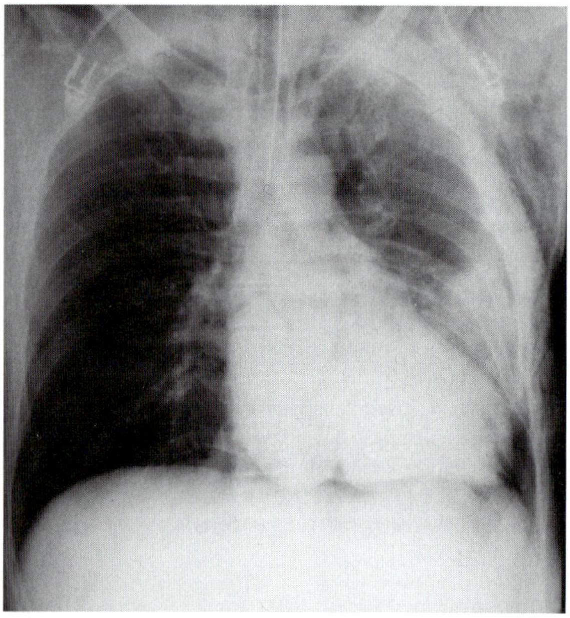

a

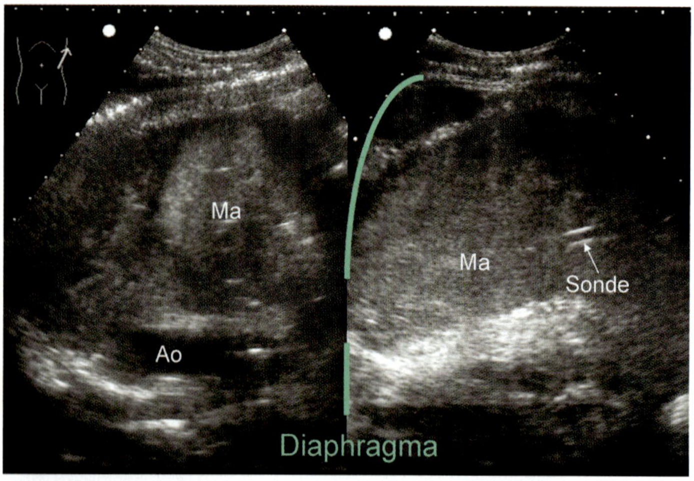

b c

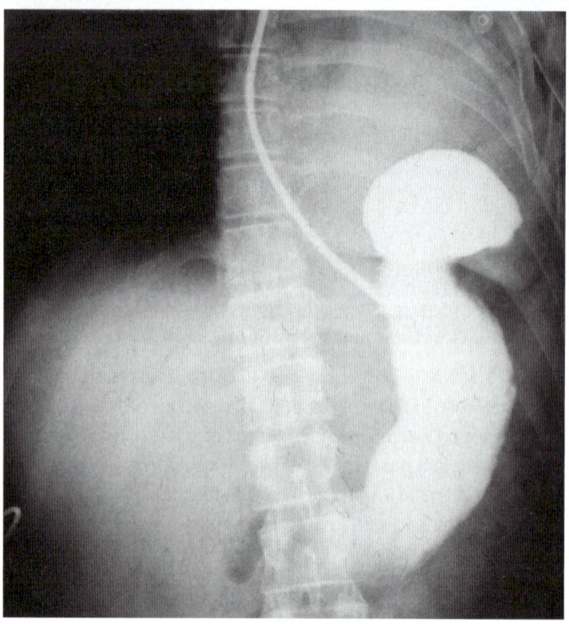

d

Abb. 3.43a–d. Männlicher Patient nach Sturz vom Balkon aus dem 4 Stockwerk. Bei liegender Pleuradrainage links wegen Hämatothorax schlechte Sauerstoffsättigung unter maschineller Beatmung. **a** Verschattung links laterobasal im Röntgenthorax, daher Notfallsonographie wegen Verdacht auf nicht drainierten Anteil des Hämatothorax. **b** Im Thorax eigenartig runde Struktur, gefüllt mit echogener Flüssigkeit. **c** Unterhalb des Diaphragmas eindeutige Magenanteile mit Magensonde. Der Magen lässt sich bei der dynamischen Untersuchung bis durchs Zwerchfell hindurch in den Thorax verfolgen (Fotomontage). **d** Bestätigung der Diagnose nach Kontrastmittelfüllung des Magens über die Sonde. Im CT bei Aufnahme war der thorakale Anteil des Magens zwar dargestellt, aber fehlinterpretiert worden in der Erwachsenenmedizin nicht das primäre bildgebende Verfahren bei einem entsprechenden Verdacht. Bei Säuglingen und Neugeborenen mit Atemproblemen und evtl. unklaren röntgenologischen Verschattungen im Thorax können Hernien durch Nachweis von Abdominalorganen, z. B. Magen, Darm, Leber oder Milz, im Thorax erkannt werden (◻ Abb. 3.42a, b).

Die häufigen axialen Gleithernien am gastroösophagealen Übergang werden sonographisch oft nicht gesehen, da eine eindeutige Unterscheidungsmöglichkeit zwischen Ösophagus- und Magenwand sonographisch nicht möglich ist. Die oft beschriebene Kardiakokarde entspricht Wandanteilen in diesem Übergang mit einer diskreten Wandverdickung, die scharfe Trennung ist aber sonographisch nicht möglich, wie dies endoskopisch durch die eindeutige Unterscheidung von Magen- und Ösophagusschleimhaut und der Darstellung von Magenfalten in der Hernie möglich ist. Große axiale Gleithernien können durch entsprechende, mit Luft oder Ingesta gefüllte Magenanteile oberhalb des Zwerchfells erkannt werden.

Zwerchfellrupturen nach einem schweren Abdominaltrauma sind ebenfalls an der Verlagerung von Abdominalorganen erkennbar. Im Einzelfall sind auch die Rupturränder und die Lücke bei der sonographischen Notfalluntersuchung des Abdomens darstellbar (◻ Abb. 3.43a–d). Von der scheinbaren Zwerchfelllücke durch ein dem Randschatten entsprechendes Artefakt sollte man sich nicht irreführen lassen. Der Lokalisationswechsel dieser scheinbaren Lücke bei Positionswechsel des Schallkopfs spricht gegen einen echten Befund. Sehr häufig besteht verletzungsbedingt ein – meist blutiger – Pleuraerguss, der die Einsicht in den Thorax verbessert und die Zwerchfelluntersuchung erleichtert. Bei diesen schwerkranken Patienten wird man aber kaum auf eine zusätzliche Computertomographie verzichten, um präoperativ auch weitere, sonographisch nicht oder nicht ausreichend darstellbare thorakale und retroperitoneale Verletzungen zu erkennen.

Primäre Tumoren des Diaphragmas sind sehr selten und werden kaum im Frühstadium diagnostiziert, allenfalls als Zufallsbefund (◻ Abb. 3.44). Auch Metastasen im Zwerchfell sind selten, können aber durch Infiltration in benachbarte Nervengeflechte Ursache zunächst unerklärlich scheinender Schmerzen sein (◻ Abb. 3.45). In mehreren Fällen, hauptsächlich bei metastasierenden Mammakarzinomen, ist es nur mit der Sonographie gelungen, diese Metastasen darzustellen, in einzelnen Fällen auch bioptisch zu sichern (Reuß J, unveröffentlichte Ergebnisse). Typisch für Metastasen im Zwerchfell ist der Einschluss in die Zwerchfellstruktur im Gegensatz zu den aufgelagerten Metastasen der Pleura und – seltener in dieser Lokalisation – des Peritoneums. Große Pleurametastasen können aber tief ins Diaphragma infiltrativ einwachsen oder dieses sogar durchbrechen, ähnlich wie Pleuramesotheliome (◻ Abb. 3.33).

Die sonographische »Real-time-Untersuchung« bietet beste Voraussetzungen für die Funktionsuntersuchung des Zwerchfells. Eine normale seitengleiche Auf- und Abbewegung des Zwerchfells mit der Atmung ist gut erkennbar. Die Bewegung kann entweder elegant mittels

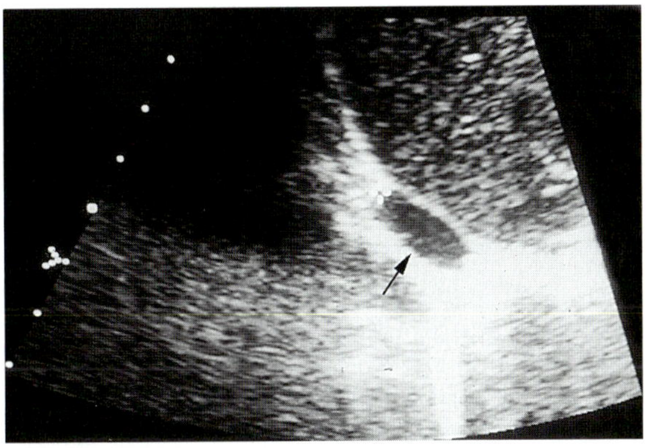

◻ Abb. 3.44. Seltener Befund eines Zwerchfelllipoms. Zufallsbefund. Glatt begrenzter Tumor *(Pfeil)*, der sich auch computertomographisch in ähnlicher Weise dargestellt hat und Fettdichtewerte aufwies

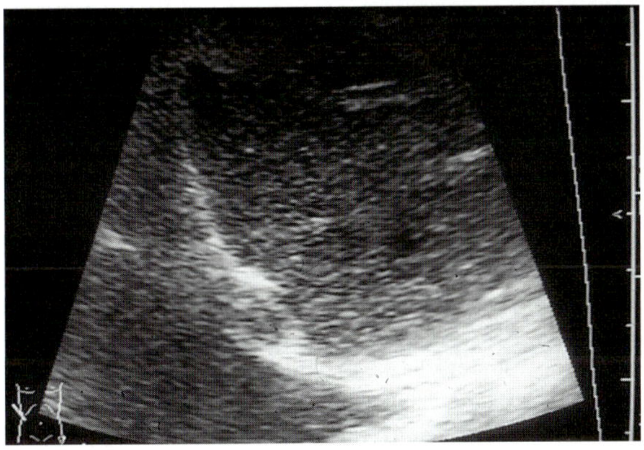

◻ Abb. 3.45. Sonomorphologisch ganz ähnlicher Befund wie in Abb. 3.44 bei einer Patientin mit bekanntem Bronchialkarzinom, bisher keine Metastasen bekannt. Der Befund wurde bei einer abdominalen Sonographie im Rahmen einer Verlaufsuntersuchung erhoben. Die Computertomographie konnte den Befund nicht nachvollziehen. Eine sonographisch gezielte Punktion hat den Verdacht auf eine Metastase des bekannten Bronchialkarzinoms bestätigt

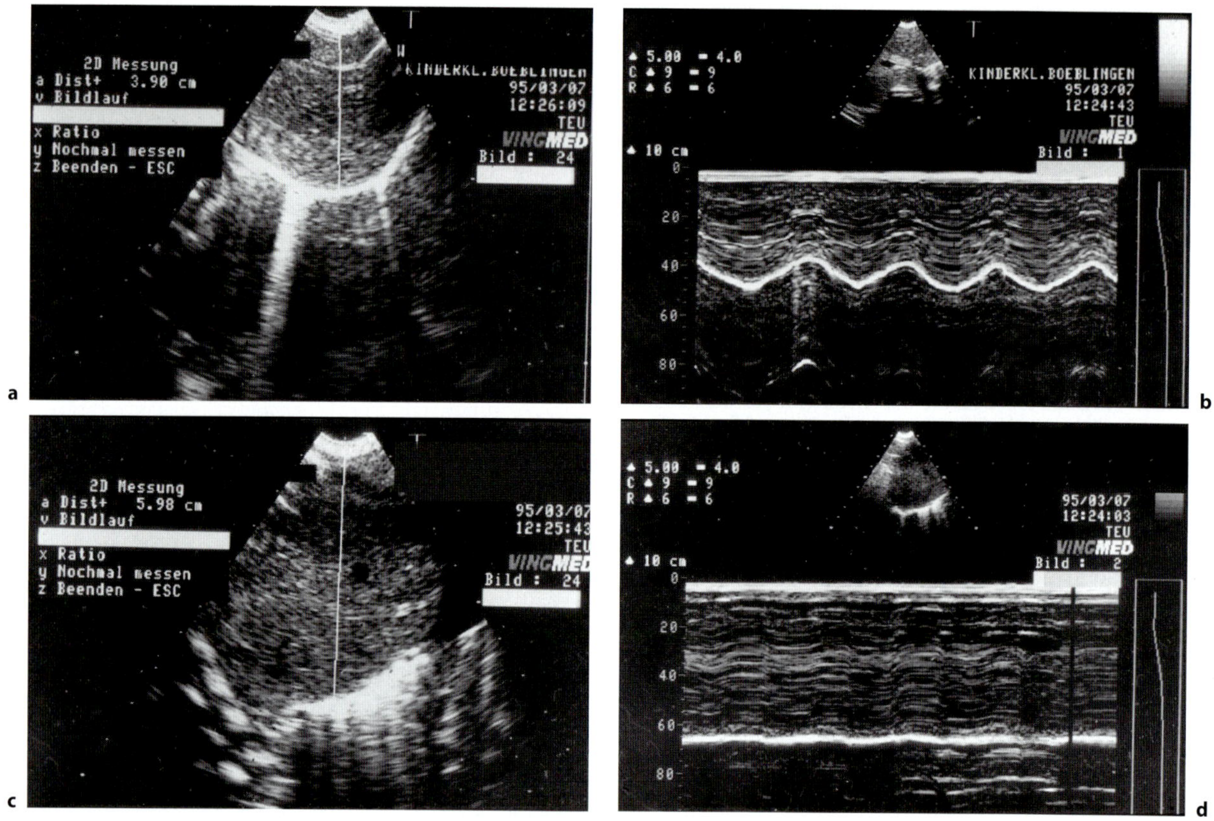

Abb. 3.46a–d. Bei einem Säugling bestand postpartal der Verdacht auf eine traumatische Zwerchfellparese. Dies hat sich bei der dynamischen Untersuchung rechtsseitig bestätigt. Zur Dokumentation wurde auf die Möglichkeit der »Time-motion-(TM-)Aufzeichung« zurückgegriffen. **a, b** Gesunde linke Seite mit eindeutigen rhythmischen Zwerchfellbewegungen entsprechend der sinuskurvenartigen Linie in der TM-Aufzeichnung. **c, d** Kranke rechte Seite mit stillstehendem Zwerchfell entsprechend der fast geraden Linie in der TM-Aufzeichnung. (Diese Abbildungen wurden freundlicherweise von Herrn Prof. M. Teufel, Chefarzt der Klinik für Kinder- und Jugendmedizin am Kreiskrankenhaus Böblingen, Bunsenstr. 120, 71032 Böblingen, zur Verfügung gestellt.)

»time-motion« aufgezeichnet werden oder bei ortskonstantem Schallkopf die Zwerchfellposition in In- und Exspiration im Bild festgehalten werden. Kurze Videoclips sind optimal. Eine Zwerchfellparese fällt sofort durch fehlende oder paradoxe Atembeweglichkeit auf. Ursächliche Tumoren am Hals oder im Mediastinum sind der Sonographie zugänglich. Pädiater können unter Verzicht auf Röntgenuntersuchungen sonographisch sehr elegant geburtstraumatische Zwerchfellparesen dokumentieren (Abb. 3.46a–d). Rippennahe Pleuraschwarten haben durch Verklebung des Zwerchfellwinkels zwar eine Unbeweglichkeit des lateralen Diaphragmas zur Folge, man sieht aber noch eine Restbewegung, was zumindest eine komplette Phrenikusparese ausschließt. Alte Adhäsionen der Pleura können im Bild sehr diskret und schmal sein, sodass die dynamische Untersuchung mit Darstellung des »Festhängens« eine wichtige Funktion hat.

In der Klärung eines radiologisch festgestellten einseitigen Zwerchfellhochstandes kommt der Sonographie eine wichtige Bedeutung zu. Verdrängende thorakale oder abdominale Raumforderungen mit konsekutivem Zwerchfellhoch- oder -tiefstand und fehlender Atembeweglichkeit fallen meist aufgrund ihrer erheblichen Größe sofort ins Auge. Neben eigentlichen intra- und extraorganischen Tumoren kommen auch exzessive Organvergrößerungen wie eine Fettleber oder eine Splenomegalie, z. B. im Rahmen einer myeloproliferativen Erkrankung, als Ursache in Betracht. Am häufigsten dürfte die Fehldeutung eines rein subpulmonal gelegenen Ergusses in der Röntgenaufnahme des Thorax zur fälschlichen Annahme eines einseitigen Zwerchfellhochstandes führen. Dies kann sonographisch leicht erkannt und weiterführend diagnostiziert werden. Andere Ursachen eines einseitigen Zwerchfellhochstandes können ein subphrenischer Abszess oder subphrenisch abgekapselter Aszites sein. Auch dies ist ohne weitere bildgebende Untersuchung sonographisch eindeutig darstellbar.

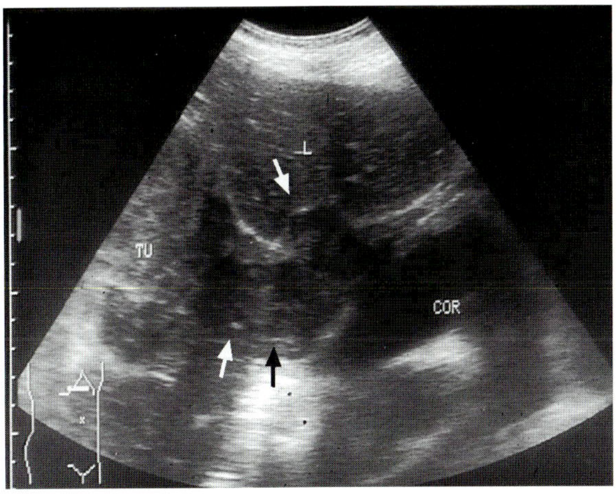

Abb. 3.47. Fortgeschrittenes Pleuramesotheliom mit bereits erfolgtem Durchbruch durch das Zwerchfell (*oberer Pfeil*) und Infiltration in die Herzwand (*untere Pfeile*). *L* Leber, *TU* Tumor, *Cor* Herz

Die häufig auf Routineröntgenaufnahmen des Thorax sichtbaren Zwerchfellbuckelungen sind auch sonographisch quasi spiegelbildlich von abdominal her zu sehen. Zwerchfellfalten, die zu Furchungen an der Leber, seltener an der Milz führen, sind eher ein differenzialdiagnostisches Problem hinsichtlich fokaler Läsionen in diesen Organen. Ein »unglücklicher« Transversalschnitt durch eine solche Zwerchfellfurche kann einen kokardenartig aufgebauten Tumor vortäuschen, insbesondere wenn in diesem Schnitt nicht die Beziehung zum Zwerchfell klar wird. In Längs- oder Schrägschnitten wird die Zwerchfellbeziehung klar, man kann dann auch die Zwerchfelldoppelung eindeutig darstellen (Abb. 3.47).

Zusammenfassung

Trotz der ultraschall-physikalischen Grenzen sind ca. 70% der Pleurafläche sonographisch besonders kostal und diaphragmal erreichbar. Die normale Pleura parietalis lässt sich darstellen und von umschriebenen und diffusen pathologischen Verdickungen abgrenzen. Die normale Pleura visceralis geht in der Totalreflexion an der Oberfläche der lufthaltigen Lunge unter.

Der sonographische Pleuraergussnachweis ist ab 5 ml möglich und wesentlich sensitiver als im Thoraxröntgen, besonders im Liegen; falschpositive Befunde kommen nicht vor. Die Ergussmengenschätzung ist genauer. Exsudate sind in ca. einem Drittel echogen, Pleuraverdickungen, knotige Pleuraveränderungen, Septen und Kammerungen kommen nur bei Pleuraexsudaten vor. Transsudate sind immer echofrei.

Pleurametastasen sind typischerweise echoarm und knotig-polypoid. Ein Rückschluss auf den Primärtumor ist nur histologisch möglich. Die Ausdehnung von Pleuramesotheliomen ist sonographisch nahezu gleich gut abgrenzbar wie in der Computertomographie, teilweise mit höherer Spezifität. Eine sonomorphologische Differenzierung zwischen Mesotheliom, Karzinose und Schwarte kann schwierig sein. Ein Pneumothorax ist sonographisch sicher nachweisbar. Morphologische und vor allem funktionelle Zwerchfelldiagnostik ist sonographisch sicher und überzeugend.

Literatur

Adams RF, Gray W, Davies RJ, Gleeson FV (2001) Percutaneous image-guided cutting needle biopsy of the pleura in the diagnosis of malignant mesothelioma. Chest 120: 1798–1802

Baber CE, Hedlund LW, Oddson TA, Putman CE (1980) Differentiating empyemas and peripheral pulmonary abscess. Radiology 135: 755–758

Bittner RC, Schnoy N, Schönfeld N et al. (1995) Hochauflösende Magnetresonanztomographie (HR-MRT) von Pleura und Thoraxwand: Normalbefund und pathologische Veränderungen. Fortschr Roentgenstr 162: 296–303

Börner N, Kelbel C, Lorenz J et al. (1987) Sonographische Volumetrie und Drainage von Pleuraergüssen. Ultraschall Klin Prax 2: 148–152

Boutin C, Rey F (1993) Thoracoscopy in pleural malignant mesothelioma: a prospective study of 188 consecutive patients. I. Diagnosis. Cancer 72: 389–393

Chian CF, WL Su, LH Soh et al. (2004) Echogenic swirling pattern as a predictor of malignant pleural effusions in patients with malignancies. Chest 126: 129–134

Collins JD, Burwell D, Furmanski S et al. (1972) Minimal detectable pleural effusions. Radiology 105: 51–53

Diacon AH, Brutsche MH, Solèr M (2003) Accuracy of pleural puncture sites. A prospective comparison of clinical examination with ultrasound. Chest 123: 436–441

Eibenberger KL, Dock WI, Ammann ME et al. (1994) Quantification of pleural effusion: Sonography versus radiography. Radiology 191: 681–684

Gehmacher O, Kopf A, Scheier M et al. (1997) Ist eine Pleuritis sonographisch darstellbar? Ultraschall Med 18: 214–219

Geiger D, Düll T, von Pawel J et al. (2003) Thoraxwandinfiltration und Stichkanalinvasion beim malignen Pleuramesotheliom. Ultraschall Med 24: 34 abstract

Goecke W, Schwerk WB (1990) Die Real-Time-Sonographie in der Diagnostik von Pleuraergüssen. In: Gebhardt J, Hackelöer BJ, Klinggräff G v., Seitz K (Hrsg) Ultraschalldiagnostik '89. Springer, Berlin Heidelberg New York Tokio

Gryminski J, Krakówka P, Lypacewicz G (1976) The diagnosis of pleural effusion by ultrasonic and radiologic techniques. Chest 70: 33–37

Heilo A, Stenwig AE, Solheim P (1999) Malignant pleural mesothelioma: US-guided histologic core-needle biopsy. Radiology 211: 657–659

Herth F, Schmitteckert H, Schulz M, Becker H (2003a) Diagnostik des Pneumothorax mittels transthorakalem Ultraschall – eine prospektive Untersuchung. Ultraschall Med 24 [Suppl 1]: S30, abstract

Herth F, Schulz M, Schmitteckert H, Becker H (2003b) Vergleich transthorakaler Ultraschall (TTUS) mit Computertomographie (CT) zur Beurteilung der Tumorinvasion in die Brustwand beim Bronchialkarzinom. Ultraschall Med 24 [Suppl 1]: S33, abstract

Joyner CR Jr, Herman RJ, Reid JM (1967) Reflected ultrasound in the detection and localization of pleural effusion. JAMA 200/5: (129–132) 399–402

Katikireddy CK, Dube DS (2005) A trial of intrapleural streptokinase. NEJM 352: 2243

Kelbel C, Börner N, Schadmand S et al. (1990) Diagnostik von Pleuraergüssen bei intensivpflichtigen Patienten: Sonographie und Radiologie im Vergleich. In: Gebhardt J, Hackelöer BJ, Klinggräff G v., Seitz K (Hrsg) Ultraschalldiagnostik '89. Springer, Berlin Heidelberg New York Tokio

Kocijancic I, Kocijancic K, Cufer T (2004) Imaging of pleural fluid in healthy individuals. Clin Radiol 59: 826–829

Kocijancic I, Pusenjak S, Kocijancic K, Vidmar G (2005) Sonographic detection of physiologic pleural fluid in normal pregnant women. J Clin Ultrasound 33: 63–66

Kohzaki S, Tsurusaki K, Uetani M et al. (2003) The aurora sign: an ultrasonographic sign suggesting parenchymal lung disease. Br J Radiol 76: 437–443

Layer G, Schmitteckert H, Steudel A et al. (1999) MRT, CT und Sonographie in der präoperativen Beurteilung der Primärtumorausdehnung beim malignen Pleuramesotheliom. Fortschr Roentgenstr 170: 365–370

Leo F, Dellamonica J, Venissac N et al. (2005) Can chest ultrasonography assess pleurodesis after VATS for spontaneous pneumothorax? Eur J Cardiothorac Surg 28: 47–49

Lichtenstein DA, Menu Y (1995) A bedside ultrasound sign ruling out pneumothorax in the critically ill: lung sliding. Chest 108: 345–348

Lichtenstein D, Meziere G, Bidermann P, Gepner A (2000) The »lung point«: an ultrasound sign specific to pneumothorax. Intensive Care Med 26: 1434–1440

Lichtenstein D, Goldstein I, Mourgeon E et al. (2004) Comparative diagnostic performances of auscultation, chest radiography, and lung ultrasonography in acute respiratory distress syndrome. Anesthesiology 100: 1–2

Loddenkemper R (1994) Pleuraerkrankungen. In: Ferlinz R (Hrsg) Pneumologie in Praxis und Klinik. Thieme, Stuttgart, S 712–717

Lorenz J, Börner N, Nikolaus HP (1988) Sonographische Volumetrie von Pleuraergüssen. Ultraschall 9: 212–215

Maskell NA, Butland RJA (2003) BTS guidelines for the investigation of a unilateral pleural effusion in adults. Thorax 58: ii8

Maskell NA, Davies CWH, Nunn AJ et al. (2005) U.K. controlled trial of intrapleural streptokinase for pleural infection (MIST1). NEJM 352: 865–874

Mowé G, Tellnes G (1995) Malignant pleural mesothelioma in Norway 1960–1992. Tidsskr Nor Laegeforen 115: 706–709

Nakano N, Yasumitsu T, Kotake Y et al. (1994) Preoperativ histologic diagnosis of chest wall invasion by lung cancer using ultrasonically guided biopsy. J Thoracic Cardiovasc Surg 107: 891–895

Reissig A, Kroegel C (2005) Accuracy of transthoracic sonography in excluding postinterventional pneumothorax and hydropneumothorax. Comparison to chest radiography. Eur J Radiol 53: 463–470

Reuß J (1996) Sonographic imaging of the pleura: nearly 30 years experience. Europ J Ultrasound 3: 125–139

Reuß J, Blank W, Drews U et al. (2002) Sonographisch-anatomischer Vergleich des Aufbaus der inneren Thoraxwand zwischen Interkostalmuskulatur und Pleuraspalt. Ultraschall Med 23 [Suppl 1]: S70, abstract

Saito T, Kobayashi H, Kitamura S (1988) Ultrasonic appraoch to diagnosing chest wall tumors. Chest 94: 1271–1275

Shiotani S, Sugimura K, Sugihara M et al. (2000) Detection of minute pleural fluid in the pleural retracted space associated with peripheral lung cancer: evaluation with MR imaging. Radiat Med 18: 21–27

Stark DD, Federle MP, Goodman PC, Podrsky AE, Webb WR (1983) Differentiating lung abscess and empyema: radiography and computed tomography. AJR 141: 163–167

Sugarbaker DJ, Jaklitsch MT, Liptay MJ (1995) Mesothelioma and radical multimodality therapy: who benefits? Chest 107: 345–350

Suzuki N, Saitoh T, Kitamura S (1993) Tumor invasion of the chest wall in lung cancer: diagnosis with US. Radiology 187: 39–42

Wernecke K (2000) Ultrasound study of the pleura. Eur Radiol 10: 1515–1523

Wu RG, Yuan A, Liauw YS et al. (1994) Image comparison of real-time gray-scale ultrasound and color Doppler ultrasound for use in diagnosis of minimal pleural effusion. Am J Respir Crit Care Med 150: 510–514

Yang PC, Luh KT, Chang DB, Wu HD, Yu CJ, Kuo SH (1992) Value of sonography in determining the nature of pleural effusion: analysis of 320 cases. AJR 159: 29–33

Yu CJ, Yang PC, Chang DB, Luh KT (1992) Diagnostic and therapeutic use of chest sonography: value in critically ill patients. AJR 159: 695–701

Ziegler CM, Seitz K, Leicht-Biener U, Mauch M (2004) Detection of therapeutically relevant diagnoses made by sonography of the upper abdomen: portable versus high-end-sonographic units – a prospective study. Ultraschall Med 25: 428–432

4 Subpleurale Lungenkonsolidierungen

4.1 Entzündliche Lungenkonsolidierungen

4.1.1 Pneumonie

G. Mathis

Pathophysiologische Voraussetzungen

Bei Lobär- oder Segmentpneumonien wird durch reichlich fibrinöses Exsudat die Luft weitgehend aus der Lunge verdrängt. Befallene Lappen oder Segmente sind luftarm und gehen im Wasser unter. In der Anschoppungsphase und während der Hepatisation, also etwa in der 1. Woche der Erkrankung, bestehen gute Bedingungen für eine pathologische Schalltransmission. In dieser Phase ist die Pneumonie sonographisch gut darstellbar. In der Lysephase wird der entzündete Lungenabschnitt wieder zunehmend belüftet. Luftreflexe überlagern tiefer liegende Infiltrationen: Das sonographische Bild kann jetzt das Ausmaß der Erkrankung unterschätzen.

Herdpneumonien und interstitielle Pneumonien reichen kaum an die Pleura und sind somit der Ultraschallbildgebung schlecht zugänglich. Doch Bronchopneumonien haben häufig eine pleurale Mitbeteiligung und sind somit sonographisch teilweise einsehbar.

Sonomorphologie der Pneumonie

Verschiedene sonomorphologische Kriterien sind typisch, aber nicht spezifisch für pneumonische Infiltrationen. Sie sind im Verlauf der Erkrankung unterschiedlich ausgeprägt (▶ Übersicht).

Sonomorphologie der Pneumonie
- Leberähnlich im Frühstadium
- Linsenförmige Lufteinschlüsse
- Bronchoaerogramm
- Fluidobronchogramm (poststenotisch)
- Unscharf und zackig begrenzt
- Reverberationsechos am Rand
- Echoarm bis echolos bei Abszedierung (Mikroabszesse!)

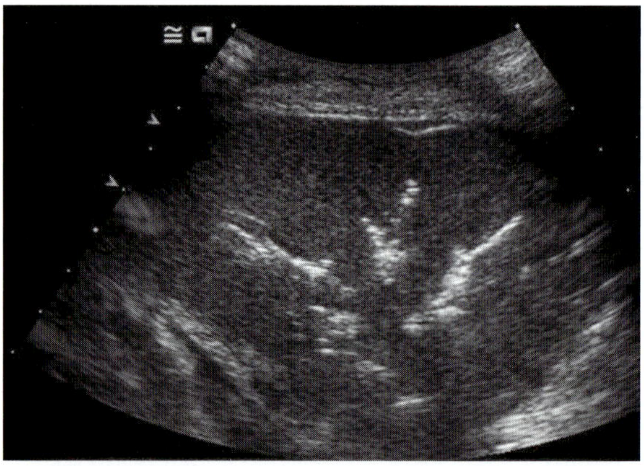
a

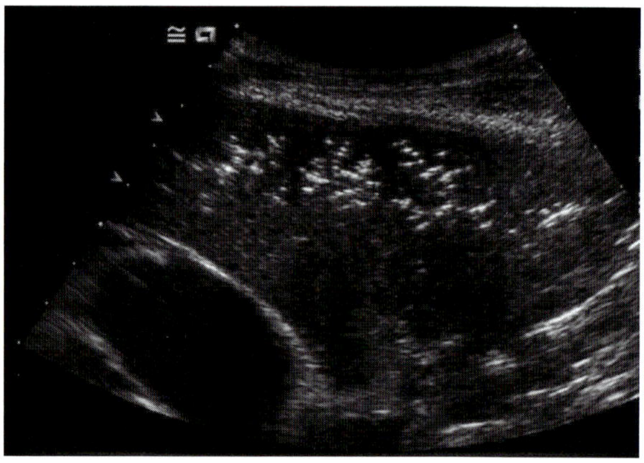
b

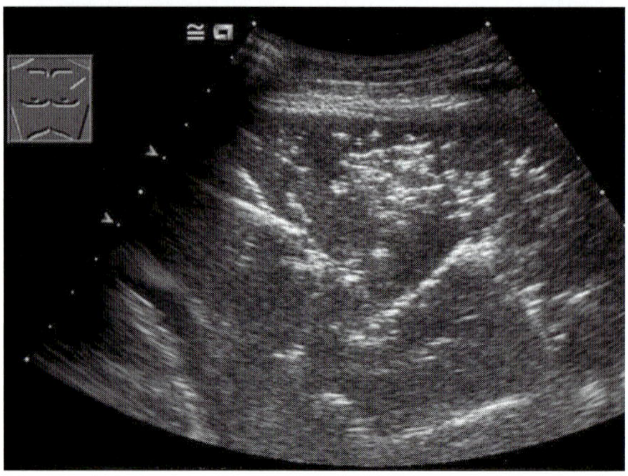
c

Abb. 4.1a–c. 68-jähriger schwerkranker Mann mit dem klinischen Bild einer akuten Pneumonie. **a** Im linken Lungenoberlappen findet sich eine leberähnlichliche Konsolidierung mit Bronchoaerogramm. In **b** zeigt sich ein subpleurales Flüssigkeitsalveologramm und in **c** lassen sich die Lufteinschlüsse bis in die Peripherie verfolgen

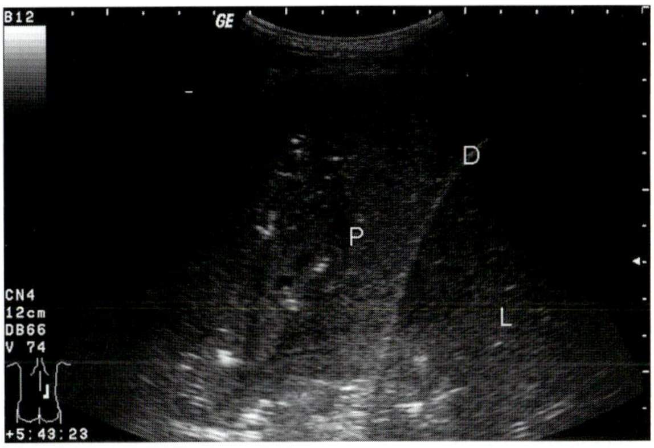

Abb. 4.2. Schrägschnitt durch eine Lobärpneumonie im rechten Unterlappen. Das pneumonische Infiltrat (*P*) ist in der Echotextur ähnlich der Leber (*L*), Zwerchfell (*D*)

Anschoppungsphase

Am Beginn der Erkrankung, in der Phase der Anschoppung, ist der pneumonische Herd echoarm, relativ homogen und leberähnlich. Er ist bizarr konfiguriert, selten ausgesprochen segmental geformt wie der Lungeninfarkt oder gerundet wie Karzinome und Metastasen. Der Rand ist unregelmäßig, gezackt und auch etwas unscharf (Abb. 4.1a–c, Abb. 4.2).

Flüssigkeitsalveologramm

Dicht subpleural findet sich in variabler Ausprägung eine unterschiedlich breiter sehr echoarmer Streifen (oberflächliches Flüssigkeitsalveologramm). Ob subpleural auch noch oder schon wieder echogene Luftbläschen nachweisbar sind, hängt vom Ausmaß und vom Stadium der Erkrankung ab (Targhetta et al. 1992; Kroegel u. Reißig 2000; Abb. 4.1b).

Bronchoaerogramm

Ein ausgeprägtes Bronchoaerogramm (=Bronchopneumogramm, »Airbronchogramm«) mit baumartiger Verästelung zeigt sich in 87% der Fälle. Zwischen den konsolidierten Parenchymabschnitten verlaufen die intensiven Reflexbänder des Bronchialbaums. Das Bronchoaerogramm ist in allen Stadien der Erkrankung besser ausgeprägt als bei Lungenembolie. Oft lassen sich wenige, meist aber zahlreiche, wenige Millimeter große linsenförmige Binnenechos darstellen, die Luft in kleinen Bronchien darstellen, ein partiell dargestelltes Bronchoaerogramm. Teilweise sind diese Binnenechos auch durch Sekretstau mit hohen Impedanzunterschieden erklärbar (Mathis et al. 1992; Gehmacher et al. 1995). Das sonographisch dargestellte Bronchoaerogramm ist

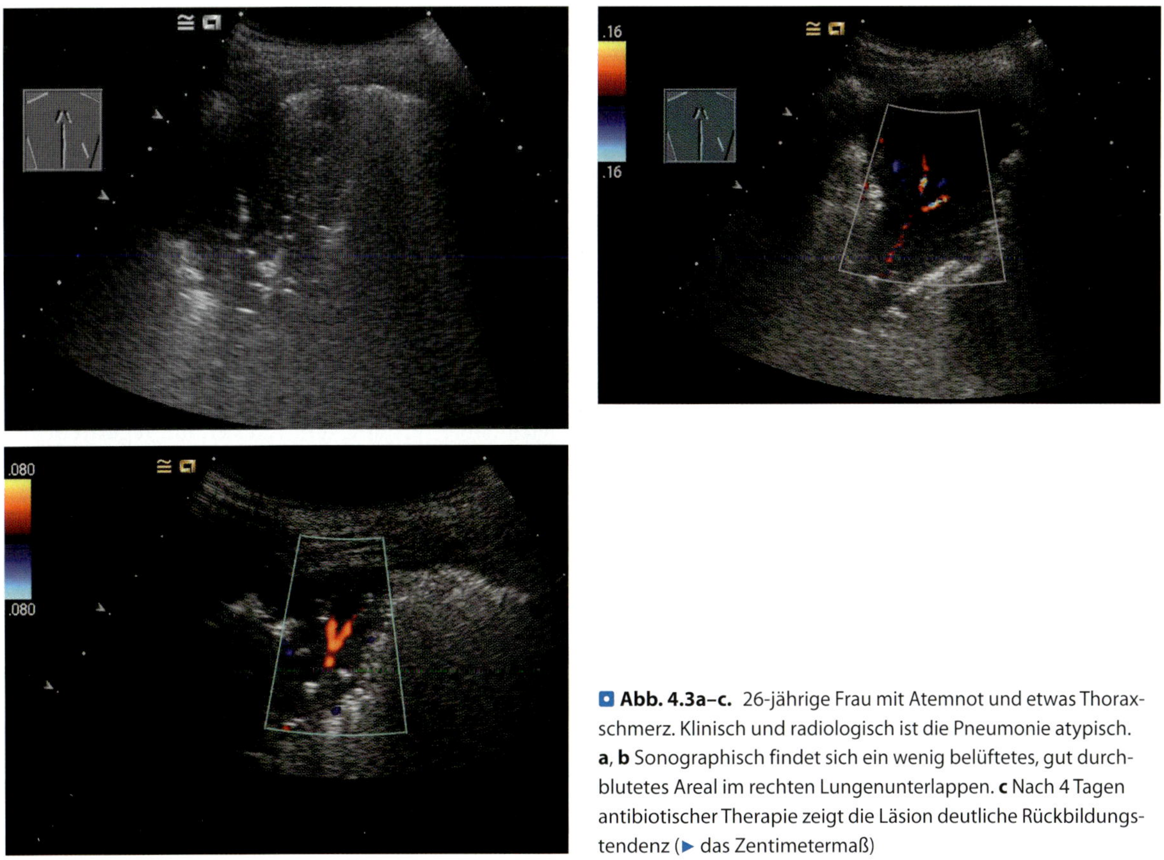

a b c

Abb. 4.3a–c. 26-jährige Frau mit Atemnot und etwas Thoraxschmerz. Klinisch und radiologisch ist die Pneumonie atypisch. **a**, **b** Sonographisch findet sich ein wenig belüftetes, gut durchblutetes Areal im rechten Lungenunterlappen. **c** Nach 4 Tagen antibiotischer Therapie zeigt die Läsion deutliche Rückbildungstendenz (▶ das Zentimetermaß)

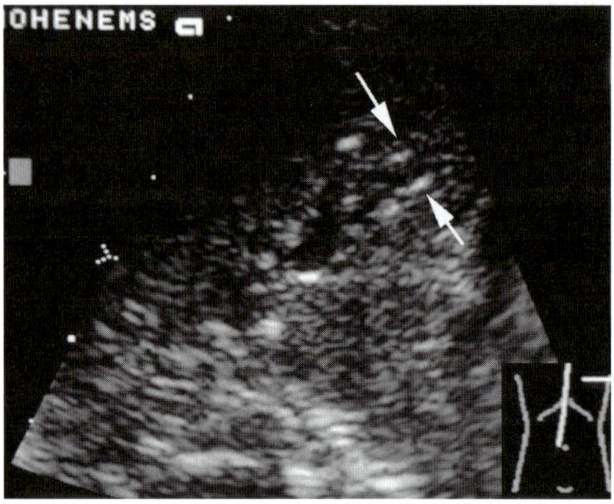

Abb. 4.4. Fluidobronchogramm bei poststenotischer Pneumonie. Der Bronchus ist an den gegenüber Gefäßen breiteren Reflexen erkennbar, von unterschiedlicher Wanddicke und gerippt

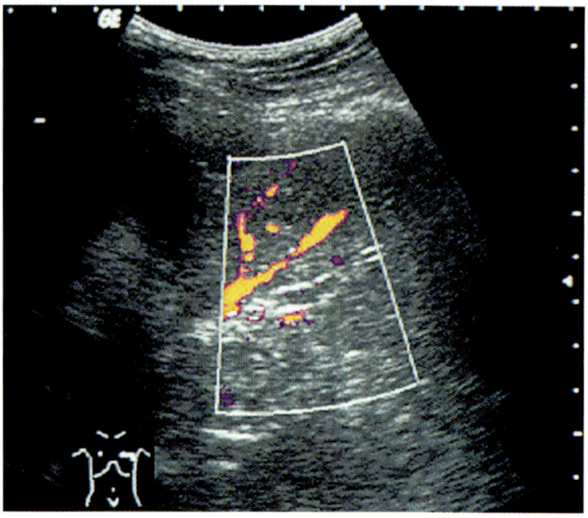

Abb. 4.5. Poststenotische Pneumonie im linken Oberlappen. Mittels farbkodierter Duplexsonographie lassen sich die Gefäße noch besser abgrenzen. Das Reflexband des Bronchus ist breiter und unterbrochen

nicht mit jenem im Röntgenbild gleichzusetzen. Viruspneumonien zeigen oft weniger Belüftung bzw. weniger ausgeprägte Bronchoaerogramme (Abb. 4.3).

Fluidobronchogramm

Das Fluidobronchogramm, ein weiteres sonographisches Charakteristikum bei Pneumonie, ist gekennzeichnet durch echolose tubuläre Strukturen im Verlauf des Bronchialbaums. Echogen ist die Bronchialwand, echoarm die Flüssigkeit in Segmentbronchien. Die Reflexbänder an Bronchien sind breiter als jene an Gefäßwänden. Bronchialwände sind bei guter Auflösung gerippt, Gefäßwände sind glatt. Daher gelingt meist schon im B-Bild eine sichere Zuordnung dieser tubulären Strukturen (Abb. 4.4) Im Zweifel hilft die farbkodierte Duplexsonographie zur Differenzierung von Gefäßen und Bronchien (Abb. 4.5). Das Fluidobronchogramm lässt sich in etwa 20% der Pneumoniepatienten nachweisen und entsteht in der Frühphase durch Sekret in den Bronchien oder infolge einer bronchialen Obturation. Ein persistierendes Fluidobronchogramm weckt immer den Verdacht auf eine poststenotische Pneumonie und indiziert eine entsprechende bronchoskopische Abklärung (Abb. 4.6a–e). Dabei kann der Tumor gefunden oder ausgeschlossen werden, der obturierende Sekretpfropf abgesaugt und Material für die bakteriologische Untersuchung gewonnen werden (Yang et al. 1992; Targhetta et al. 1992).

Poststenotische Pneumonie

Poststenotische Pneumonien, die peripher oder am Rande von Karzinomen entstehen, können mittels Ultraschall besser vom Tumor abgegrenzt werden als im Röntgenbild. Die poststenotische Pneumonie weist charakteristischerweise ein Fluidobronchogramm auf. Auch in dieser Fragestellung ist das dynamische Sonotomogramm mit der Computertomographie vergleichbar. Effizient sind dabei Verlaufskontrollen zur Überwachung von therapeutischen Maßnahmen: Geht die Pneumonie zurück oder nimmt der Tumor zu (Braun et al. 1990; Yang et al. 1990)?

Durchblutung

In der farbkodierten Duplexsonographie zeigt die Pneumonie ein charakteristisches Bild: die Durchblutung ist gleichmäßig verstärkt und verästelt mit regulärem Gefäßverlauf, verstärkt im gesamten Infiltrat bis unter die Pleura (Abb. 4.7). Dies ist interessant zur Abgrenzung von Lungeninfarkten, die schlecht oder nicht durchblutet sind, oder auch von Tumoren, die ein irreguläres Durchblutungsmuster aufweisen. Karzinome sind am Rand stark durchblutet und zeigen hier durch Neovaskularisation ein typisches korkenzieherartiges Gefäßbild (Gehmacher et al. 1995; Mathis 1997).

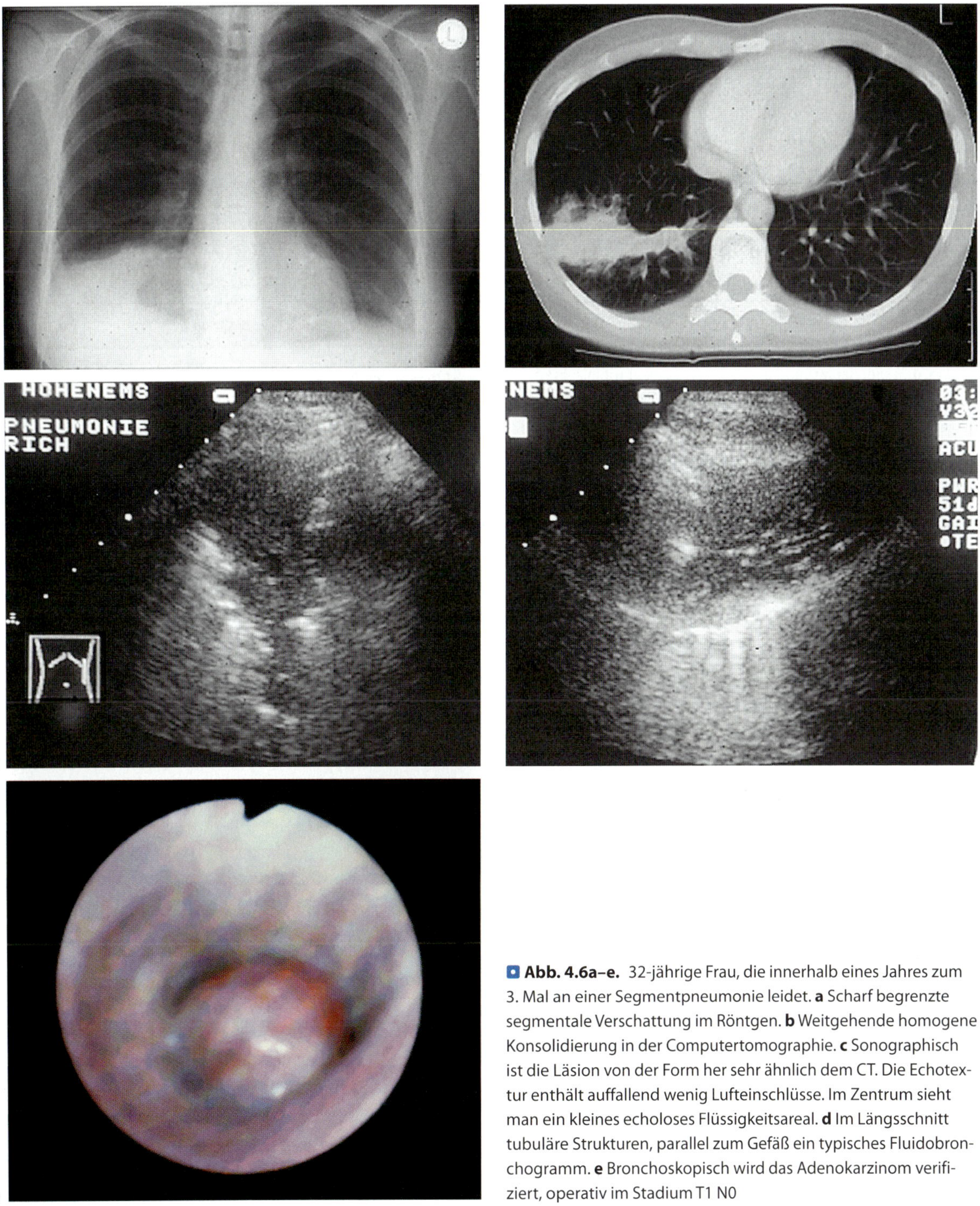

a b c d e

Abb. 4.6a–e. 32-jährige Frau, die innerhalb eines Jahres zum 3. Mal an einer Segmentpneumonie leidet. **a** Scharf begrenzte segmentale Verschattung im Röntgen. **b** Weitgehende homogene Konsolidierung in der Computertomographie. **c** Sonographisch ist die Läsion von der Form her sehr ähnlich dem CT. Die Echotextur enthält auffallend wenig Lufteinschlüsse. Im Zentrum sieht man ein kleines echoloses Flüssigkeitsareal. **d** Im Längsschnitt tubuläre Strukturen, parallel zum Gefäß ein typisches Fluidobronchogramm. **e** Bronchoskopisch wird das Adenokarzinom verifiziert, operativ im Stadium T1 N0

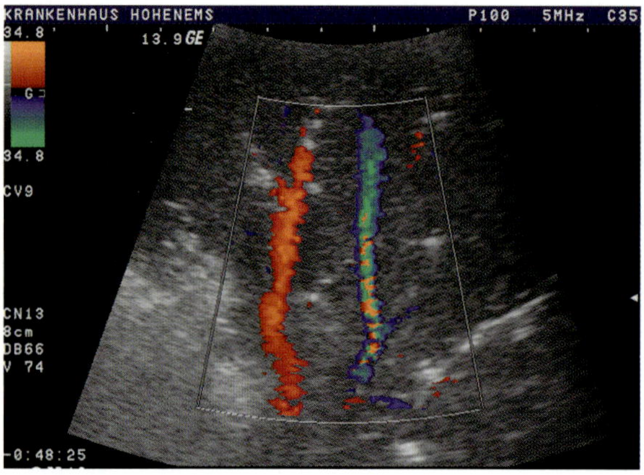

Abb. 4.7. Bei der farbkodierten Duplexsonographie zeigen Pneumonien ein akzentuiertes regelmäßiges Durchblutungsmuster

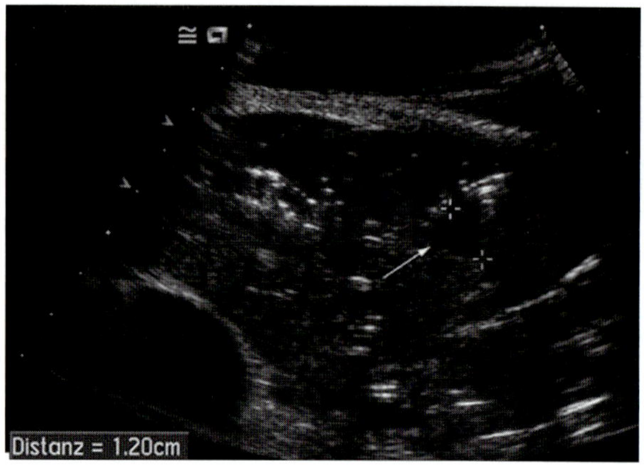

Abb. 4.8. Mikroabszess am 4. Erkrankungstag einer Lobärpneumonie im linken Lungenoberlappen, der radiologisch nicht einsehbar war. Dieser Abszess heilte spontan ab

Abszessbildung

Bakterielle Pneumonien neigen zu Einschmelzung und Abszessbildung. Dies ist bei etwa 6% der Patienten mit Lobärneumonie der Fall, wobei sich diese Zahlen auf radiologische Untersuchungen beziehen. Sonographisch sind **Mikroabszesse** häufiger zu sehen (Yang et al. 1991, 1992; Mathis 1997).

Die **Sonomorphologie von Lungenabszessen** ist durchaus charakteristisch: rundliche oder ovale, weitgehend echolose Herde (Abb. 4.8). Der Rand ist je nach Kapselbildung glatt und echodicht weiß, Luft gibt echogene Echos (Abb. 4.9). Schleierartige Binnenechos weisen auf hohen Zellgehalt oder eiweißreichen, zähen Eiter. Bei Abszedierungen durch gasbildende Keime bewegen sich sehr echogene, kleine Lufteinschlüsse tanzend im Atemrhythmus in der Flüssigkeit. Septenbildungen zeigen sich als echodichte, flatternde Fäden. Schallkopfnah zeigt sich wegen des hohen Impedanzunterschiedes von infiltriertem Parenchym zur Abszessflüssigkeit manchmal ein artefizielles Rauschen, das nicht mit Binnenechos verwechselt werden darf. Echte Binnenechos liegen immer auch in der Tiefe des Bildes. Im Frühstadium sind kleine Abszesse als pathologische Flüssigkeitsansammlung darstellbar, anatomisch irregulär angesiedelt im konsolidierten, leberähnlichen Infiltrat. Es fehlen glatte Begrenzung und die echogene Kapsel. Mikroabszesse können von Gefäßen mittels Farbdoppler leicht abgegrenzt werden.

Eine **Erregergewinnung** mittels ultraschallgeführter Aspirationspunktion ist zielführend, wenn man die magere Ausbeute von bakteriologischen Untersuchungen aus dem Sputum oder der Bronchiallavage bedenkt

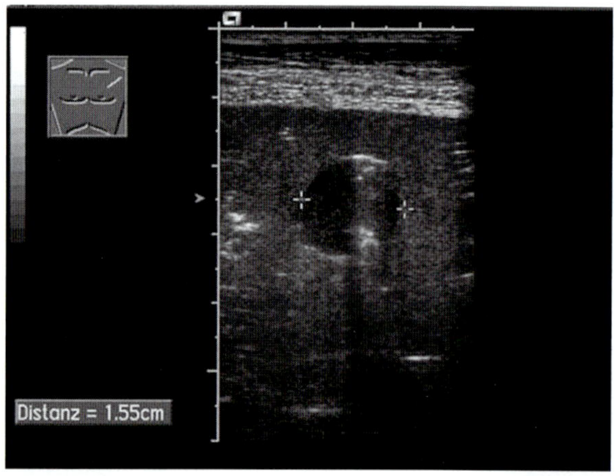

Abb. 4.9. Einschmelzungsabszess bei persistierendem Fieber. Die US-geführte Punktion erbrachte überraschend Tuberkelbakterien

(Abb. 4.9). Bei der Punktion mit einer einfachen Injektionsnadel achtet man durch gründliche sonographische Voruntersuchung und erforderlichenfalls unter sonographischer Sichtkontrolle darauf, dass luftgefüllte Lunge und Gefäße gemieden werden. Die Ätiologie pulmonaler Infektionen lässt sich auf diesem Weg in 80% der Fälle klären (Yang et al. 1992; Chen et al. 1993; Lee et al. 1993; Liaw et al. 1994; Mathis 1997).

Lungenabszessdrainagen können unter sonographischer oder computertomographischer Sicht erfolgen. Die Auswahl des Instrumentariums hängt von der Größe der Läsion und von der Konsistenz des Abszessinhaltes ab. Mikroabszesse bis zu einer Größe von 2 cm werden im Rahmen der Aspirationspunktion leer punktiert. Große Abszesse mit dickrahmigem Eiter erfordern

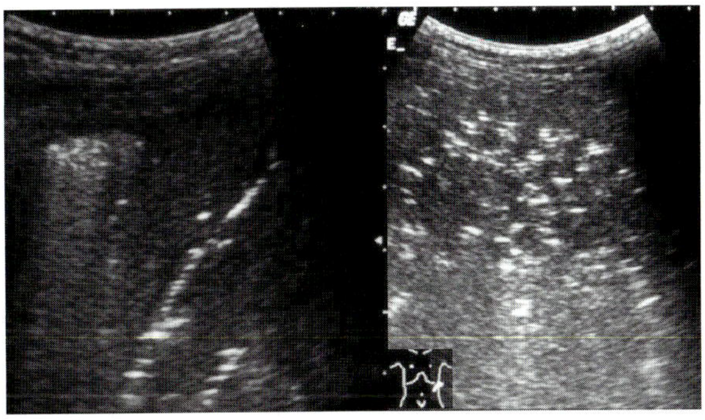

Abb. 4.10. Anschoppungsphase einer klinisch typischen Pneumokokkenpneumonie links im Bild. Rechts die Abheilung durch Wiederbelüftung nach 5 Tagen Therapietypische Abheilungsphase einer bakteriellen Pneumonie. Der Herd verdämmert, die Lufteinschlüsse nehmen zu, es finden sich vermehrt Reverberationsartefakte

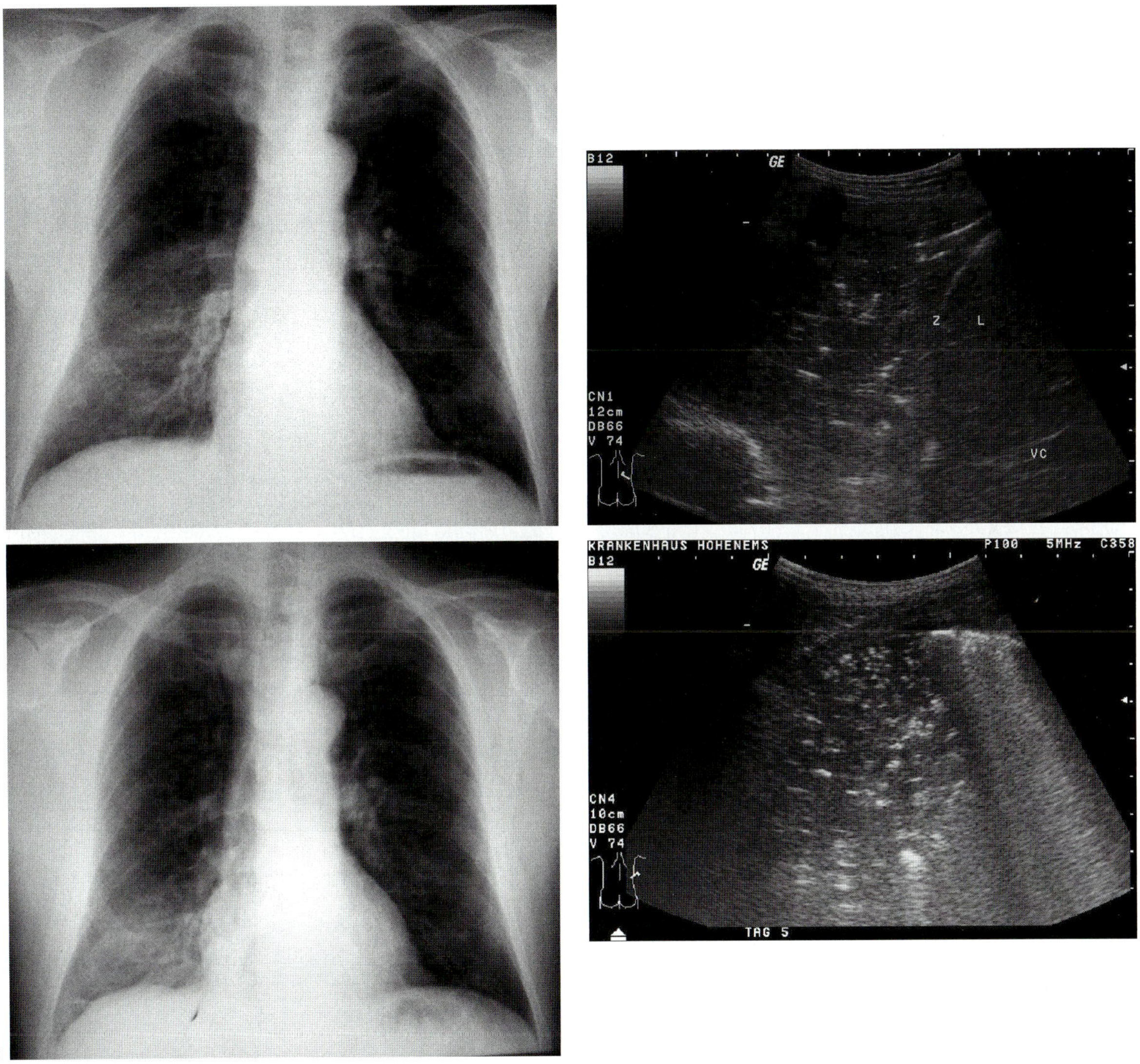

Abb. 4.11a–c. 72-jähriger Mann mit einer klinisch schweren Pneumonie. **a** Radiologisch typisches Bild. **b** Sonographisch findet sich eine von der Echotextur leberähnliche Konsolidierung mit ausgeprägtem Bronchoaerogramm (*Z* Zwerchfell, *L* Leber, *VC* V. cava). Nach 1 Woche antibiotischer Therapie ist der Patient afebril und so weit genesen, dass er entlassen werden kann. **c** Im Röntgen zeigt sich noch ein ausgeprägtes Restinfiltrat, **d** während sich sonographisch nur noch ein Verdämmern der Infiltration darstellt

großlumige Saugspüldrainagen, wovon es mehrere, gute handelsübliche Ausrüstungen gibt. Mittels Ultraschall wird die Position des Katheters kontrolliert, der sich in einem zweischichtigen Reflex darstellt (▶ Kap. 9, ◻ Abb. 9.20). Das Pneumothoraxrisiko wird minimiert, wenn man die Thoraxwand regelrecht schräg passiert und dort in die Lunge eingeht, wo der Abszess der Pleura am nächsten liegt. Die Gefahr einer gefürchteten bronchopleuralen Fistelbildung ist bei korrektem Vorgehen gering, wenn man nur durch homogenes Infiltrat eingeht und belüftete Areale meidet (Yang et al. 1990; van Sonnenberg et al. 1991; Blank 1994; Mathis et al. 1999).

Abheilungsphase

In der Abheilungsphase der Pneumonie wird das infiltrierte Lungengewebe wieder zunehmend belüftet. Diese Luft gibt Reflexions- und Reverberationsartefakte: Die Pneumonie verdämmert im Ultraschallbild und erscheint jetzt meist kleiner als im Thoraxröntgenbild (◻ Abb. 4.10, ◻ Abb. 4.11a–d).

Die Primärdiagnostik der Pneumonie erfolgt immer durch das klinische Erscheinungsbild und im Thoraxröntgen, da das Ausmaß der Infiltration im Ultraschall unterschätzt werden kann. Die Sonographie bietet sich für Verlaufskontrollen an, besonders bei Schwangeren und Kindern (Schirg u. Larbig 1999; ▶ Übersicht).

Indikation zur Sonographie bei Pneumonie

- Pleurale/basale Verschattung
- Abszessdarstellung
- Erregerisolierung
- Abszessdrainage
- Verlaufkontrolle

4.1.2 Tuberkulose

Die Lungentuberkulose ist im Röntgenbild vielgestaltig, in der Thoraxsonographie fast noch vielgestaltiger. Die

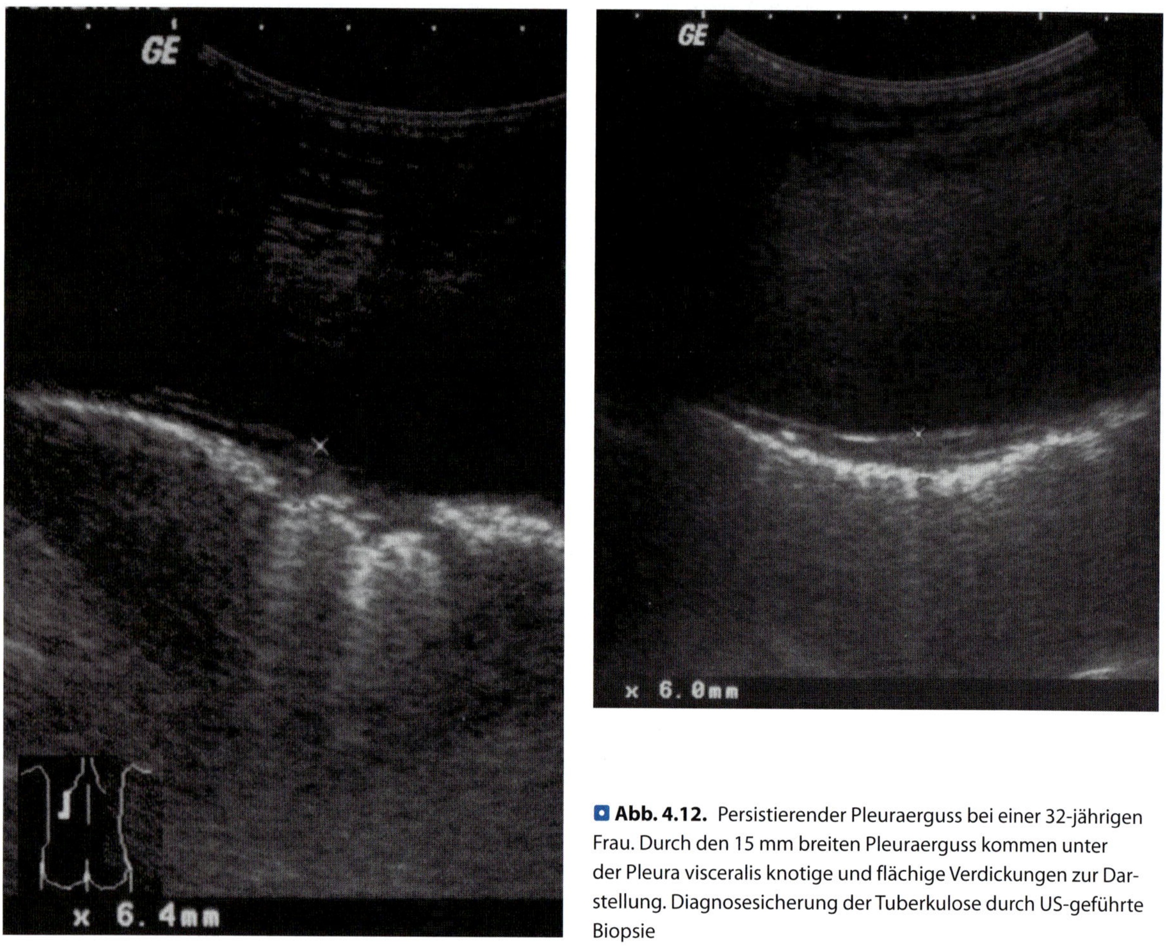

a b

◻ **Abb. 4.12.** Persistierender Pleuraerguss bei einer 32-jährigen Frau. Durch den 15 mm breiten Pleuraerguss kommen unter der Pleura visceralis knotige und flächige Verdickungen zur Darstellung. Diagnosesicherung der Tuberkulose durch US-geführte Biopsie

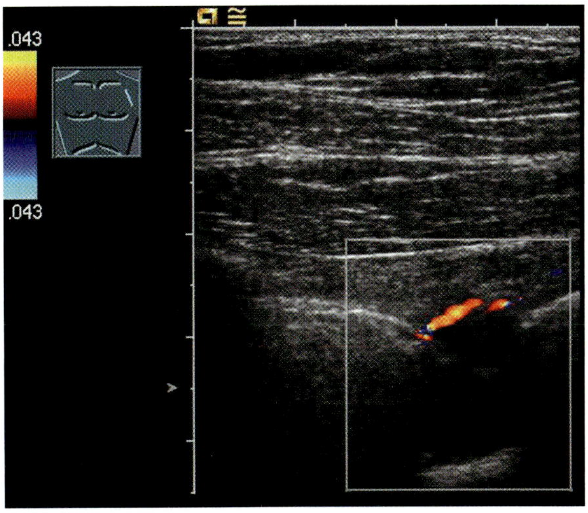

Abb. 4.13. Peripherer Lungenherd bei Routineröntgenthorax einer jungen Frau. Sonographisch echoarmer wenig durchbluteter Herd. Bioptisch Tuberkulose

Wertigkeit des Ultraschalls ist insgesamt noch wenig untersucht, doch in gewissen Fragestellungen zweifellos gegeben: Der Ultraschall kann die Erregerdiagnostik durch ultraschallgeführte Aspiration oder auch Biopsie verbessern, erleichtert die Darstellung von subpleuralen Einschmelzungen und begleitender pleuraler Flüssigkeit (Yuan et al. 1993; Kopf et al. 1994; Mathis 1997; Kroegel u. Reißig 2000; Abb. 4.12, Abb. 4.13, Abb. 4.14a–c).

Tuberkulöse Lungenläsionen können sonographisch rundlich oder unregelmäßig geformt und von relativ homogener Textur sein. Je nach Größe der Läsion zeigen diese Infiltrate auch Lufteinschlüsse wie bei einer Pneumonie. Die knötchenförmige Aussaat bei Miliartuberkulose zeigt sich in multiplen, einige Millimeter großen subpleuralen Knötchen (Abb. 4.15a–e; ▶ Übersicht).

Sonomorphologie der Lungentuberkulose

- Schmale Pleuraergüsse
- Verdickte und fragmentierte viszerale Pleurareflexe
- Subpleural einzelne oder zahlreiche echoarme Herde
- Pneumonische Läsionen
- Kavernenbildungen

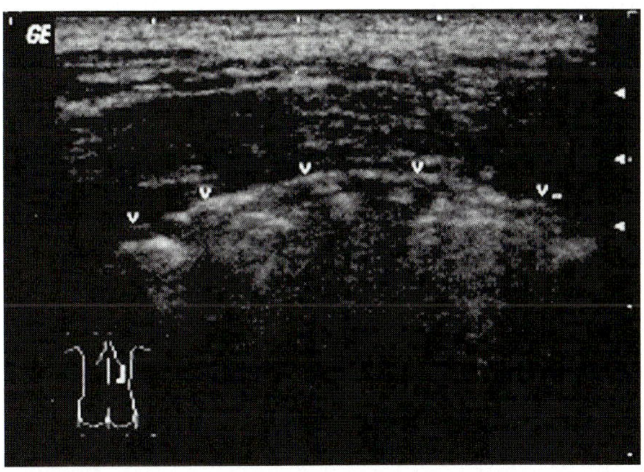

a

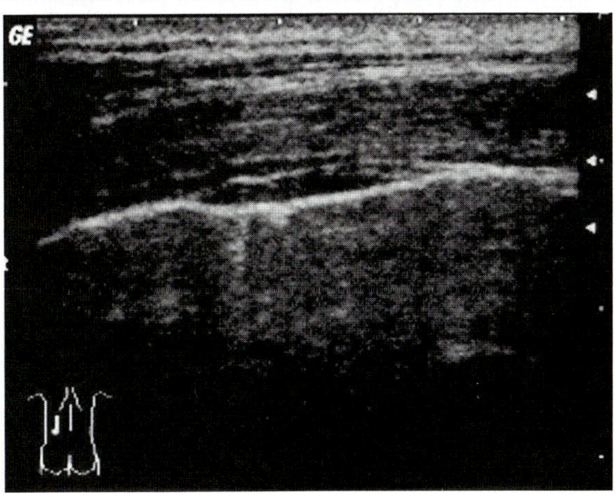

b

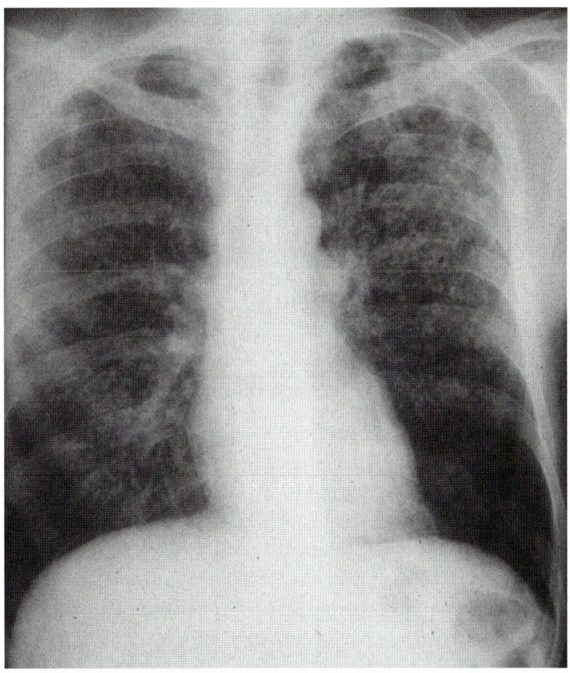

c

Abb. 4.14a–c. Miliartuberkulose. **a** Fragmentierte Pleura *(Pfeilspitzen)* mit zahlreichen 2–3 mm kleinen subpleuralen Knötchen. **b** 2 mm breiter, fokaler Pleuraerguss, der natürlich im Röntgenthorax nicht dargestellt wurde **c** Röntgenthorax: Miliartuberkulose

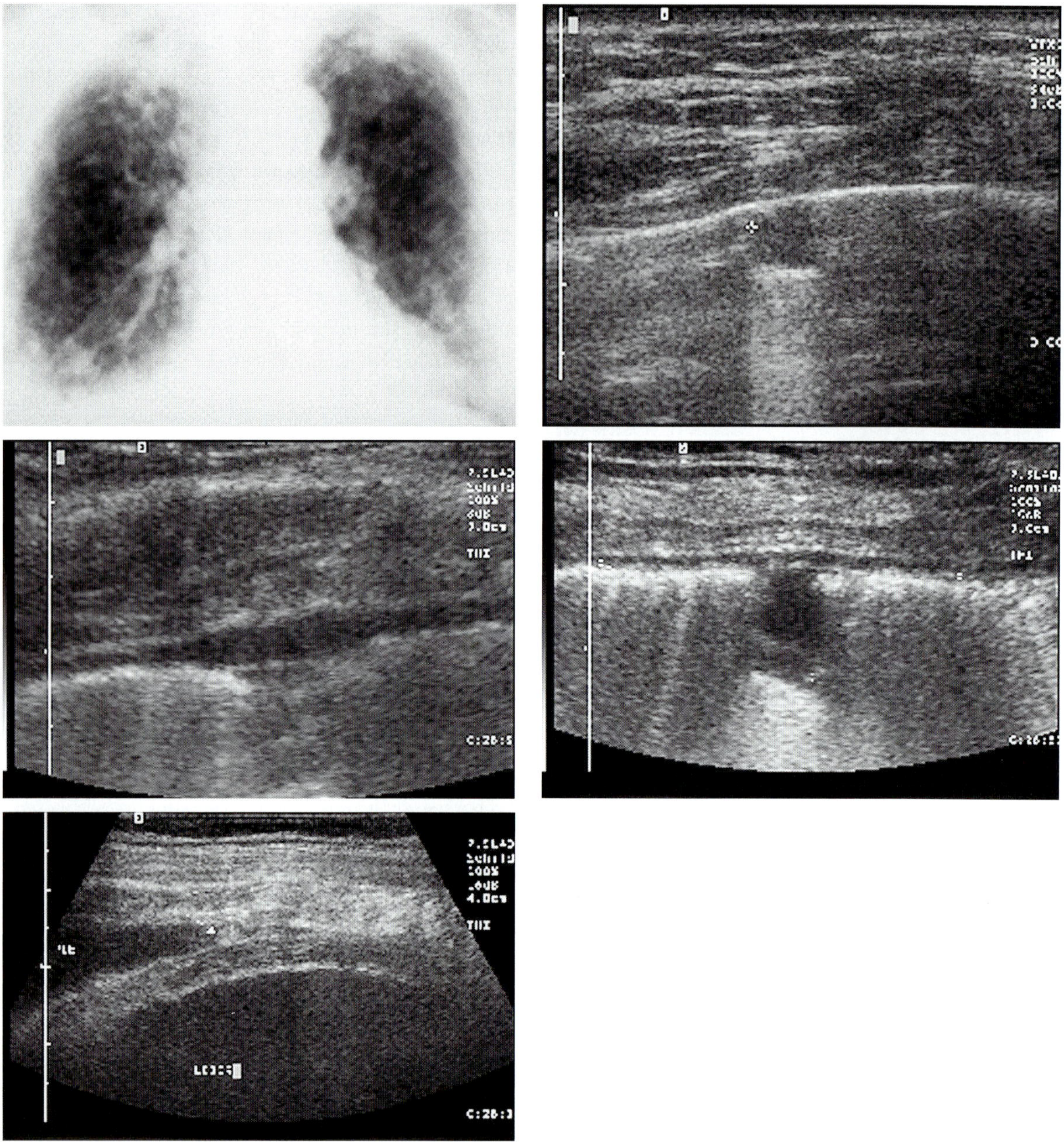

Abb. 4.15a–e. 50-jähriger alkoholabhängiger kachektischer Patient. Klinische Aufnahme wegen Fieber, Dyspnoe, Husten und atemabhängiger Schmerzen. **a** Im Röntgenbild wurde bei kleinfleckigen Herden in allen Lungenfeldern in erster Linie an eine Miliartuberkulose gedacht. Differenzialdiagnose: Alveolarzellkarzinom. **b** Sonographisch zeigen sich multiple subpleural gelegene, atemverschiebliche echoarme Läsionen. **c** Ein begleitender Pleuraerguss lässt die peripher gelegenen Herde der Lunge zuordnen. **d** Eine subpleurale echoarme Verdickung *(PL)* ist erkennbar. Der 8,5 mm große Herd zeigt mehr liquiden Charakter. **e** Die der Pleura parietalis aufsitzenden winzigen (2–3 mm) Miliarherde lassen sich im Randsinus durch einen begleitenden Pleuraerguss darstellen *(Pfeil)*. Die diagnostische Sicherung der Miliartuberkulose gelang durch eine sonographisch geführte Punktion der liquiden Läsion

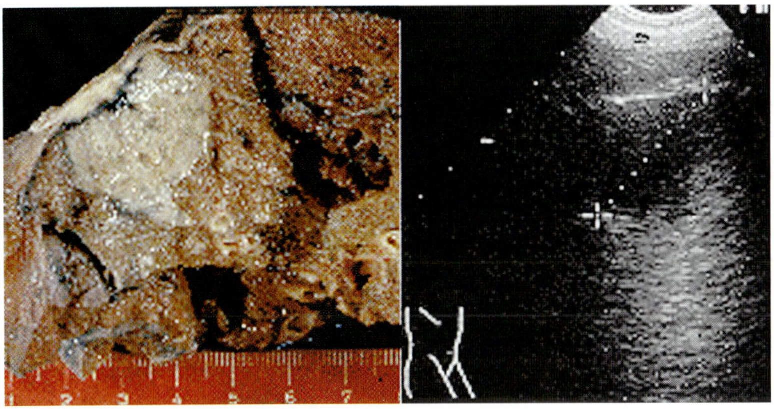

Abb. 4.16. 81-jähriger Mann, bei dem radiologisch der Verdacht auf ein peripheres Lungenkarzinom bestand. Sonographisch ließ sich der Rundherd gut darstellen. Die sonographisch geführte Punktion ergab »keine malignen Zellen«. Das Band der Pleura visceralis ist auffallend gut erhalten. Die Autopsie zeigte ein altes, vernarbtes Tuberkulom

Einschmelzungen lassen sich gut darstellen, Luft in Kavernen kann aber störend sein und die Darstellbarkeit einschränken. Der spezifische Pleuraerguss ist auch in kleinsten Mengen einsehbar. Es können pleurale Verdickungen beobachtet werden. Das Ansprechen auf eine tuberkulostatische Therapie kann gerade bei pleuralen und subpleuralen Tb-Läsionen sonographisch gut überwacht werden.

Ein altes Tuberkulom kann im Ultraschall wie im Röntgen karzinomverdächtig sein, weist aber kaum »Krebsfüßchen« auf (Abb. 4.16). Subpleurale Tuberkulosenarben können aber auch relativ echodicht und sternförmig konfiguriert sein und bei Verkalkungen Schallschatten werfen.

Die **Wertigkeit der Sonographie** bei Lungentuberkulose liegt in der Detektion von kleinen Pleuraergüssen, die im Röntgen nicht darstellbar sind und ultraschallgesteuert zur Diagnosesicherung punktiert werden können. Auch bei subpleuralen Knoten ist eine diagnostische Punktion zielführend. In der Therapiekontrolle lassen sich subpleurale Herde besser verfolgen als im Röntgen. Dadurch können röntgenologische Verlaufskontrollen eingespart werden. In der Darstellung von Kavernen ist der Ultraschall durch störende Luft limitiert. Thoraxröntgen und Computertomographie sind in dieser Fragestellung unverzichtbar.

Bei weiteren selteneren infektiösen Lungenkonsolidierungen wie der Aspergillose oder der **Echinokokkose** können typische Läsionen dargestellt und wesentliche Zusatzinformationen zum Röntgenbild gewonnen werden (Abb. 4.17a–e).

4.1.3 Interstitielle Lungenerkrankungen

Bei Lungengerüsterkrankungen ist die Sonographie für die Primärdiagnostik technisch überfordert. Allerdings hat sich gezeigt, dass häufig eine **pleurale Mitbeteiligung** gegeben ist, die sonographisch deutlich besser darstellbar ist als mit anderen bildgebenden Verfahren:

- minimale Pleuraergüsse,
- fragmentierte Pleura mit vermehrten Kometenschweifartefakten,
- subpleurale Konsolidierungen (Abb. 4.18, Abb. 4.19).

Der Wert der Methode liegt darin zu entdecken, dass etwas Gravierendes nicht stimmt, und einen gezielten Verdacht zu lenken.

Therapeutische Verlaufskontrollen sind bei minimalen Pleuraergüssen und subpleuralen Infiltrationen sehr effizient und methodisch nicht zu überbieten (Wohlgenannt et al. 2000; Reißig et al 2003).

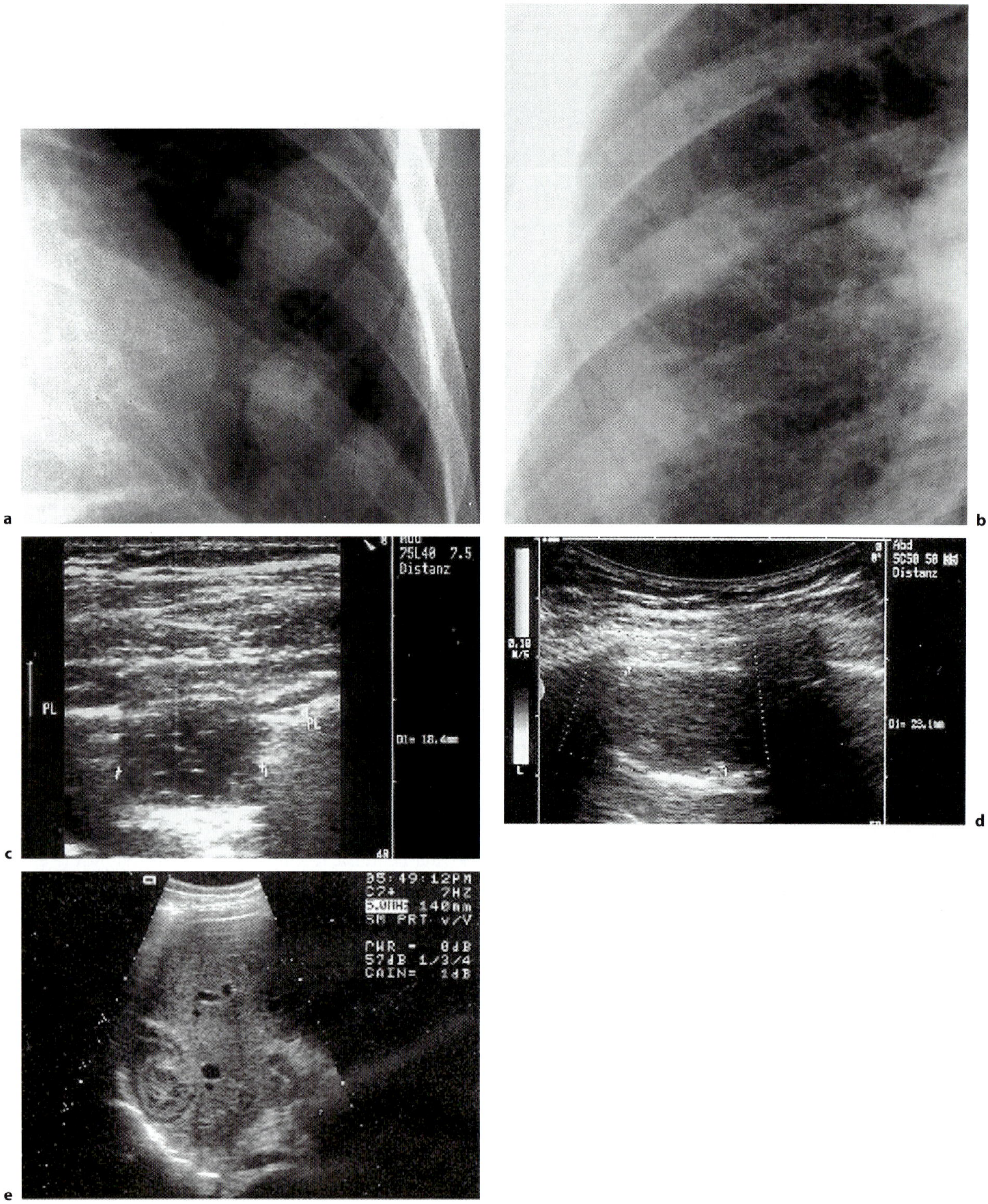

Abb. 4.17a–e. Echinococcus cysticus. 28-jähriger Patient mit anamnestisch bekannter pulmonaler Echinokokkose. Die stationäre Aufnahme erfolgte wegen Fieber, Husten und ausgeprägter Dyspnoe. **a, b** Radiologisch fanden sich multiple Lungenrundherde sowie pneumonische Infiltrate. **c, d** Sonographisch konnten die Lungenoberfläche erreichende Rundherde erkannt werden. Dickwandige Zysten *(Kreuze)* mit internen Tochterzysten, die farbdopplersonographisch keine Vaskularisation aufwiesen. Zusätzlich konnten multiple pneumonieverdächtige Bezirke abgegrenzt werden. **e** Auch in der Leber fand sich ein Echinokokkusherd. Die weiter gehende Diagnostik bestätigte die Diagnose einer beidseitigen Pneumonie im Sinn einer Superinfektion bei vorbestehender pulmonaler Echinokokkose. Der Patient entwickelte im weiteren Verlauf trotz antibiotischer Therapie plus Albendazol-Gabe eine schwere pulmonale Hypertonie

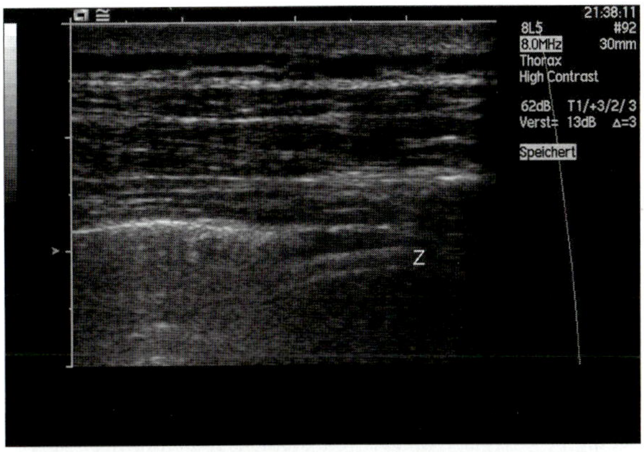

a

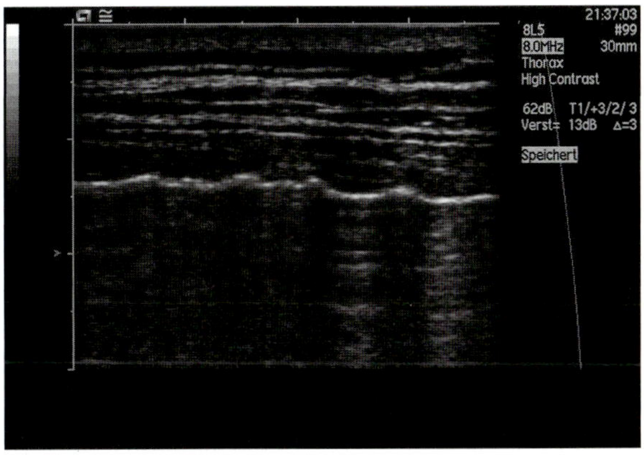

b

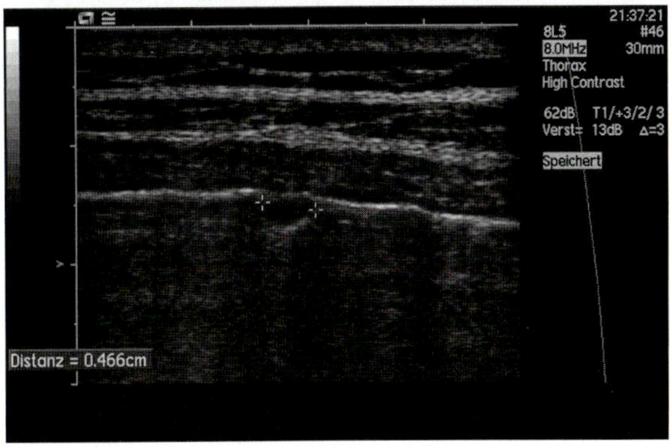

c

Abb. 4.18a–c. Sarkoidose Grad I. **a** >Minimaler basaler Pleuraerguss (*Z* Zwerchfell). **b** Höckrige, fragmentierte Pleura visceralis mit vermehrten Reverberationsechos (Kometenschweifartefakten). **c** Etwa 5 mm große subpleurale Knötchen

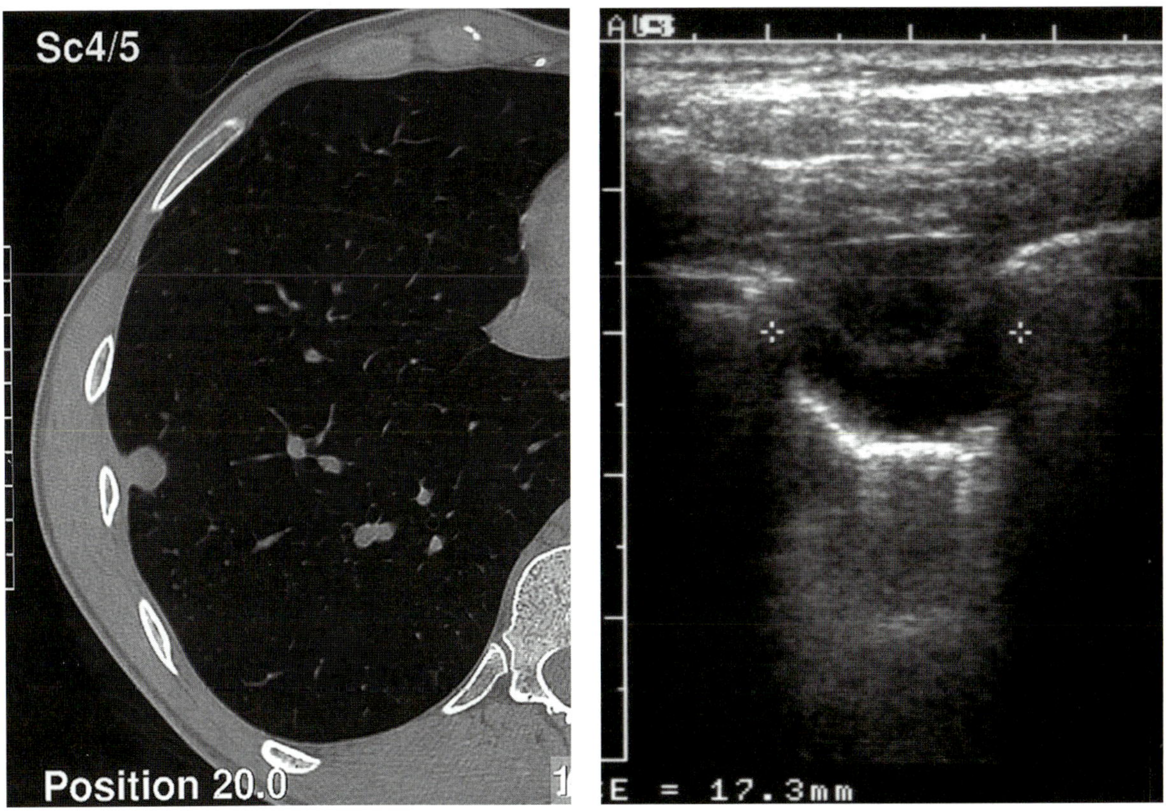

a b

Abb. 4.19. Die Zuweisung erfolgte wegen »Metastasenlunge« zur Primumsuche. US-geführte Biopsie des subpleuralen Herdes: Rheumaknoten

Zusammenfassung

Bei pneumonischen Lungeninfiltrationen lassen sich sonomorphologisch typische Veränderungen (Bronchoaerogramme, Einschmelzungen, parapneumonische Ergüsse) nachweisen. Pneumonien können primär bettseitig entdeckt werden. Das Ausmaß der Infiltration kann durch Artefakte im Ultraschall unterschätzt werden. Die Wiederbelüftung korreliert gut mit dem klinischen Verlauf.

Die Wertigkeit der Thoraxsonographie bei Pneumonie liegt im Abschätzen begleitender pleuraler Flüssigkeit, in der rechtzeitigen Entdeckung von Abszessbildungen und in der ultraschallgeführten Erregergewinnung, in der Verlaufskontrolle insbesondere bei Schwangeren und Kindern.

Bei Tuberkulose und bei Lungengerüsterkrankungen ist die Sonographie in der Darstellung von geringen Pleuraergüssen und subpleuralen Konsolidierungen methodisch optimal und somit auch für Verlaufskontrollen unverzichtbar.

Literatur

Anzböck W, Braun U, Stellamor K (1990) Pulmonale und pleurale Raumforderungen in der Sonographie. In: Gebhardt J, Hackelöer BJ, Klingräff v. G, Seitz K (Hrsg) Ultraschalldiagnostik '89. Springer, Berlin Heidelberg New York Tokyo, S 394–396

Blank W (1994) Sonographisch gesteuerte Punktionen und Drainagen. In: Braun B, Günther R, Schwerk WB (Hrsg) Ultraschalldiagnostik Lehrbuch und Atlas. ecomed, Landsberg/Lech III-11.1: 15–22

Braun U, Anzböck W, Stellamor K (1990) Das sonographische Erscheinungsbild der Pneumonie. In: Gebhardt J, Hackelöer BJ, Klingräff G v, Seitz K et al. (Hrsg) Ultraschalldiagnostik '89. Springer, Berlin Heidelberg New York Tokyo, S 392–393

Chen CH, Kuo ML, Shih JF, Chang TP, Perng RP (1993) Etiologic diagnosis of pulmonary infection by ulrasonically guided percutaneous lung aspiration. Chung Hua Taiwan 51: 5

Gehmacher O, Mathis G, Kopf A, Scheier M (1995) Ultrasound imaging of pneumonia. Ultrasound Med Biol 21: 1119–1122

Kopf A, Metzler J, Mathis G (1994) Sonographie bei Lungentuberkulose. Bildgebung 61: S2: 12

Lee LN, Yang PC, Kuo SH, Luh KT, Chang DB, Yu CJ (1993) Diagnosis of pulmonary cryptococcosis by ultrasound guided perdutaneous aspiration. Thorax 48: 75–78

Liaw YS, Yang PC et al. (1994) The bacteriology of obstructive pneumonitis. Am J Respir Crit Care Med 149: 1648–1653

Mathis G, Metzler J, Fußenegger D, Feurstein M, Sutterlütti G (1992) Ultraschallbefunde bei Pneumonie. Ultraschall Klin Prax 7: 45–49

Mathis G (1997) Thoraxsonography – Part II: Peripheral pulmonary consolidation. Ultrasound Med Biol 23: 1141–1153

Mathis G, Bitschnau R, Gehmacher O, Dirschmid K (1999) Ultraschallgeführte transthorakale Punktion. Ultraschall Med 20: 226–235

Reissig A, Kroegel C (2003) Transthoracic sonography of diffuse parenchymal lung disease: the role of comet tail artefacts. J Ultrasound Med 22: 173–180

Targhetta R, Chavagneux R, Bourgeois JM, Dauzat M, Balmes P, Pourcelot L (1992) Sonographic approach to diagnosing pulmonary consolidation. J Ultrasound Med 11: 667–672

Schirg E, Larbig M (1999) Wert des Ultraschalls bei der Diagnostik kindlicher Pneumonien. Ultraschall Med 20: S34

van Sonnenberg E, Agostino H, Casola G, Wittich GR, Varney RR, Harker C (1991) Lung abscess: CT-guided drainage. Radiology 178: 347–351

Weinberg B, Diaboumakis EE, Kass EG, Seife B, Zvi ZB (1986) The air bronchogram: sonographic demonstration. AJR 147: 593–595

Wohlgenannt S, Gehmacher O, Mathis G (2001) Thoraxsonographische Veränderungen bei interstitiellen Lungenerkrankungen. Ultraschall Med 22: 27–31

Yang PC, Lee YC, Wu HD, Luh KT (1990) Lung tumors associated with obstructive pneumonitis: US studies. Radiology 174: 593–595

Yang PC, Luh KT, Lee YC (1991) Lung abscesses: ultrasonography and ultrasound-guided transthoracic aspiration. Radiology 180: 171–175

Yang PC, Luh KT, Chang DB, Yu CJ, Kuo SH, Wu HD (1992) Ultrasonographic evaluation of pulmonary consolidation. Am Rev Resp Dis 146: 757–762

Yu CJ, Yang PC, Wu HD, Chang DB, Kuo SH, Luh KT (1993) Ultrasound study in unilateral hemithorax opification. Am Rev Respir Dis 147: 430–434

Yuan A, Yang PC, Chang DB et al. (1993) Ultrasound guided aspiration biopsy for pulmonary tuberculosis with unusual radiographic appearances. Thorax 48: 167–170

4.2 Neoplastische Lungenkonsolidierungen: primäre Lungentumoren und Metastasen

S. Beckh

Die Sonographie ist in der bildgebenden Diagnostik maligner pulmonaler Herdbildungen eine wertvolle Ergänzung zu den radiologischen Schnittbildverfahren (Müller 1997; Fraser et al. 1999; Detterbeck et al. 2003). Dank hoher Auflösung liefert das Ultraschallbild wesentliche zusätzliche Informationen, z. B. können Gefäße ohne Kontrastmittel dargestellt werden (Yang 1996; Hsu et al. 1998; Görg et al 2004; ▶ Kap. 7).

Lungenkonsolidierungen können nur sonographisch erfasst werden, wenn kein lufthaltiges Gewebe die Schalltransmission behindert. Im Hinblick auf Staging und Therapieplanung maligner pulmonaler Erkrankungen sind die Schnittbildverfahren Computertomographie und Kernspintomographie zur Übersicht über den gesamten Thorax unbedingt erforderlich (Kaick v. 1998; Tuengerthal 2003; Knopp 1998; Schönberg 2003). In der Regel wird die Sonographie in Kenntnis der verschiedenen radiologischen Befunde durchgeführt. Bei entsprechenden Beschwerden des Patienten ist aber auch eine gezielte symptomorientierte Untersuchung sinnvoll (▶ Kap. 10).

In der Diagnostik von Lungenkarzinomen sind die speziellen Fragestellungen an die sonographische Untersuchung:

- Kriterien zur Einstufung der Dignität,
- bildgebende Führung zur Biopsie,
- Beitrag zum Staging (◘ Tab. 4.1)
- Aussage zur lokalen Operabilität und Resektabilität,
- Verlaufskontrollen unter Therapie,
- Darstellung von Gefäßkomplikationen (Einflussstauung, Thrombosen).

◘ Tab. 4.1. Sonographisch darstellbare Strukturen im Rahmen des TNM-Stagings

TNM-Status	Sonographisch darstellbare Strukturen
T 1	Tumor <3 cm, der die Lungenperipherie erreicht (◘ Abb. 4.20)
T 2	Tumor > 3 cm mit Infiltration der viszeralen Pleura, Teilatelektase (◘ Abb. 4.22, ◘ Abb. 4.31a)
T 3	Tumor mit Infiltration von Brustwand, Zwerchfell, parietalem Perikard, Totalatelektase (◘ Abb. 4.25a–c, ◘ Abb. 4.27d, e)
T 4	Tumor mit Infiltration von Mediastinum, Herz, großen Gefäßen, maligner Pleuraerguss (◘ Abb. 4.28)
N 1	Ipsilaterale peribronchiale Lymphknoten durch endobronchiale Sonographie (▶ Kap. 6)
N 2	Ipsilaterale mediastinale und/oder subkarinale Lymphknoten durch transösophageale Sonographie (▶ Kap. 5.2)
N 3	Supraklavikuläre Lymphknoten (◘ Abb. 4.30a)
M 1	Metastasen im Abdomen und in den Weichteilen (◘ Abb. 4.30b)

Mod. nach Thomas 2002

Pulmonale Malignome können eine sehr unterschiedliche **Echotextur** aufweisen. Meist sind sie echoarm, mäßig echodicht oder sehr inhomogen strukturiert, seltener fast echofrei (Mathis 1997; Mathis et al. 1999; ◘ Tab. 4.2). Die Echotextur allein lässt keine Rückschlüsse auf die Dignität zu (◘ Abb. 4.20, ◘ Abb. 4.21).

Im Gegensatz zu akuten entzündlichen Infiltrationen ändern maligne Herdbildungen ihre Sonomorphologie nicht innerhalb eines kurzfristigen Verlaufs. Differenzialdiagnostische Probleme in der Abgrenzung zu Malignomen bereiten chronische karnifizierende Pneumonien und periphere schwielige Narbenherde (Mathis 1997).

Entscheidende Kriterien zur Einstufung der Dignität einer pulmonalen Herdbildung sind:

- die **Kontur** der Lungenoberfläche,
- die **Randbegrenzung** zum belüfteten Lungengewebe,

◘ Tab. 4.2. Sonomorphologie pulmonaler Karzinome

Form	Echotextur	Gefäße	Komplexe Strukturen
Scharfrandig	Inhomogen	Gefäßverlagerung	Restbelüftete Areale
Gerundet	Echoarm	Gefäßdestruktion	Begleitpneumonie am Rand
Polypoid	Selten echogen	Gefäßabbrüche	Solide Raumforderung/Pneumonie
Ausläufer	Selten echofrei	Neovaskularisation	Bakterien-/Pilzbesiedelung
Gezackter Rand	Nekroseareale	–	Bizarre Muster bei großen Nekrosen

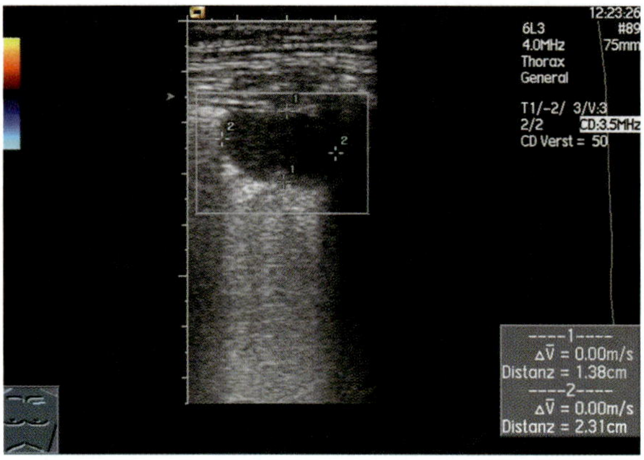

Abb. 4.20. Bei dem 78-jährigen Patienten als Zufallsbefund im linken Oberlappen infraklavikulär kleiner echoärmerer Herd. Sonographisch gezielte Biopsie: Plattenepithelkarzinom

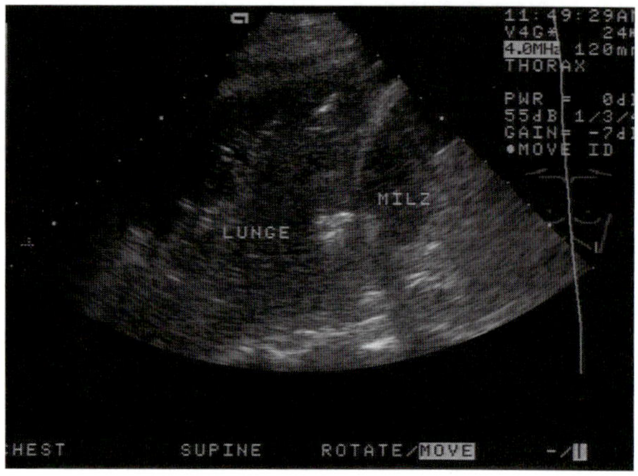

Abb. 4.22. Den linken Unterlappen infiltrierendes kleinzelliges Lungenkarzinom (Diagnose durch bronchoskopische Biopsie), unregelmäßige Lungenoberfläche, schmaler Pleuraerguss

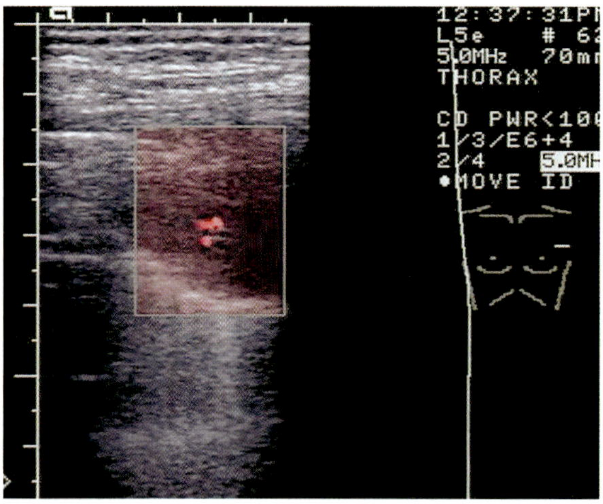

Abb. 4.21. 40-jähriger Patient mit rezidivierenden eosinophilen Pleuraergüssen. Radiologisch im linken Oberlappen periphere Herdbildung. Sonographisch in der vorderen Axillarlinie im 2. ICR ein relativ scharf begrenzter echoarmer peripher pulmonaler Herd mit zentralen Gefäßen. Die thorakoskopische Entfernung der Läsion erbrachte die Diagnose einer Hyalinose und Schwiele. Die Genese der Pleuraergüsse ist noch unklar

- die **Infiltration** angrenzender Strukturen (Thoraxwand, Zwerchfell, Perikard),
- die **Destruktion** der normalen Gewebearchitektur,
- die **Verlagerung** der regulären Gefäße,
- die **Neovaskularisation** und
- die **Differenzierung einer zentralen Raumforderung von einer poststenotischen Infiltration/Atelektase**.

Kontur der Lungenoberfläche

Besonders gut grenzt sich die **Kontur** der Lungenoberfläche gegen umgebende Pleuraflüssigkeit ab. Die Abb. 4.22 zeigt die unebene Oberfläche eines linken Unterlappens, der durch ein kleinzelliges Lungenkarzinom infiltriert ist.

Eine benigne entzündliche Infiltration würde niemals zu einer derart unregelmäßigen Deformierung der Lungenoberfläche führen.

Randbegrenzung zum belüfteten Lungengewebe

Maligne Herdbildungen sind häufig sehr **scharfrandig** gegen das Lungengewebe begrenzt (Abb. 4.23), mitunter zeigen sich aber auch **fransige oder fingerförmige Ausläufer** in das normal belüftete Parenchym als Zeichen des infiltrativen Wachstums (Abb. 4.24).

Im Gegensatz zu entzündlichen Herdbildungen sind solide maligne Formationen in den Randbereichen nicht belüftet und deshalb schärfer gegen das umgebende Gewebe demarkiert.

Infiltration angrenzender Strukturen – Thoraxwand, Zwerchfell und Perikard

Die **Infiltration** angrenzender Strukturen durch ein Malignom zeigt nahezu auf den ersten Blick die Aggressivität einer Tumorerkrankung (Suzuki et al. 1993). Im Falle eines Pancoasttumors ist die Penetration einer Raumforderung durch die Pleurakuppe gut darstellbar (Abb. 4.25a–c).

Häufig bereitet die maligne Infiltration der Thoraxwand lokalisierte Schmerzen. Die gezielte Untersuchung

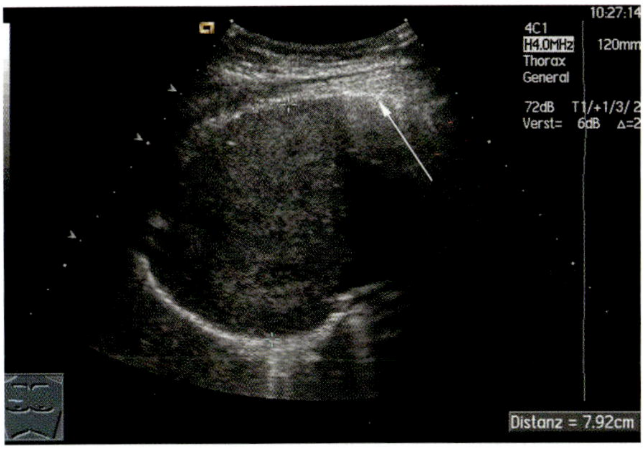

Abb. 4.23. Große echoarme Raumforderung im rechten Oberlappen, scharfrandig gegen das belüftete Lungengewebe abgegrenzt. Medial *(Pfeil)* unauffällige echogene Pleuralinie. Sonographisch gezielte Biopsie: wenig differenziertes neuroendokrines Karzinom G 4

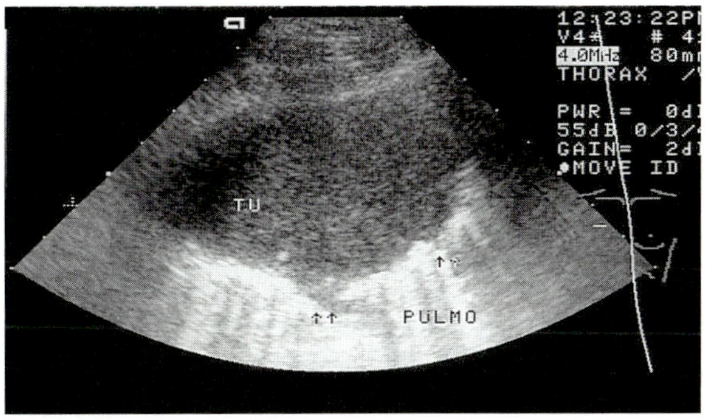

Abb. 4.24. Echoarme Raumforderung im rechten Oberlappen mit fransigen Ausläufern in das belüftete Lungengewebe *(Pfeile)*. Die histologische Untersuchung des resezierten Oberlappens ergab ein gemischtzelliges Lungenkarzinom (Plattenepithelkarzinom und großzelliges Karzinom)

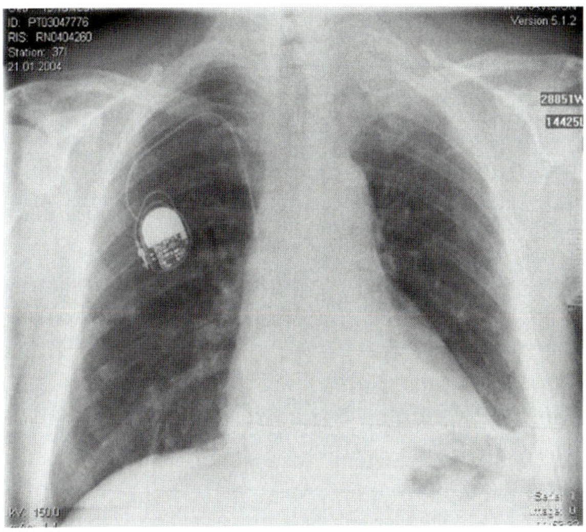

a

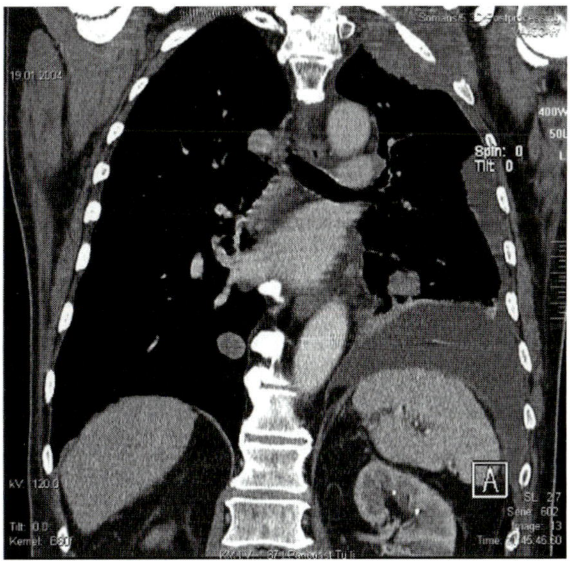

b

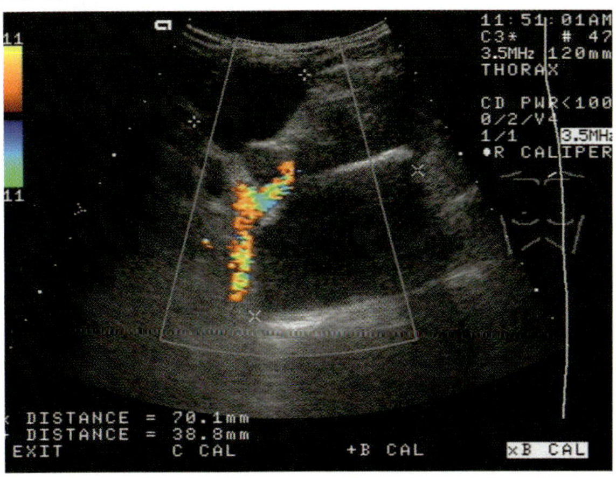

c

Abb. 4.25. **a** 72-jähriger Patient mit seit vielen Monaten linksthorakalen Schmerzen, zunächst als Angina Pectoris gedeutet. Auf der Röntgenthoraxübersichtsaufnahme Verschattung links apikal. **b** Auf der koronaren CT-Schicht Raumforderung links apikal, die die 1. Rippe ummauert und in die Weichteile durchbricht. **c** Korrespondierendes sonographisches Bild: große echoarme Tumorformation, die die Pleurakuppe durchbricht und die supraklavikulären Weichteile infiltriert. Medial die durch den Tumor leicht imprimierte und verlagerte A. subclavia. Sonographisch gezielte Biopsie: mäßig differenziertes Adenokarzinom, entwickelt innerhalb von Narben- und Bindegewebe

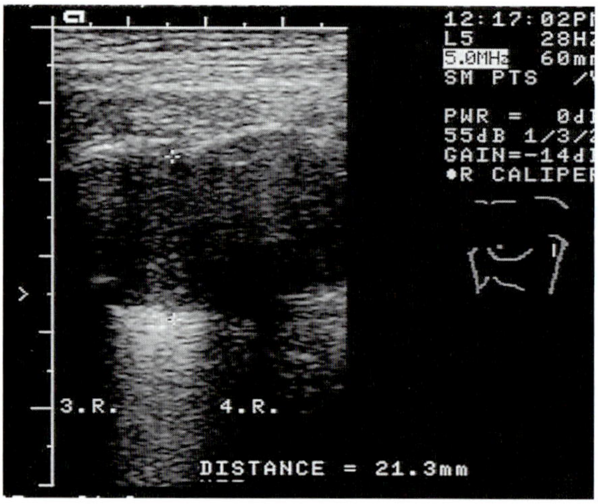

Abb. 4.26. Die Patientin war vor 6 Monaten auf einer Treppe gestürzt und klagte über erneute Schmerzen seit 4 Wochen linksthorakal. In der CT Verdacht auf ein Hämatom. Sonographisch eine die Muskulatur der Thoraxwand infiltrierende Raumforderung mit umschriebener Destruktion der 3. und 4. Rippe lateral. Sonographisch gezielte Biopsie: wenig differenziertes Adenokarzinom

mit dem Schallkopf kann dann rasch zur Diagnose führen (Abb. 4.26).

Die grenzüberschreitende Invasion in benachbarte Strukturen der Thoraxwand ist ein sehr verlässliches Zeichen eines malignen Wachstums. Differenzialdiagnostisch ist hier nur ein einziges Krankheitsbild möglich, nämlich die Aktinomykose bzw. die Nokardiose (Corrin 1999; Abb. 4.27a–c).

Die Ausbreitung der Entzündung in die Thoraxwand ist dabei häufig zu beobachten. Die regelrechten anatomischen Leitstrukturen der Lunge bleiben innerhalb der pneumonischen Infiltration des Gewebes allerdings gut erhalten und ermöglichen zusammen mit der klinischen Symptomatik und der bakteriologischen Untersuchung die korrekte Diagnose.

Das Zwerchfell der rechten Thoraxseite ist durch die Leber als Schallfenster meist vollständig einsehbar. Auf der linken Seite sind medial der Milz liegende Tumoren nur dann zu sehen, wenn entweder Erguss vorhanden ist oder durch den Tumor selbst als Schallfenster beispielsweise die Insertion am Zwerchfell (Abb. 4.27d) zu erkennen ist.

Für das Staging und damit die Therapieplanung ist unter anderem auch der Bezug eines Tumors zum Perikard wichtig. Dank der hervorragenden Auflösung und der Möglichkeit der dynamischen Untersuchung kann die Tumorinfiltration des parietalen Perikards gut erfasst werden (Abb. 4.27e).

Destruktion der normalen Gewebearchitektur und Verlagerung der regulären Gefäße

Die maligne Infiltration führt zur **Destruktion** der normalen Gewebetextur. Bronchialäste können verlagert oder völlig zerstört sein (Abb. 4.28).

Die ursprünglichen normalen Gefäße sind verlagert (Abb. 4.25c, Abb. 4.29a) oder verschwunden (Abb. 4.28).

Mitunter sind insbesondere am Rand Tumoreigengefäße darzustellen (Abb. 4.29b), die einen gewundenen Verlauf oder auch Kalibersprünge zeigen (Yuan et al. 1994; Mathis 1997; Hsu et al. 1996, 1998).

Ergänzende Untersuchungen zur Einschätzung der Resektabilität

Für die weitere Therapieplanung bezüglich **Operabilität und Resektabilität** sollte immer eine eingehende dynamische Untersuchung erfolgen (Beckh 2003). Für die Entscheidung zwischen videoassistierter Thorakoskopie (VATS) und Thorakotomie ist es wichtig zu wissen, ob der pathologische Befund breit an der parietalen Pleura fixiert oder frei mit der Lunge beweglich ist (Landreneau et al. 1998). Die Adhärenz allein lässt aber noch keinen Schluss auf die Dignität eines Befundes zu.

Im Rahmen eines Tumorstagings kann die Sonographie besser als das CT Metastasierungen in die supraklavikulären Lymphknotenregionen (Abb. 4.30a; Fultz 2002) zeigen.

Zur Basisdiagnostik gehört immer die abdominelle Sonographie zur Suche nach Metastasen (Abb. 4.30b).

Tumorbedingte Komplikationen an den mediastinalen Gefäßen

Bei mediastinaler Tumorausdehnung sollte die V. cava mit ihren Zuflüssen untersucht werden, um Kompressionssyndrome oder Thrombosen festzustellen (Ko et al. 1994; Abb. 4.30c).

Differenzierung einer zentralen Raumforderung von einer Atelektase

Atelektatisches Lungengewebe gibt ein geeignetes Schallfenster zu dem den Bronchialast okkludierenden Tumor. Der Tumor kann sonographisch (Abb. 4.31a) häufig besser als mit der Computertomographie (Abb. 4.31b) vom nicht belüfteten Lungengewebe differenziert werden.

Bei zusätzlichem Pleuraerguss kann die Kontur des tumortragenden atelektatischen Lungenteiles sichtbar gemacht werden (Abb. 4.31c).

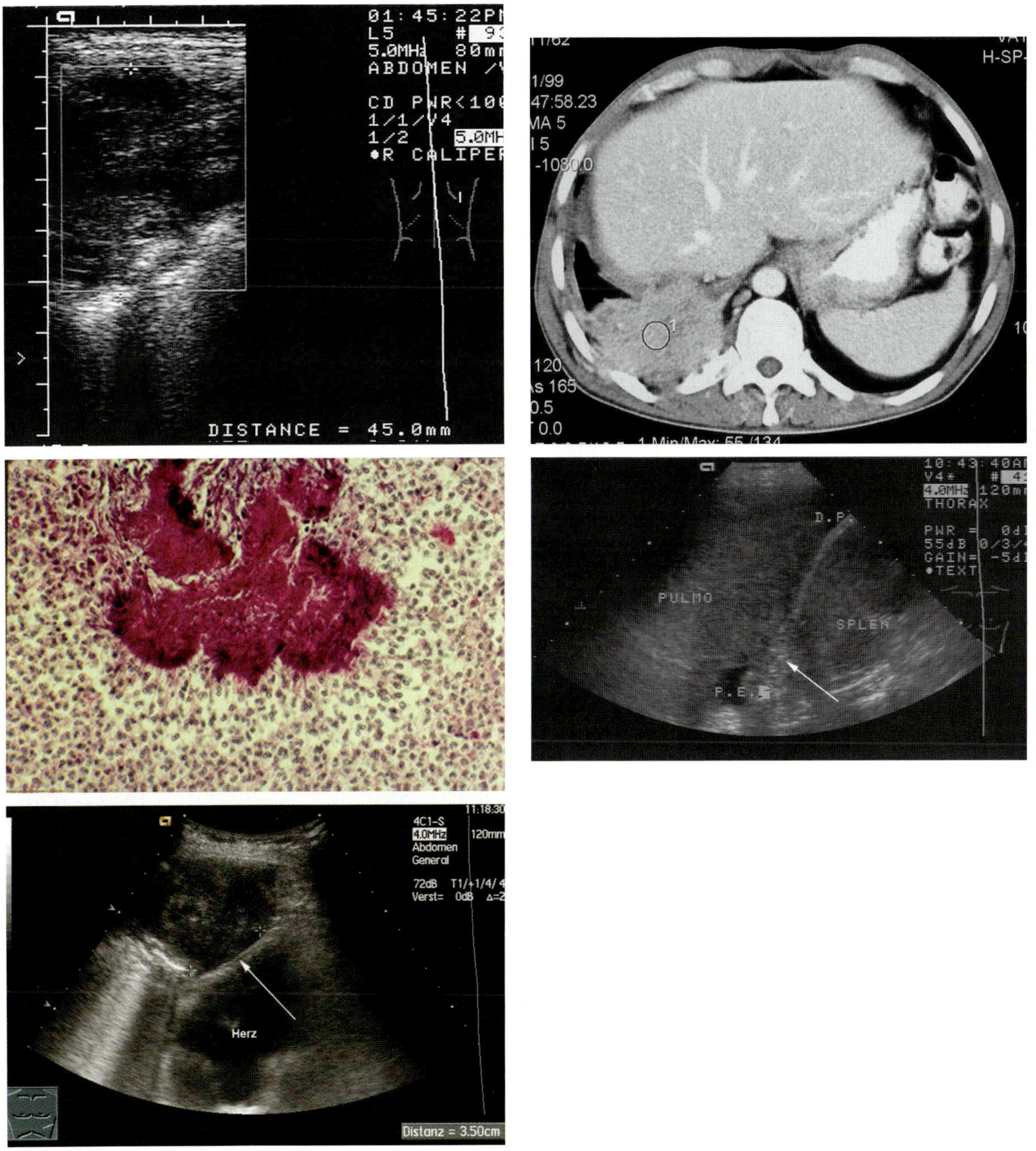

Abb. 4.27. **a** Der 37-jährige Patient war hochfieberhaft mit Dyspnoe schwer erkrankt. Sonographisch konnte die grenzüberschreitende Herdbildung gut dargestellt werden, mit erhaltenen regelrechten Bronchialästen und Gefäßen. Ein Malignom schien deshalb trotz der Größenausdehnung sehr unwahrscheinlich. **b** Korrespondierende CT-Aufnahme mit der Infiltration, die sich per continuitatem vom rechten Unterlappen in die Thoraxwand ausdehnt. **c** Im chirurgisch gewonnenen Biopsat Nachweis von Actinomyces. Unter hoch dosierter Penizillintherapie bildete sich die Infiltration innerhalb von 10 Wochen bis auf eine schmale basale Schwiele zurück. (Histologisches Präparat mit Dank an Prof. Dr. Wünsch, Institut für Pathologie, Klinikum Nürnberg). **d** Großer Tumor unterhalb des linken Unterlappens, der am Zwerchfell *(Pfeil)* inseriert. Histologie der sonographischen Biopsie und des Operationspräparates: benigner fibröser Pleuratumor. **e** Tumor in der Lingula, der über ca. 3,5 cm das parietale Perikard *(Pfeil)* infiltriert. Sonographische Biopsie: wenig differenziertes Adenokarzinom

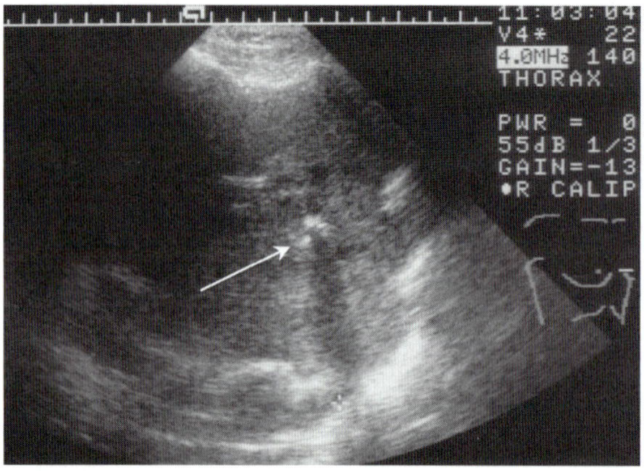

Abb. 4.28. 50-jähriger Patient mit retrosternalen Schmerzen, die zunächst den Verdacht auf eine koronare Herzkrankheit lenkten. Die Sonographie zeigte einen großen Tumor im Oberlappen linksparasternal mit Penetration in das Mediastinum und völliger Destruktion der Bronchialäste. Im Tumor eine Verkalkung mit dorsaler Schallauslöschung *(Pfeil)*. Sonographische Biopsie: wenig differenziertes Adenokarzinom mit Tumorzellkomplexen in den Lymphspalten

a

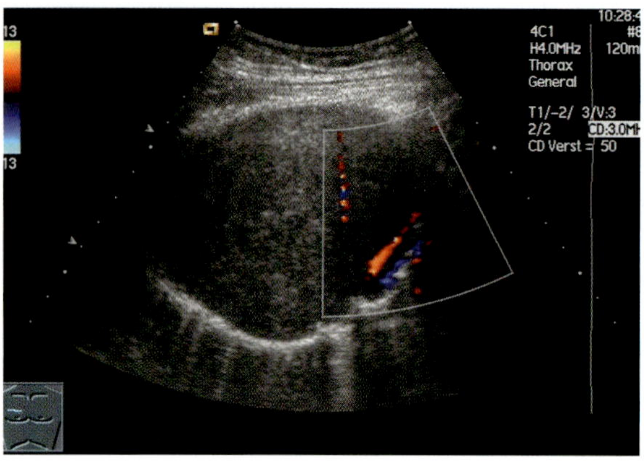

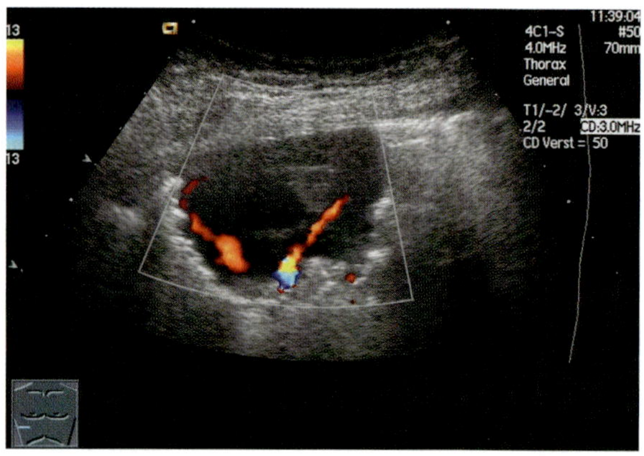

b

Abb. 4.29. **a** Großer Tumor im rechten Oberlappen mit Verdrängung der Oberlappenarterie und -vene nach medial. Sonographische Biopsie: wenig differenziertes neuroendokrines Karzinom. **b** Tumor im lateralen Mittellappen mit zentraler Nekrose, in den Randbereichen kräftige gewundene Gefäße mit Kalibersprüngen

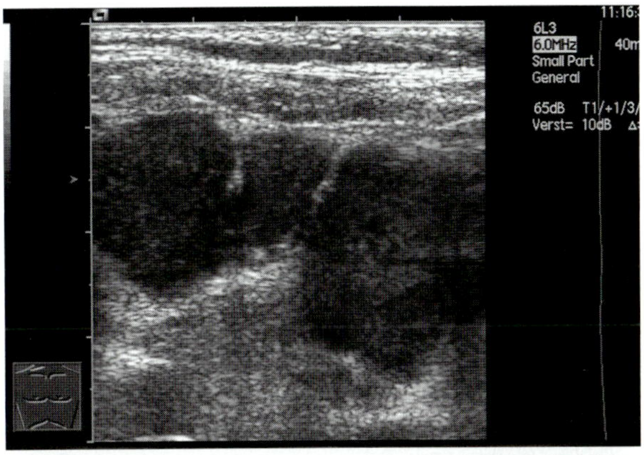

a

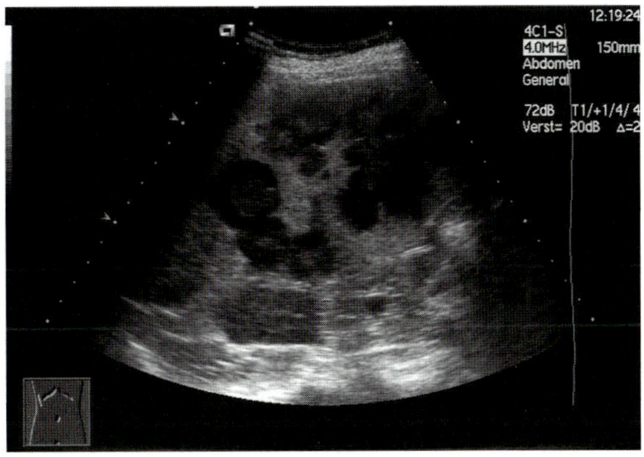

b

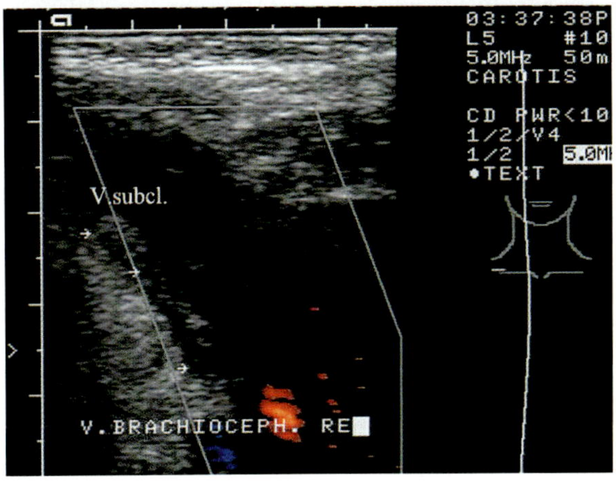

c

Abb. 4.30. **a** Supraklavikuläre Lymphknotenmetastasen bei einer Patientin mit einem bronchialen Adenokarzinom. **b** Diffuse metastatische Durchsetzung des gesamten rechten Leberlappens bei einem Patienten mit einem nichtkleinzelligen Lungenkarzinom. **c** Bei bereits bekanntem rechtsseitigem Adenokarzinom mit mediastinalen Lymphomen trat bei dem 69-jährigen Patienten eine Schwellung des rechten Armes auf. Die Sonographie von rechtssupraklavikular zeigt eine frische Thrombose der V. subclavia

Heterogene Strukturmuster

Die Beurteilung maligner Herdbildungen kann durch sehr **heterogene Strukturmuster** erschwert sein (Pan et al. 1993; Tab. 4.2).

Tumorkonsolidierungen können noch restbelüftete Bronchialäste (Abb. 4.27e) oder **Einschmelzungen** bzw. **Nekrosezonen** enthalten (Abb. 4.29b, Abb. 4.32).

Das an einen Tumor angrenzende Lungengewebe kann entzündlich infiltriert (Abb. 4.32), Verkalkungen können enthalten sein (Abb. 4.28).

In einem erkrankten Lungenbereich können solide Tumoranteile neben komplexen entzündlichen Infiltrationen vorkommen (Abb. 4.33).

Die diagnostische Bewertung eines bronchioloalveolären Karzinoms bereitet sonographisch die größten Probleme. Einerseits können multiple periphere Konsolidierungen mit unterschiedlichem Luftgehalt eine multifokale Pneumonie vortäuschen (Abb. 4.34; Görg 2002), andererseits kann lediglich eine uncharakteristisch unebene Lungenoberfläche gefunden werden (Abb. 4.35).

In jedem Fall einer unklaren pulmonalen Herdbildung kann die Sonographie eine wichtige Entscheidungshilfe für das weitere diagnostische Vorgehen sein, entweder unmittelbar durch eine sonographisch gestützte Biopsie (Mathis et al. 1999; Beckh 2002) oder als ergänzende Bildgebung zur Auswahl des geeigneten chirurgischen Vorgehens.

Pulmonale Metastasen

Pulmonale Metastasen werden sonographisch erfasst, wenn sie den Lungenrand erreichen. Wegen des mangelnden Überblicks eignet sich der Ultraschall nicht als Suchmethode. Metastasen weisen keine Lufteinschlüsse auf und sind meist homogen echoarm, manchmal sind

Tab. 4.3. Sonomorphologie pulmonaler Metastasen

Form	Echotextur	Gefäße
Rund	Echoarm	Am Rand bizarre Gefäßneubildungen
Oval	Keine belüfteten Anteile	–
Gezackt	Nekrosen möglich	–
Scharf begrenzt	–	–

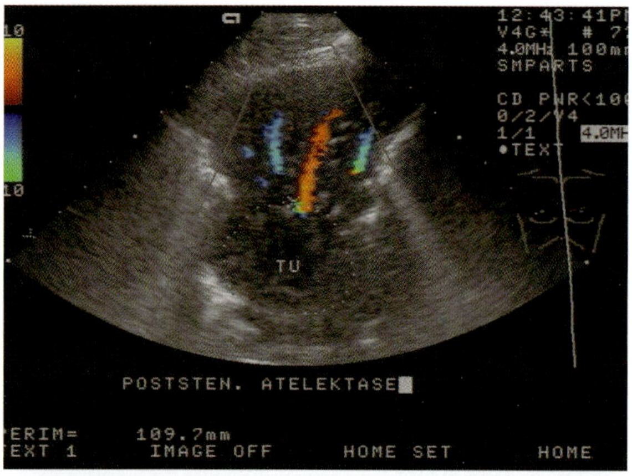

a

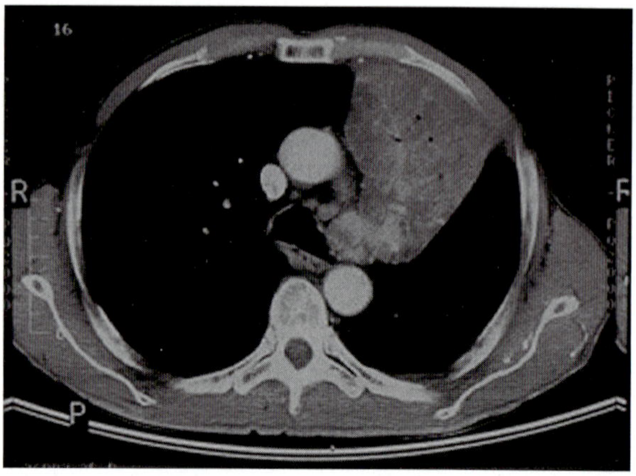

b

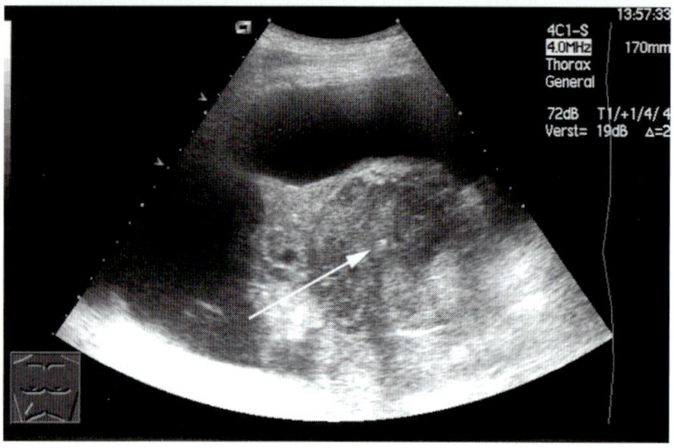

c

Abb. 4.31. **a** Zentraler Tumor im linken Oberlappen *(gestrichelte Linie)*, dahinter atelektatisches Lungengewebe mit regelrechter Gefäßarchitektur. **b** Computertomographisches Bild des Tumors und der Oberlappenatelektase. **c** Großer Tumor *(Pfeil)* im rechten Unterlappen, im Randbereich atelektatisches Lungengewebe umgeben von Pleuraerguss. Sonographische Biopsie aus dem Tumor: kleinzelliges Karzinom

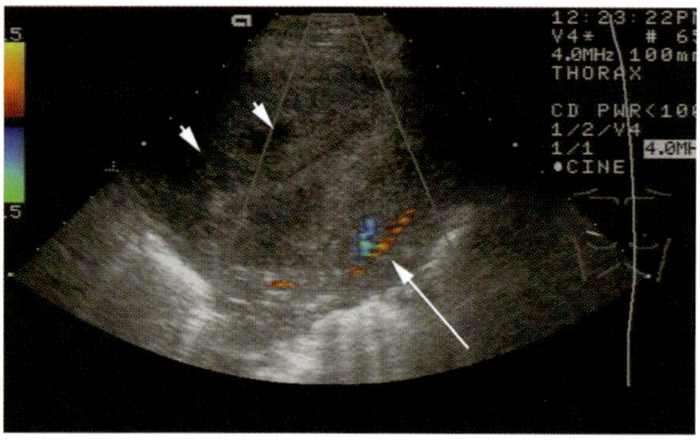

Abb. 4.32. Raumforderung im Ober- und Mittellappen mit mehreren Nekrosezonen *(Pfeilspitzen)*. Klinisch zunächst ausgeprägte Entzündungszeichen, unter antibiotischer Therapie Rückbildung des infiltrativen pneumonischen Anteiles *(Pfeil)*. Sonographische Biopsie aus den soliden Anteilen der Raumforderung: Plattenepithelkarzinom

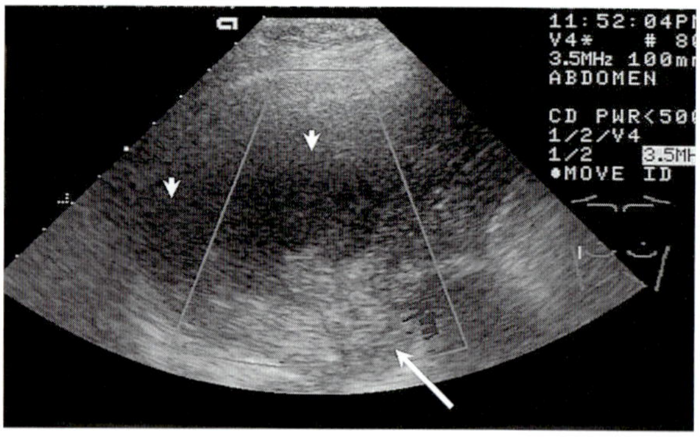

Abb. 4.33. Inhomogene medial relativ echodicht *(Pfeil)* besetzte Raumforderung im Mittellappen. Die sonographische Biopsie aus den echodichteren Anteilen ergab histologisch entzündlich verändertes Lungenparenchym, bakteriologisch wurde Aspergillus niger nachgewiesen. Die sonographische Biopsie aus dem echoärmeren Randbereich *(Pfeilspitzen)* brachte zusätzlich die Diagnose eines wenig differenzierten nicht verhornenden Plattenepithelkarzinoms

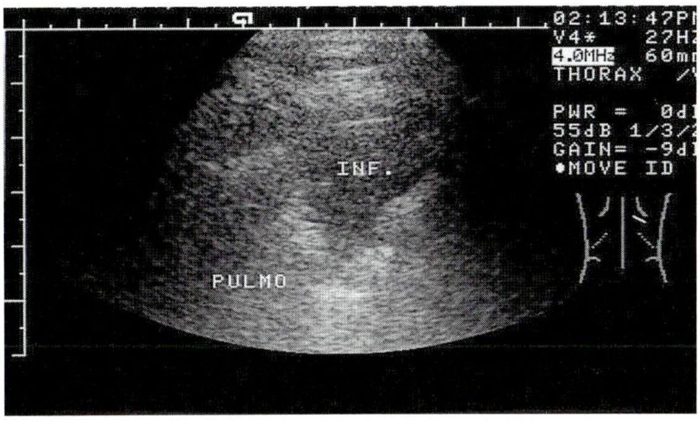

Abb. 4.34. Im rechten Unterlappen dorsal annähernd dreiecksförmiger unscharf begrenzter infiltrativer Herd, durch thorakoskopische Biopsie wurde ein bronchioloalveoläres Karzinom gesichert (*INF* Infiltration, *Pulmo* Lunge)

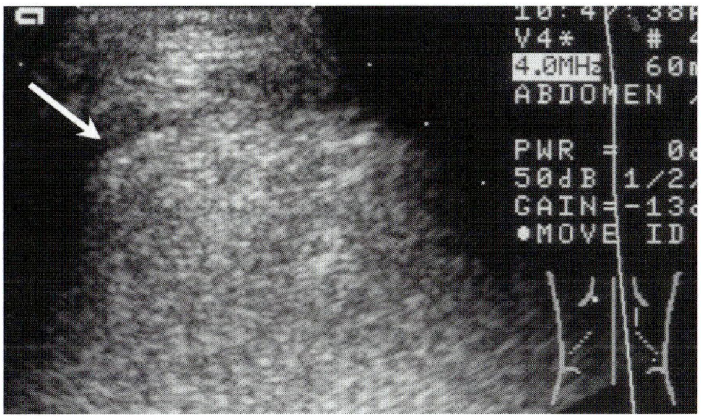

Abb. 4.35. Radiologisch und bronchoskopisch-bioptisch gesichert liegt bei der Patientin ein bronchioloalveoläres Karzinom vor, das den gesamten rechten Unterlappen ausfüllt. Sonographisch zeigt sich lediglich eine unregelmäßige Lungenoberfläche mit feinkörniger Struktur *(Pfeil)*

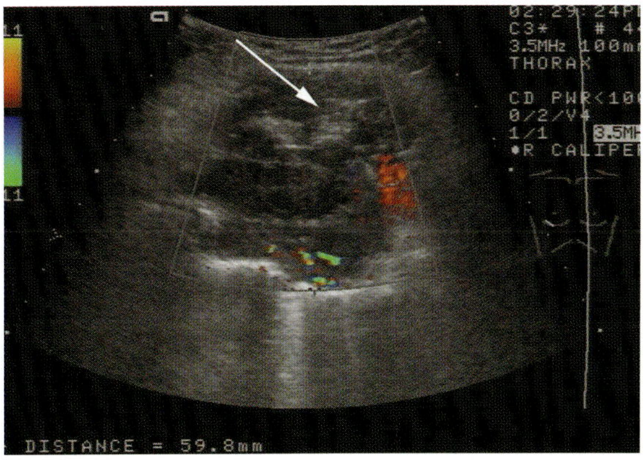

Abb. 4.36. Der 77-jährige Patient klagte über rechtsthorakale Schmerzen. Sonographisch große Tumorbildung, die von der Lunge in die Thoraxwand übergreift und zur osteolytischen Destruktion einer Rippe geführt hat *(Pfeil)*. Sonographische Biopsie: Metastase eines vor 2 Jahren operierten Urothelkarzinoms

Ausläufer in das Gewebe darzustellen (Mathis et al. 1999). Pathologische Gefäße finden sich vor allem am Rand (Tab. 4.3, Abb. 4.36).

Zusammenfassung

Sonographisch ist keine Unterscheidung zwischen Metastasen und einem peripheren Karzinom möglich. Die Interpretation muss in Kenntnis der Anamnese und radiologischer Übersichtsbilder erfolgen. Differenzialdiagnostisch müssen durch die dynamische Untersuchung Herdbildungen der parietalen Pleura ausgeschlossen werden. Auch benigne pulmonale Herdbildungen, z. B. Hamartome oder Hämangiofibrome, können als echoarme Formationen die Lungenperipherie erreichen. Zysten haben eine Wand unterschiedlicher Dicke, häufig echofreien Inhalt, mitunter aber auch Flüssigkeit mit Binnenechos. Zur Unterscheidung von einem Lungenabszess oder abgekapseltem Empyem müssen klinische Parameter und computertomographische Untersuchungen mit herangezogen werden. Entscheidend ist letztendlich immer die bakteriologische, zytologische oder histologische Klärung.

Literatur

Beckh S, Bölcskei PL, Lessnau KD (2002) Real-time chest ultrasonography. A comprehensive review for the pulmonologist. Chest 122: 1759–1773

Beckh S, Bölcskei PL (2003) Die Bedeutung der dynamischen Untersuchung in der Diagnostik thorakaler Herdbildungen. Praxis 92: 1223–1226

Corrin B (1999) Actinomycosis. In: Corrin B (ed) Pathology of the lungs. Churchill Livingstone, London, pp 194–195

Detterbeck FC, Malcolm M, DeCamp Jr et al. (2003) Invasive staging – the guidelines. Chest 123: 167S–175

Fraser RS, Müller NL, Colman N, Paré PD (1999) Fraser and Paré's diagnosis of diseases of the chest. Saunders, Philadelphia, pp 299–338

Fultz PJ, Feins RH, Strang JG et al. (2002) Detection and diagnosis of nonpalpable supraclavicular lymph nodes in lung cancer at CT and US. Radiology 222: 245–251

Görg C, Seifart U, Holzinger I et al. (2002) Bronchioloalveolar carcinoma: sonographic pattern of »pneumonie«. Eur J Ultrasound 15: 109–117

Görg C, Bert T (2004) Transcutaneous colour Doppler sonography of lung consolidations. Ultraschall Med 25: 221–226, 285–291

Hsu WH, Ikezoe J, Chen CY et al. (1996) Color Doppler ultrasound signals of thoracic lesions. Am J Respir Crit Care Med 153: 1938–1951

Hsu WH, Chiang CD, Chen CY et al. (1998) Color Doppler ultrasound pulsatile flow signals of thoracic lesions: comparison of lung cancers and benign lesions. Ultrasound Med Biol 24: 1087–1095

Kaick v G, Bahner ML (1998) Computertomographie. In: Drings P, Vogt-Moykopf I (Hrsg) Thoraxtumoren. Springer, Berlin Heidelberg New York Tokyo, S 165–179

Knopp MV, Hawighorst H, Flömer F (1998) Magnetresonanztomographie. In: Drings P, Vogt-Moykopf I (Hrsg) Thoraxtumoren. Springer, Berlin Heidelberg New York Tokyo, S 180–190

Ko JC, Yang PC, Yuan A et al. (1994) Superior vena cava syndrome. Am J Respir Crit Care Med 149: 783–787

Landreneau RJ, Mack MJ, Dowling RD et al. (1998) The role of thoracoscopy in lung cancer management. Chest 113: 6S–12S

Mathis G (1997) Thoraxsonography – Part II: Peripheral pulmonary consolidation. Ultrasound Med Biol 23: 1141–1153

Mathis G, Bitschnau R, Gehmacher O et al. (1999) Ultraschallgeführte transthorakale Punktion. Ultraschall Med 20: 226–235

Müller W (1997) Ultraschall-Diagnostik. In: Rühle KH (Hrsg) Pleura-Erkrankungen. Kohlhammer, Stuttgart, S 31–44

Pan JF, Yang PC, Chang DB et al. (1993) Needle aspiration biopsy of malignant lung masses with necrotic centers. Chest 103: 1452–1456

Schönberg SO (2003) Magnetresonanztomographie. In: Drings P, Dienemann H, Wannenmacher M (Hrsg) Management des Lungenkarzinoms. Springer, Berlin Heidelberg New York Tokyo, S 117–124

Suzuki N, Saitoh T, Kitamura S et al. (1993) Tumor invasion of the chest wall in lung cancer: diagnosis with US. Radiology 187: 3942

Thomas M, Baumann M, Deppermann M et al (2002) Empfehlungen zur Therapie des Bronchialkarzinoms. Pneumologie 56: 113–131

Tuengerthal S (2003) Radiologische Diagnostik des Bronchialkarzinoms – Projektionsradiographie und Computertomographie. In: Drings P, Dienemann H, Wannenmacher M (Hrsg) Management des Lungenkarzinoms. Springer, Berlin Heidelberg New York Tokyo, S 73–115

Yang PC (1996) Review paper: Color Doppler ultrasound of pulmonary consolidation. Eur J Ultrasound 3: 169–178

Yuan A, Chang DB, Yu CJ et al. (1994) Color Doppler sonography of benign and malignant pulmonary masses. AJR 163: 545–549

Dank an Herrn Chefarzt Priv. Doz. Dr. Dr. R. Loose, Leiter des Instituts für Diagnostische und Interventionelle Radiologie des Klinikums Nürnberg, für die Bereitstellung der radiologischen Befunde.

4.3 Vaskuläre Lungenkonsolidierungen: Lungenembolie und Lungeninfarkt

G. Mathis

Die Lungenembolie ist die häufigste klinisch nicht diagnostizierte Todesursache. Obduktionsbeobachtungen geben eine Häufigkeit von 10–15%, bei chronischer Herzinsuffizienz bis 30% an, wovon wiederum in 40% der Fälle die Lungenembolie als Todesursache zu werten ist. In 10% der Todesfälle in Kliniken stellt die Lungenembolie die Todesursache dar, bei weiteren 10% ist sie ursächlich mitbeteiligt (◘ Tab. 4.4). Da die klinischen Symptome unspezifisch sind und das Thoraxröntgen wenig sensitiv ist, ist der wichtigste diagnostische Schritt immer noch, überhaupt daran zu denken. Daher ist der Kliniker gefordert, jede Methode einzusetzen, die die Diagnostik der Lungenembolie verbessert.

4.3.1 Pathophysiologische Voraussetzungen

Wenige Minuten nach dem Verschluss einer pulmonalen Subarterie kommt es zum Zusammenbruch des Surfactants. Es strömen intersititielle Flüssigkeit und Erythrozyten in den Alveolarraum ein. Eine hämorrhagische Anschoppung bietet ideale Voraussetzungen zur Ultraschallbildgebung. Diese Konsolidierungen sind zur Pleura hingerichtet, sie öffnen sich gleichsam mit ihrer Basis an die Peripherie, wodurch gute Bedingungen für die thorakale Sonographie gegeben sind (Joyner et al. 1966; Mathis und Dirschmid 1993; ◘ Abb. 4.37).

Die Lungenembolie ist ein dynamisches Geschehen. Kleine Hämorrhagien werden durch lokale Fibrinolyse rasch resorbiert, da die Intima der Pulmonalarterien eine beträchtliche fibrinolytische Kapazität aufweist. Häufig treten vor einer massiven oder fulminanten Lungenembolie kleine, prämonitorische Embolien auf, die bei rechtzeitigem Erkennen zu entsprechenden therapeutischen Maßnahmen Anlass geben.

Der **klassische Lungeninfarkt** hatte 2 Voraussetzungen:

- einen embolischen Verschluss kleiner Pulmonalarterienäste und
- eine präexistente Blutstauung im kleinen Kreislauf.

◘ Tab. 4.4. Klinische Diagnose bei Tod durch Lungenembolie in der Autopsie

Autor	Jahr	Patienten	Trefferquote [%]
Morgentaler u. Ryu	1995	92	32
Morpurgo u. Schmid	1995	92	28

Letztere Voraussetzung gilt sicher nicht mehr, da man durchaus auch bei jungen, völlig herzgesunden Patienten Lungeninfarzierungen beobachten kann. Bei Verschluss einer größeren Pulmonalarterie ist die Ausgleichsversorgung über die präkapillären bronchopulmonalen Anastomosen gewährleistet, sodass eine Infarzierung seltener eintritt.

Die Häufigkeit des **hämorrhagischen Lungeninfarkts** bei Lungenembolie wird in der pathologischen Literatur mit 25–60% angegeben. Sie dürfte aber nach neuen Studien deutlich höher liegen, wie Untersuchungen mit neuen bildgebenden Verfahren zeigen, die bisher noch nicht verfügbar waren. Was Pathologen schon in den 60er-Jahren beschrieben haben, lässt sich heute mittels Sonographie und Computertomographie bildgebend darstellen. Die Dynamik der Veränderungen vom frischen reperfundierbaren Frühinfarkt bis zur ausgeprägten Gewebsnekrose ließen sich sonographisch im Wasserbad und anschließend pathologisch anatomisch sowie auch histologisch bestätigen (Könn u. Scheijbal 1978; Hartung 1984; Heath u. Smith 1988; Lammers u. Bloor 1988; Mathis u. Dirschmid 1993).

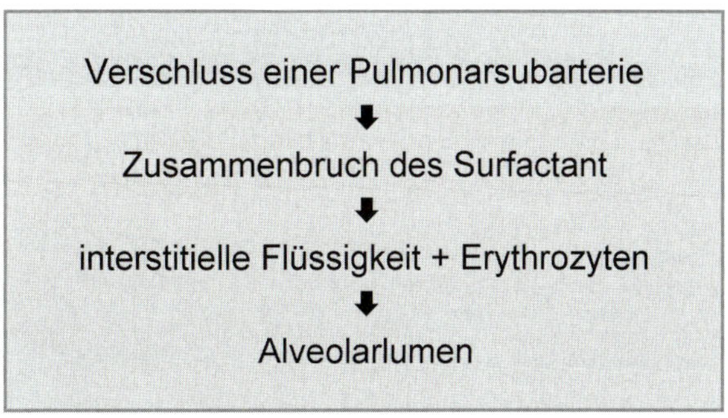

◘ Abb. 4.37. Pathophysiologische Voraussetzungen zur Ultraschallbildgebung bei Lungenembolie. Die periphere Anschoppung des Alveolarlumens ist eine gute Voraussetzung für eine pathologische Schalltransmission

4.3.2 Sonomorphologie des Lungeninfarktes

Lungenfrühinfarkte

Frische, reperfundierbare **Lungenfrühinfarkte** stellen sich als homogenes Gebilde mit pleuraler Basis dar, die manchmal etwas vorgewölbt ist. Die Läsion ist relativ homogen und echoarm. Der Rand ist in den ersten Stunden etwas verwaschen, ansonsten aber glatt begrenzt, die Form gewölbt und rundlich. Die pleurale Basis kann vorgewölbt sein, der Rand zur belüfteten Lunge leicht eingeschnürt (■ Abb. 4.38a–c).

Der zentrale Bronchusreflex ist beim Frühinfarkt klein oder gar nicht nachweisbar. Dies ist einerseits Ausdruck der bekannten Bronchokonstriktion bei Lungenembolie, andererseits durch Kompression der umliegenden Ödem- und Hämatomanschoppung bedingt. Ein ausgeprägtes Bronchoaerogramm lässt sich bei keinem Lungenfrühinfarkt darstellen (Mathis et al. 1993; Mathis u. Dirschmid 1993).

Lungenspätinfarkt, Gewebsnekrose

Der **Lungenspätinfarkt** ist gröber als der frische Infarkt und körnig strukturiert, er ist scharf begrenzt, zackig gerandet, häufig triangulär bzw. keilförmig, seltener gerundet oder viereckig. Er ist überwiegend etwas echodichter als der Frühinfarkt und weist einen ausgeprägten zentralen Bronchusreflex auf, der sich im Querschnitt im Zentrum des Dreiecks findet und ein Zeichen segmentalen Befalls darstellt. Kleine Lungeninfarkte bis zu einer Größe von etwa 2 cm zeigen oft keinen Bronchusreflex. Sie bleiben auch im Verlauf echoarm und homogen, bis sie vom Rand her verdämmern (■ Abb. 4.39, ■ Abb. 4.40, ■ Abb. 4.41, ■ Abb. 4.42, ■ Abb. 4.43 auch ■ Abb. 4.53).

Die Unterscheidung, ob ein reperfundierbarer Frühinfarkt oder ein Spätinfarkt mit Gewebsnekrose vorliegt, gelingt nur selten, nämlich bei größeren Läsionen ab etwa 2–3 cm. Dennoch sind diese Kriterien (■ Tab. 4.5) wichtig zur Differenzierung von entzündlichen Infiltraten, die meistens größer sind.

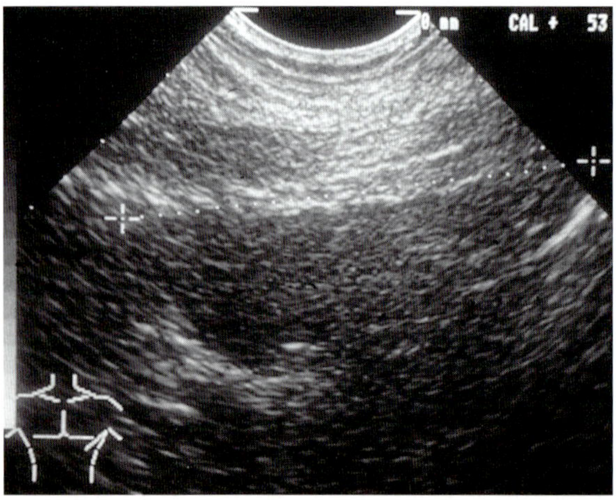

a

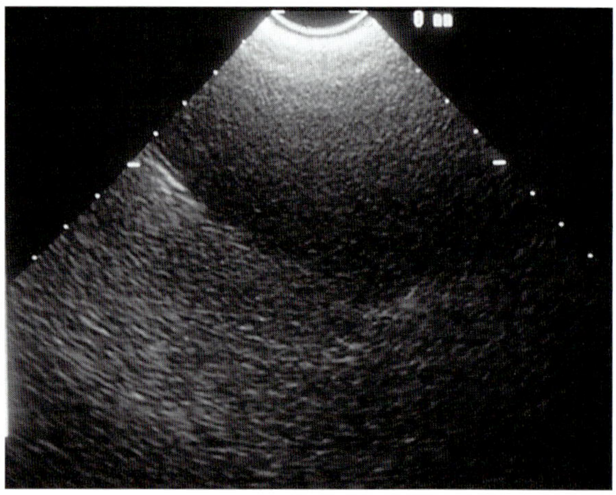

b

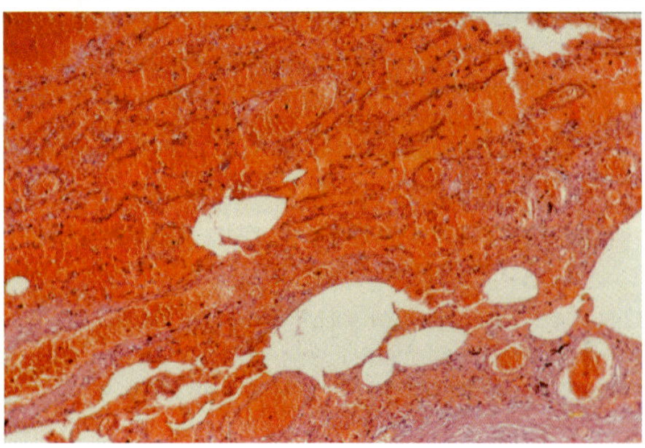

c

■ **Abb. 4.38. a** Frischer Lungeninfarkt *(+ … +)* 2 h nach dem Embolieereignis in der anterobasalen Lunge. Echoarme Textur mit Eintrittechos, zum Hilus hin gerundet. Lage, Form und Frühstadium sind autoptisch-histologisch bestätigt. **b** Derselbe Lungenfrühinfarkt im Wasserbad: eine weitgehend homogene Läsion mit histologisch erhaltener Lungenstruktur. **c** Histologisch sind die Alveolarräume mit Erythrozyten angeschoppt, die Lungenstruktur ist jedoch völlig erhalten

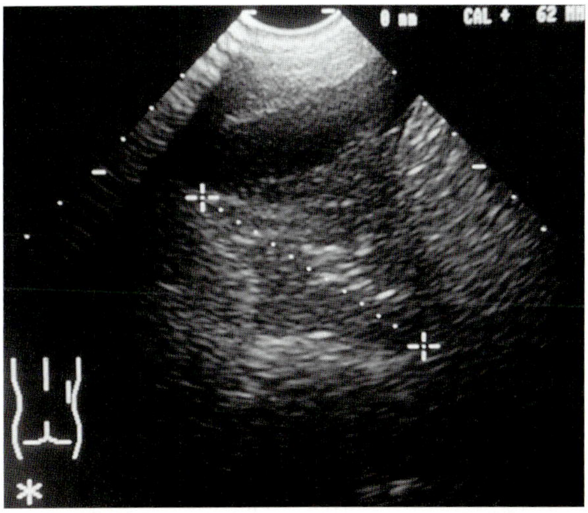
a

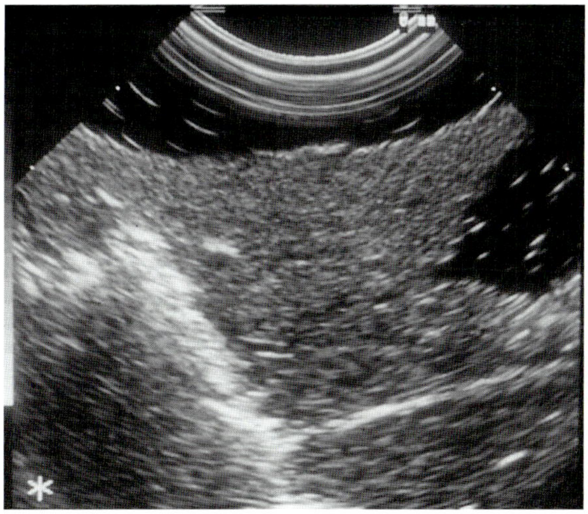
b

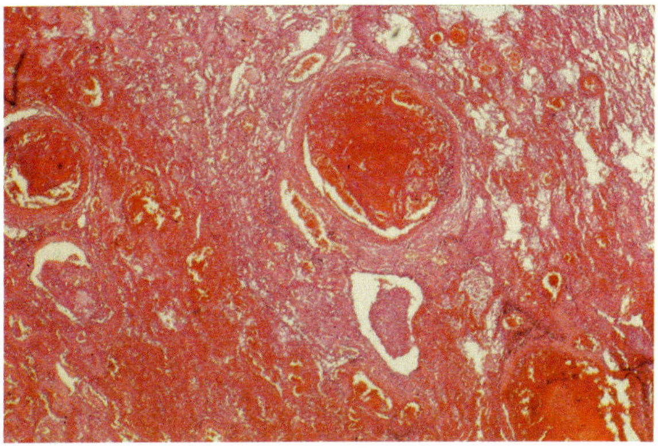
c

Abb. 4.39. Viereckiger älterer Lungeninfarkt *(+ ... +)* in mäßig dichter und etwas grober Echotextur. Auch diese Form ist entsprechend der Gefäßversorgung typisch. Im Zentrum ist ein breiter Bronchusreflex (*E* Pleuraerguss, *Le* Leber). **b** Im Wasserbad ist dieser Lungeninfarkt echogener und grobkörnig. **c** Histologisch finden sich thromboembolisch angeschoppte Gefäße und eine Gewebsnekrose

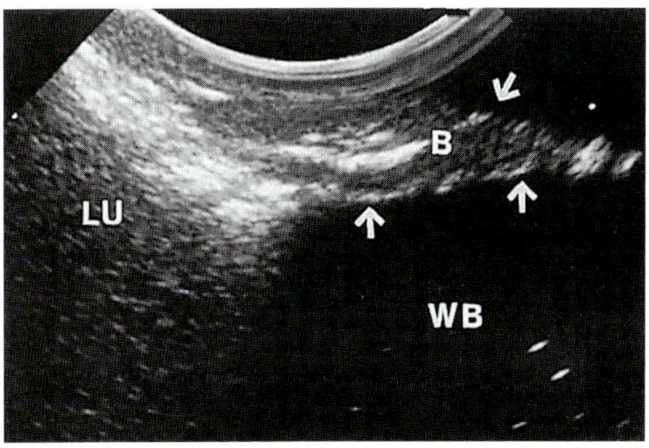

a

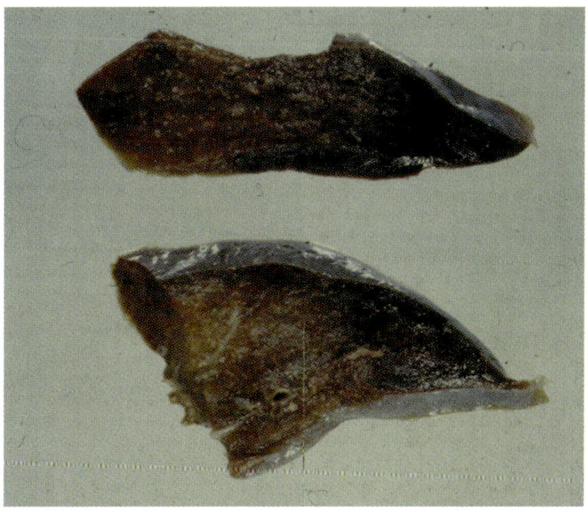
b

Abb. 4.40. **a** Alter Lungeninfarkt *(Pfeile)* in einer Autopsielunge im Wasserbad (*B* Bronchusreflex, *LU* belüftete Lunge, *WB* Wasserbad). **b** Makropathologie dieses Lungeninfarktes, der auch histologisch bestätigt wurde

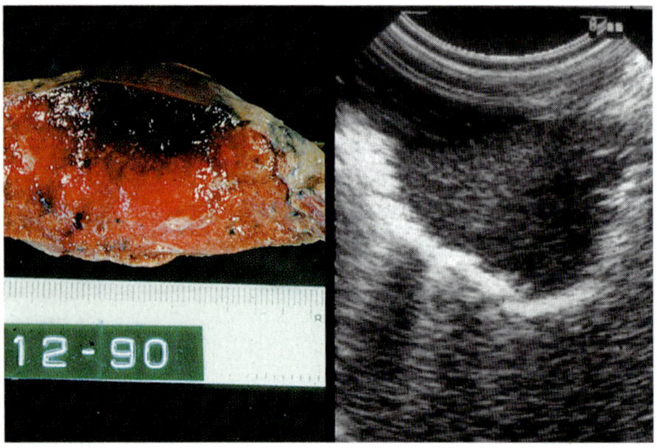

Abb. 4.41. Klassischer Lungeninfarkt mit Gewebsnekrose in der Autopsielunge *(links)* und daneben sonographisch im Wasserbad *(rechts)*

Tab. 4.5. Sonomorphologie von Lungeninfarkten ab einer Größe von etwa 2–3 cm

Frühinfarkt	Spätinfarkt
Homogen	Inhomogen/körnig
Rund triangulär	Triangulär rund
Glatt begrenzt	Zackig begrenzt
Kaum Binnenechos	Segmentbronchusreflex
Durchblutungsstopp	Gefäßzeichen

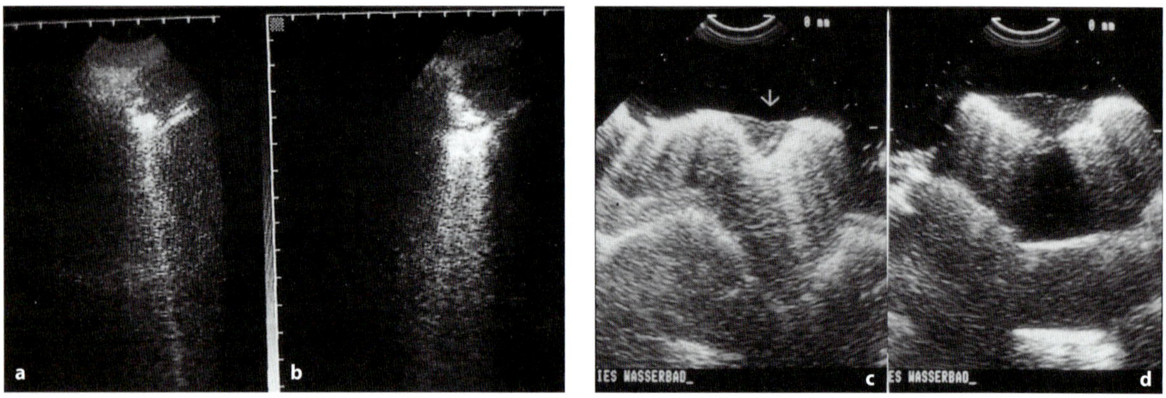

Abb. 4.42a–d. Dieser Patient war wegen 3-Etagen-Beinvenenthrombose in stationärer Behandlung. Bei Mobilisation erlitt er einen Herz-Kreislauf-Stillstand. Während der Reanimation wurden mit einem alten »Bed-side-Gerät« mehrere Signalembolien sonographisch erhoben (**a**, **b**), die in Lage, Form und Größe autoptisch und im Wasserbad (**c**, **d**) bestätigt worden sind

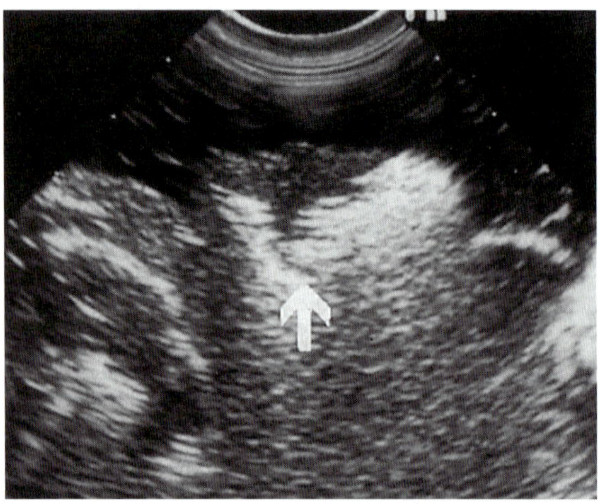

Abb. 4.43. Lungeninfarkt mit »Gefäßzeichen« im Wasserbad. Histologisch handelte es sich um einen frischen Lungeninfarkt, das zuführende Gefäß war thromboembolisch angeschoppt

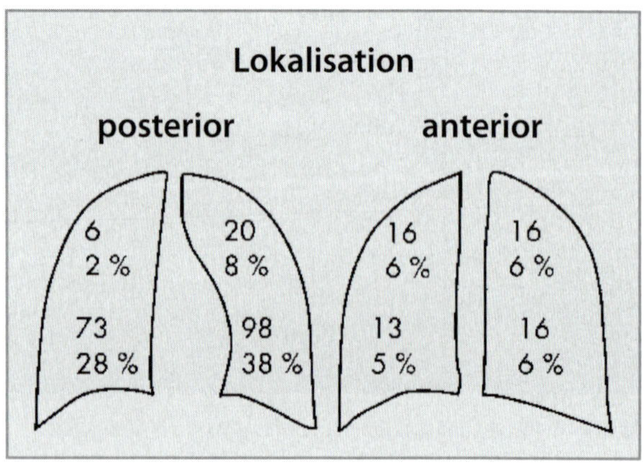

Abb. 4.44. Die meisten Lungeninfarzierungen sind aus anatomischen und hämodynamischen Gründen dorsobasal lokalisiert

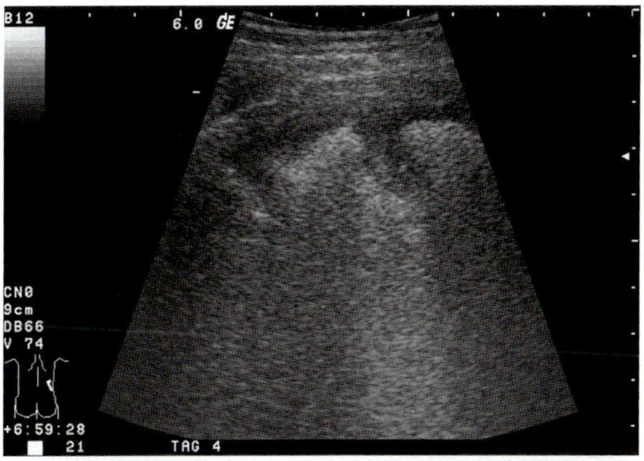

a

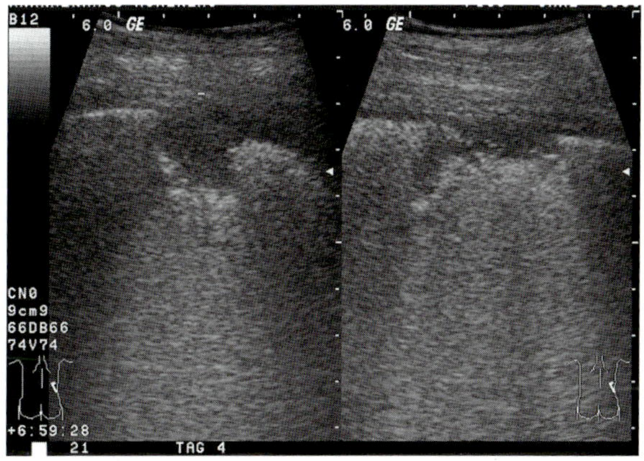

b

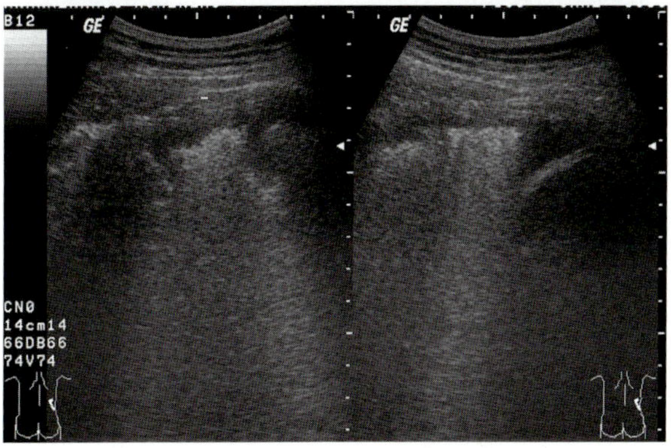

c

Abb. 4.45. **a** Zwei nebeneinander liegende Lungeninfarkte im selben Endstromgebiet der verschlossenen Pulmonarsubarterie, einmal triangulär, einmal gerundet. **b** Zwei weitere Infarkte bei derselben Patientin. **c** Begleitender Pleurawinkelerguss

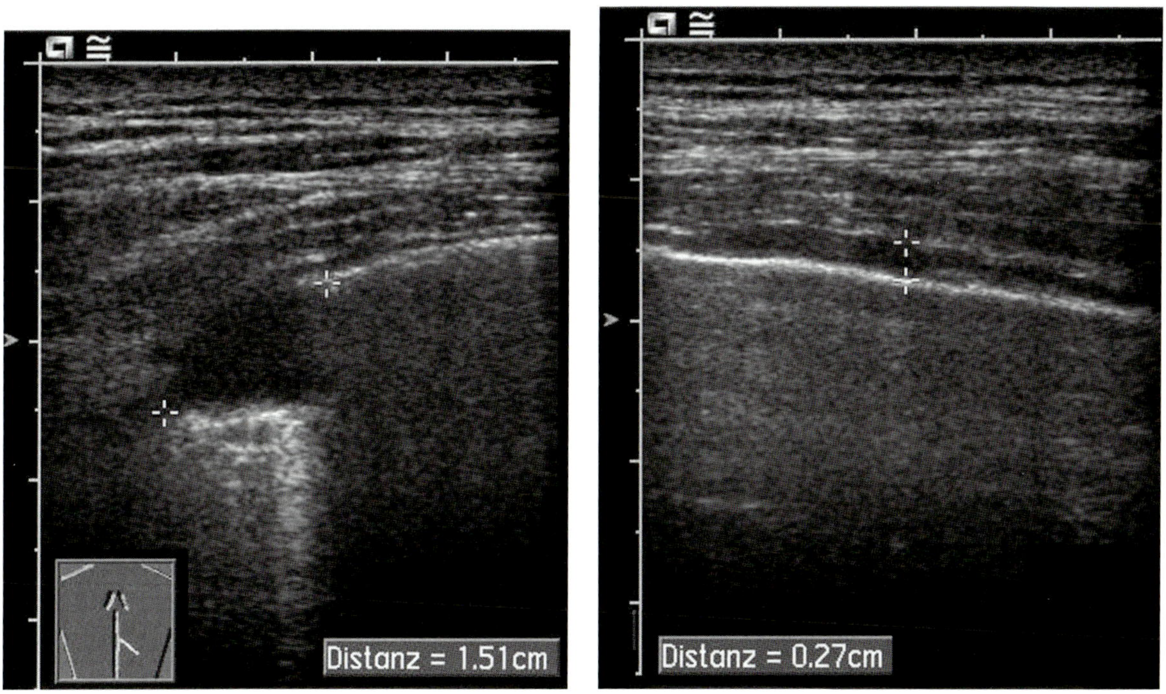

a b

Abb. 4.46. **a** Triangulärer Lungeninfarkt in typischer Form und Größe mit pleuraler Vorwölbung. **b** Schmaler fokaler Pleuraerguss

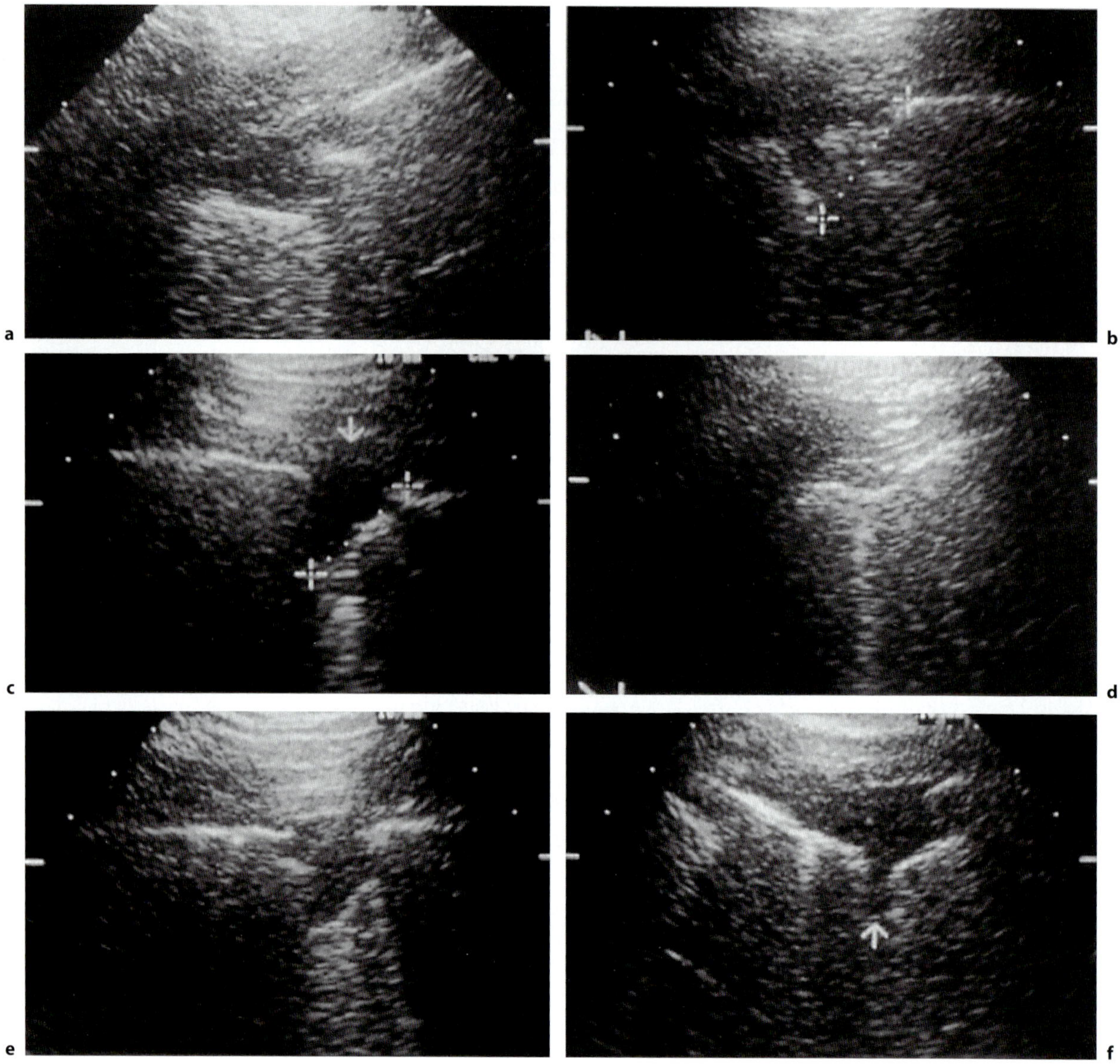

Abb. 4.47a–f. Dieser Patient hatte eine 3-Etagen-Beinvenenthrombose. Nach einem Ereignis mit Atemnot, Druckgefühl im Brustkorb und Husten waren insgesamt sechs 1,5--3 cm große Lungeninfarkte (**a**–**f**) sonographisch nachweisbar, typische Signalembolien. Überwiegend sind sie keilförmig, in **c** *(Pfeil)* ist die pleurale Vorwölbung gut sichtbar. Infarkte dieser Größenordnung entgehen der Szintigraphie, besonders wie in **d**. In diesem Fall waren szintigraphisch nur 2 Perfusionsdefekte nachweisbar. Das zuführende thromboembolisch gefüllte Gefäß sieht man gut in **f**

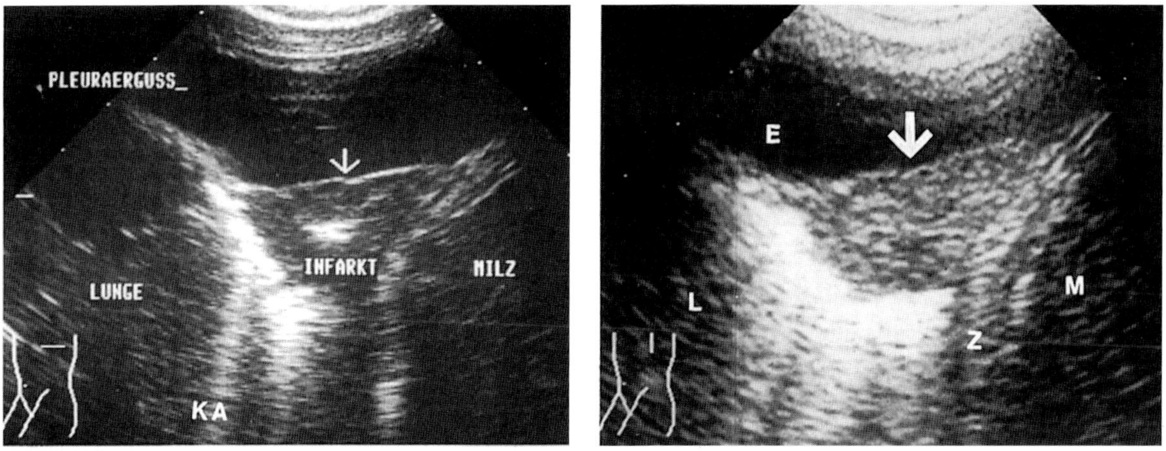

a b

Abb. 4.48. **a** Fünf Tage alter Lungeninfarkt: scharf begrenzt, etwas echodichter und gröber strukturiert als das Frühstadium mit ausgeprägtem, zentralem Bronchusreflex (*KA* Kometenschweifartefakt). **b** Dieselbe Läsion im Längsschnitt, wobei die Echogenität auch durch den Pleraerguss *(E)* etwas verstärkt wird (*L* belüftete Lunge, *Z* Zwerchfell, *M* Milz)

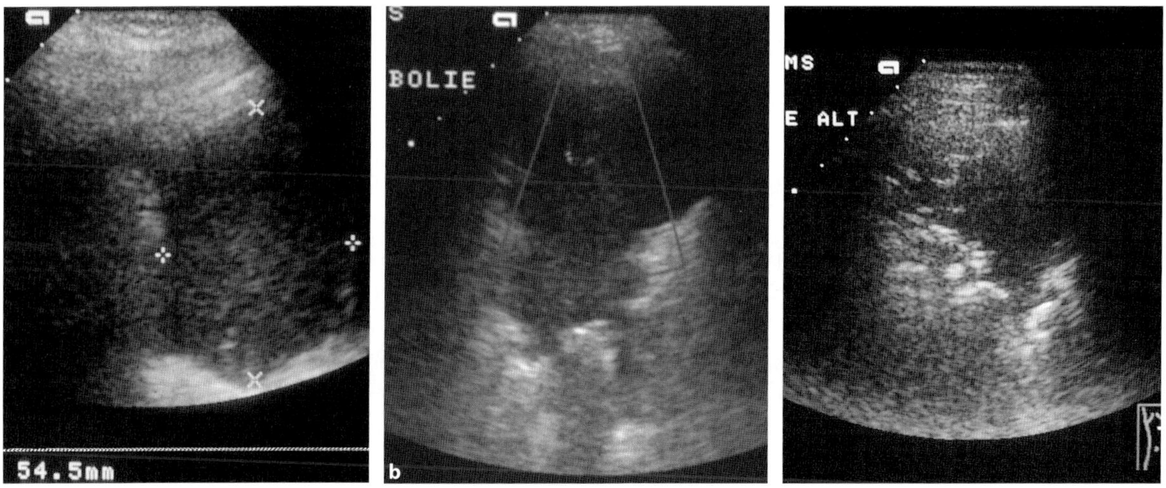

a b c

Abb. 4.49. **a** Fünf Stunden nach dem embolischen Ereignis findet sich ein gerundeter homogener Frühinfarkt. **b** Nach 5 Tagen ist die Läsion triangulär. **c** Nach 12 Tagen hat sich ein klassischer Lungeninfarkt ausgebildet, der etwas kleiner als die ursprüngliche Läsion, triangulär geformt und zackig begrenzt ist

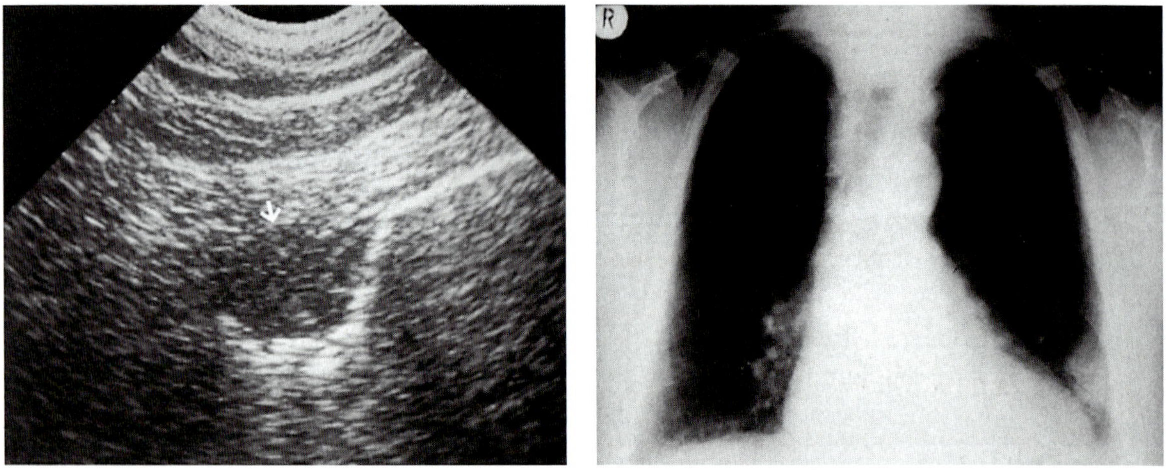

a b

Abb. 4.50. a Älterer Lungeninfarkt. Auch ohne Vorliegen eines Pleuraergusses lässt sich die Vorwölbung der pleuralen Infarktoberfläche gut darstellen *(Pfeil)*. **b** Dieser Infarkt war im Ultraschall 4 Tage früher sichtbar als im Thoraxröntgenbild mit Durchleuchtung

In den letzten Jahren konnte die Sonomorphologie von Hämorrhagien und Infarkten bei Lungenembolie wesentlich weiter präzisiert werden (Reißig et al 2003; Mathis et al. 2005).

Lokalisation

Zwei Drittel der Lungeninfarkte sind dorsal in den Lungenunterlappen lokalisiert, rechts mehr als links. Dies ist anatomisch und hämodynamisch begründet, da die basalen Pulmonalarterien mehr gerade verlaufen, während die Oberlappenarterien in steilerem Winkel abzweigen. Die dorsobasale Region ist der transkutanen Sonographie besonders gut zugänglich (Abb. 4.44).

Zahl

Durch die heute gegebene verbesserte Auflösung entdeckt man mehr Läsionen als vor Jahren. Es kommen bei Lungenembolie durchschnittlich 2,4 Infarkte zur Darstellung. Liegen 2 oder mehr Herde vor, liegt bei klinischer Wahrscheinlichkeit die Spezifität bei 99%. Bei schlanken Patienten ist es empfehlenswert, auch mit einem hochfrequenten Schallkopf den Pleurareflex zu untersuchen (Abb. 4.45 bis Abb. 4.53).

Größe

Die durchschnittliche Größe der Lungeninfarkte liegt bei 12×16 mm (5–70 mm). Läsionen unter 5 mm sollen nicht gewertet werden, höchstens im Verlauf, da es sich dabei auch um Narben handeln kann. Eine Pleuritis kann einmal ein ähnliches Bild geben. Diese ist jedoch am Schmerzpunkt lokalisiert und weist eine ausgedehnte Fragmentierung des Pleurareflexes auf.

Form

Die Form der Lungeninfarkte ist überwiegend triangulär mit pleuraler Basis. Diese kann leicht vorgewölbt sein. Oft sind die Herde zum Hilus hin auch gerundet, manchmal auch polygonal (Abb. 4.45; Reißig et al. 2003; Mathis et al. 2005).

Gefäßzeichen

In manchen Fällen lässt sich im B-Bild ein kleines echoloses **Gefäßband** erstellen, das von der Spitze der Läsion zum Hilus hingerichtet ist. Es entspricht dem thromboembolisch angeschoppten Pulmonalarterienast, wie dies auch in computertomographischen Untersuchungen (»vessel sign, vascular sign«) dokumentiert ist (Ren et al. 1990; Abb. 4.43, auch Abb. 4.47f).

Pleuraerguss

In etwa der Hälfte der Fälle lassen sich meist kleine Pleuraergüsse darstellen, fokal über der Läsion oder im Pleurasinus. Der Erguss ist weitgehend echolos und im Verhältnis zur Infarktläsion klein, was ein wichtiges Unterscheidungskriterium zur Abgrenzung von Kompressionsatelektasen darstellt. Der Pleuraerguss kann auch zu einer vermeintlichen Schallverstärkung im Lungeninfarkt führen. Binnenechos im Erguss und Fibrinfäden weisen auf eine Infarktpneumonie (Mathis et al. 1993; Abb. 4.46).

Signalembolien

Häufig gehen einer massiven Lungenembolie kleinere embolische Ereignisse voraus, die dann als **Signalembolien** zur Darstellung kommen. Diese stellen sich als

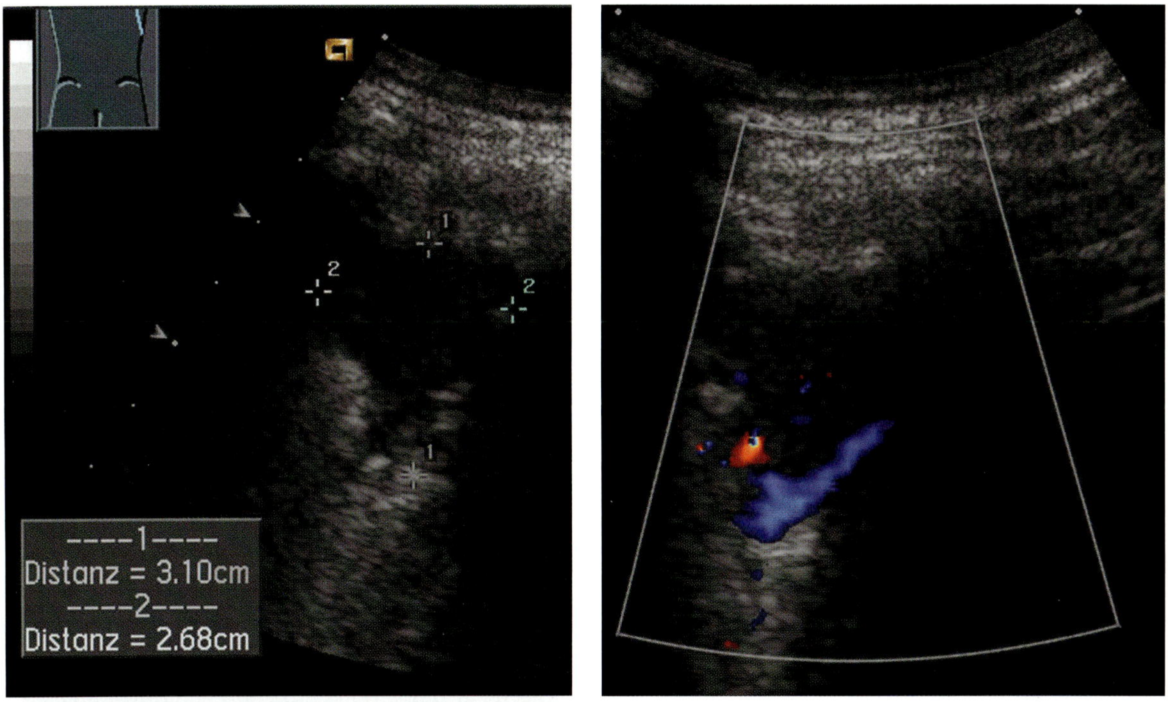

a

b

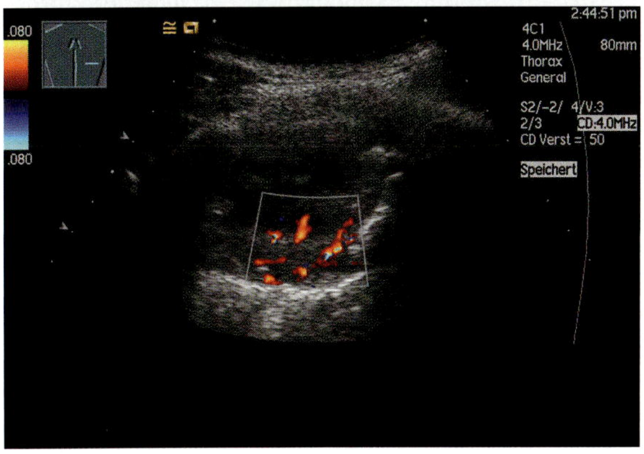

c

Abb. 4.51. **a** Frischer triangulärer Lungeninfarkt. Hier war der D-Dimer-Test noch negativ. **b** Die Infarzierung ist nur am Rand und nicht zentral durchblutet. **c** Vier Tage später bildet sich auch klinisch eine Infarktpneumonie aus. Diese ist größer als die ursprüngliche Läsion, teils belüftet und wieder durchblutet

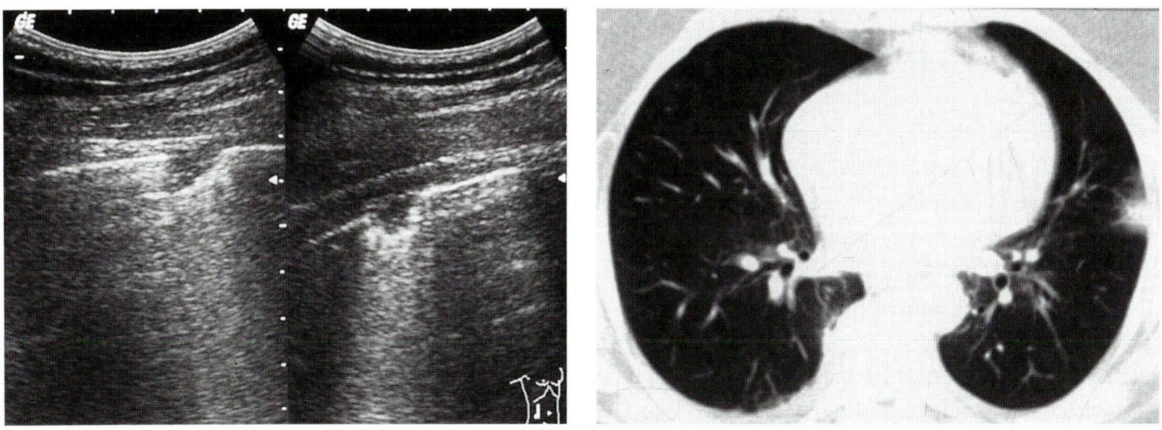

a

b

Abb. 4.52a,b. 25-jährige Frau mit plötzlicher Atemnot und leichten, atemabhängigen Thoraxschmerzen. **a** Sonographisch lassen sich 2 kleine Lungeninfarkte einsehen. **b** In der Spiral-CT wird die zentrale Lungenembolie bestätigt und nur ein Herd in der Peripherie gesehen

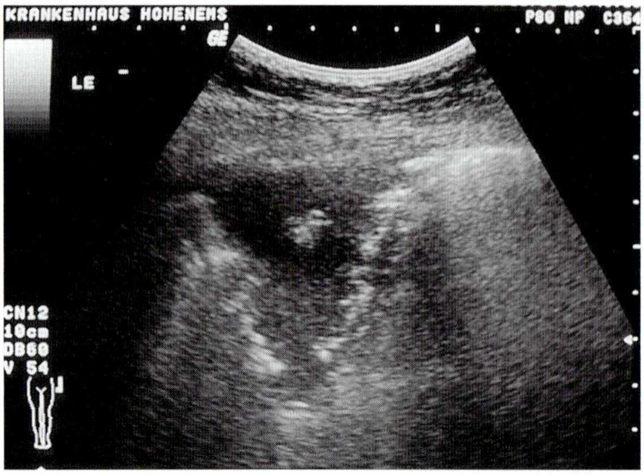

Abb. 4.53. Großer klassischer Lungeninfarkt mit sägezahnartiger Berandung und zentralem Bronchusreflex

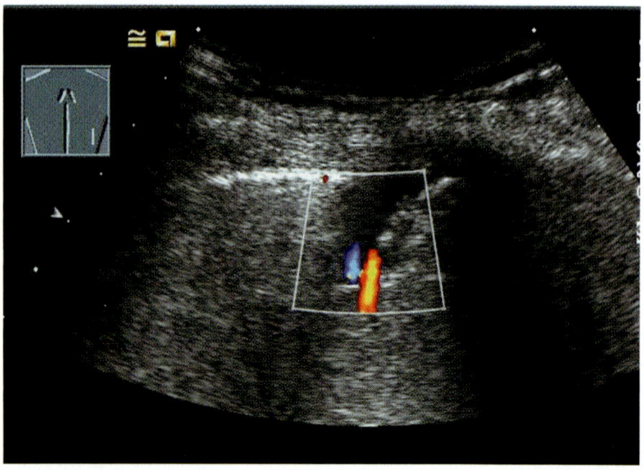

Abb. 4.54. Durchblutungsstopp an der Spitze des keilförmigen Lungeninfarktes

einzelne dreieckige oder gerundete kleine Läsionen dar (Abb. 4.42a–d). Liegen mehrere derartige kleine Defekte nebeneinander, so entsteht das Bild einer ausgefransten Begrenzung zwischen pleuranaher nicht belüfteter und normal belüfteter Lunge. Solche kleinen Läsionen können sowohl als Vorboten eine drohende Lungenembolie signalisieren, aber auch bei einer massiven zentralen Lungenembolie gleichzeitig bestehen und somit die Diagnose stützen, ohne dass der zentrale Embolus selbst thoraxsonographisch nachweisbar ist, was ja wegen der dazwischen liegenden Luft nicht gelingen kann (Kroschel et al. 1991; Mathis 1997).

Farbkodierte Duplexsonographie bei Lungenembolie

Den embolisch bedingten Durchblutungsstopp mittels farbkodierter Duplexsonographie (FKDS) darzustellen gelingt nur in wenigen Fällen (Abb. 4.54). Diese Einschränkung hat mehrere Gründe:

- Kurzatmige Patienten können den Atem nicht ausreichend lange anhalten, sodass in der FKDS viele Artefakte entstehen.
- Es ist schwierig, das zuführende Gefäß in der richtigen Ebene zu treffen.
- Bei rascher Reperfusion ist die Läsion bereits wieder durchblutet. Diese Perfusion ist allerdings deutlich geringer als bei pneumonischen Infiltraten.

Dennoch ist die Farbdopplersonographie ein wichtiger Mosaikstein in der Differenzierung subpleuraler Lungenläsionen (Yuan et al. 1993; Gehmacher u. Mathis 1994).

Kontrastmittelsonographie

Lungeninfarkte und emboliebedingte Hämorrhagien zeigen in der kontrastmittelunterstützten Sonographie wie in der Farbdopplersonographie eine fehlende Durchblutung bzw. eine fehlende Kontrastierung. Am Rand der Läsion kann es zu einer verzögerten und geringen Kontrastmittelanreicherung kommen, die auf einer brochialarteriellen Versorgung beruht. Pleuritis und Pneumonie hingegen sind früh und stark kontrastiert. Somit ist die Kontrasmittelsonographie ein sehr geeignetes differenzialdiagnostisches Instrument (Görg et al. 2005; ▶ Kap. 7).

Abheilungsphase – Infarktpneumonie

Wochen nach dem Auftreten einer Lungenembolie, ist die Sonomorphologie des Lungeninfarktes weniger typisch. Mit zunehmender Wiederbelüftung ist das sonographische Bild ähnlich dem einer Pneumonie (Abb. 4.51). Infarktpneumonien können sich im infarzierten Bereich entwickeln oder auch in der Infarktumgebung und zwischen multiplen Infarkten entstehen. Werden sequestrierte Infarkte abgehustet, entstehen Infarktkavernen, die sekundär infiziert zu einem Lungenabszess führen können. Die Reparationsvorgänge des Spätinfarktes bieten daher sehr unterschiedliche Voraussetzungen für eine Ultraschallbildgebung, eine sonomorphologische Abgrenzung zu anderen peripheren Lungenkonsoliderungen ist jetzt schwierig. In den Fällen, die im Stadium der Infarktpneumonie 1–2 Wochen nach dem Ereignis zur ersten Ultraschalluntersuchung kommen, kann man sonographisch wohl den Herd darstellen, sonomorphologisch aber wenig differenzialdiagnostische Kriterien anbieten.

4.3.3 Sonomorphologische Differenzialdiagnose

Etliche Kriterien erlauben eine sonomorphologische Differenzialdiagnose zu peripheren Lungenläsionen anderer Genese. **Pneumonien** sind im Sonogramm unscharf begrenzt, inhomogen strukturiert, weisen zahlreiche linsenförmige Binnenechos auf, Bronchoaerogramme und bei poststenotischen Pneumonien auch Fluidobronchogramme. Im Frühstadium sind Pneumonien oft leberähnlich (▶ Kap. 4.1).

Karzinome und Metastasen sind eher gerundet oder polyzyklisch, wachsen infiltrierend und weisen Krebsfüßchen, Tumorzapfen und manchmal zentrale Nekrosezonen auf.

Kompressionsatelektasen sind schmal, zipfelmützenförmig, mindestens einseitig konkav und flottieren im Erguss, der wesentlich größer ist im Vergleich zur Atelektase (Mathis et al. 1993; Mathis 1997).

Zur Differenzierung von pneumonischen und neoplastischen Läsionen eignet sich auch die **farbkodierte Duplexsonographie**: Pneumonien weisen ein verstärktes, reguläres, zentrales Durchblutungsmuster auf, während Karzinome und Metastasen vermehrt vom Rand her durch atypische, korkenzieherartig verlaufende Gefäße versorgt werden. Die Kontrastmittelsonographie kann Lungeninfarkte von entzündlichen Infiltraten abgrenzen.

4.3.4 Treffsicherheit der Thoraxsonographie in der Diagnostik der Lungenembolie

Bis vor kurzem lagen 7 prospektive Studien an 551 Patienten über die Treffsicherheit der Thoraxsonographie in der Diagnostik der Lungenembolie vor. Bei allen Untersuchungen zur Diagnostik der Lungenembolie besteht das Problem des praktisch fehlenden Goldstandards. Trotzdem ist es offenkundig, dass mit verschiedenen Vergleichsmethoden durchaus ähnliche Ergebnisse erzielt worden sind (◘ Tab. 4.6).

Eine große Multicenterstudie (TUSPE) mit 352 Patienten im normalen Dienstsetting rund um die Uhr auch mit weniger erfahrenen Untersuchern hat gezeigt, dass bei drei Viertel der Patienten mit Lungenembolie peripher typische Herde sonographisch nachweisbar sind. Dabei wurde eine erstaunlich hohe Spezifität von 95% erzielt.

Cave

Eine normale Thoraxsonographie schließt eine Lungenembolie nicht aus wie auch kein negatives CT oder negative D-Dimere.

◘ Tab. 4.6. Thoraxsonographie in der Diagnostik der Lungenembolie

Autor	Jahr	Patienten	Sensitivität	Spezifität	PVW	NVW	Treffsicherheit	Referenzmethoden
		(n)	[%]	[%]	[%]	[%]	[%]	
Mathis et al.	1990b	33	96	60	93	75	91	Szintigraphie, Angiographie
Kroschel et al.	1991	100	90	81	100	81	93	Szintigraphie
Mathis et al.	1993	58	98	66	91	89	90	Szintigraphie, Angiographie
Lechleitner et al.	1997	119	86	67	55	91	73	Szintigraphie, Dimer-Test
Mathis et al.	1999	117	94	87	92	91	91	Spiral-CT
Reisig et al.	2000	69	80	92	95	72	84	Spiral-CT
Lechleitner et al.	2002	55	81	84	97	84	82	MRT
Mathis et al.	2005	352	74	95	95	75	84	Spiral-CT

NVW negativer Vorhersagewert, *PVW* positiver Vorhersagewert.

4.3.5 Thoraxsonographie im Kontext zu anderen bildgebenden Verfahren

Thoraxröntgen

Das Thoraxröntgen, die bildgebende Basis in der Diagnostik von Lungenerkrankungen, ist bei der Lungenembolie bekanntlich sehr unsicher. Es dient zur Interpretation der szintigraphischen Befunde und kann Anlass zu einer Thoraxsonographie geben (Mathis et al. 1993).

Ventilations-/Perfusionsszintigraphie

Seit der größten jemals durchgeführten Studie zur Wertigkeit der Ventilation/Perfusionsszintigraphie (V/P-Szintigraphie) in der Diagnostik der Pulmonalembolie ist diese umstritten. Dabei zeigte sich, dass nur eine Minderheit der Patienten (11%), bei denen letztlich eine Lungenembolie angiographisch bewiesen wurde, eine V/P-Szintigraphie mit hoher diagnostischer Wahrscheinlichkeit aufwiesen. Drei Viertel der Patienten benötigten weitere Untersuchungen zur Bestätigung oder zum Ausschluss einer Lungenembolie (PIOPED-Investigators 1990).

Im Vergleich von Thoraxsonographie mit Szintigraphie konnte gezeigt werden, dass bei »high probabilitiy scans« eine hohe Übereinstimmung von Szintigraphie und Ultraschall besteht. Doch konnten bei »intermediate« und »low probability scans« sonographisch häufig noch embolietypische Läsionen dargestellt werden (Mathis et al. 1990a, b; Kroschel et al. 1991; Lechleiner et al. 1997).

In Einzelfällen, bei denen eine Diskrepanz zwischen Spiral-CT und Thoraxsonographie besteht, kann die Szintigraphie durchaus hilfreich sein.

Angiocomputertomographie

Die Spiral-Angio-CT hat die Diagnostik der Lungenembolie revolutioniert. Sie ist heute die bildgebende Methode der Wahl bei Verdacht auf Lungenembolie. Zentrale Lungenembolien werden mit höchster Treffsicherheit direkt dargestellt oder ausgeschlossen. Der Einsatz der Spiral-Angio-CT ist kontraindiziert bei Niereninsuffizienz, Kontrastmittelallergie und Schwangerschaft. Hämodynamisch instabile und beatmete Patienten können schlecht transportiert und durch die Röhre geschoben werden. Auch ist die CT nicht immer sofort verfügbar.

Bei jenen Patienten, die einer Angio-CT nicht unterzogen werden können, stellt die Thoraxsonographie eine Alternative dar, die durch die heutigen mobilen Systeme auch bettseitig einsetzbar ist.

Vor Jahren wurde schon darauf hingewiesen, dass insgesamt ein Drittel der Lungenembolien im Segment- und Subsegmentbereich der Single-Slice-CT entgehen (Rathbun et al. 2000). Mit dünneren Schichten im Multi-Slice-CT werden sekundenschnell die Bewegungsartefakte reduziert, und die Auflösung wird verbessert. Es bleibt das Problem der kleinen Emboli, deren klinische Relevanz immer noch unklar ist und nicht unterschätzt werden darf. Man rechnet bei heutiger Technik für die Angio-CT mit einer Sensitivität von 85–90% (Goodman 2005).

Bei kleinen Emboli im Segment- und Subsegmentbereich bildet die Thoraxsonographie eine zielführende Ergänzung zur Angio-CT. Sonographisch werden auch kleine Hämorrhagien dargestellt, die der CT auch in Multi-Slice-Technik entgehen. Dabei soll man sich nicht in Schichtdicken- und Millimeterdiskussionen ergehen. Sondern man muss klar sehen, dass die Sonographie aufgrund einer physikalisch völlig anderen Bildgebungstechnik im Nahfeld einfach eine bessere Auflösung hat.

Man betrachte dies am Beispiel der Lymphknoten, wo beispielsweise im Halsbereich sonographisch mehr Lymphknoten darstellbar sind und schon im B-Bild auch eine bessere Strukturierung zeigen. In der TUSPE-Multicenter-Studie konnten 25% aller Patienten, die letztlich eine Lungenembolie hatten, nicht eingeschlossen werden, weil die CT auch in hoch ausgerüsteten Zentren nicht rechtzeitig verfügbar war (Mathis et al. 2005).

4.3.6 Sonographische Suche nach der Emboliequelle

In der Diagnostik einer Thromboembolie ist der Ultraschall in anderen Bereichen inzwischen Methode erster Wahl. Der erfahrene Untersucher kann in einem Untersuchungsgang mehrere klinisch tatsächliche oder möglicherweise involvierte Körperregionen mit einem bildgebenden System inspizieren, er **Quelle**, **Weg** und **Ziel** des embolischen Ereignisses untersuchen kann.

Duplexsonographie der Beinvenen

Weit mehr als die Hälfte der Lungenembolien hat ihren Ursprung in den Beinvenen. Bei Autopsien von 837 Erwachsenen lag die Inzidenz der Becken-/Beinvenenthrombose bei 38,6%. Von diesen hatten 55,5% auch eine PE (Feigl u. Schwarz 1978). Unter 105 Patienten mit gesicherter Beinvenenthrombose lag die Inzidenz der PE bei 57%, während sie bei Patienten ohne Beinvenenthrombose nur 4,7% betrug. Betrachtet man die Emboliequelle genauer, war die Inzidenz der PE (Köhn und Scheibal 1978):

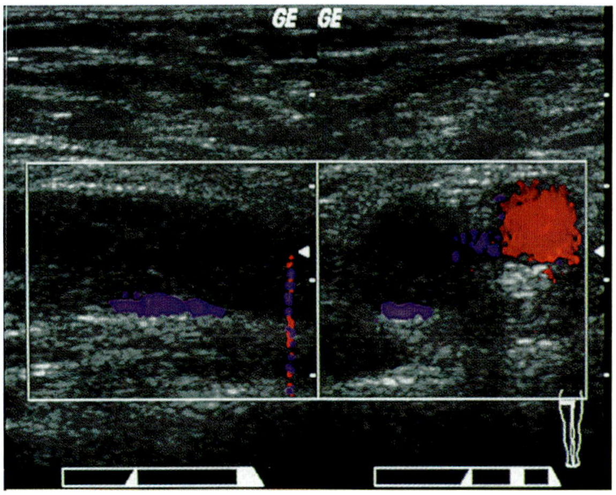

Abb. 4.55. Suche nach der Emboliequelle: Beinvenenthrombose in der V. femoralis. Die Vene ist größer als die Arterie, mit echogenem Material angeschoppt und nicht komprimierbar. Am Rand ist geringer Fluss nachweisbar

Tab. 4.7. Duplexsonographie der tiefen Beinvenenthrombose. (Nach Eichlisberger 1995)

Zeichen	Nachweismethode
Direkte Zeichen	
Sichtbarer Thrombus	B-Bild
Kein Fluss	PW-Doppler, Farbe
Indirekte Zeichen	
Nicht komprimierbare Vene	B-Bild
Nicht atemphasische Flusssignale	PW-Doppler, Farbe
Flusssignale nicht über ganzem Querschnitt	Farbe
Größerer Durchmesser (akute TVT)	B-Bild
Kollateralvenen	B-Bild, Farbe
Fehlende Klappenbewegung	B-Bild
Unter Valsalva nicht dehnbar	B-Bild

TVT tiefe Beinvenenthrombose

- 46% bei Patienten mit Wadenthrombose,
- 67% im Oberschenkel und
- 77% bei Beckenvenenthrombose.

Die Duplexsonographie mit Kompression ist eine sichere Vorgehensweise, um die Emboliequelle aus einer tiefen Beinvenenthrombose zu sichern. Bei Verdacht auf tiefe Beinvenenthrombose beträgt die mediane Sensitivität 95% (38–100%) und die mediane Spezifität 97% (81–100%). Auch bei der nicht zu unterschätzenden isolierten Unterschenkelthrombose zeigt die mediane Sensitivität 89% (36–96%) und mediane Spezifität 92% (50–98%; Jäger et al. 1993).

Als direkte Zeichen einer Beinvenenthrombose gelten die Darstellung des Thrombus und der fehlende Fluss (Abb. 4.55). Die Erkennung des Thrombus im B-Bild wird durch den Einsatz des Farbdoppler indirekt verbessert. Die thrombosierte Vene ist nicht oder nur inkomplett komprimierbar, was auf ein okkludierendes Gerinnsel weist. Allerdings ist das Kompressibilitätszeichen nur inguinal und popliteal zuverlässig. Die V. cava und die Beckenvenen sind nicht ausreichend komprimierbar, bei Wadenvenenthrombose ist die Kompression druckschmerzhaft. Die Atemphase des venösen Flusses geht distal eines Strömungshindernisses verloren, bei akuter Thrombose ist die Vene stark ausgeweitet, es fehlen Klappenbewegungen. Ein gründlicher Seitenvergleich zu den Venen des anderen Beines ist unabdingbar (Tab. 4.7; Eichlisberger et al. 1995).

Echokardiographie

Seit Einführung der transösophagealen Echokardiographie wird zunehmend auch das **Herz als Emboliequelle** untersucht. Im rechten Vorhof können mittels transthorakaler Echokardiographie sessile und flottierende Thromben nachgewiesen (Abb. 4.56), manchmal auch reitende Thromben in den zentralen Hauptstämmen der Pulmonalarterien (Kronik et al. 1989; Vuille et al. 1993).

Eine orientierende Echokardiographie zur Beurteilung der Rechtsherzbelastung ist notfallmäßig rasch durchführbar.

Bei submassiver und massiver Lungenembolie zeigt das Rechtsherz echokardiographisch typische Veränderungen:

- Dilatation des rechten Vorhofes,
- Dilatation des rechten Ventrikels,
- paradoxe Septumbewegung, Septumabflachung,
- Trikuspidalinsuffizienz >2,5 m/s.
- erhöhter Pulmonalarteriendruck >39 mmHg.

Ein großer Vorteil der sonographischen Emboliediagnostik liegt in der vielfältigen Einsetzbarkeit und in der bettseitigen Verfügbarkeit, sei es in der Notfallaufnahme oder auch auf der Intensivstation. Die Kombination von Thoraxsonographie, Echokardiographie und Beinvenenkompressionssonographie ergibt für die Lungenembolie eine Sensitivität von über 90% (Mathis al 2005, Abb. 4.57, Abb. 4.58).

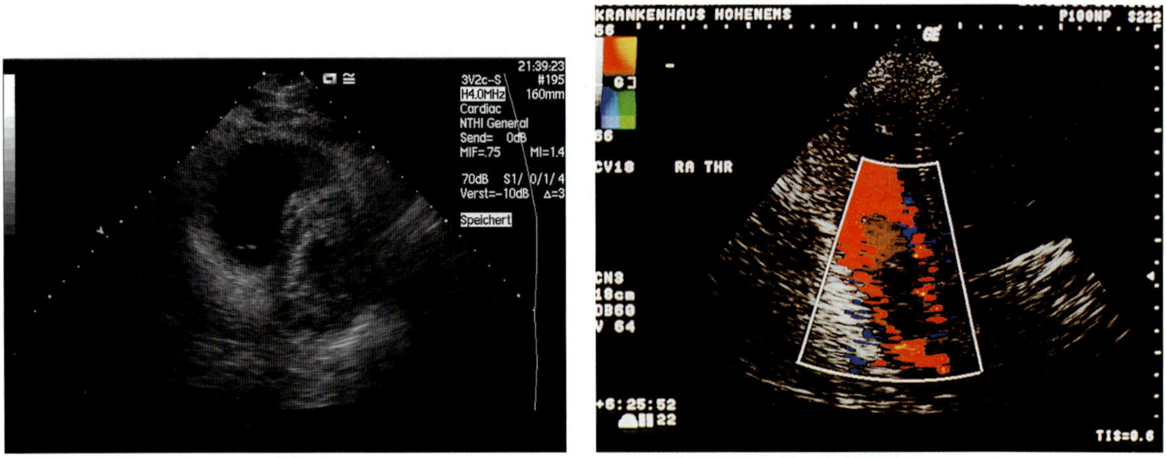

a b

Abb. 4.56. **a** Akute Rechtsherzbelastung mit massiver Dilatation des rechten Ventrikels. **b** In Klappenebene flottierender Thrombus im Rechtsherz

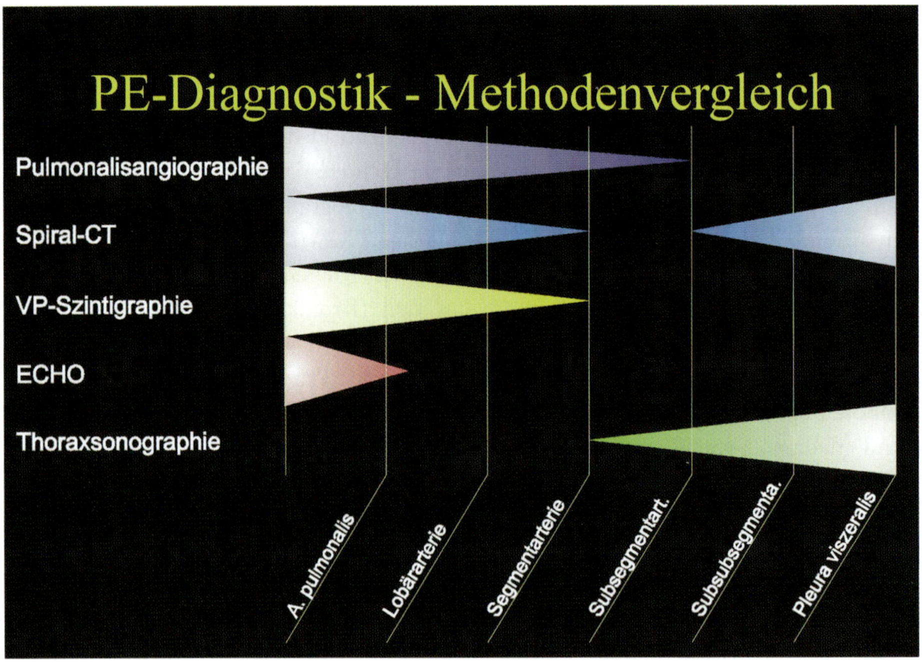

Abb. 4.57. Methodenvergleich. (Mod. nach Kroschel et al. 1991; Krönig u. Reisig 2000)

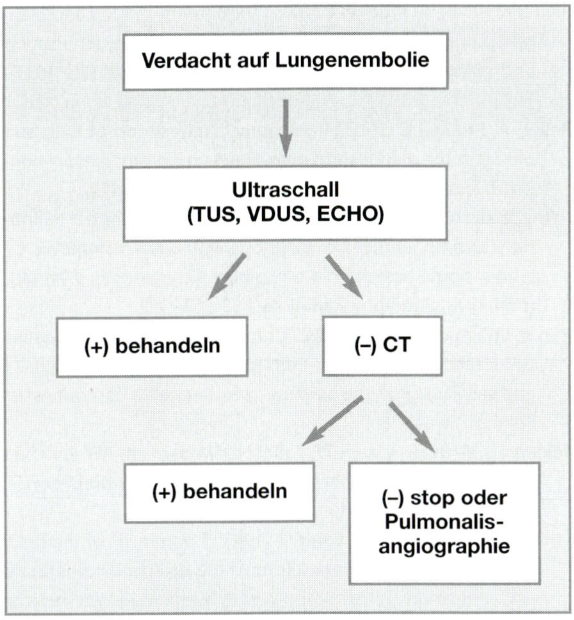

Abb. 4.58. Vorgehensweise bei klinischem Verdacht auf Lungenembolie (mod. nach Goodman 1996). In fraglichen Einzelfällen kann auch die Szintigraphie ergänzend zielführend sein (*TUS* transkutaner Ultraschall, *VDUS* Venenduplexultraschall)

Cave

Sonographie bei Lungenembolie: »Kill three birds with one stone – drei Fliegen auf einen Streich«.

Zusammenfassung

Bei Auftreten einer Lungenembolie lassen sich mittels Thoraxsonographie in mindestens drei Viertel der Fälle subpleurale schallgängige Läsionen darstellen. Diese entsprechen einerseits emboliebedingten, reperfundierbaren Alveolarödemen und Hämorrhagien (Lungenfrühinfarkte). Andererseits handelt es sich um ausgeprägte Lungeninfarzierungen, die ein typisches sonomorphologisches Bild mit kleinen pleural basierten triangulären oder leicht gerundeten Herden bieten. In Kombination mit Echokardiographie und Beinvenenkompressionssonographie liegt die Treffsicherheit über 90%, was mit keiner anderen Methode erzielt wird.

Literatur

Ducker EA, Rivitz SM, Shepard JAO et al. (1998) Acute pulmonary embolism: assessment of helical CT for diagnosis. Radiology 209: 235–241

Eichlisberger R, Frauchinger B, Holtz D, Jäger KA (1995) Duplexsonographie bei Verdacht auf tiefe Venenthrombose und zur Abklärung der Varikose. In: Jäger KA, Eichlisberger R (Hrsg) Sonokurs. Karger, Basel, S 137–147

Feigl W, Schwarz N (1978) Häufigkeit von Beinvenenthrombosen und Lungenembolien im Obduktionsgut. In: Ehringer H (Hrsg) Aktuelle Probleme in der Angiologie 33. Huber, Bern, S 27–37

Gehmacher O, Mathis G (1994) Farkodierte Duplexsonographie peripherer Lungenherde – ein diagnostischer Fortschritt? Bildgebung 61: S2: 11

Goldhaber SZ, Visani L, De Rosa M (1999) Acute pulmonary embolism: clinical outcomes in the International Cooperative Pulmonary Embolism Registry. Lancet 353: 9162, 1386–1389

Goodman LR, Curtin JJ, Mewissen MW et al. (1995) Detection of pulmonary embolism in patients with unresolved clinical and scintigrafic diagnosis: helical CT versus angiography. AJR 164: 1369–1374

Goodman LR, Lipchik RJ (1996) Diagnosis of pulmonary embolism: time for a new approach. Radiology 199: 25–27

Goodman LR (2005) Small pulmonary emboli: what do we know? Radiology 234: 654–658

Hartung W (1984) Embolie und Infarkt. In: Remmele W (Hrsg) Pathologie 1. Springer, Berlin Heidelberg New York Tokyo, S 770–772

Heath D, Smith P (1988) Pulmonary embolic disease. In: Thurlbeck WM (ed) Pathology of the lung. Thieme, Stuttgart, pp 740–743

Jäger K, Eichlisberger R, Frauchinger B (1993) Stellenwert der bildgebenden Sonographie für die Diagnostik der Venenthrombose. Haemostaseologie 13: 116–123

Joyner CR, Miller LD, Dudrick SJ, Eksin DJ (1966) Reflected ultrasound in the detection of pulmonary embolism. Trans Ass Am Phys 79: 262–277

Köhn H, Köhler D (1989) Diagnostic modalities for detection of pulmonary embolism in clinical routine. A European survey. In: Proceedings VIII Congress of the European Society of Pneumology. Freiburg

Könn G, Schejbal E (1978) Morphologie und formale Genese der Lungenthromboembolie. Verh Dtsch Ges Inn Med 84: 269–276

Kronik G and The European working group (1989) The European cooperative study on the clinical significance of right heart thrombi. Eur Heart J 10: 1046–1059

Kroschel U, Seitz K, Reuß J, Rettenmaier (1991) Sonographische Darstellung von Lungenembolien. Ergebnisse einer prospektiven Studie. Ultraschall Med 12: 263–268

Lechleitner P, Raneburger W, Gamper G, Riedl B, Benedikt E, Theurl A (1998) Lung sonographic findings in patients with suspected pulmonary embolism. Ultraschall Med 19: 78–82

Lechleitner P, Riedl B, Raneburger W, Gamper G, Theurl A, Lederer A (2002). Chest sonography in the diagnosis of pulmonary embolism: a comparison with MRI angiography and ventilation perfusion scinitgraphy. Ultraschall Med 23: 373–378

Mathis G, Metzler J, Fußenegger D, Sutterlütti G (1990a) Zur Sonomorphologie des Lungeninfarktes. In: Gebhardt J, Hackelöer BJ, von Klingräff G, Seitz K (Hrsg) Ultraschalldiagnostik '89. Springer, Berlin Heidelberg New York Tokyo, S 388–391

Mathis G, Metzler J, Feurstein M, Fußenegger D, Sutterlütti G (1990b) Lungeninfarkte sind sonographisch zu entdecken. Ultraschall Med 11: 281–283

Mathis G, Metzler J, Fußenegger D, Sutterlütti G, Feurstein M, Fritzsche H (1993) Sonographic observation of pulmonary infarction and early infarctions by pulmonary embolism. Eur Heart J 14: 804–808

Mathis G, Dirschmid K (1993) Pulmonary infarction: sonographic appearance with pathologic correlation. Eur J Radiol 17: 170–174

Mathis G (1997) Thoraxsonography – Part II: Peripheral pulmonary consolidation. Ultrasound Med Biol 23: 1141–1153

Mathis G, Bitschnau R, Gehmacher O et al. (1999) Chest ultrasound in diagnosis of pulmonary embolism in comparison to helical CT. Ultraschall Med 20: 54–59

Mathis G, Blank W, Reißig A, Lechleitner P, Reuß J, Schuler A, Beckh S (2005) Thoracic ultrasound for diagnosing pulmonary embolism. A prospective multicenter study of 352 patients. Chest 128: 1531–1538

Morgenthaler TI, Ryu JH (1995) Clinical characteristics of fatal pulmonary embolism in a referral hospital. Mayo Clin Proc 70: 417–424

Morpurgo M, Schmid C (1995) The spectrum of pulmonary embolism. Clinicopathologic correlations. Chest 107 [Suppl 1]: 18S–20S

Oser RF, Zuckermann DA, Guttierrez FR, Brink JA (1996) Anatomic distribution of pulmonary emboli at pulmonary angiography: implications for cross-sectional imaging. Radiology 199: 31–35

PIOPED Investigators (1990) Value of the ventilation/perfusion scan in acute pulmonary embolism. JAMA 263: 2753–2759

Rathbun SW, Raskob GE, Whitsett TL (2000) Sensitivity and specificity of helical computed tomography in the diagnosis of pulmonary embolism: a systematic review. Ann Intern Med 132: 227–232

Reißig A, Heyne JP, Kroegel C (2001) Sonography of lung and pleura in pulmonary embolism: sonomorphologic characterization and comparison with spiral CT scanning. Chest 120: 1977–1983

Reißig A, Kroegel C (2003) Transthoracic ultrasound of lung and pleura in the diagnosis of pulmonary embolism: a novel non-invasive bedside approach. Respiration 70: 441–452

Remy-Jardin M, Remy J, Wattinne L, Giraud F (1992) Central pulmonary thromboembolism: Diagnosis with spiral volumetric CT with a single-breath-hold technique – comparison with pulmonary angiography. Radiology 185: 381–387

Ren H, Kuhlman JE, Hruban RH, Fishman EK, Wheeler PS, Hutchins GM (1990) CT of infation-fixed lungs: wedge-shaped density and vasular sign in the diagnosis of infarction. J Comput Assist Tomogr 14: 82–86

Teigen CL, Maus TP, Sheedy PF, Johnson CM, Stanson AW, Welch TJ (1993) Pulmonary embolism: diagnosis with electron-beam CT. Radiology 188: 839–845

Vuille C, Urban P, Jolliet P, Louis M (1993) Thrombosis of the right auricle in pulmonary embolism: value of echocardiography and indications for thrombolysis. Schweiz Med Wochenschr 123: 1945–1950

Yuan A, Yang PC, Chang CB (1993) Pulmonary infarction: use of color doppler sonography for diagnosis and assessment of reperfusion of the lung. AJR 160: 419–420

4.4 Mechanische Lungenkonsolidierungen: Atelektasen

C. Görg

Definition

Bei einer Atelektase handelt es sich um eine fehlende Belüftung von Lungenanteilen oder ganzen Lungen, die dauerhaft oder vorübergehend, komplett oder teilweise (Dystelektase), angeboren oder erworben auftreten kann (◘ Abb. 4.59).

Pathomorphologie

Entsprechend ihrer Entstehungsursache wird eine Kompressionsatelektase von einer Resorptionsatelektase (obstruktive Atelektase) unterschieden. Eine Kompressionsatelektase ist zu erwarten, wenn durch eine Flüssigkeitsansammlung der intrapleurale Druck den Druck der Außenluft übersteigt. Dies ist bei einer Ergussbildung von über 2 l zu erwarten (Grundmann 1986).

Eine Resorptionsatelektase wird nach Verlegung eines Bronchus in dessen Versorgungsbereich beobachtet, bedingt durch eine Kompression von außen oder eine endobronchiale Obliteration.

Bei der Resorptions- bzw. obstruktiven Atelektase lässt sich eine zentrale von einer peripheren Form unterscheiden. Der zentrale Verschluss wird gehäuft durch endobronchiale Prozesse (z. B. Bronchialkarzinom und Fremdkörper) bzw. extrabronchiale Veränderungen (z. B. vergrößerte Lymphknoten) bedingt, bei peripheren Bronchialverschlüssen stehen entzündliche Schleimpfröpfe mit Verlegung kleinerer Bronchialäste im Vordergrund. Die Verlegung der Lichtung des Mittellappens durch einen Schleim- oder Eiterverhalt, narbige Abknickungen des Bronchus, externe Lymphknotenkompression oder ein Tumorwachstum führt zum Mittellappensyndrom.

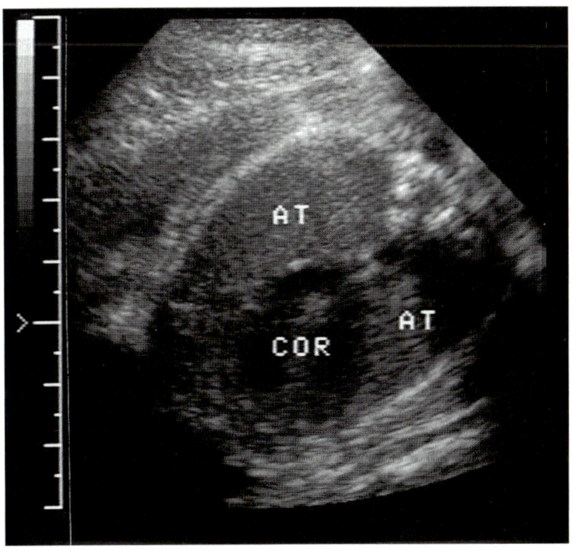

◘ **Abb. 4.59.** Schall durch den Thorax eines Feten in der 32. SSW. Die beiden Lungen stellen sich homogen echoarm dar im Sinne einer kompletten Atelektase (AT)

Als Folge einer Atelektase findet sich eine erschwerte Parenchymdurchblutung mit arterieller Sauerstoffuntersättigung durch verminderten Gasaustausch im perfundierten, aber nicht ventilierten atelektatischen Lungenparenchym.

Pathologisch-anatomisch lässt sich bei der obstruktiven Atelektase in der Frühphase intraalveolär eine proteinreiche Flüssigkeit nachweisen. Im Folgestadium kommt es zu einer Makrophageneinwanderung und lymphozytärer Infiltration. Bei länger bestehenden Kompressions-, aber auch obstruktiven Atelektasen entwickelt sich eine Parenchymschrumpfung mit fibröser Induration des Lungengewebes.

Als zusätzliche Begleiterscheinungen bzw. Komplikationen kommt es bei einem Bronchialverschluss zu einem Sekretverhalt mit Darstellung von Bronchiektasen in ca. 40% der Fälle (Burke u. Faser 1988; Yang et al. 1990; Liaw et al. 1994). In seltenen Fällen wird zum einen eine bakterielle Superinfektion mit Ausbildung von Mikro- oder Makroabszessen, zum anderen werden nekrotische oder hämorrhagische Herdbildungen im atelektatischen Lungengewebe gefunden.

Sonomorphologie

Lungenatelektasen sind durch eine unvollständige oder gänzlich fehlende Belüftung charakterisiert und somit prinzipiell sonographisch darstellbar. Des Weiteren ermöglicht eine Schalltransparenz der Lunge die sonographische Parenchymbeurteilung, und insbesondere bei obstrukiver Atelektase stellt das atelektatische Lungengewebe ein »akustisches Fenster« zur Untersuchung zentraler, der Atelektase möglicherweise zugrunde liegender Strukturen dar.

Kompressionsatelektase

Im Vordergrund stehen hier Atelektasen bei Pleuraergussbildung. Abhängig vom Ausmaß der intrapleuralen Flüssigkeiten kommt es bevorzugt im Bereich des Unterlappens zu einer zipfelmützenartigen, keilförmigen, homogen, echoarmen Transformation (◘ Abb. 4.60a, b). Die Begrenzung zum lufthaltigen benachbarten Lungengewebe ist unscharf. Meist wird die atelektatische Lunge von Flüssigkeit umgeben, kann sich aber auch teilweise

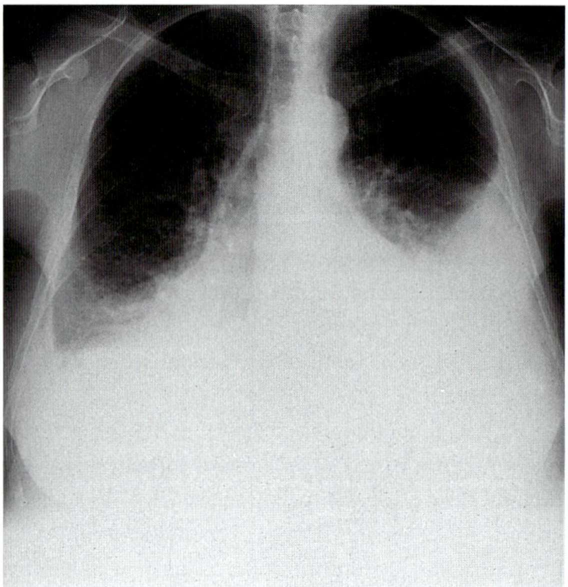

a

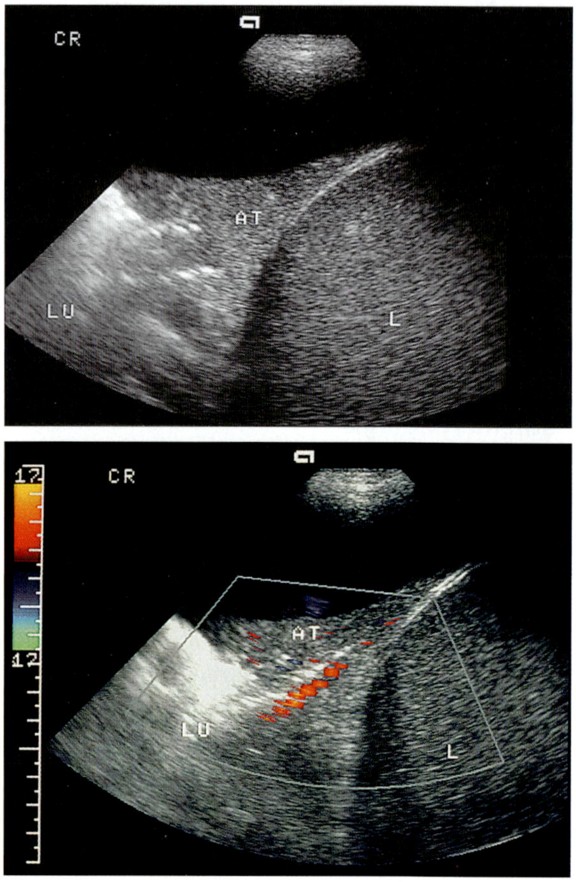

b

c

Abb. 4.60. **a** Thoraxröntgen: 60-jähriger Patient mit globaler dekompensierter Herzinsuffizienz und beidseitigen Pleuraergüssen. **b** Ultraschall: Bei der rechtslateralen interkostalen Schalleinstrahlung sieht man einen Pleuraerguss mit keilförmiger echoarmer Transformation von Teilen des Lungenunterlappens im Sinne einer Atelektase *(AT)*. Die Begrenzung zur belüfteten Lunge *(LU)* ist unscharf. Ein ausgedehntes »Airbronchogramm« ist erkennbar (*L* Leber). **c** In der Farbdopplersonographie zeigt sich ein Flusssignal entlang des luftgefüllten Bronchialastes

pleuraadhärent darstellen. Hilfreich für die sonographische Diagnosesicherung sind:

- teilweise Wiederbelüftung bei Inspiration (Abb. 4.61a, b),
- teilweise Wiederbelüftung nach Ergusspunktion (Abb. 4.62a, b).

Bei Einatmung zeigt sich sonographisch eine zunehmende Luftdarstellung in atelektatischen Bezirken mit Ausbildung eines sog. »Airbronchogramms«. Allerdings finden wir bei exsudativer Ergussbildung und Darstellung von Fibrinfäden, Septen und echogenem Pleuraerguss nicht selten eine verminderte inspiratorische Wiederbelüftung bedingt durch eine Verminderung der Lungenelastizität im Sinne einer »gefangenen Lunge« (Lan et al. 1997).

Einschränkend führt auch eine zusätzliche entzündliche Parenchyminfiltration im atelektatischen Gewebe im Sinne einer Stauungspneumonie zu einer Einschränkung der inspiratorischen Belüftung. Die Abgrenzung zur Pneumonie gelingt in diesen Fällen allein anhand des sonomorphologischen Befundes nicht (Abb. 4.63).

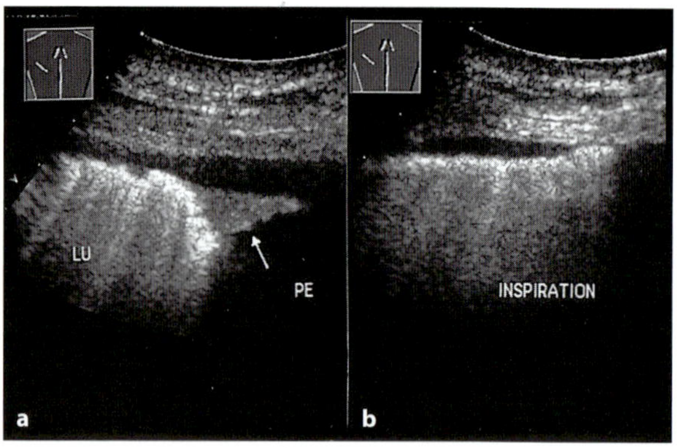

a b

Abb. 4.61. **a** Bei der linkslateralen interkostalen Schalleinstrahlung sieht man eine zipfelmützenartige glatt begrenzte echoarme Transformation im Bereich der Spitze des linken Lungenunterlappens *(Pfeil)* bei einem Pleuraerguss. **b** Nach tiefer Inspiration kommt es zu einer Wiederbelüftung des Lungengewebes wie bei Kompressionsatelektase (*Lu* Lunge, *PE* Pleuraerguss)

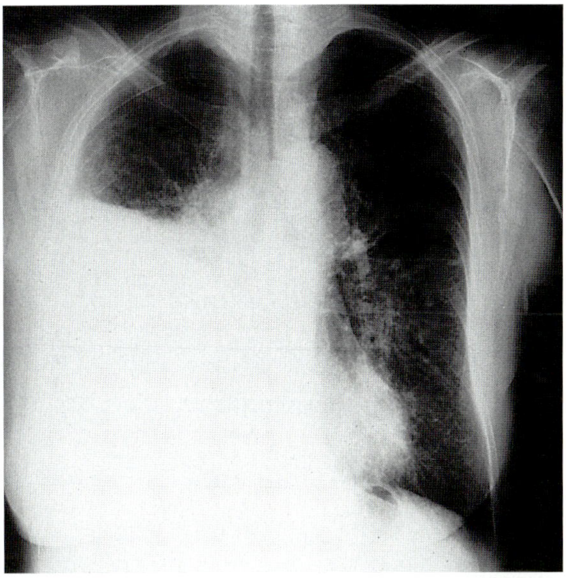

a

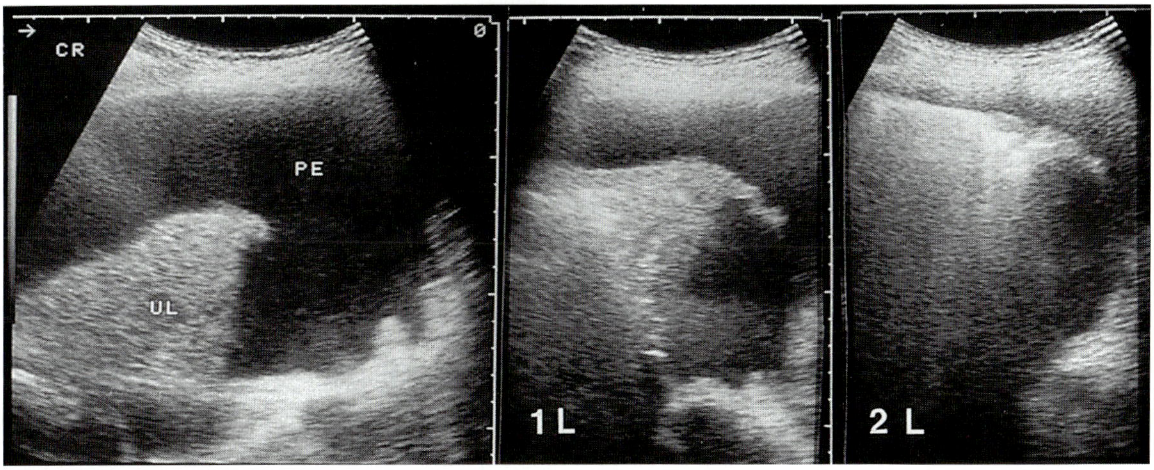

b

Abb. 4.62a,b. 66-jähriger Patient mit Alveolarzellkarzinom. **a** Thoraxröntgen: homogene Verschattung des kaudalen rechtsseitigen Hemithorax. **b** Ultraschall: Die rechtslaterale interkostale Schalleinstrahlung zeigt einen deutlichen Pleuraerguss *(PE)* mit Unterlappenatelektase *(UL)*. Nach Ergusspunktion von 1 l *(Bild Mitte)* und 2 l *(Bild rechts)* kommt es zu einer zunehmenden Wiederbelüftung wie bei

Sonomorphologie der Kompressionsatelektase

- B-Bild-Sonographie
  - Mäßiger bis deutlicher Pleuraerguss
  - Dreieckige zipfelmützenartige echoarme Transformation des Lungenparenchyms
  - Unscharfe Begrenzung zum belüfteten Lungenparenchym
  - Teilweise Wiederbelüftung bei Inspiration (»Airbronchogramm«)
  - Teilweise Wiederbelüftung nach Ergusspunktion
- Farbdopplersonographie
  - Im intraindividuellen Vergleich zur Leber verstärkte Flussphänomene darstellbar

Nach Drainage einer Ergussbildung kommt es bei Kompressionsatelektase zu einer teilweisen Wiederbelüftung von Lungengewebe auch hier abhängig von der Lungenelastizität. Selbstverständlich schließt eine Parenchymbelüftung nach Ergusspunktion eine möglicherweise zusätzlich vorliegende zentrale Raumforderung nicht aus.

Obstruktive Atelektase

Das sonographische Bild der obstruktiven Atelektase ist gekennzeichnet durch eine weitgehend homogene echoarme Darstellung des Lungengewebes im Sinne einer Hepatisation (Abb. 4.64, Abb. 4.65). Eine Ergussbildung fehlt oder stellt sich gering ausgeprägt dar. Bei Lappenatelektasen ist die Begrenzung zum belüfteten Lungengewebe relativ scharf (Abb. 4.66). In Abhängig-

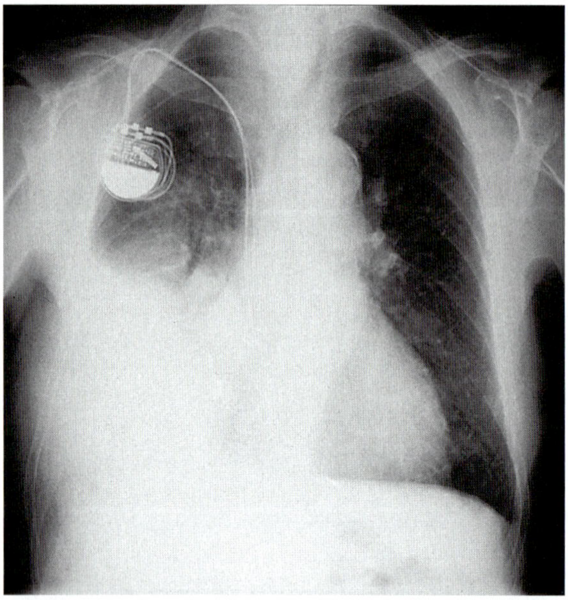

a

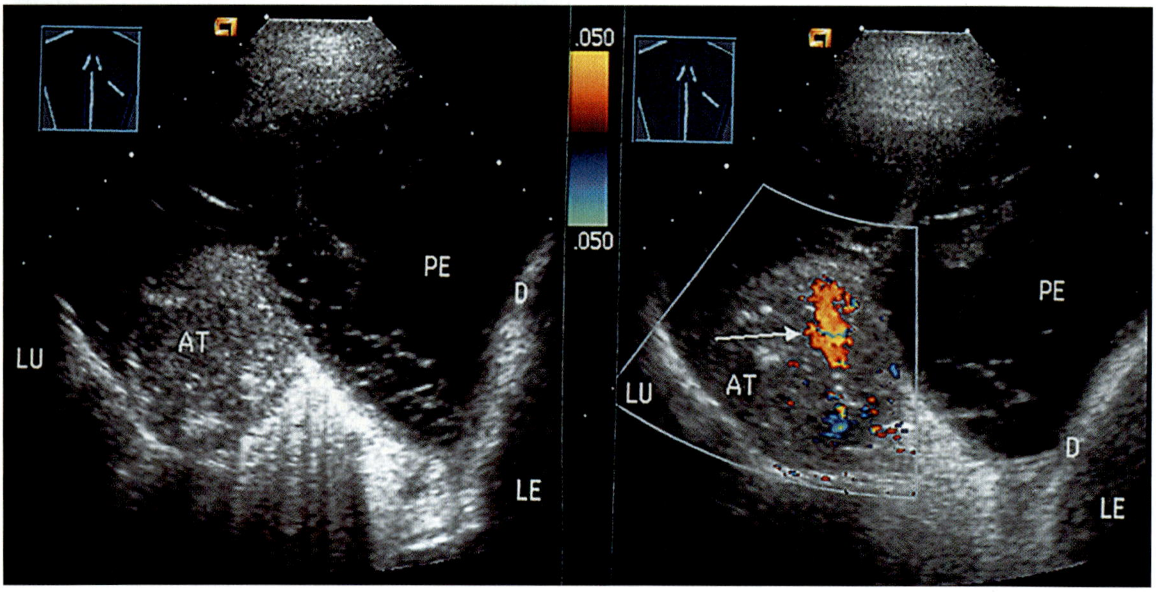

b

Abb. 4.63a,b. 75-jähriger Patient mit Herzinsuffizienz. **a** Thoraxröntgen: Verschattung im Bereich der rechten kaudalen Lunge. **b** Ultraschall: Die rechtsdorsale Schalleinstrahlung zeigt einen deutlichen, z. T. septierten Pleuraerguss *(PE)* und eine rundliche echoarme Konsolidierung von Teilen der Lunge *(AT)*. In der Farbdopplersonographie stellen sich betonte Flusssignale dar. Anhand des deutlichen Pleuraergusses sowie einer fehlenden Wiederbelüftung bei Inspiration ist eine fixierte Kompressionsatelektase zu vermuten. Grundsätzlich kann anhand des Bildes eine zusätzliche Stauungspneumonie nicht ausgeschlossen werden (*LE* Leber, *Lu* Lunge)

a

b

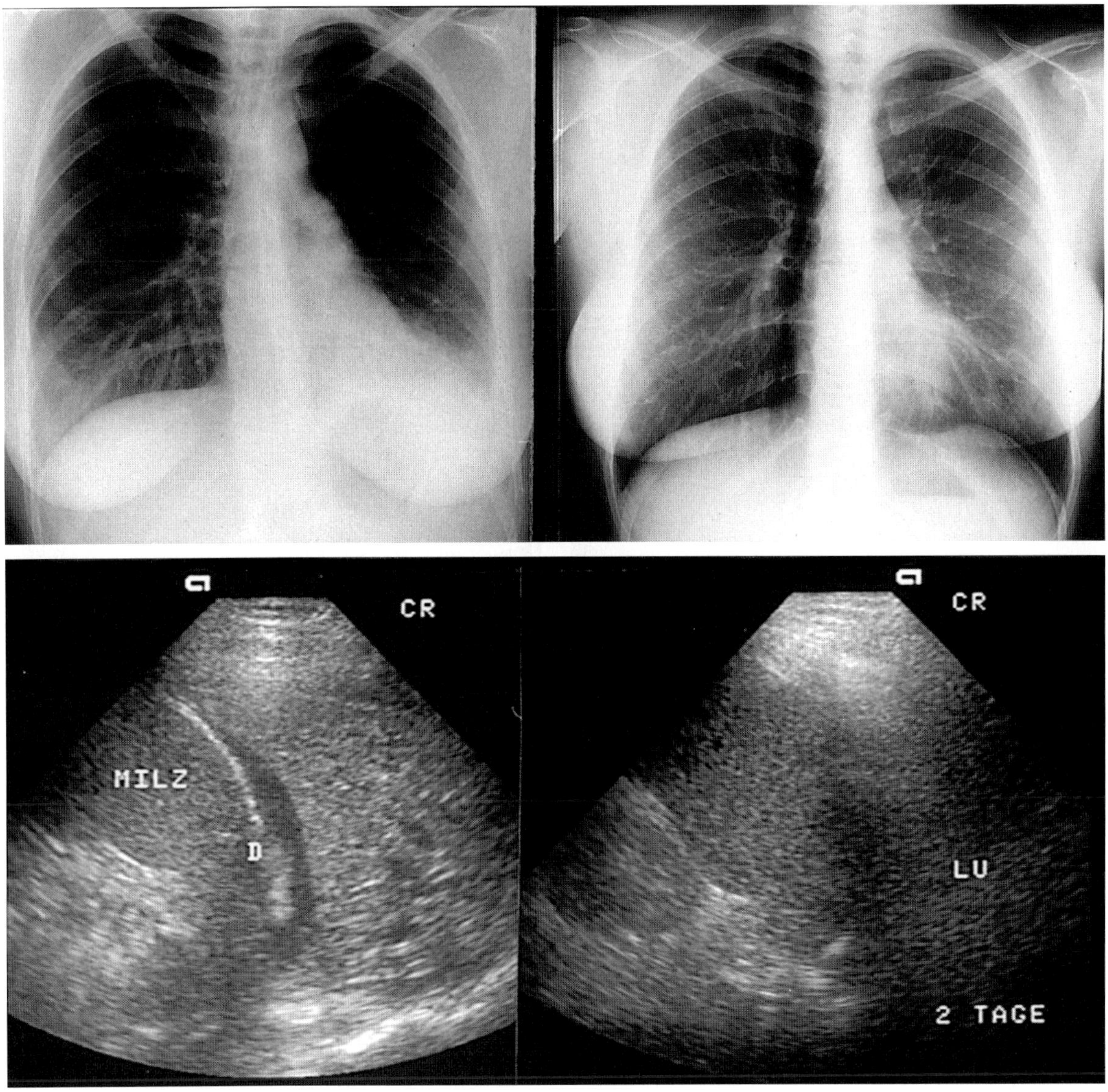

Abb. 4.64a,b. 20-jährige Patientin mit Fieber und Dyspnoe. **a** Thoraxröntgen: Zeichen der linksseitigen Unterlappenatelektase *(linkes Bild)*, die sich im Verlauf nach 2 Tagen spontan zurückgebildet hat *(rechtes Bild)*. **b** Ultraschall: Die linkslaterale interkostale Schalleinstrahlung zeigt eine homogene Lungenkonsolidierung mit einem zarten Pleuraerguss wie bei obstruktiver Atelektase *(linkes Bild)*. Nach 48 h stellt sich die Lunge wieder belüftet dar. Hierbei handelt es sich am ehesten um eine Bronchusverlegung durch einen entzündlichen Schleimpfropf (*Lu* Lunge, *D* Diaphragma)

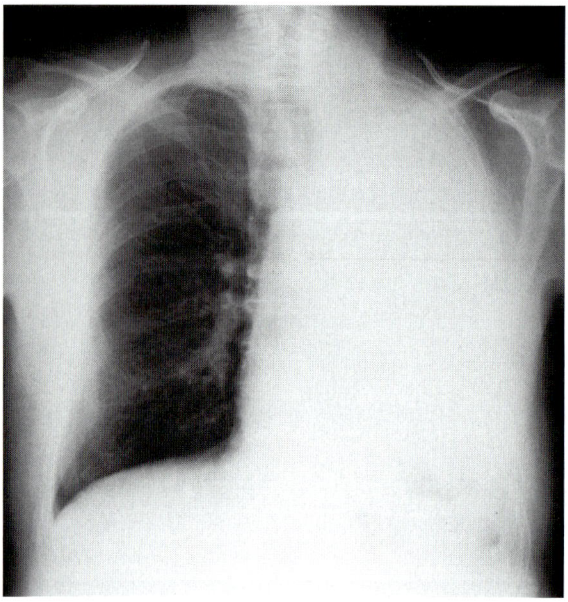

a

Abb. 4.65a,b

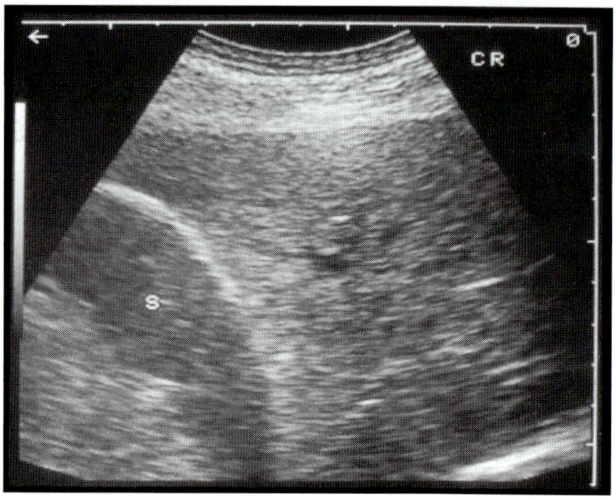

b

Abb. 4.66a–c

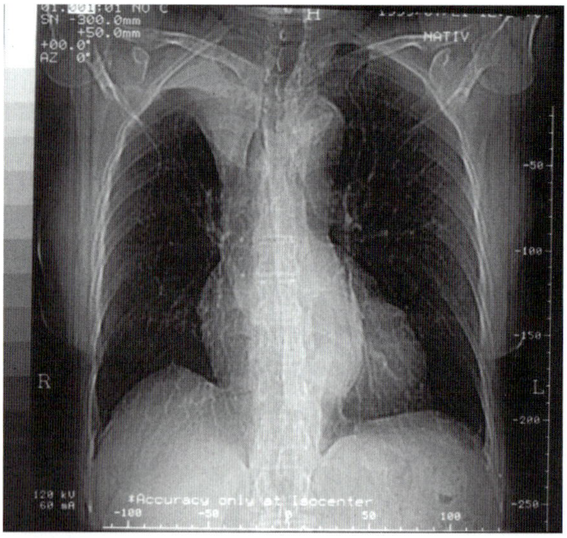

a

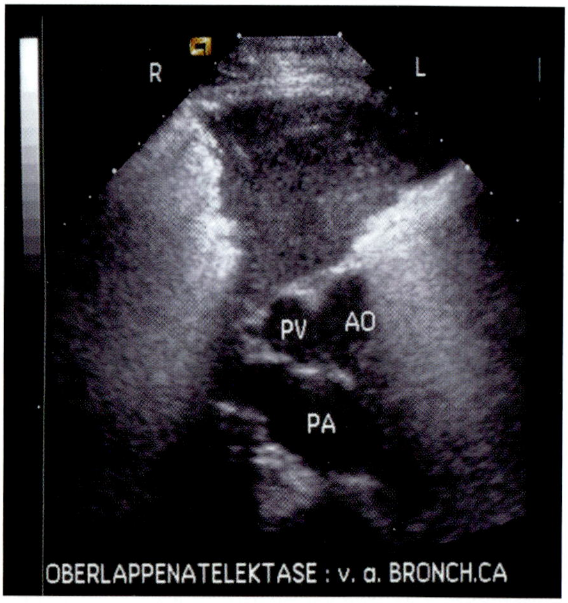

b

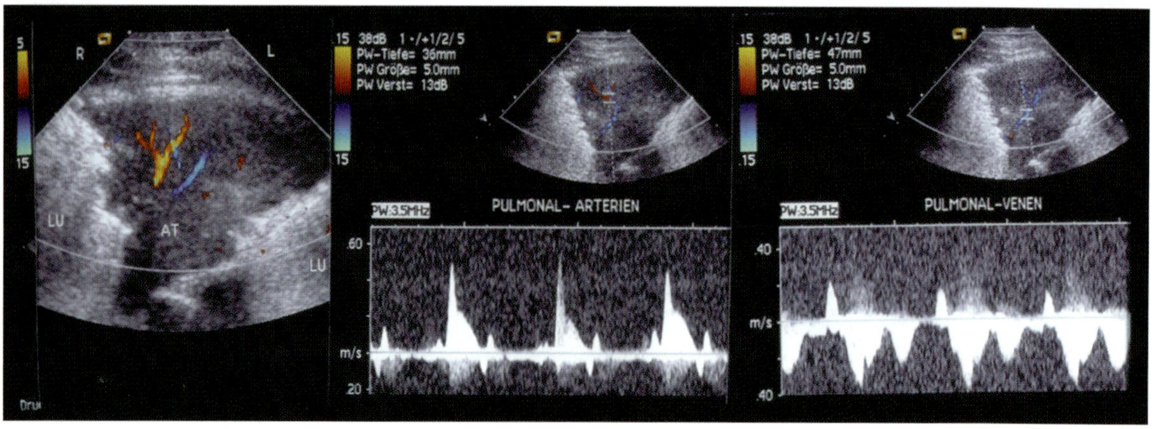

c

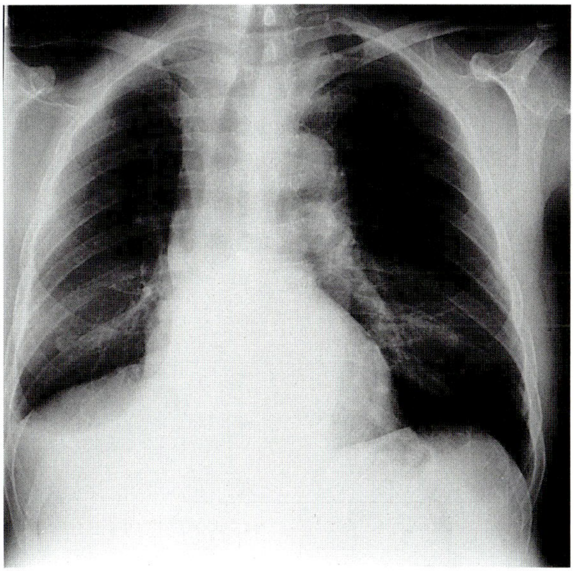

a

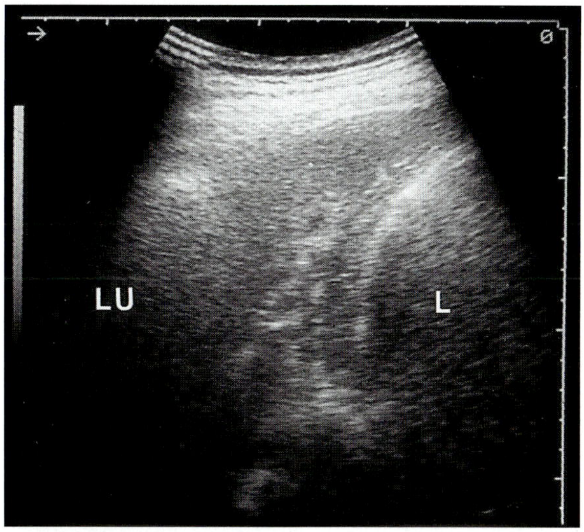

b

Abb. 4.67a,b. 84-jähriger Patient mit Bronchialkarzinom. **a** Thoraxröntgen: Verdacht auf rechtsseitige Unterlappenatelektase. **b** Ultraschall: Die rechtslaterale interkostale Schalleinstrahlung zeigt eine echoarme, schlecht abgrenzbare Transformation mit akzentuierter Darstellung von echoreichen Reflexbändern im atelektatischen Lungengewebe

keit von der Dauer einer Atelektase sind u. U. intraparenchymatöse Strukturen erkennbar:

- echoarme Gefäßlinien und echogene Reflexbänder (Abb. 4.67, Abb. 4.68),
- echofreie, echoarme oder echogene fokale Herdbildungen (Abb. 4.69a–c, Abb. 4.70a–c).

Bei längerem Bestehen einer Atelektase lassen sich sonographisch Reflexbänder im Lungenparenchym darstellen, die erweiterten Bronchien, bedingt durch Sekret-stau, entsprechen (sog. »Fluidobronchogramm«; Abb. 4.71a–c). Die die Bronchien begleitenden Gefäße lassen sich farbdopplersonographisch als Äste der Pulmonalarterie und Pulmonalvene identifizieren (▶ Kap. 7; Abb. 4.66).

Abb. 4.65a,b. 68-jähriger Patient mit Bronchialkarzinom. **a** Thoraxröntgen: Homogene Verschattung des linken Hemithorax. **b** Ultraschall: Die linkslaterale interkostale Schalleinstrahlung zeigt eine komplette echoarme Transformation der linken Lunge ohne Ergussbildung im Sinne einer sog. »Hepatisation« bei obstruktiver Atelektase (*S* Milz)

Abb. 4.66a–c. 74-jährige Patientin mit Luftnot. **a** Thoraxröntgen: Zeichen der rechtsseitigen Oberlappenatelektase. **b** Ultraschall: Die rechtsventrale interkostale Schalleinstrahlung zeigt eine glatt begrenzte, keilförmige, echoarme Transformation der Lunge wie bei Atelektase. Die zentralen Gefäße sind darstellbar; ein Tumorkernschatten grenzt sich nicht ab (*AO* Aorta, *PV* Pulmonalvene, *PA* Pulmonalarterie). **c** Die Farbdopplersonographie zeigt eine betonte Darstellung von arteriellen und venösen Flussprofilen. Die charakteristischen Flussprofile von Pulmonalarterie und Pulmonalvene sind dargestellt

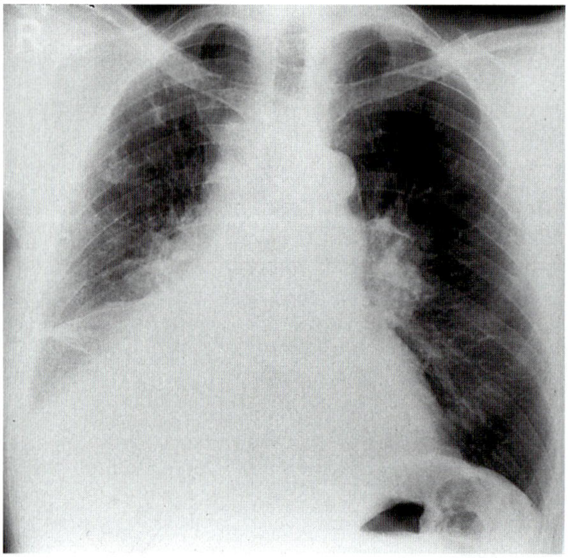

a

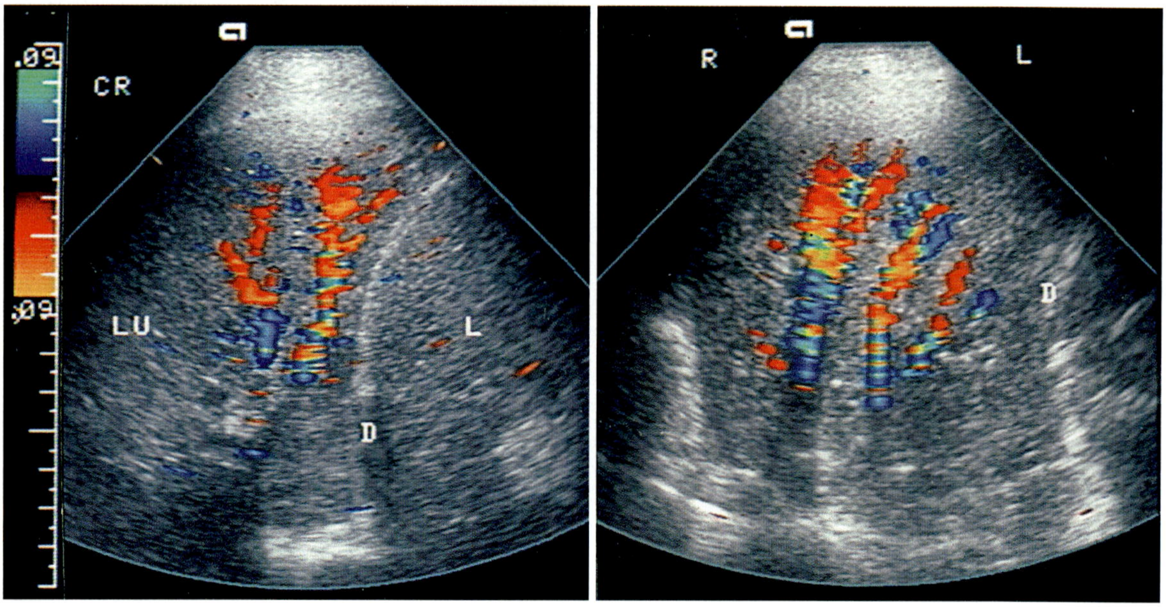

b

Abb. 4.68a,b. 58-jähriger Patient mit Bronchialkarzinom. **a** Thoraxröntgen: Zeichen der rechtsseitigen Unterlappenatelektase. **b** Ultraschall: Die rechtslaterale interkostale Schalleinstrahlung zeigt eine echoarme Transformation des Lungenunterlappens. Im Vergleich zur Leber sieht man bei der Farbdopplersonographie den für eine Atelektase charakteristischen Nachweis von verstärkten Flusssignalen (*D* Diaphragma, *L* Leber, *Lu* Lunge)

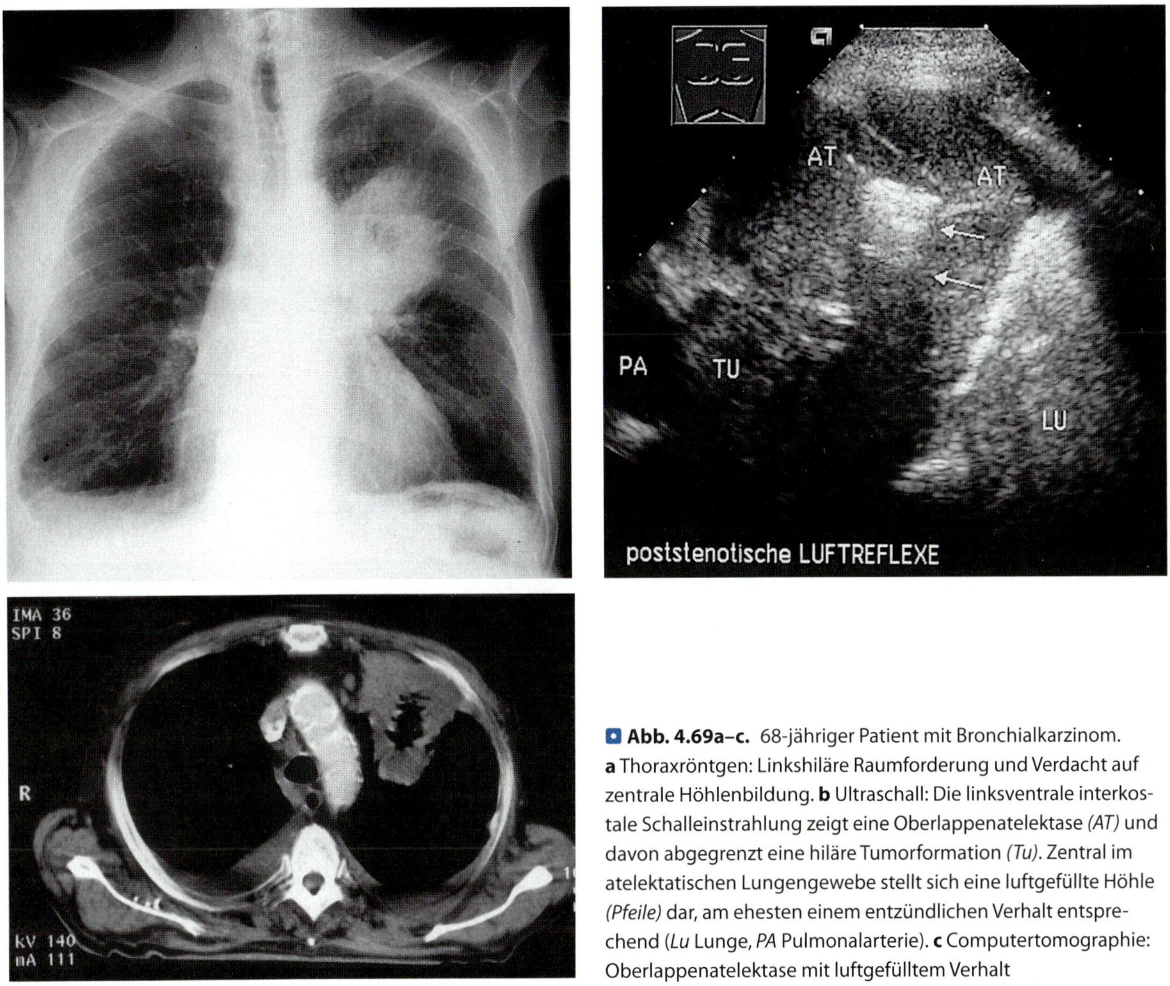

a b c

Abb. 4.69a–c. 68-jähriger Patient mit Bronchialkarzinom. **a** Thoraxröntgen: Linkshiläre Raumforderung und Verdacht auf zentrale Höhlenbildung. **b** Ultraschall: Die linksventrale interkostale Schalleinstrahlung zeigt eine Oberlappenatelektase *(AT)* und davon abgegrenzt eine hiläre Tumorformation *(Tu)*. Zentral im atelektatischen Lungengewebe stellt sich eine luftgefüllte Höhle *(Pfeile)* dar, am ehesten einem entzündlichen Verhalt entsprechend (*Lu* Lunge, *PA* Pulmonalarterie). **c** Computertomographie: Oberlappenatelektase mit luftgefülltem Verhalt

Sonomorphologie der obstruktiven Atelektase

- B-Bild Sonographie
- Geringer bis fehlender Pleuraerguss
- Homogen echoarme Transformation des Lungenparenchyms
- Ggf. echogene Reflexbänder darstellbar (»Fluidobronchogramm«)
- Ggf. fokale intraparenchymatöse Herdbildungen darstellbar
  - Parenchymliquidefizierung
  - Mikro-Makro-Abszesse
  - Metastasen
- Ggf. Darstellung einer zentralen Raumforderung
- Fehlende Wiederbelüftung bei Inspiration
- Farbdopplersonographie
- Im intraindividuellen Vergleich zur Leber verstärkte Flussphänomene darstellbar
- Triphasisches Spektrum der arteriellen Flusskurve der Pulmonalarterien
- (Typ Extremitätenarterie)

Nicht selten lassen sich im Lungenparenchym **fokale Herdbildungen** abgrenzen. Ausgehend von erweiterten sekretgestauten Bronchien, lassen sich gelegentlich kleinere echofreie, echoarme, aber auch echogene Herde intraparenchymatös nachweisen, die bei entsprechender Klinik Mikroabszessen entsprechen. Gelegentlich finden sich Luftechos in diesen Abszessen (Yang et al. 1992; Abb. 4.69). In tumorbedingten Atelektasen kommt es nicht selten zu einer intraparenchymatösen Liquedifizierung, die sich im Ultraschall als große echoarme

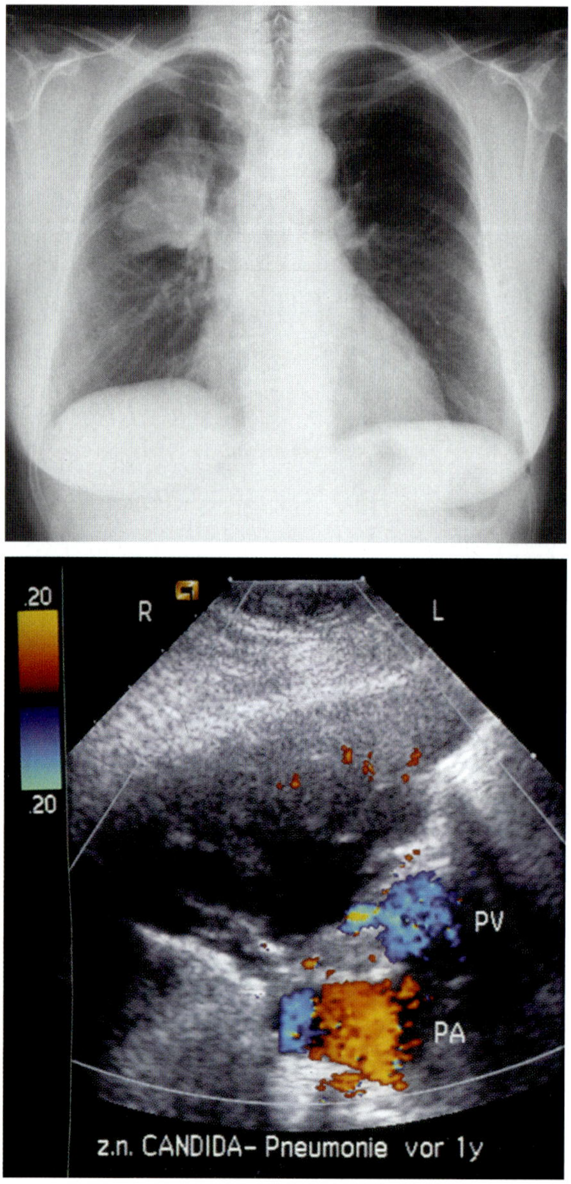

a b

Abb. 4.70a,b. 63-jährige Patientin mit hilärem malignen Lymphom. Zustand nach Polychemotherapie, Zustand nach Candida-Pneumonie. **a** Thoraxröntgen: zentrale rechtshiläre Raumforderung. **b** Ultraschall: Die rechtsventrale interkostale Schalleinstrahlung zeigt eine Teilatelektase im Bereich des Oberlappens. Eine hiläre Tumorformation ist nicht darstellbar. Zentral im atelektatischen Lungengewebe zeigt sich eine echofreie Pseudozystenbildung. Sie ist bei den sonographischen Kontrollen nunmehr über 12 Monate konstant (*PA* Pulmonalarterie, *PV* Pulmonalvene)

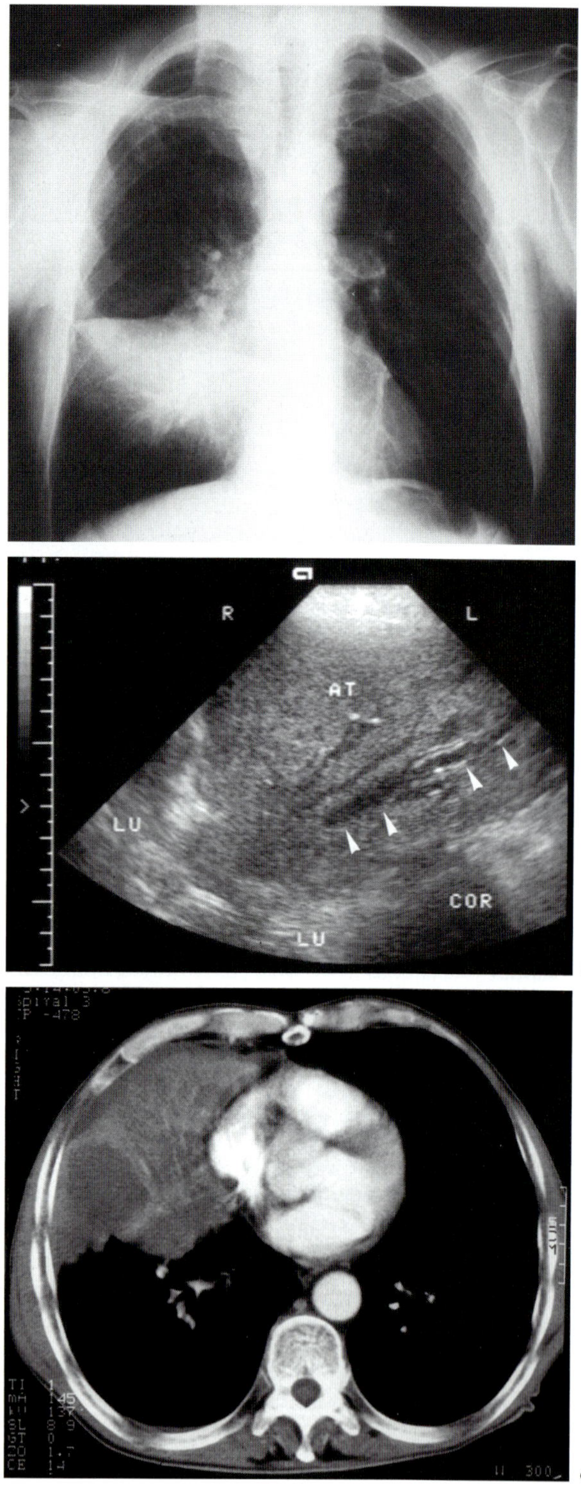

a b c

Abb. 4.71a–c. 68-jähriger Patient mit Bronchialkarzinom. **a** Thoraxröntgen: Zeichen der Mittellappenatelektase. **b** Ultraschall: Die rechtsventrale interkostale Schalleinstrahlung zeigt eine Mittellappenatelektase mit akzentuierter Darstellung von erweiterten Bronchien im Sinne eines sog. »Fluidobronchogramms« (»sticks«). Die zentrale Tumorformation ist nicht sicher abgrenzbar (*AT* Atelektase). **c** Computertomographie: Darstellung der Mittellappenatelektase

Rundherde darstellen, mit charakteristischen Bewegungsechos bei der »Real-time-Untersuchung«. Hierbei handelt es sich in erster Linie um Nekrosebildung bzw. tumorösen Sekretverhalt. Eine Abszessbildung kann alleine anhand des sonomorphologischen Befundes nicht ausgeschlossen werden. Hier ist der klinische Befund diagnostisch wegweisend. Eine Diagnosesicherung und ggf. bakteriologische Materialgewinnung durch ultraschallgesteuerte Punktion ist möglich (Görg 2003; Liaw et al. 1994; ► Kap. 7).

Gelegentlich lassen sich im atelektatischen Lungengewebe echogene Rundherde im Sinne von Metastasen nachweisen. Sie zeigen bei der Farbdopplersonographie intraläsionale Flusssignale (► Kap. 7).

Grundsätzlich ist bei Lappen- oder Lungenatelektasen eine sonographische Darstellung zentraler Abschnitte durch das atelektatische Lungengewebe möglich. Im Vordergrund steht hier die eventuelle Darstellung der zentralen Tumorformation. Anhand B-Bild-sonographischer Strukturmerkmale ist eine sichere Abgrenzung von atelektatischem Lungengewebe und Tumorgewebe nur in unter 50% der Fälle möglich (Görg et al. 1996; ◘ Abb. 4.72a–c, ◘ Abb. 4.73a, b).

Farbdopplersonographie

Insbesondere bei der Kompressionsatelektase ist das atelektatische Lungengewebe durch eine im Vergleich zur Leber akzentuierte Darstellung von Flussphänomenen charakterisiert (Görg et al. 1996; ◘ Abb. 4.68). Bedingt durch atemabhängige Bewegungsartefakte und eine mögliche parakardiale Lage ist eine farbdopplersonographische Untersuchung nur begrenzt möglich. Die Analyse der venösen Dopplerflusskurve zeigt den charakteristischen triphasischen Verlauf der Pulmonalvenen.

Die Darstellung der arteriellen Flusskurve zeigt ein triphasisches Spektrum wie bei hohem peripheren Widerstand (Typ Extremitätenarterie) mit steilem systolischem Geschwindigkeitsanstieg, raschem Abfall in der späten Systole, kurzem diastolischen Rückflussanteil und spätdiastolischem Vorwärtsfluss. Die Widerstandsmessungen zeigen hohe Resistance-Indizes (>0,80) und hohe Pulsatilitäts-Indizes (>250; ◘ Abb. 4.66; Yuan et al. 1994).

Gelegentlich kann die Farbdopplersonographie hilfreich sein, zentrale Tumoren vom atelektatischem Lungengewebe abzugrenzen (Yuan et al. 1994), da Tumorgewebe im Vergleich zum atelektatischen Lungengewebe durch eine spärliche Darstellung von Flusssignalen charakterisiert ist (◘ Abb. 4.74a–c). Widerstandsmessungen bei im Tumor lokalisierten arteriellen Gefäßen zeigen Flusssignale mit einem hohen diastolischen Fluss mit entsprechend niedrigem Resistance-Index (RI <0,8) und Pulsatilitäts-Index (PI <2,50; Yuan et al. 1994). Bei obstruktiver Atelektase auf dem Boden eines zentralen Bronchialkarzinoms kommt es im Verlauf der Tumorerkrankung – abhängig von der Histologie – zu einer zunehmenden Okklusion der Pulmonalarterien und damit zu einer verminderten Gefäßdarstellung im atelektatischen Lungengewebe bei der Farbdopplersonographie (► Kap. 7).

In einzelnen Fällen lässt sich eine zentrale Tumorausbreitung in die großen Gefäße wie Aorta, Pulmonalarterie und Pulmonalvene nachweisen (◘ Abb. 4.75a, b).

Die wesentliche Bedeutung der potenziellen Darstellbarkeit des zentralen Tumors liegt in der Möglichkeit diesen Tumor durch das atelektatische Lungengewebe sicher und nahezu komplikationsfrei ultraschallgesteuert zu punktieren (Yang et al. 1990; ◘ Abb. 4.76a, b, ◘ Abb. 4.77a, b).

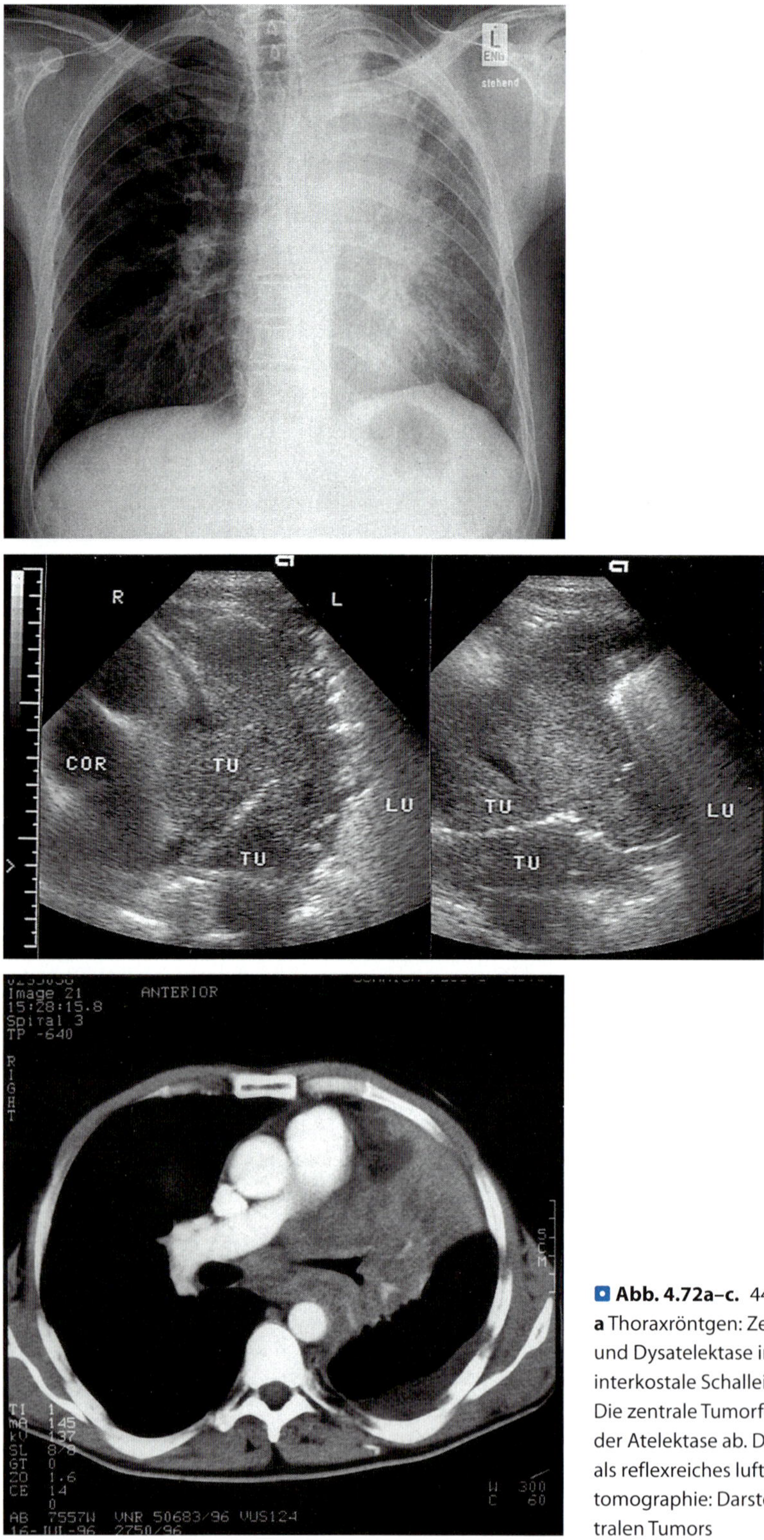

a

b

c

Abb. 4.72a–c. 44-jähriger Patient mit Bronchialkarzinom. **a** Thoraxröntgen: Zeichen der linksseitigen Oberlappenatelektase und Dysatelektase im Unterlappen. **b** Ultraschall: Die linksventrale interkostale Schalleinstrahlung zeigt eine Oberlappenatelektase. Die zentrale Tumorformation *(TU)* grenzt sich relativ schlecht von der Atelektase ab. Der hochgradig eingeengte Bronchus stellt sich als reflexreiches luftgefülltes Band dar (*Lu* Lunge). **c** Computertomographie: Darstellung der Oberlappenatelektase und des zentralen Tumors

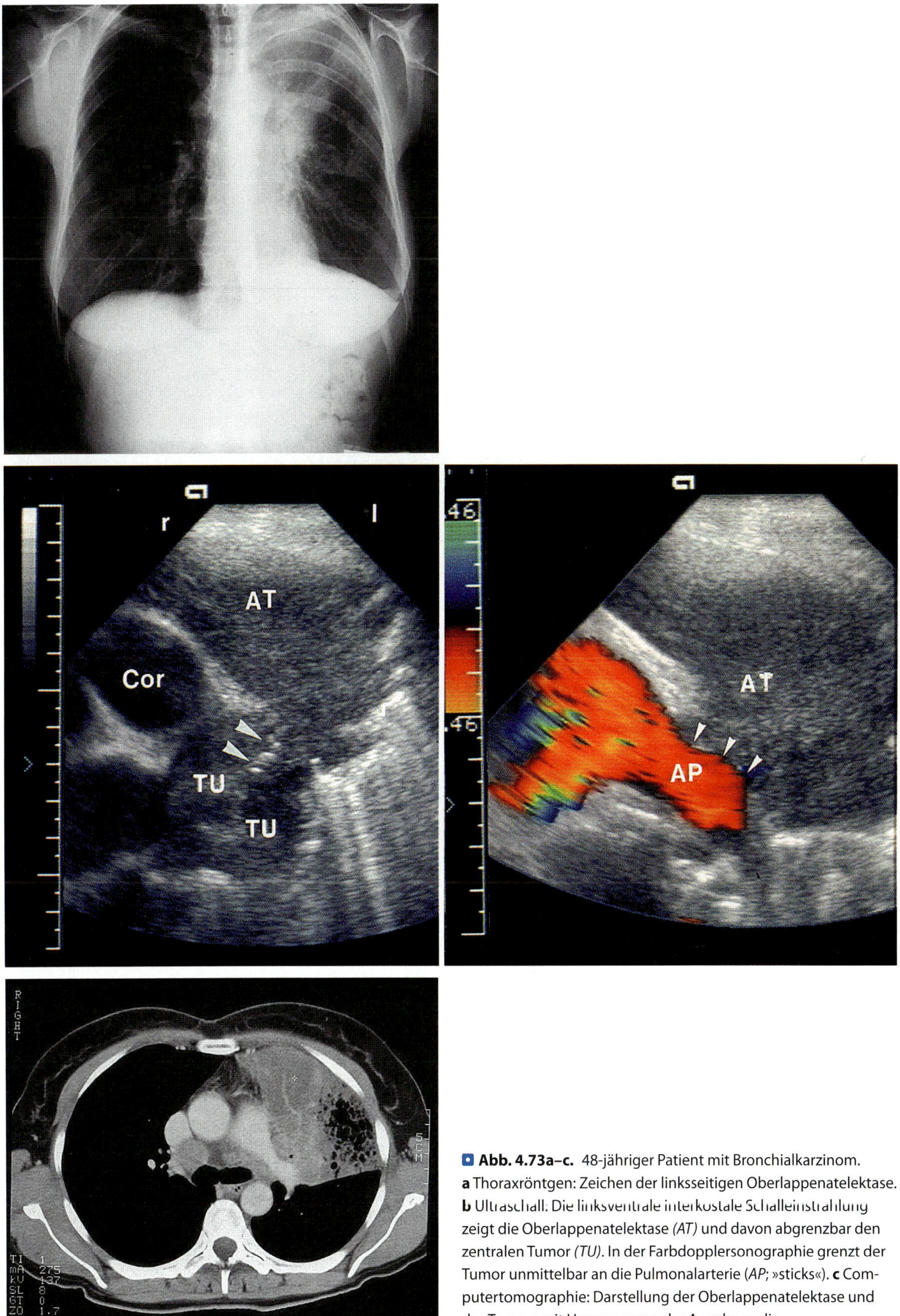

Abb. 4.73a–c. 48-jähriger Patient mit Bronchialkarzinom. **a** Thoraxröntgen: Zeichen der linksseitigen Oberlappenatelektase. **b** Ultraschall: Die linksventrale interkostale Schalleinstrahlung zeigt die Oberlappenatelektase *(AT)* und davon abgrenzbar den zentralen Tumor *(TU)*. In der Farbdopplersonographie grenzt der Tumor unmittelbar an die Pulmonalarterie (*AP*; »sticks«). **c** Computertomographie: Darstellung der Oberlappenatelektase und des Tumors mit Ummauerung der A. pulmonalis

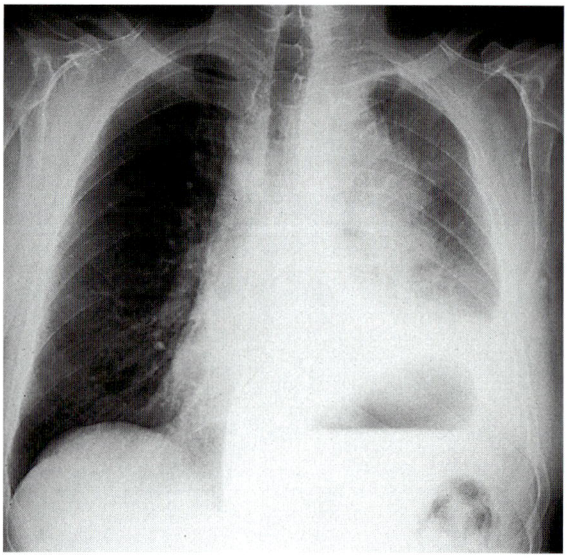

a

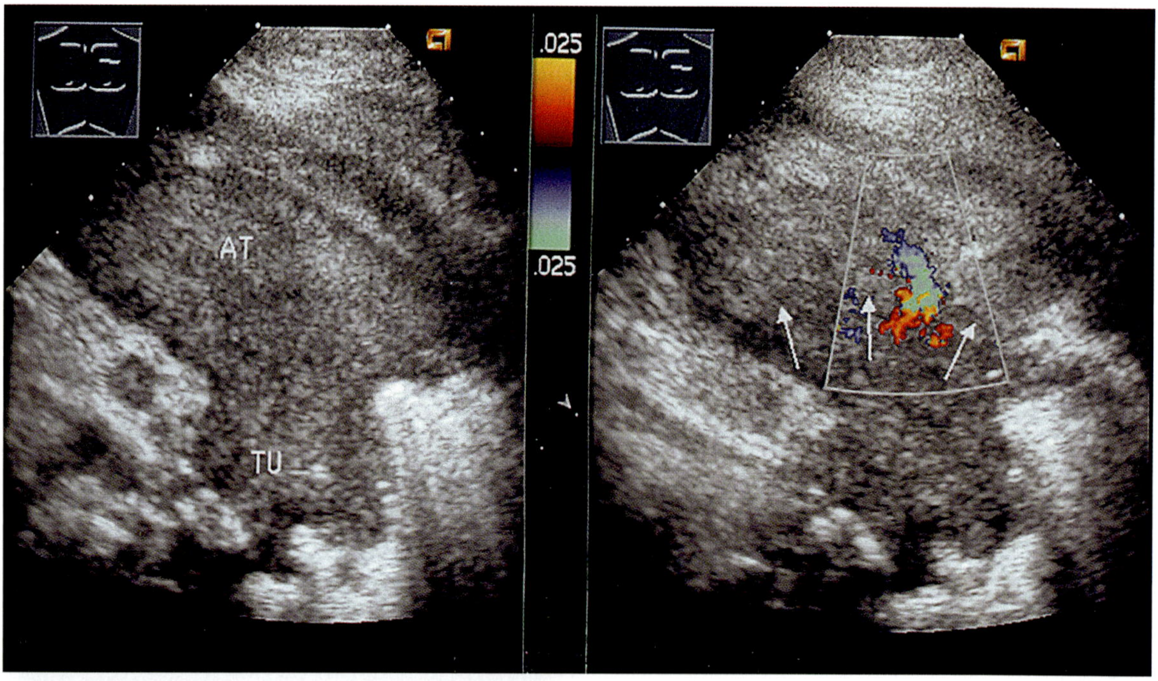

b

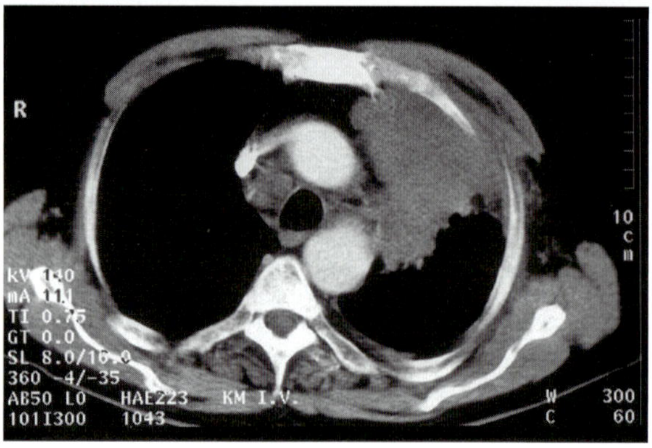

c

Abb. 4.74a–c. 70-jähriger Patient mit Bronchialkarzinom. **a** Thoraxröntgen: großer, im linken Oberfeld gelegener Tumor. **b** Ultraschall: echoarme Tumorformation im Bereich des rechten Oberlappens ohne sichere Abgrenzung vom atelektatischen Lungengewebe. In der Farbdopplersonographie erkennt man in den peripheren Anteilen einen verstärkten Nachweis von Flusssignalen, möglicherweise atelektatischem Lungengewebe entsprechend. Im zentralen Tumoranteil können keine Flusssignale abgeleitet werden. **c** Computertomographie: Darstellung des linkshilären Tumors; Verdacht auf zusätzliche Thoraxwandinfiltration

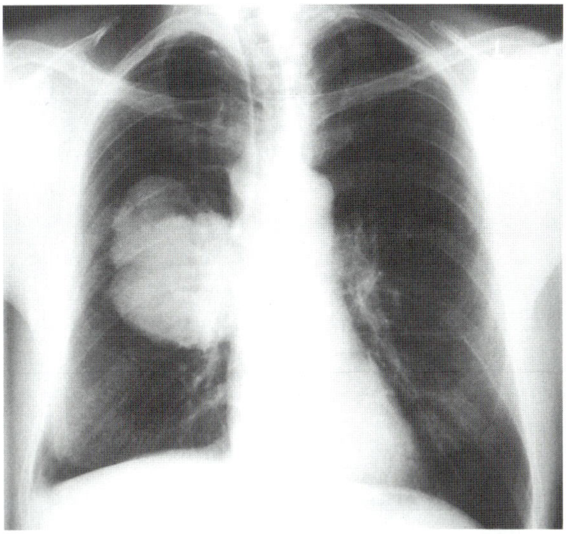
a

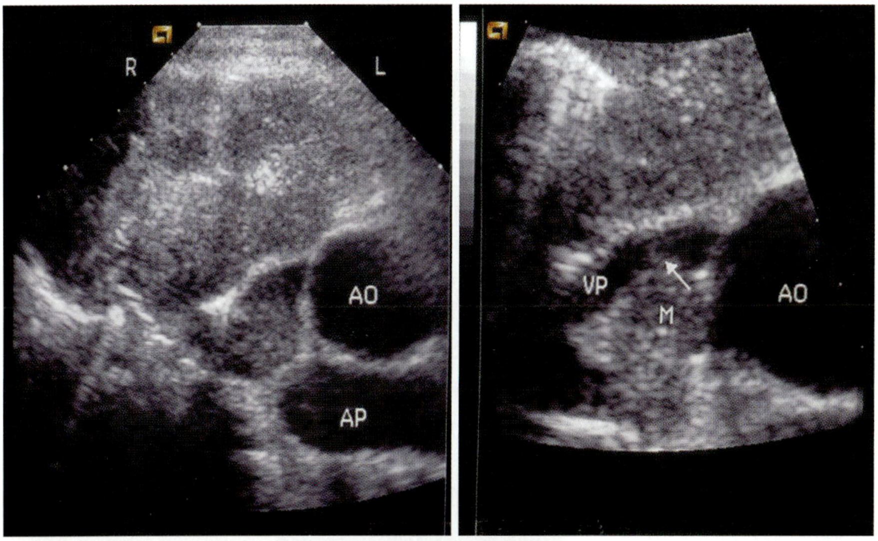

b

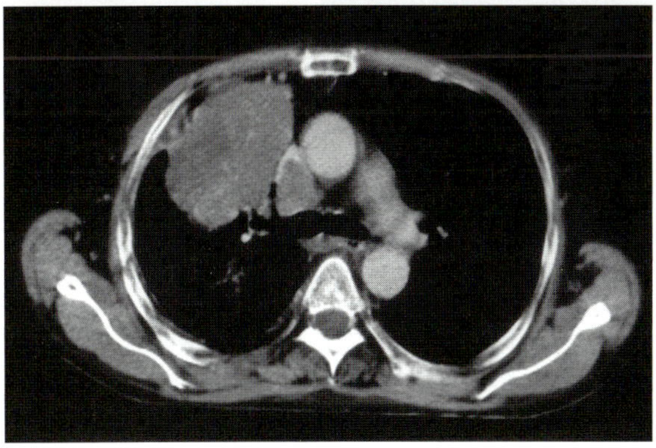
c

Abb. 4.75a–c. 49-jähriger Patient mit Bronchialkarzinom. **a** Röntgenthorax: zentrale rechtshiläre Raumforderung. **b** Ultraschall: Die rechtsventrale interkostale Schalleinstrahlung zeigt eine echoarme Transformation. Das atelektatische Lungengewebe ist echomorphologisch von dem zentralen Tumor nicht abgrenzbar. Im aortopulmonalen Fenster sind vergrößerte Lymphknoten darstellbar. Eine Infiltration der Aorta kann nicht ausgeschlossen werden. **c** Computertomographie: Darstellung der Tumorformation mit Kontakt zur Aorta

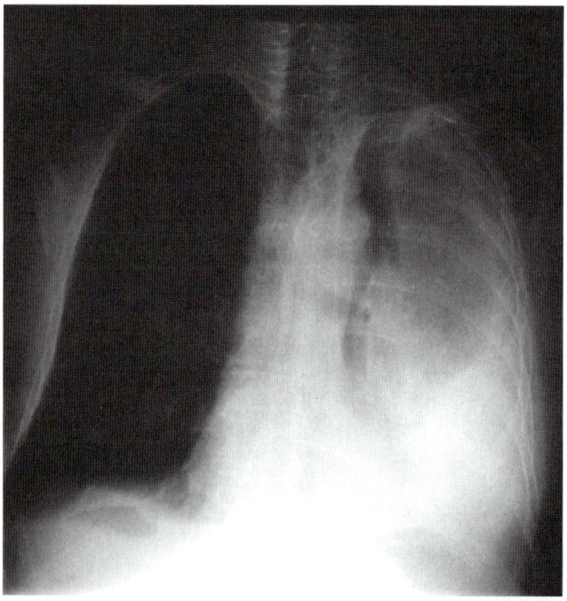

a

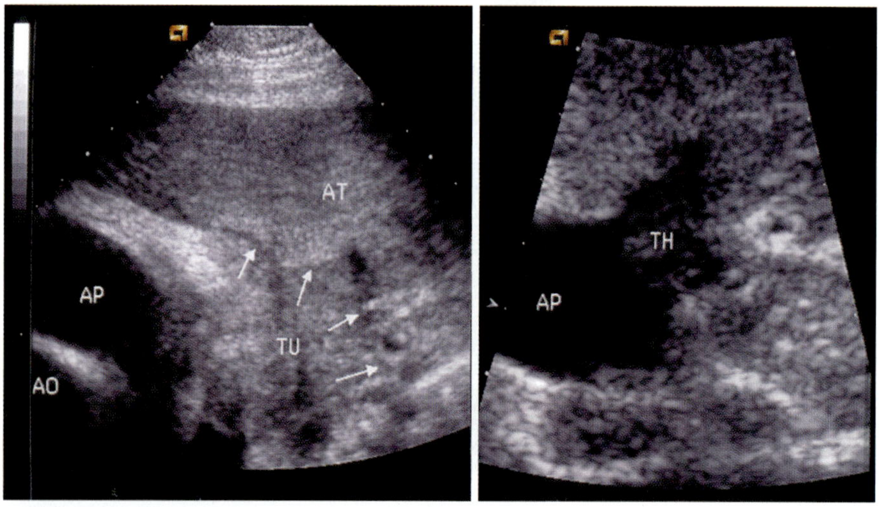

b

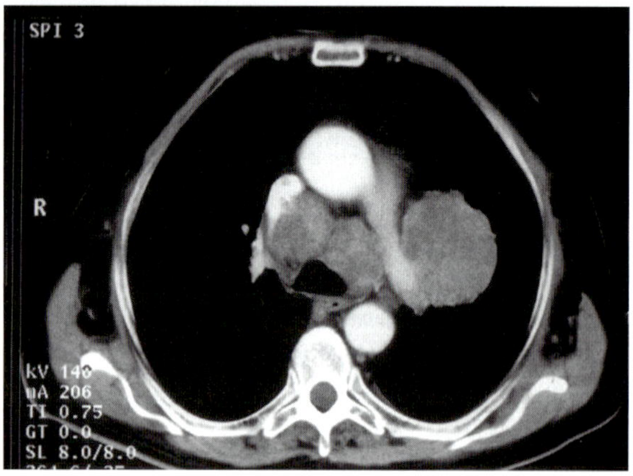

c

Abb. 4.76a–c. 77-jähriger Patient mit Bronchialkarzinom. **a** Thoraxröntgen: Weitgehend homogene Verschattung des linken Hemithorax. **b** Ultraschall: Die linksventrale interkostale Schalleinstrahlung zeigt einen zentralen Tumor *(TU)* und Atelektase *(AT)*. Die *Pfeile* zeigen auf den Tumorrand, wo die Atelektase beginnt. Es lässt sich thrombotisches Material in der A. pulmonalis nachweisen (Verdacht auf Tumorthrombose). **c** Computertomographie: Darstellung der Tumorformation mit Kontakt zur A. pulmonalis

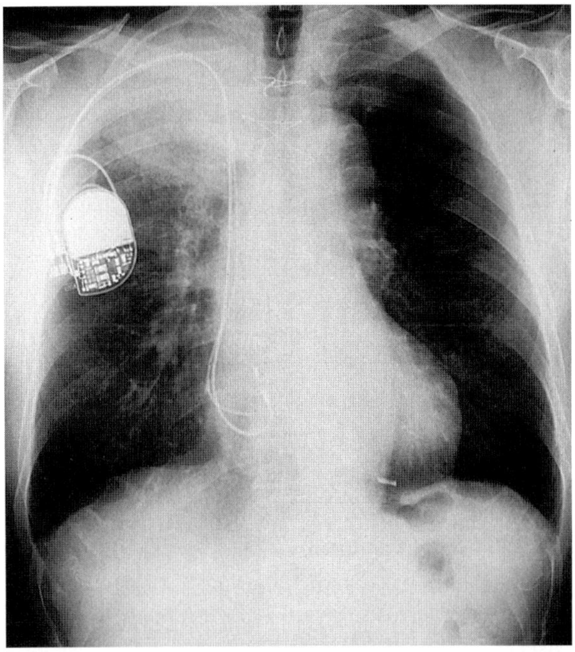

a

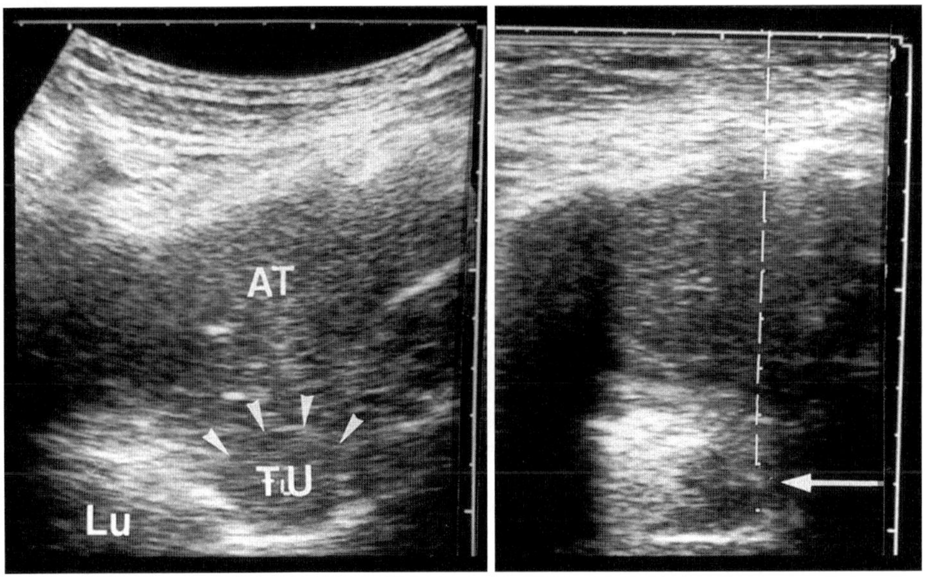

b

Abb. 4.77a,b. 67-jähriger Patient mit Bronchialkarzinom. **a** Thoraxröntgen: Verschattung im Bereich des rechten Lungenoberfeldes. **b** Ultraschall: Die rechtsventrale interkostale Schalleinstrahlung zeigt im *linken Bild* einen kleinen zentralen Tumor *(TU)* mit nachgeschalteter Atelektase *(AT)*. Bronchoskopisch konnte der Tumor nicht diagnostiziert werden. Ultraschallgesteuert wurde der Tumor durch das atelektatische Lungengewebe mit einer 16-Gauge-Stanzbiopsie punktiert. Der *Pfeil* im *rechten Bild* markiert den Nadelspitzenreflex. Es wurde die Diagnose eines Adenokarzinoms gestellt

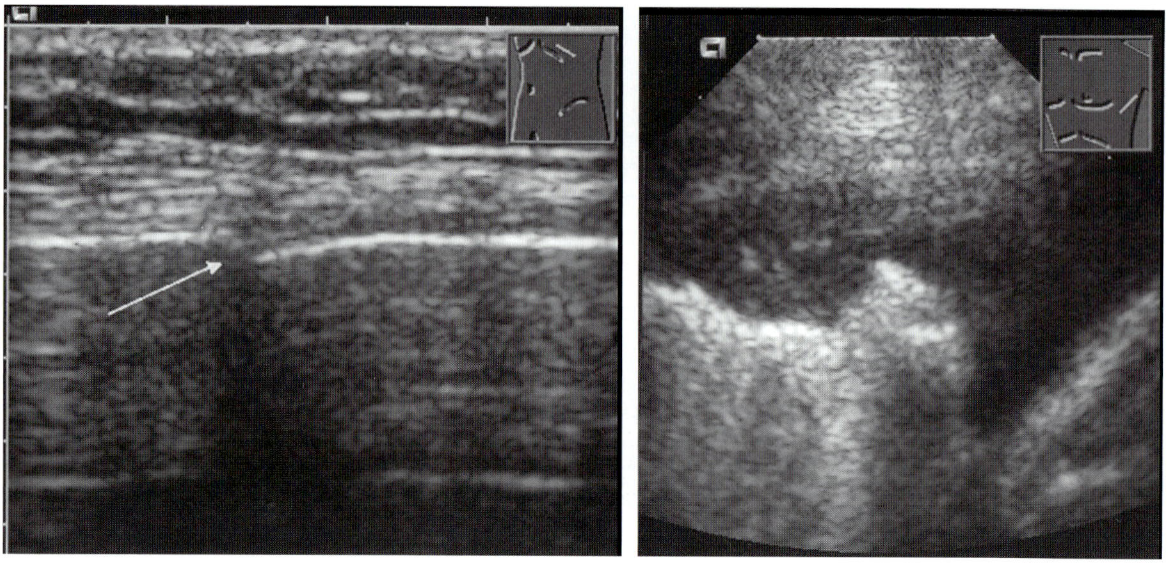
a b

Abb. 4.78a,b. Lungenkontusions und Rippenfraktur. **a** Sonographisch erkennt man eine Stufenbildung im Bereich der Rippe im Sinne einer Fraktur. Zusätzlich lässt sich freie Flüssigkeit im Thorax nachweisen. Die Punktion ergab einen Hämatothorax. **b** Das Eintrittsecho zur Lunge ist irregulär als Hinweis auf eine Parenchymkontusion

Lungenkontusion

Beim Thoraxtrauma, insbesondere bei Rippenserienfrakturen, lassen sich Lungenkontusionsherde sonographisch besser darstellen als im Röntgen. Traumatisch bedingte Alveolarödeme und -hämorrhagien zeigen sich als unscharf begrenzte, mäßig echoarme und verwaschene Läsionen (Abb. 4.78a, b). Diese sind markanter bei begleitenden minimalen Pleuraergüssen, aber auch ohne Pleuraerguss oft sonographisch darstellbar. Jedes klinisch relevante Thoraxtrauma sollte nicht nur geröntgt, sondern auch geschallt werden (▶ Kap. 2).

Zusammenfassung

Bei Kompressionsatelektasen kommt es abhängig vom Ausmaß der intrapleuralen Flüssigkeiten bevorzugt im Bereich des Unterlappens zu einer zipfelmützenartigen, keilförmigen, homogenen, echoarmen Transformation, deren Begrenzung zum lufthaltigen benachbarten Lungengewebe unscharf ist. Das sonographische Bild der obstruktiven Atelektase ist durch eine weitgehend homogene echoarme Darstellung des Lungengewebes im Sinne einer Hepatisation gekennzeichnet. Eine Ergussbildung fehlt oder stellt sich gering ausgeprägt dar. Bei Lappenatelektasen ist die Begrenzung zum belüfteten Lungengewebe relativ scharf. Intraparenchymatöse Strukturen sind als echoarme Gefäßlinien, echogene Bronchialreflexbänder oder fokale Herdbildungen erkennbar.

Literatur

Burke M, Fraser R (1988) Obstructive pneumonitis: a pathologic and pathogenetic reappraisal. Radiology 166: 699–704

Görg C, Weide R, Walters E, Schwerk WB (1996) Sonographische Befunde bei ausgedehnten Lungenatelektasen. Ultraschall Klin Prax 11: 14–19

Görg C (2003) Focal lesions in the opacified lung: a sonographic pictorial essay. Ultraschall Med 24: 123–128

Grundmann E (1986) Spezielle Pathologie, 7. Aufl. Urban & Schwarzenberg, München

Lan RS, Lo KS, Chuang ML, Yang CT, Tsao TC, Lee CM (1997) Elastance of the pleural space: a predictor for the outcome of pleurodesis in patients with malignant pleural effusion. Ann Intern Med 126: 768–774

Liaw YS, Yang PC, Wu ZG et al. (1994) The bacteriology of obstructive pneumonitis. Am J Respir Crit Care Med 149: 1648–1653

Yang PC, Luh KT, Chang DB, Yu CJ, Kuo SM, Wu HD (1992) Ultrasonographic evaluation of pulmonary consolidation. Am Rev Respir Dis 146: 757–762

Yang PC, Luh KT, Wu DH, Chang DB, Lee NL, Kuo SM, Yang SP (1990) Lung tumors associated with obstructive pneumonitis: US studies. Radiology 174: 717–720

Yuan A, Chang DB, Yu CJ, Kuo SH, Luh KT, Yang PC (1994) Color Doppler sonography of benign and malignant pulmonary masses. AJR 163: 545–549

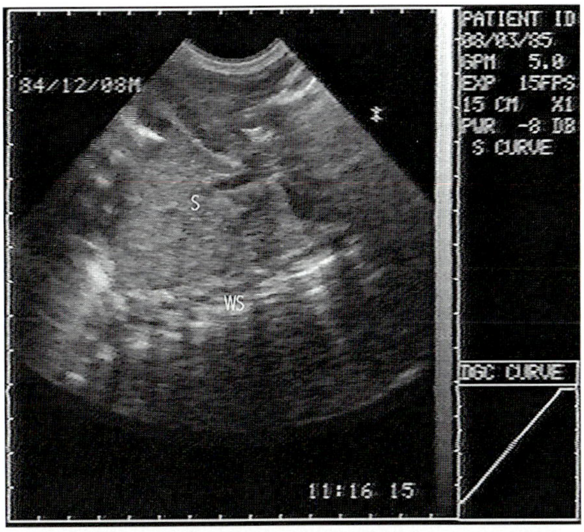

a

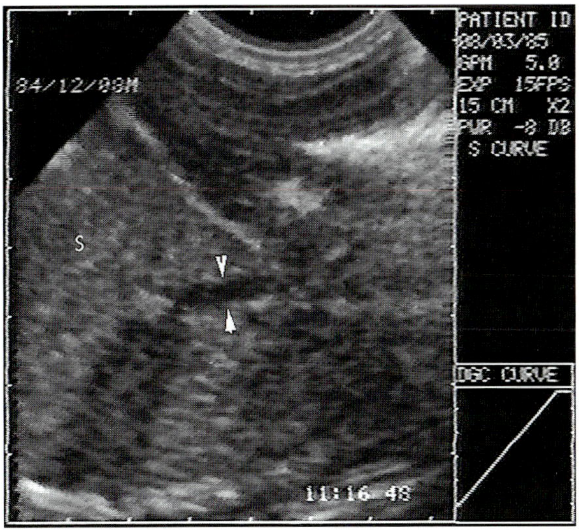

b

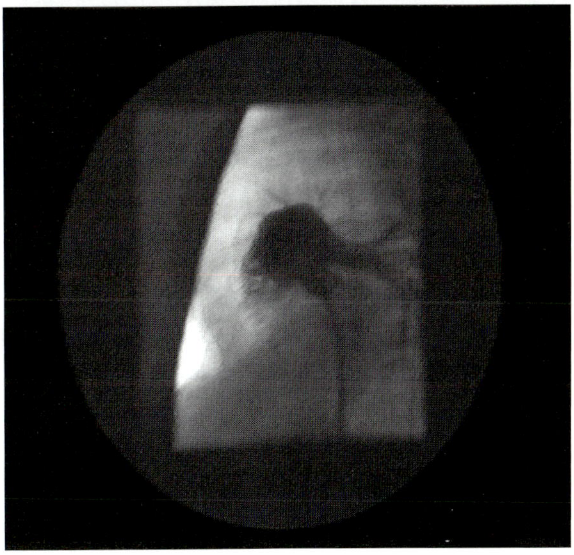

c

Abb. 4.79a–c. Drei Monate alter Junge mit Atemnot und Schwellung links thorakal. Im Thoraxröntgen zeigte sich eine tumoröse Verschattung im linken Untergeschoss mit Verdrängung des Mediastinums nach rechts. **a, b** Im Ultraschall kommt über dem linken Zwerchfell eine Konsolidierung mit leberähnlicher Echotextur zur Darstellung, wobei sich die diese versorgenden Gefäße darstellen lassen (*Pfeile*; *S* Sequestration, *WS* Wirbelsäule). **c** Angiographische Bestätigung des Ultraschallbefundes

4.5 Angeboren-pulmonale Sequestration

G. Mathis

Die zwar sehr seltene pulmonale Sequestration zeigt wie wertvoll und wichtig die Thoraxsonographie auch in der Neonatologie und in der Pädiatrie ist. Die betroffenen Neugeborenen leiden an Atemnot und zeigen unspezifische systolische Geräusche. Im Thoraxröntgen sieht man eine tumoröse Verschattung.

Sonographisch zeigt sich die pulmonale Sequestration mit leberähnlicher Echotextur und weiten arteriellen und venösen Gefäßen (Gudinchet u. Anderegg 1989). Mittels farbkodierter Duplexsonographie kann die zuführende Arterie mit dem typischen Flussmuster identifiziert und die Diagnose gesichert werden (Yuan et al. 1992). Eine Computertomographie bringt nicht mehr Information, eine Angiographie könnte man dem Kind bei guter sonographischer Darstellung ersparen (◘ Abb. 4.79a–c).

Literatur

Gudinchet F, Anderegg A (1989) Echography of pulmonary sequestration. Eur J Radiol 9: 93–95

Yuan A, Yang PC, Chang DB et al. (1992) Lung sequestration diagnosis with ultrasound an triplex doppler tecshnique in an adult. Chest 102: 1880–1882

Wir danken Frau Prof. Dr. A. Anderegg aus Lausanne für den Fallbericht und das Bildmaterial.

5 Mediastinum

5.1 Mediastinum transthorakal

W. Blank

Mediastinale Strukturen werden durch die Computertomographie und auch durch die Kernspintomographie umfassend dargestellt. Die transthorakale sonographische Untersuchung des Mediastinums (außer Echokardiographie) ist auch deshalb bisher nur wenig verbreitet. Ihr Einsatz ist jedoch sehr lohnenswert. Goldberg wies schon 1971 auf den suprasternalen sonographischen Zugangsweg ins Mediastinum hin. Das Verfahren geriet in den 70-er Jahren außerhalb der Kardiologie nahezu in Vergessenheit. Mitte der 80-er Jahre wurde in der Pädiatrie (Lengerke u. Schmid 1988; Liu et al. 1988) und auch in der Erwachsenenmedizin die Mediastinalsonographie erforscht und die Effizienz bewiesen (Braun 1983; Heckemann 1983; Blank 1986; Wernicke 1986; Brüggemann et al. 1991). In den folgenden Jahren erfolgte eine systematische Aufarbeitung der diagnostischen Möglichkeiten (Heizel 1985; Wernicke 1986, 1991), die durch den Einsatz der Farbdopplersonographie und neuerdings durch die Kontrastmittelsonographie noch zusätzlich erweitert wurden (Betsch 1994; Dietrich et al. 1997, 1999; Blank et al. 2006).

5.1.1 Sonographische Untersuchungstechnik und Befunderhebung

Unerlässlich ist eine profunde Kenntnis der Anatomie (◘ Abb. 5.1a–h, ◘ Abb. 5.2). Der Untersuchungsgang orientiert sich an der von Heinzmann 1988 beschriebenen Einteilung des Mediastinums in 8 Kompartimente, die den einzelnen Lymphknotenstationen entsprechen. Wegen der kleinen Schallfenster sind zur sonographischen Diagnostik nur 3,5- und 5-MHz-Sektor-Konvex- und Vektorschallsonden mit kleinen Apparaturen geeignet.

Der sonographische Zugang zum Mediastinum erfolgt über den supra- und parasternalen, gelegentlich auch über den infrasternalen Weg (Blank et al. 1996a). Als Leitstrukturen dienen die großen Gefäße und deren Lagebeziehung zum Herzen in den verschiedensten Ebenen. Die Untersuchung von suprasternal erfolgt in Rückenlage des Patienten, die Einsicht ins obere Mediastinum wird durch eine Reklination des Kopfes erleichtert, am besten mit Unterpolsterung der Brustwirbelsäule. Eine Rechts- und Linksdrehung des Kopfes ist zusätzlich hilfreich. Bei der von Wernicke (1988) und Brüggemann et al. (1991) beschriebenen Rechts- und Linksseitenlagerung erfolgt eine Verschiebung des Mediastinums mit Verdrängung des Lungenraums, wodurch eine verbesserte Einsicht in das Mediastinum möglich wird. In Exspirationsstellung ist die Beurteilung günstiger (Beckh et al 2002; Koh et al 2002; Braun u. Blank 2005).

5.1.2 Sonoanatomie

Prinzipiell können von suprasternal die Supraaortal- und Paratrachealregion und das aortopulmonale Fenster dargestellt werden (◘ Abb. 5.3, ◘ Abb. 5.4, ◘ Abb. 5,5, ◘ Abb. 5,6; ► Übersicht »Zugang«). Dazu sind halbsagittale rechte und linke, koronare und transversale Schnittführungen notwendig. Die zervikalen Anteile des Ösophagus (hinteres Mediastinum) sind darstellbar (5–8 cm, ◘ Abb. 5.4d; Blank et al. 1998; Zhy et al 2005). Von parasternal gelingt mit dem kombinierten Einsatz der Rechts- und Linksseitenlage die Beurteilung des vorderen und mittleren Mediastinums. Dabei wird die Schallsonde neben dem Sternum kranial aufgesetzt und nach kaudal verschoben. Die durch transversale und sagittale Schnittführung in angulierten Schnittebenen darstellbaren anatomischen Strukturen sind in den beiden ► Übersichten »Parasternaler Zugang (Rechts-/Linksseitenlage)« zusammengefasst (◘ Abb. 5.7, ◘ Abb. 5.8, ◘ Abb. 5.9). Der infrasternale Zugang erlaubt nur eine kleine Einsicht in die kaudalen Teile des hinteren Mediastinums. Ösophagus, Aorta und V. cava sind am Durchtritt durch das Zwerchfell darstellbar. Transversale und sagittale Schnittführung in angulierten Schnittebenen werden durch den linken Leberlappen gelegt (◘ Abb. 5.10; Blank et al. 1996a; Janssen 1997).

Suprasternaler Zugang (Rückenlage)

- **Mediastinum superius/anterius**
- Rechtstracheale Region
- Truncus brachiocephalicus, A. carotis, A. subclavia
- Arcus aortae
- V. cava superior, V. brachiocephalicus
- Truncus pulmonalis, Aa. pulmonales
- Linker Vorhof, Vv. pulmonales
- Thymus
- Retrosternaler Raum

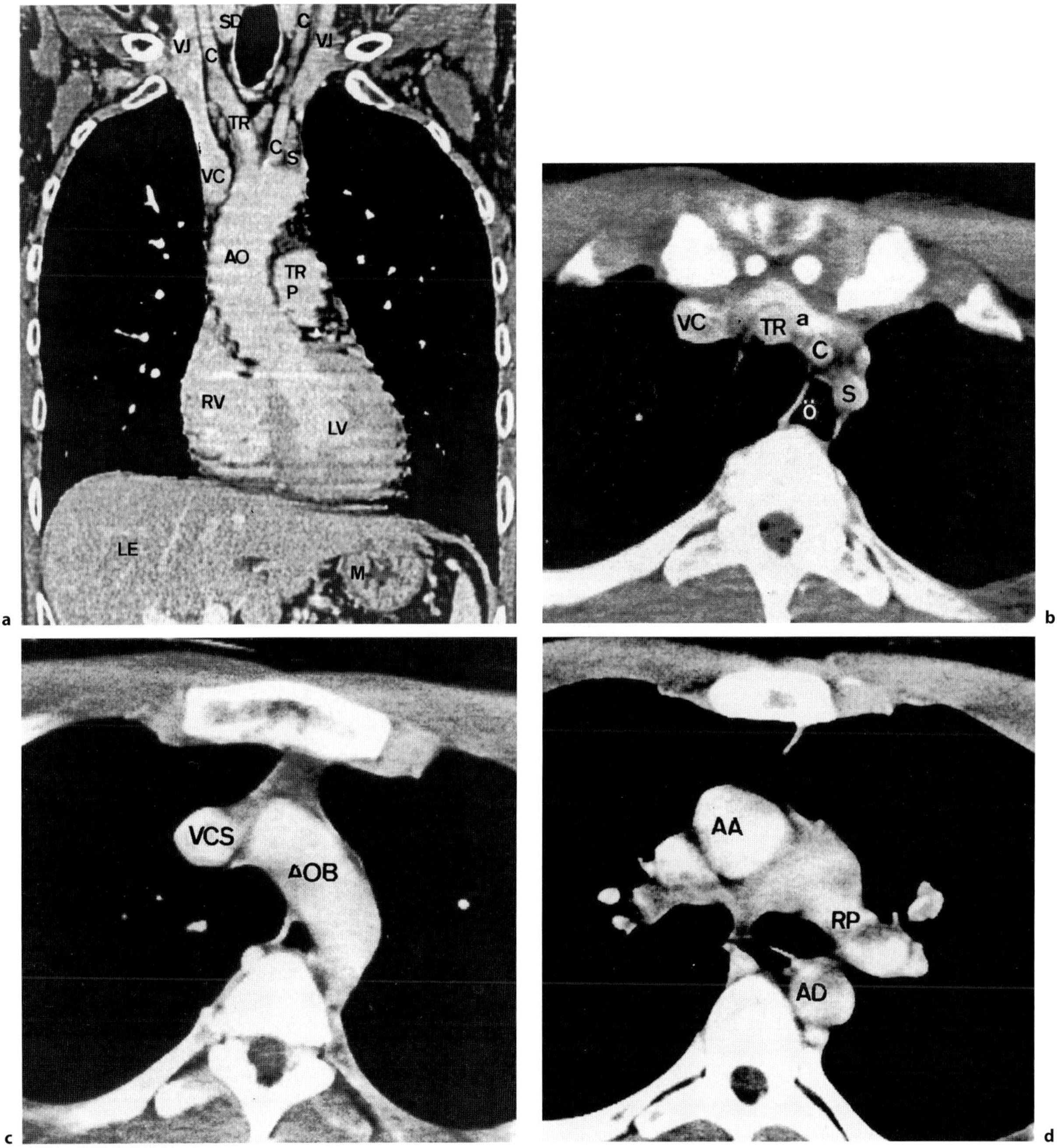

Abb. 5.1a–g. Anatomie des Mediastinums im Computertomogramm. **a** CT-Rekonstruktion der koronaren Schnittebene. **b–g** Transversalschnitte des Mediastinums von kranial nach kaudal. *a* V. anonyma, *AA* Aorta ascendens, *AD* Aorta descendens, *AO* Aorta, *AOB* Aortenbogen, *C* A. carotis, *LP* linke Pulmonalarterie, *LV* linker Ventrikel, *RA* rechter Vorhof, *RP* rechte Pulmonalarterie, *RV* rechter Ventrikel, *S* A. subclavia, *SD* Schilddrüse, *TP* Truncus pulmonalis, *TR* Truncus brachiocephalicus, *VC* V. cava superior, *VCI* V. cava inferior, *VJ* V. jugularis

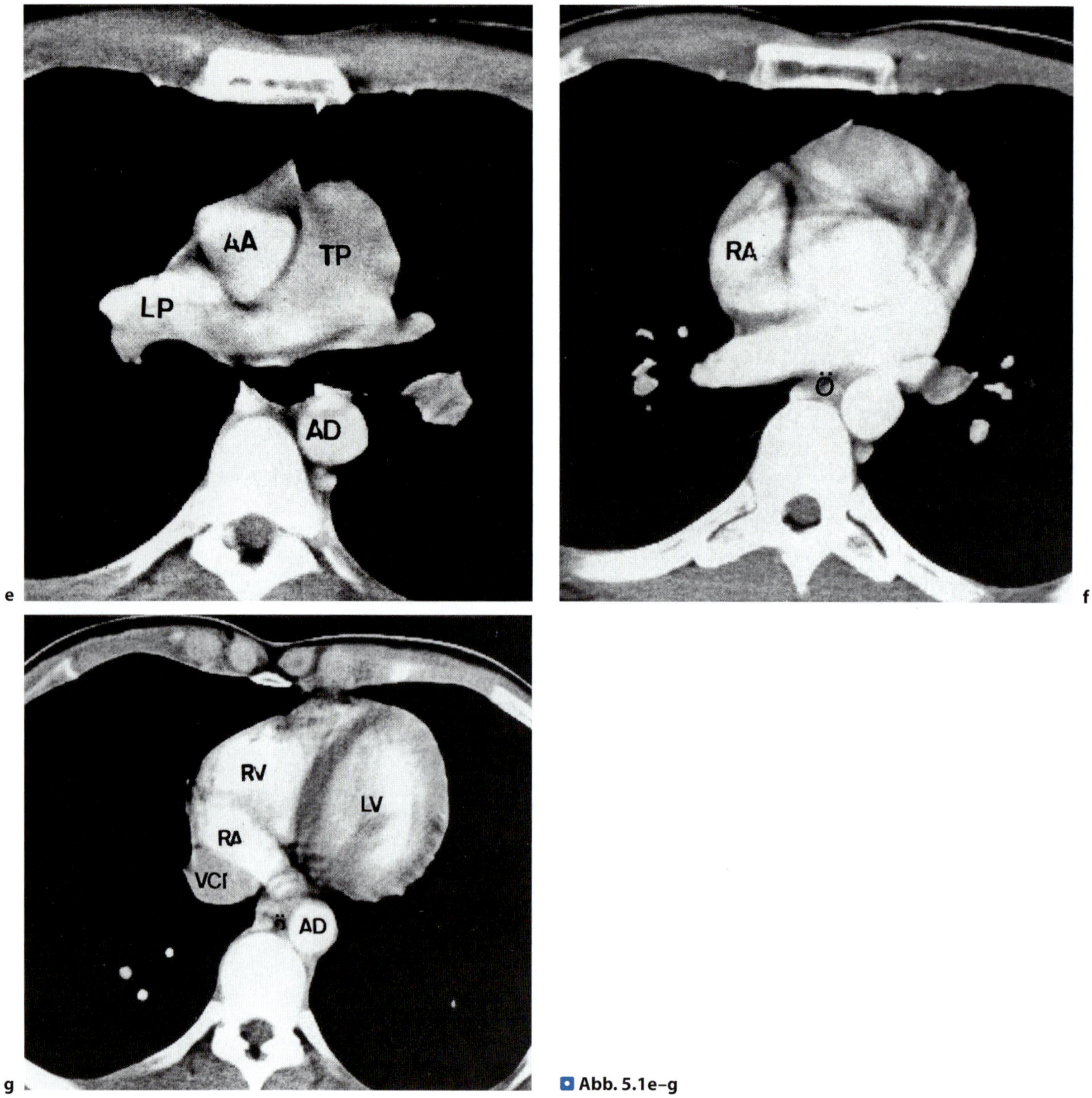

Abb. 5.1e–g

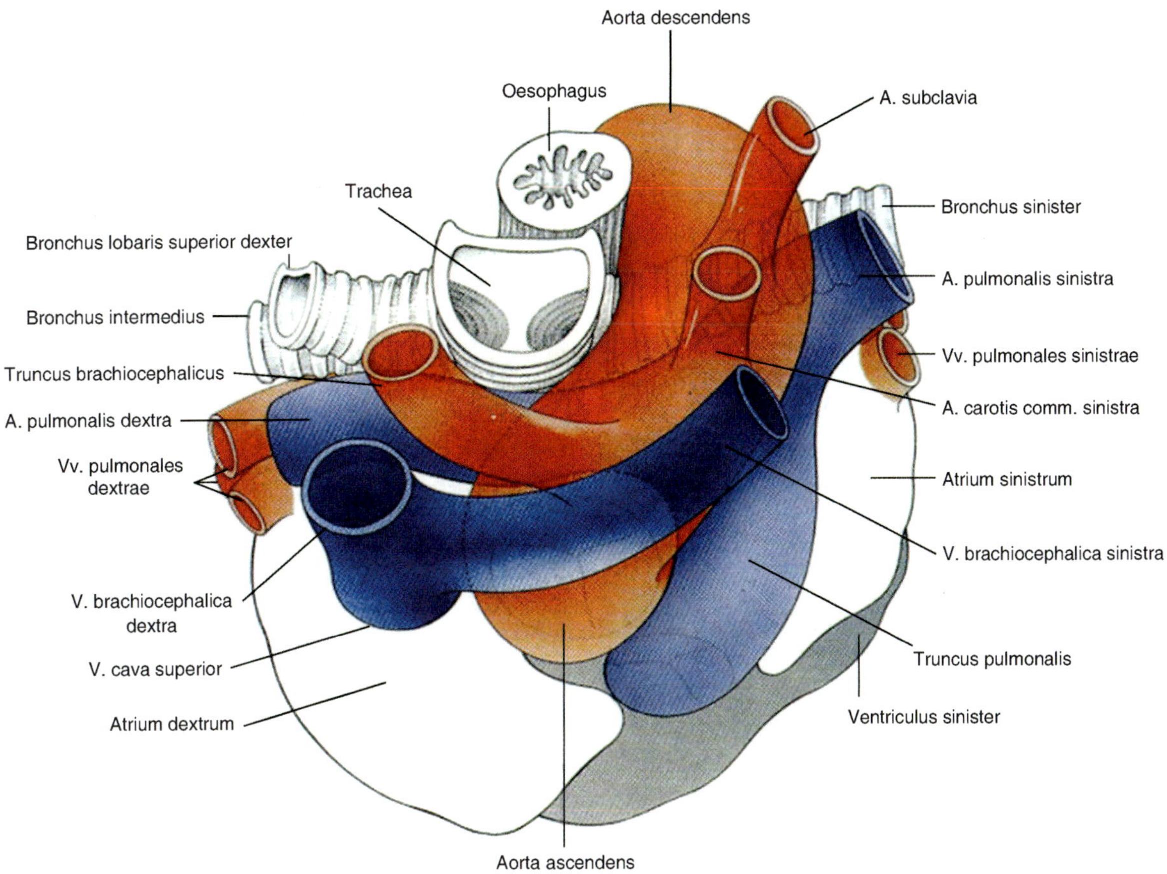

Abb. 5.2. Topographische Anatomie der mediastinale Gefäße – suprasternale Perspektive. (Aus: Wernecke 1991)

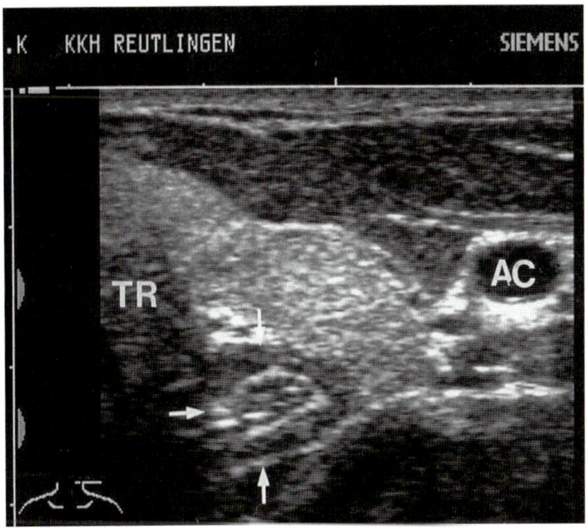

Abb. 5.3. Suprasterale Untersuchung. Der Schallkopf befindet sich in der Fossa jugularis, die Schultern sind unterpolstert und der Kopf ist maximal rekliniert

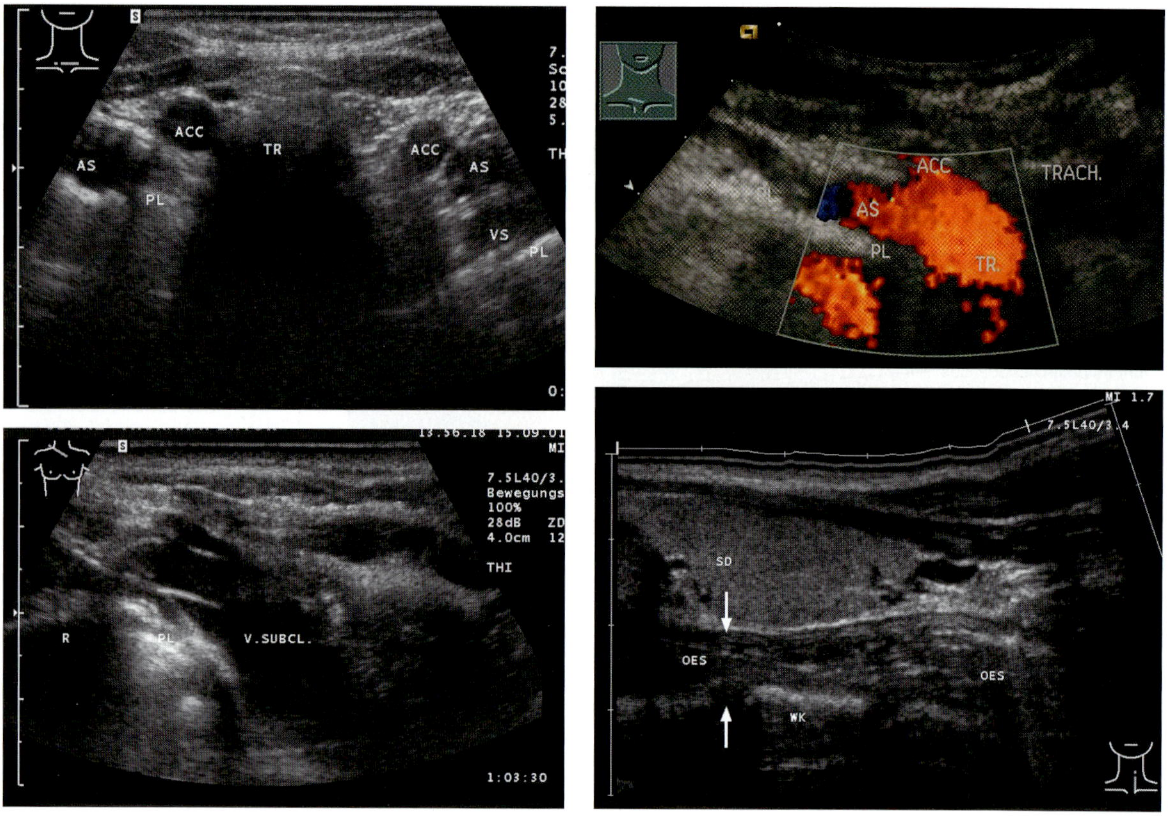

Abb. 5.4a–d. Suprasternale Untersuchung. Supraaortale Gefäße. **a** Die suprasternale transversale Schnittführung zeigt die supraaortalen Gefäße im Querschnitt, rechts distal der Aufzweigung des Truncus brachiocephalicus (*ACC* A. carotis communis, *AS* A. subclavia, *VS* V. subclavia, *TR* Trachea, *PL* Pleura, / Lungenreflex). **b** Halbsagittale rechte Schnittführung. Der Truncus brachiocephalicus *(TR)* mit seiner Aufzweigung in A. subclavia *(AS)* und A. carotis communis *(AC)* ist farbdopplersonographisch dargestellt. Die Paratrachealregion mit Lymphknotenstation ist mit dieser Schnittführung dorsal des Truncus darstellbar. Lateral des Pleura/Lungenreflexes *(PL)* zeigt sich ein Spiegelartefakt der Arterie. **c** Eine leichte Kippung der Schallsonde nach ventral lässt die rechte V. subclavia erkennen. Eine Venenklappe ist abgrenzbar *(Pfeil)* (*PL* Pleura / Lungenreflex, *R* Rippe). **d** Die zervikalen Anteile des Ösophagus *(Pfeile)* zeigen sich dorsomedial der linken Schilddrüse unter leichter lateraler Kippung der Schallsonde. Mit hochauflösenden Schallsonden lässt sich eine 5-Schichtung der Ösophaguswand abgrenzen. Beim Schluckakt können der Ablauf der peristaltischen Welle und der Durchtritt einer stark reflexogenen Luft-Flüssigkeits-Portion beobachtet werden. Wandstärke im Mittel 2,5 mm (*OES* Ösophagus, *SD* Schilddrüse, *WK* Halswirbelkörper)

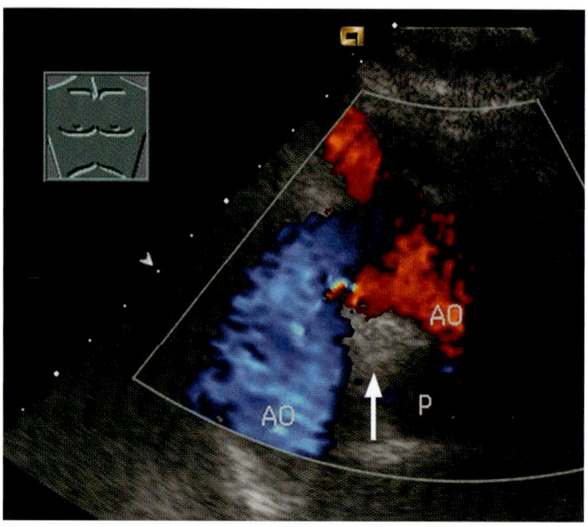

Abb. 5.5. Suprasternale Untersuchung. Suprasternale, sagittale Schnittführung. Aortopulmonales Fenster *(Pfeil)* zwischen dem Aortenbogen und der im Querschnitt dargestellten Pulmonalarterie *(P)*. Farbdopplersonographisch sind die Gefäße besonders bei schwierigen Untersuchungsbedingungen oft besser von den umgebenden Weichteilstrukturen abgrenzbar und sicherer (gepulster Doppler mit charakteristischen Frequenzspektren) topographisch zuzuordnen

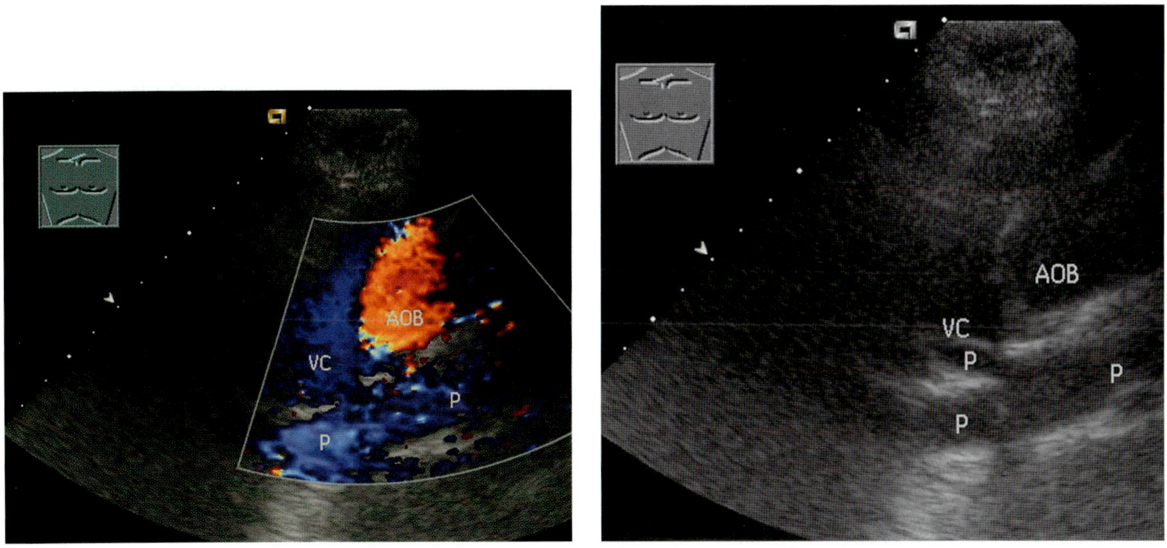

a b

■ **Abb. 5.6a,b.** Suprasternale Untersuchung. Suprasternale koronare Schnittführung. **a** Lateral des schräg angeschnittenen Aortenbogens *(AOB)* ist die V. cava farbdopplersonographisch durch die entgegengesetzte Flussrichtung (*blau codiert*) sicher abgrenzbar. **b** Die Aufzweigung der A. pulmonalis *(P, P)* und das aortopulmonale Fenster sind nach Abschalten des Farbdopplers im B-Bild besser darstellbar

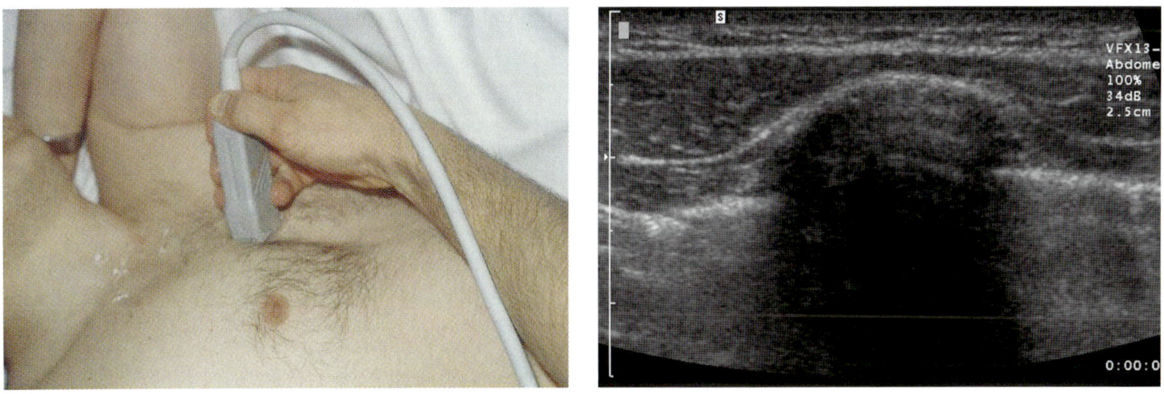

a b

■ **Abb. 5.7. a** Parasternale Schnittführung in Rückenlage. **b** Die Einsicht ins gesunde Mediastinum ist durch das Sternum und die lufthaltige Lunge verwehrt

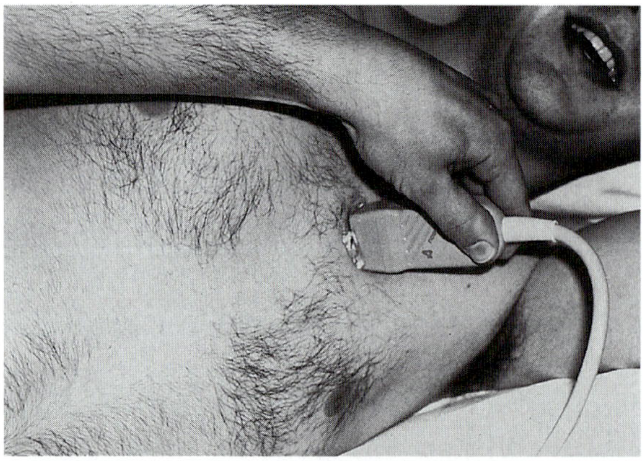

a

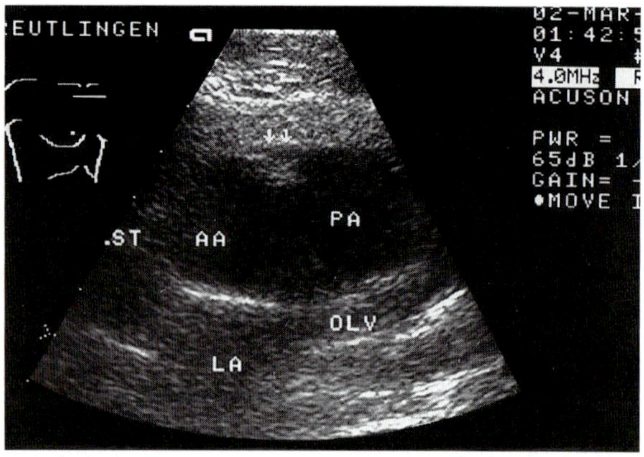

b

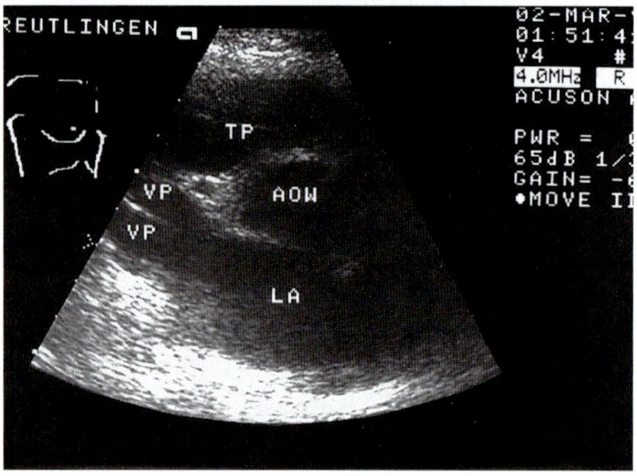

c

Abb. 5.8a–c. Parasternale Untersuchung in Linksseitenlage. **a** Linksseitenlage. Linksparasternale, transversale Schnittführung. **b** Transversale Schnittführung. Der Truncus pulmonalis *(PA)* windet sich um die quer getroffene Aorta ascendens *(AA)*. Dazwischen liegt der obere Perikardrezessus *(Doppelpfeile)*. (*ST* Sternum, *LA* linker Vorhof, *OLV* obere Lungenvene). **c** Linksparasternale sagittale Schnittführung. In Höhe der Aortenwurzel *(AOW)* ventrale Überkreuzung durch den Truncus pulmonalis *(TP)*, dorsal linker Vorhof *(LA)* mit einmündenden Pulmonalvenen *(VP)*

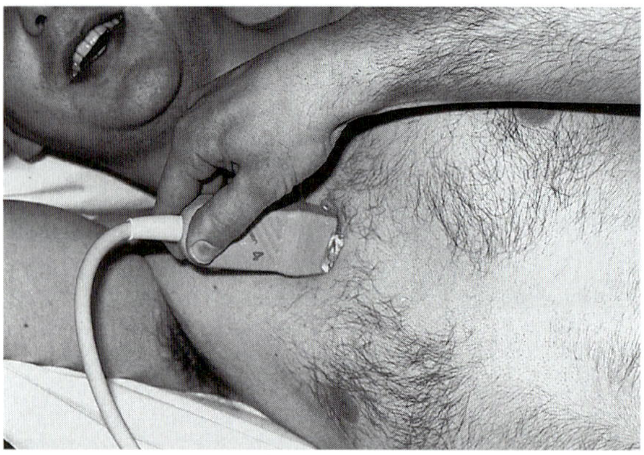

a

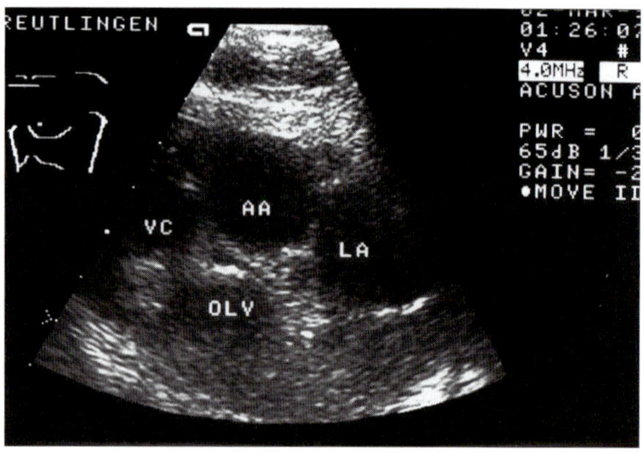

b

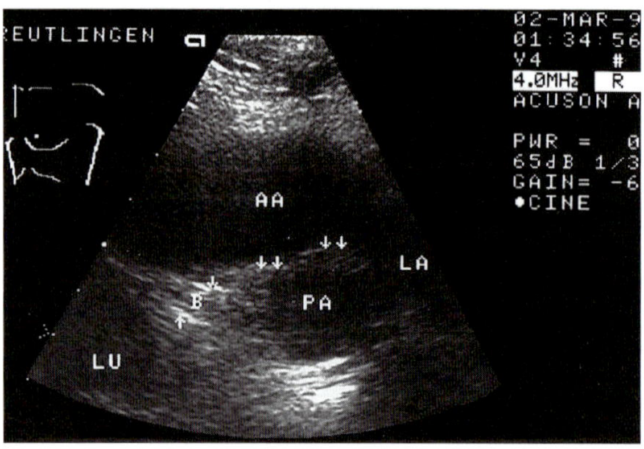

c

Abb. 5.9a–c. Parasternale Untersuchung in Rechtsseitenlage. **a** Rechtsseitenlage. Rechts parasternale transversale Schnittführung. **b** Rechtsparasternale transversale Schnittführung. (*AA* Aorta ascendens, *VC* V. cava superior, *LA* linker Vorhof, *OLV* obere Lungenvene). **c** Rechtsparasternale sagittale Schnittführung. Es gelingt die Darstellung der Aorta ascendens *(AA)*, der Pulmonalarterie im Querschnitt *(PA)* mit dazwischen liegendem aortopulmonalen Fenster *(Doppelpfeile)* sowie der Subcarinalregion. Ein Bronchus *(B)* lässt sich als echogener Reflex darstellen *(Einzelpfeile)*. (*LA* linker Vorhof, *LU* Lunge)

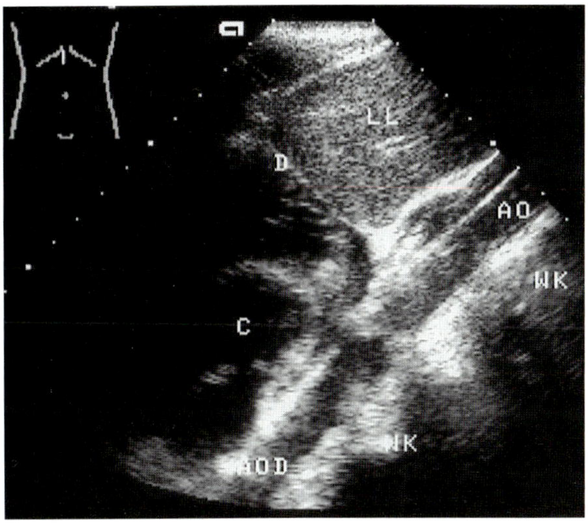

Abb. 5.10. Infrasternale Untersuchung. Sagittale Schnittführung. Der Ösophagus *(Pfeile)* lässt sich am Durchtritt durch das Zwerchfell *(D)* ventrolateral der Aorta *(AO)* beobachten. Die Aorta descendens *(AOD)* ist durch Artefakte teils überlagert. (*C* Cor, *LL* linker Leberlappen, *WK* Wirbelkörper)

Parasternaler Zugang (Rechtsseitenlage)
- **Mediastinum anterius/medius**
- V. cava superior
- Aorta ascendens
- A. pulmonalis dextra
- Linker Vorhof, Vv. pulmonales
- Linker Ventrikel, rechter Ventrikel

Parasternaler Zugang (Linksseitenlage)
- **Mediastinum anterius/medius**
- Aorta descendens
- Truncus pulmonalis
- Linker Vorhof, Vv. pulmonales
- Linker Ventrikel, rechter Ventrikel, rechter Vorhof

5.1.3 Darstellbarkeit mediastinaler Kompartimente

Das obere und mittlere Mediastinum ist sonographisch gut einsehbar, der suprasternale Zugang ermöglicht in 90–95% eine ausreichende Beurteilbarkeit. Das hintere Mediastinum, die Paravertebralregion, der Lungenhilus und der unmittelbar retrosternal gelegene Raum können von transthorakal jedoch nur eingeschränkt beurteilt werden. Die transthorakale Sonographie kann bei Adipositas, Lungenemphysem, Mediastinalverziehungen und Wirbeldeformitäten deutlich eingeschränkt sein (▶ Übersicht).

Einschränkungen in der Darstellbarkeit mediastinaler Strukturen
- Adipositas, große Mammae
- Lungenemphysem
- Mediastinalverziehung (Operation, Entzündung, Radiotherapie)
- Wirbelsäulendeformität

5.1.4 Darstellung mediastinaler Tumoren

Rund 75% der klinisch relevanten mediastinalen Raumforderungen beim Erwachsenen liegen im vorderen und mittleren Mediastinum und sind der sonographischen Beurteilung somit gut zugänglich (Rosenberg 1993). Die topographische Lage einer mediastinalen Raumforderung, deren Größe und Lageverschieblichkeit können sonographisch bestimmt werden. Die hochauflösende Sonographie erlaubt eine gute Gewebsdifferenzierung auf der Basis der Echogenität (zystisch, solide bis verkalkt). Die umgebenden Gefäße sind auch B-Bild-sonographisch meist gut darstellbar, wichtige Zusatzinformationen (Differenzierung der Gefäße, Hinweise für Gefäßinfiltration, Tumorvaskularisation) können mittels Farbdopplersonographie gewonnen werden (Betsch 1994; Blank u. Braun 1995). Die Tumorvaskularisation kann bei entsprechender Gerätequalität deutlich sensitiver und ohne Bewegungsartefakte mit der Kontrastmittelsonographie (Synonym: signalverstärkte Sonographie) erfasst werden (Blank u. Zimmermann 2006).

Mediastinale Raumforderungen zeigen zwar oft charakteristische sonomorphologische Erscheinungsbilder (Tab. 5.1), eine definitive Diagnose ist jedoch häufig nur durch eine Gewebsentnahme und deren histologische Aufarbeitung zu stellen (▶ Kap. 9).

Tab. 5.1. Sonomorphologie mediastinaler Raumforderungen. (Mod. nach Wernecke 1991)

Erscheinungsbild	Art der Raumforderung
Echofrei	Zystische Formationen, Gefäße
Echoarm	Lymphome, »aktive« Lymphknoten, seltener »stumme« Lymphknoten
Echoarm-echoinhomogen	Karzinome, Filiae, Entzündungen, Aneurysem
Echodicht	Physiologische Strukturen, Thymus, Narbe (Ausnahme: seltene Liposarkome und Teratokarzinome)

5.1.5 Diagnostische Wertigkeit von Sonographie, Thoraxröntgen und Computertomographie (CT)

Die Sonographie ist in der Beurteilung fast aller Mediastinalregionen (Ausnahme: Paravertebralregion) der Thoraxübersichtsaufnahme überlegen. In der Beurteilung der Supraaortal-, Perikardial-, Prävaskular- und Paratrachealregion ist die Sonographie mit einer Sensitivität von 90–100% fast genauso zuverlässig wie die Computertomographie. Im aortopulmonalen Fenster und in der Subcarinalregion erreicht die Sonographie jedoch nur eine Sensitivität von 82–70% (Wernicke 1991; Brüggemann et al. 1991; Betsch 1994; Dietrich 1995). Die Sonographie kann damit eine Mittelstellung zwischen der Thoraxröntgenaufnahme und der Computertomographie einnehmen (Castellino et al. 1986; Bollen et al. 1994; Tab. 5.2).

Tab. 5.2. Darstellbarkeit mediastinaler Kompartimente. Sonographie und Thoraxübersichtsaufnahme vs. Computertomographie. (Mod. nach Wernecke 1991)

Region	Sonographie [%]	Thoraxübersichtsaufnahme [%]
Supraaortal	98	67
Paratracheal	89	69
Aortopulmonales Fenster	81	62
Prävaskulär	92	46
Subcarinal	69	31
Perikardial	100	67
Posteriores Mediastinum	6	6
Paravertebral	11	44

5.1.6 Allgemeine Indikationen

Die Ultraschalluntersuchung des Mediastinums erfolgt in der Regel im Anschluss an die Thoraxröntgenaufnahme bei unklarem Befund oder bei Verdacht auf mediastinale Raumforderung. Als Erstuntersuchung kommt die Sonographie bei akuter thorakaler Symptomatik zum Einsatz (Abb. 5.11; entsprechende Indikationen sind in der ▶ Übersicht zusammengefasst).

Transthorakale mediastinale Sonographie: allgemeine Indikationen

- Akute thorakale Symptomatik
- Röntgenthorax: mediastinale Raumforderung
- Röntgenthorax: unklare Raumforderung
- Tumorstaging (Gefäßkomplikationen)
- Verlaufskontrolle (Tumortherapie)
- Punktionen und Drainagen

5.1.7 Spezielle sonographische Befunde ausgewählter mediastinaler Raumforderungen

Lymphknotenerkrankungen

Lymphome machen beim Erwachsenen etwa ein Viertel aller primären mediastinalen Tumoren aus, Lymphknotenmetastasen, z. B. von Bronchialkarzinomen, sind dagegen häufiger. Entzündlich vergrößerte Lymphknoten (z. B. M. Boeck) oder tumorinfiltrierte Lymphknoten (Hodgkin- oder Non-Hodgkin-Lymphome, Lymphknotenmetastasen) können durch ihre echoarme Transformation vom umgebenden echoreichen Gewebe gut differenziert werden (Abb. 5.12, Abb. 5.13, Abb. 5.14).

Eine Differenzierung der genannten Lymphknotenerkrankungen ist sonographisch ohne Gewebsentnahme nicht möglich. Unter Therapie werden die Lymphknoten wieder zunehmend echogen (Wernicke 1991). Farbdopplersonographisch und neuerdings noch sensitiver durch die Kontrastmittelsonographie kann gleichzeitig eine Abnahme der Durchblutung festgestellt werden (Betsch 1994; Blank 2006). Mit hochauflösenden Geräten lassen sich zunehmend häufiger auch normale mediastinale Lymphknoten (echoarme) darstellen (paratracheal, aortopulmonales Fenster). Eine sichere Differenzierung von pathologischen Prozessen ist ohne Gewebsgewinnung (▶ Kap. 9) nicht möglich (Dietrich et al. 1995, 1999).

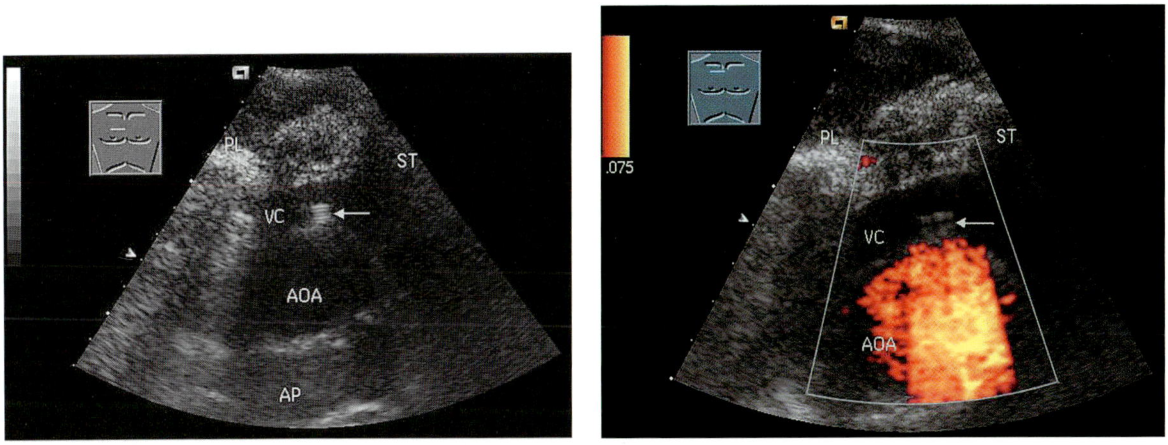

Abb. 5.11a,b. Bekanntes Non-Hodgkin-Lymphom. **a** Akute obere Einflussstauung. Zustand nach Portimplantation. B-Bild-sonographisch noch parasternale Tumormassen. Der Portkatheter als echogene Doppelstruktur *(Pfeile)* in der echoarmen V. cava abgrenzbar (*AOA* Aorta ascendens, *AP* rechte Pulmonalarterie, *ST* Sternum, *PL* Pleura). **b** Die Thrombosierung der V. cava superior ist durch die FDS beweisbar

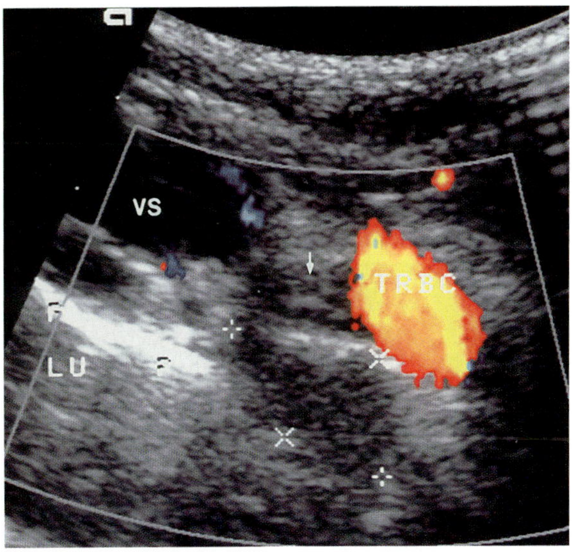

Abb. 5.12. Lymphknotentuberkulose. Suprasternale halbsagittale Schnittführung rechts. Dorsal des farbdopplersonographisch dargestellten Truncus brachiocephalicus *(TRBC)* zeigt sich in der normalerweise homogenen echoreich strukturierten Paratrachealregion ein echoarmer unscharf begrenzter Lymphknoten *(Kreuze)*. Durch eine farbdopplersonographisch geführte Feinnadelpunktion konnte die Diagnose Lymphknotentuberkulose gestellt werden. (*LU* Lunge)

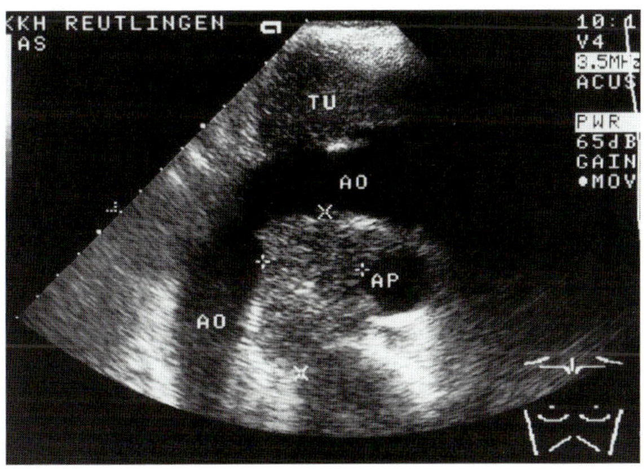

Abb. 5.13. Lymphknotenmetastasen. Suprasternale Sonographie in sagittaler Schnittführung. Die Aorta *(AO)* ist ummauert von Tumormassen *(TU)*. Im aortopulmonalen Fenster ist ein Richtung Aortenbogen und Pulmonalarterie *(AP)* infiltrierender Lymphknoten darstellbar. Feinnadelschneidbiopsie (0,9 mm). Histologie: Metastase eines Prostatakarzinoms

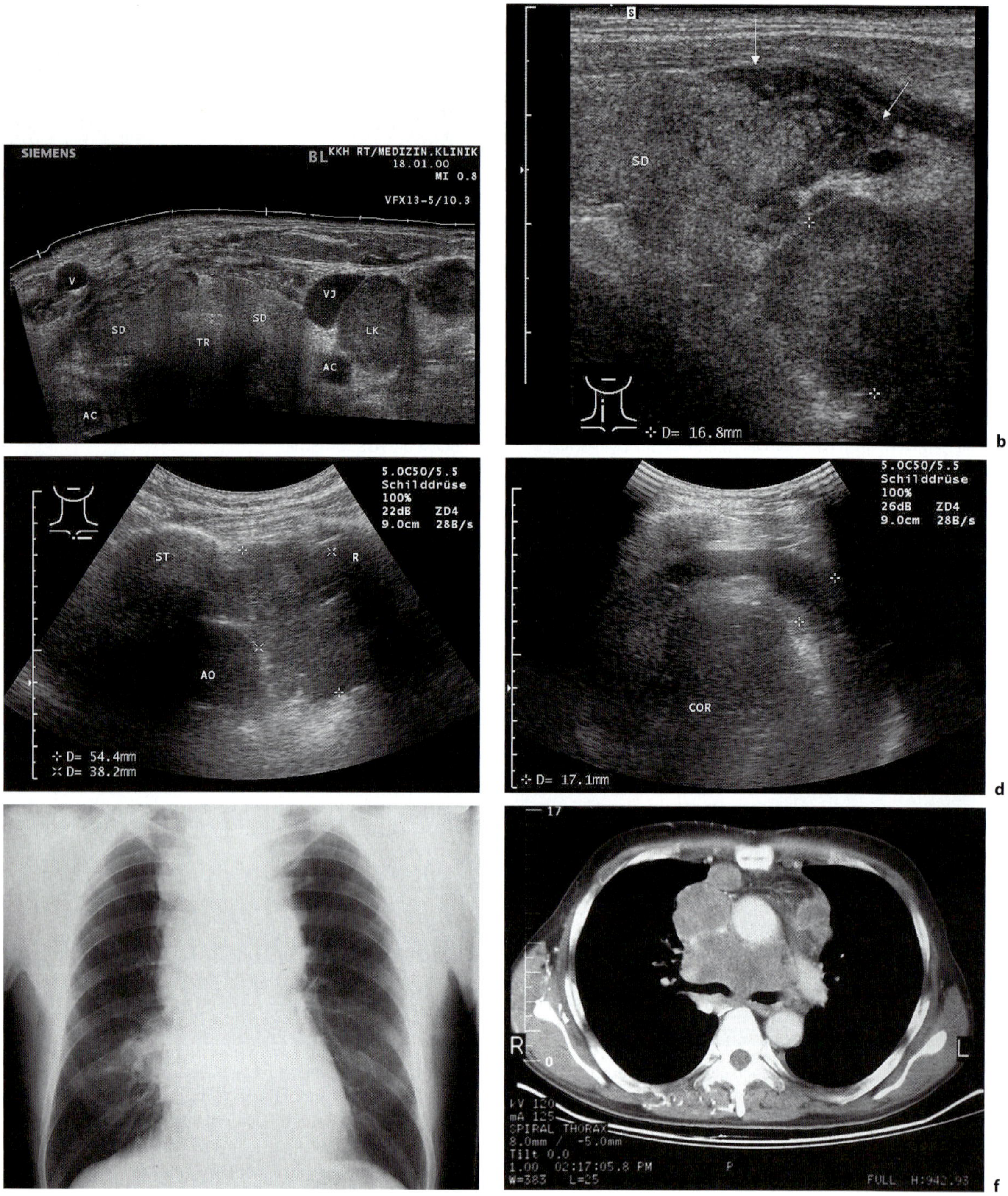

Abb. 5.14a–f. Primär sonographische Untersuchung bei oberer Einflussstauung. **a** Multiple, malignomverdächtige Lymphknoten *(LK)* in der Halsregion. Die Panoramabilddarstellung (Sie-Scape, Siemens) erlaubt eine eindrucksvolle Dokumentation größerer Körperregionen. **b** Echoarme *(Pfeile)* Tumorinfiltration in die Schilddrüse. Nach retrosternal reichende Tumormassen *(Kreuze)*. **c** In Linksseitenlage parasternale Schnittführung. In die Umgebung infiltrierende echoarme Raumforderung *(Kreuze)*. Die Wand der Aorta *(AO)* ist nicht mehr scharf abgrenzbar (*R* Rippe, *ST* Sternum). **d** Perikardauflagerungen und Perikarderguss *(Kreuze)*. Verdachtsdiagnose Bronchialkarzinom (Mann, Raucher) bei Nachweis einer metastasenverdächtigen Raumforderung im Bereich der rechten Nebenniere *(Kreuze)*. Die Diagnosesicherung erfolgte durch eine sonographisch geführte parasternale Stanzbiopsie (Sonocan-Nadel, Durchmesser 1,2 mm). Histologie: kleinzelliges Bronchialkarzinom. **e** Thoraxübersichtsaufnahme. Mediastinalverbreiterung. **f** Computertomogramm. Tumor rechter Unterlappenbronchus mit ausgedehnter Mediastinalmetastasierung

a
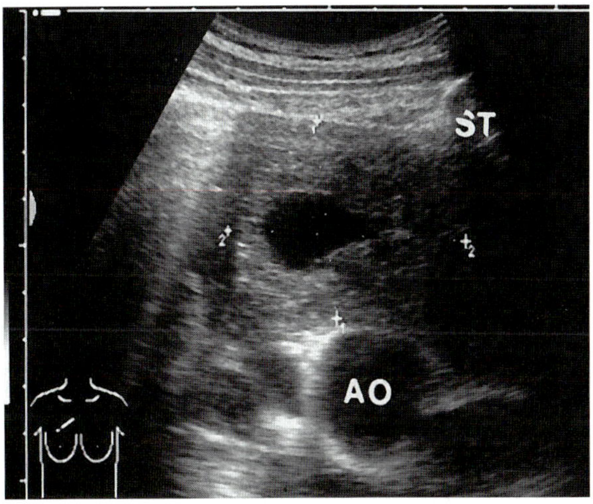

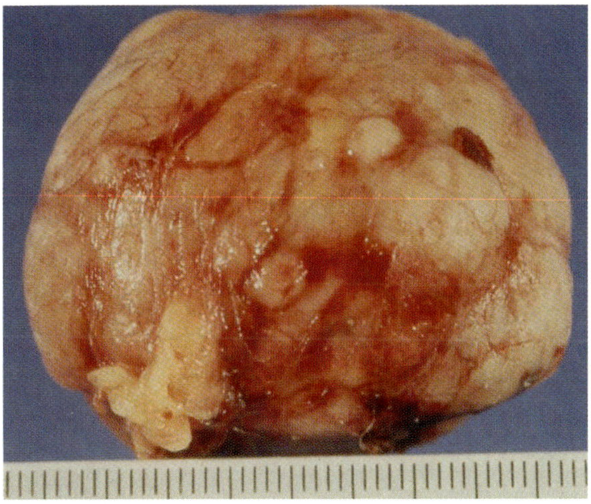
b

Abb. 5.15a,b. Thymom. **a** Parasternale, transversale Schnittführung. Schon in Rückenlage zeigt sich eine ventral der Aorta gelegene gut begrenzte echoarme Raumforderung. Zentral liquides Areal. Sonographisch gesteuerte Schneidbiopsie (Durchmesser 1,2 mm). **b** Pathologisch anatomisches Präparat. Der Tumor ist glatt begrenzt

Thymustumoren

Der Thymus ist im vorderen Mediastinum retrosternal gelegen. Im Erwachsenenalter ist er von der echoreichen Umgebung nicht mehr zu differenzieren. Ungefähr ein Viertel bis ein Drittel aller primären mediastinalen Tumoren gehen vom Thymus aus. Verschiedene maligne Tumoren kommen vor: Thymome und Lymphome sind am häufigsten, seltener: Germzellkarzinome, Karzinoide und Karzinome. Die in Tab. 5.3 dargestellten sonographische Befunde sind erhebbar (Abb. 5.15). Die diagnostische Sicherung erfolgt durch eine sonographisch oder computertomographisch gesteuerte Biopsie (Schuler et al. 1995; ▶ Kap. 9).

Keimzelltumoren

Teratome und Seminome liegen überwiegend im vorderen und mittleren Mediastinum und machen ungefähr 10% aller primären mediastinalen Tumoren aus. Teratome kommen meist im 2.–3. Lebensjahrzehnt vor, wachsen langsam und führen meist erst bei großen Tumoren zu Symptomen (Verdrängung umgebender Strukturen). Die Tumoren sind glatt begrenzt, enthalten neben zystischen Arealen epitheliale Anteile (Haut mit Anhangsgebilde) auch Gewebe mesenchymaler Herkunft (Knorpel, Knochen, glatte Muskulatur). 25–30% der Tumoren entarten maligne (Abb. 5.16).

Tab. 5.3. Sonomorphologie von Thymomen

Benigne	Maligne
Echoarm	Echoarm, inhomogen
Scharf begrenzt	Unscharf begrenzt
Rundlich, teils gelappt	Tumorzapfen
Keine Infiltration	Infiltration (Perikard, Gefäße)

Neurogene Tumoren

Neurogene Tumoren gehen vom sympathischen Grenzstrang, den Interkostalnerven oder dem N. vagus aus und wachsen daher meist im hinteren Mediastinum. Sie sind deshalb sonographisch transthorakal nur darstellbar, wenn sie die Lungenstrukturen paravertebral verdrängen oder sich nach kranial (retrosternaler Zugang) oder kaudal (infrasternaler Zugang) ausdehnen. Die transösophageale Darstellung und ggf. Punktion ist meist gut möglich.

Retrosternal gelegene Schilddrüsen- und Nebenschilddrüsenanteile

Diese sind durch ihre topographische Lage mit Zuordnung zur Schilddrüse und entsprechend schilddrüsentypischen sonographischen Mustern zweifelsfrei zuzuordnen. Farbdopplersonographisch kann bei Problemfällen die Organzugehörigkeit bewiesen werden.

Nach retrosternal reichende Nebenschilddrüsenadenome erscheinen meist als ausgeprägt echoarme, gut durchblutete Raumforderungen (typische Laborkonstellation: erhöhtes Parathormon und Kalzium). Zur Differenzierung von Lymphknotenvergrößerungen kann eine Punktion hilfreich sein (Braun 1992).

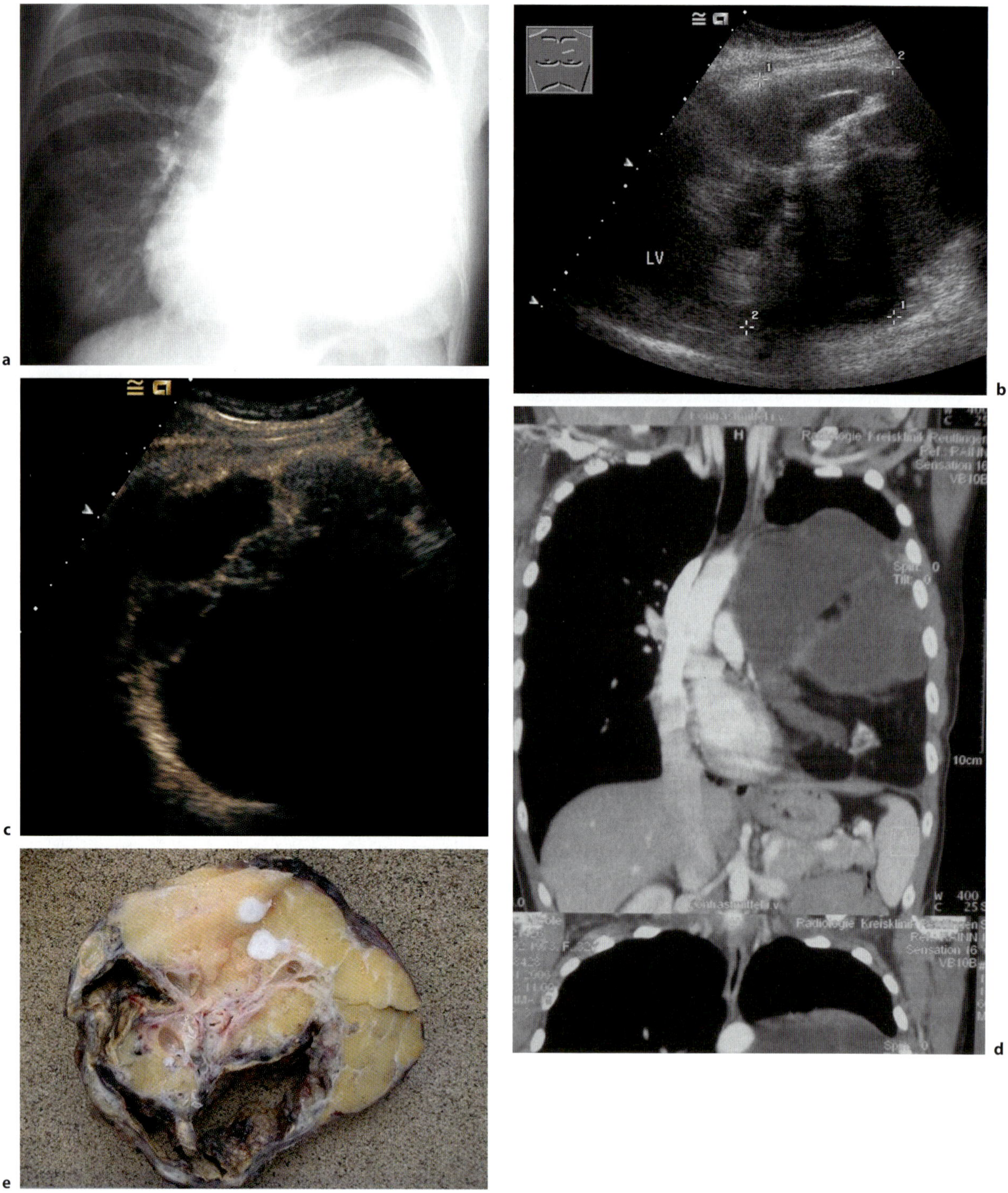

Abb. 5.16a–e. Zystisches Teratom. 32-jährige Patientin, leichte Atemnot beim Joggen. **a** Thoraxübersichtsaufnahme mit Tumorverschattung und Mediastinalverziehung nach rechts. **b** Linksparasternale Schnittführung in Rückenlage. Glatt begrenzte Raumforderung mit echogenen septenartigen Strukturen. Zentral hochamplitude Reflexe mit Schallschatten. Die Raumforderung verdrängt die Pleura mediastinalis nach lateral bis zur atemverschieblichen Thoraxwand. Die Gefäßversorgung (*FDS*) spricht für einen mediastinalen Ursprung der Raumforderung. **c** Die Kontrastmittelsonographie zeigt deutlich die zystischen Anteile des sonst mäßig durchblutenden, glatt begrenzten Tumors. Unter der Verdachtsdiagnose eines Teratoms (zentrale Kalkstrukturen!) erfolgte die weitere präoperative Diagnostik (CT, TEE). **d** CT-Rekonstruktion der koronaren Schnittebene. **e** Das makropathologische Präparat zeigt den glatt begrenzten Tumor mit Septen, zystischen Arealen, Fettanteilen und Knorpel/Knochengewebe. Histologisch ein benignes Teratom

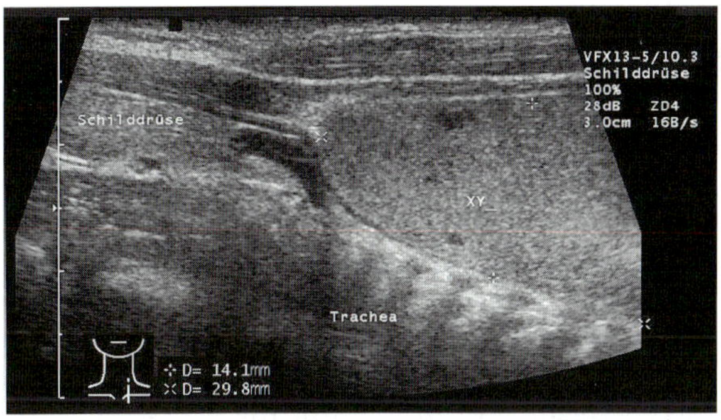

a

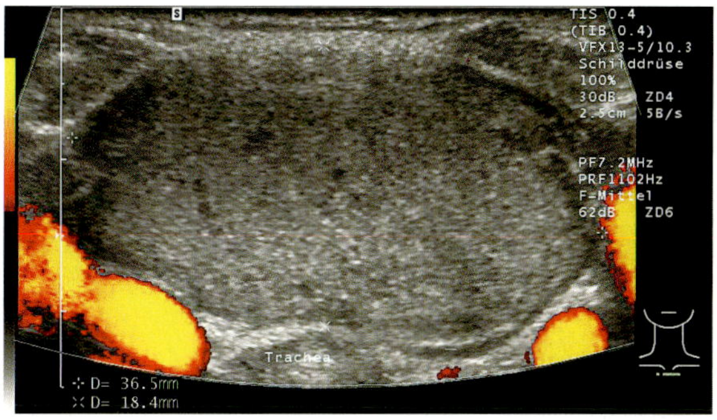

b

Abb. 5.17a,b. Mediastinalzyste. **a** Suprasternale sagittale Schnittführung. Glatt begrenzte, homogen strukturierte Raumforderung *(Kreuze)* ventral der Trachea. Der proximale Ösophagus dorsal der Schilddrüse links im Bild erkennbar. **b** Im Querschnitt in hochsensitiver Farbdopplertechnik keine Durchblutung detektierbar. Flüssigkeitsbewegung im B-Bild und auch farbdopplersonographisch durch Schüttelbewegungen erkennbar. Therapeutisch wegen Kompressionssyndrom operative Resektion

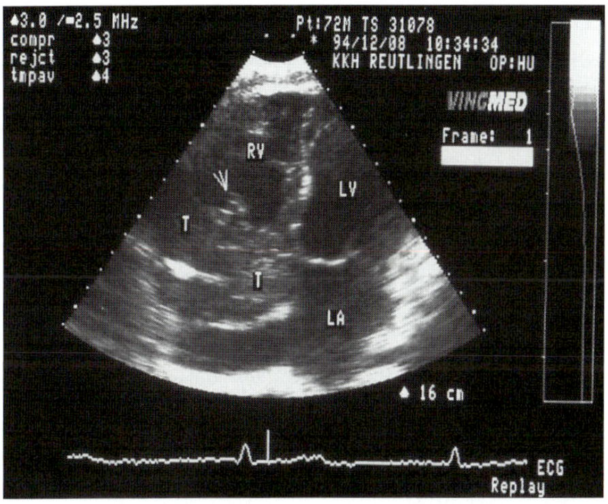

Abb. 5.18. Echokardiographie. Chronisch lymphatische Leukämie mit Befall des rechten Herzens *(TU)*. Als Folge Trikuspidalstenose und AV-Block III. Grades. (Dr. Hust, Kardiologie Reutlingen)

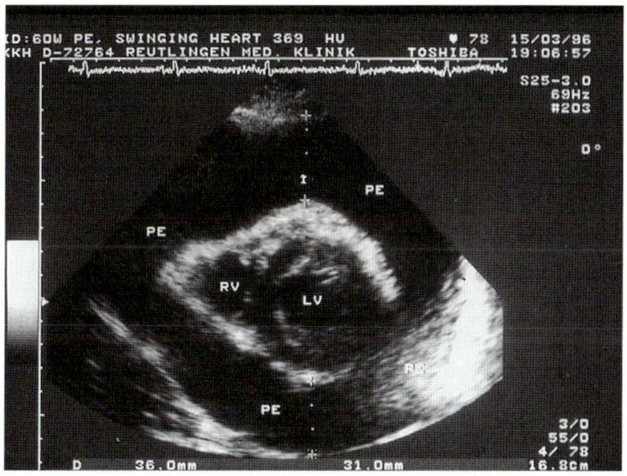

Abb. 5.19. Echokardiographie. Großer chronischer Perikarderguss *(PE)*. (Dr. Hust, Kardiologie, Reutlingen)

Mediastinale Zysten

Perikard- und Bronchuszysten sind meist gut einzuordnen. Enthalten sie jedoch hochvisköse Flüssigkeit, ist eine Differenzierung im B-Bild auch in der dynamischen Untersuchung (Umlagerung etc.) nicht immer möglich. Die nicht nachweisbare Durchblutung (Farbdoppler-, Kontrastmittelsonographie) sichert die Diagnose (Abb. 5.17).

Perikardveränderungen

Perikardveränderungen wie Perikarderguss, Hämatoperikard und Tumorinfiltrationen sind meist gut darstellbar (Abb. 5.18, Abb. 5.19).

Ösophaguserkrankungen

Proximale und distale Anteile des Ösophagus lassen sich durch den suprasternalen und infrasternalen Zugang darstellen. Wandüberschreitende Ösophagustumoren zeigen sich als unscharf begrenzte echoarme Tumorformationen (Abb. 5.20). Beim operativen Ösophagusersatz kann die obere Anastomose eingesehen werden, Rezidivtumoren sind erfassbar (Blank et al. 1998; Abb. 5.21).

Die Sonographie leistet eine wertvolle Hilfe in der Differenzierung der »kardianahen Dysphagie« (Blank 1996a; Janssen et al. 1997).

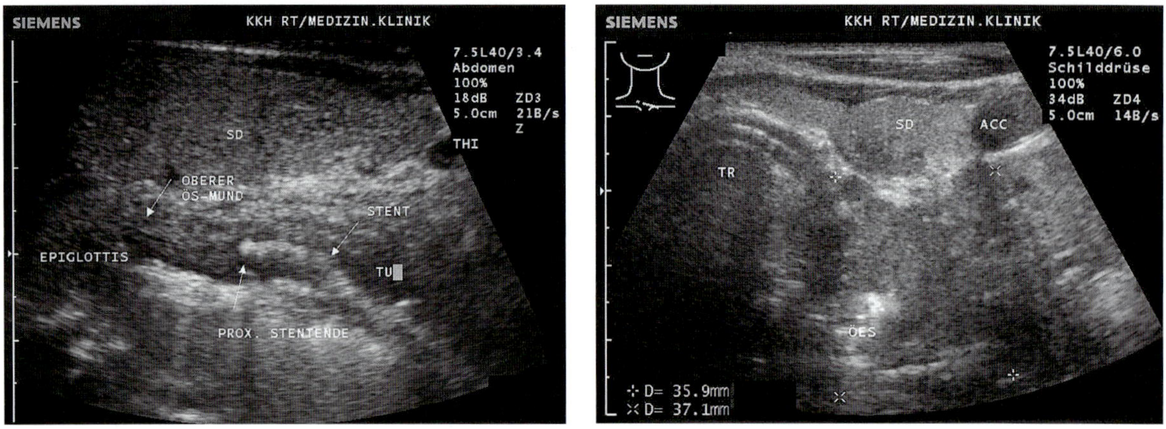

Abb. 5.20a,b. Proximales Ösophaguskarzinom. **a** Proximales, wandüberschreitendes Ösophaguskarzinom *(TU)* mit Infiltration in die Epiglottis, oberer Ösophagusmund *(Pfeil)*. Der überwachsene Metallstent *(Pfeile)* ist gut abgrenzbar. Kontrastreiches und artefaktarmes Bild durch »tissue-harmonic imaging«. **b** Im Querschnitt ein echoarmer Tumor *(Kreuze)* mit Infiltration und Stenosierung des Ösophagus *(ÖES)*

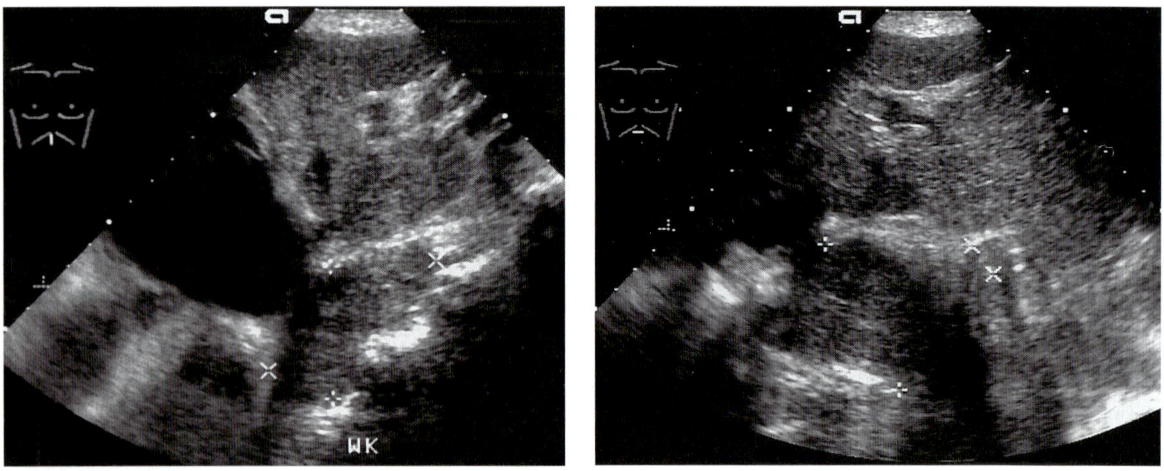

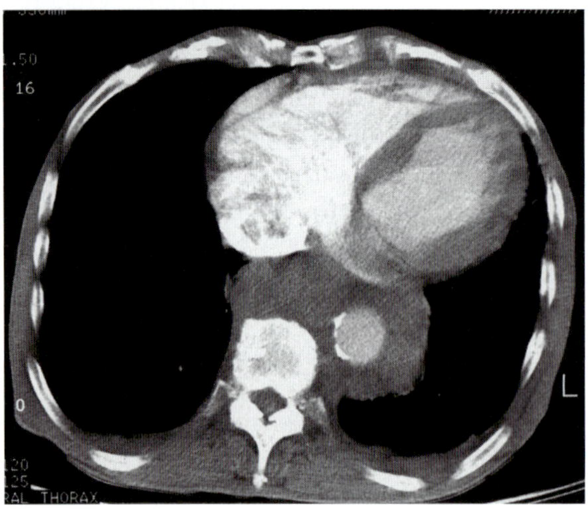

Abb. 5.21a–c. Ausgedehntes distales Ösophaguskarzinom. Klinisch Dysphagie. Endoskopisch distale Ösophagusstenose. Bioptisch keine Tumorsicherung möglich. **a** Sonographisch bei infrasternaler, sagittaler Schnittführung der Wirbelsäule ventral anliegende Tumorformation (hinteres Mediastinum). **b** Infrasternal in transversaler Schnittführung Tumor *(Kreuze)* am distalen Ösophagus *(große Kreuze)* nicht abgrenzbar. Perkutan gesteuerte transhepatische Feinnadelschneidbiopsie (Sonocan 0,9 mm). Histologie: Ösophaguskarzinom. **c** Computertomographie. Raumforderung hinteres Mediastinum. Ummauerung der Aorta descendens

Tab. 5.4. Transthorakale Mediastinalsonographie

Vorteile	Nachteile
Dynamische Bildgebung	Untersucherabhängigkeit
Frei wählbare Schnittführungen	Nur Teilausschnitte des Mediastinums
Gute Darstellung des aortopulmonalen Fensters	–
Punktionen: geringe Komplikationen	Punktionen nur im vorderen Mediastinum

Zusammenfassung

Mediastinale Raumforderungen liegen am häufigsten im vorderen oberen Mediastinum. Sie sind durch die transthorakale Sonographie fast genauso zuverlässig wie durch die Computertomographie beurteilbar und meist gut sonographisch gesteuert zur Gewebsgewinnung punktierbar (▶ Kap. 9).

Die Nachteile der Sonographie sind jedoch nicht unerheblich. Das Verfahren ist stark untersucherabhängig und zeigt gegenüber der Computertomographie nur Teilausschnitte des Mediastinums bei sehr wechselnder Bildqualität (Tab. 5.4). Einige dieser Nachteile (▶ Übersicht) können durch den Einsatz der endoluminalen transösophagealen und endobronchialen Sonographie ausgeglichen werden (▶ Kap. 5.2, ▶ Kap. 6).

Danksagung. Herrn Prof. Dr. Lenz (Chefarzt Radiologische Abteilung, Kreiskliniken Reutlingen) danke ich für die Bereitstellung und Bearbeitung radiologischer Befund, Herrn Klinkmüller und meinem Sohn Valentin für die fototechnischen Arbeiten.

Literatur

Beckh S, Bolcskei PL, Lessnau KD (2002) Real-time chest ultrasonography. A comprehensive review for the Pulmonologist. Chest 122: 1759–1773

Betsch B (1994) Farbdopplersonographie des Mediastinums. Radiologe 34: 599–604

Betsch B, Knopp MV, van Kaick G (1992) Malignant tumors and lymphomas of the mediastinum: diagnosis and follow-up with color assisted doppler sonography. Eur J Cancer Res Clin Oncol 118: 107

Betsch B, Berndt R, Knopp MV, Schmähl A, Trost U, Delorme S (1994) Vergleich von Computertomographie und B-Bild-Sonographie in der bildgebenden Diagnostik des Mediastinums. Bildgebung 61: 295–298

Blank W, Braun B (1995) Gewebsdiagnostik durch Dopplersonographie. Bildgebung 62: 31–35

Blank W, Braun B, Gekeler E (1986) Ultraschalldiagnostik und Feinnadelpunktion pleuraler, pulmonaler und mediastinaler Prozesse. In: Hansmann M (Hrsg) Ultraschalldiagnostik. Springer, Berlin Heidelberg New York Tokyo, S 562–565

Blank W, Braun B, Schuler A, Wild K (1996a) Die percutane Sonographie zur Differenzierung der Dysphagie. Ultraschall Med [Suppl 1]: 32

Blank W, Schuler A, Wild K, Braun B (1996b) Transthoracic sonography of the mediastinum. Eur J Ultrasound 3: 179–190

Blank W, Schwaiger U, Wild K, Braun B (1998) Die percutane Sonographie zur Darstellung des cervicalen Ösophagus. Ultraschall Med [Suppl 1]:4

Bollen EC, Goci R, v Hofgrootenboer BE, Versteege CWM, Engelshove HA, Lamers RJ (1994) Interobserver variability and accuracy of computed tomographic assessment of nodal status in lung cancer. Ann Thorax Surg 58: 158–162

Braun B (1983) Abdominelle und thorakale Ultraschalldiagnostik. In: Bock HE (Hrsg) Klinik der Gegenwart. Urban & Schwarzenberg, München, S 1141–1145

Braun B (1992) Schilddrüse. In: Braun B, Günther R, Schwerk WB (Hrsg) Ultraschalldiagnostik. Lehrbuch und Atlas. ecomed, Landsberg/Lech, III-3.1

Braun B, Blank W (2005) Sonographie von Hals und oberem Mediastinum. Internist 46(10): 1133–1145

Brüggemann A, Greie A, Lepsien G (1991) Real-time-sonography of the mediastinum in adults: a study in 100 healthy volonteers. Surg Endosc 5: 150–153

Castellino RA, Blank N, Hoppe RT et al. (1986) Hodgkin disease: contributions of chest CT in the initial staging evaluation. Radiology 160: 603–605

Dietrich CF, Liesen M, Wehrmann T, Caspary WF (1995) Mediastinalsonographie: Eine neue Bewertung der Befunde. Ultraschall Med 16: 61

Dietrich CF, Liesen M, Buhl R, Herrmann G, Kirchner I, Caspary WF, Wehrmann T (1997) Detection of normal mediastinal lymphnodes by ultrasonography. Acta Radiol 38: 965–969

Dietrich CF, Chickakli M, Burgon I, Wehrmann T, Wiewrodt R, Buhl R, Caspary WF (1999) Mediastinal lymphnodes demonstrated by mediastinal sonography: activity marker in patients with cystic fibrosis. J Clin Ultrasound 27: 9–14

Goldberg GG (1971) Suprasternal ultrasonography. JAMA 15: 245–250

Heckemann R (1983) Sonographische Tumordiagnostik im Mediastinum. Therapiewoche 33: 123–137

Heitzmann EK (1988) The mediastinum. Springer, Berlin, Heidelberg, New York

Heizel M (1985) Sonographische Topographie des oberen vorderen Mediastinums. Ultraschall 6: 101–109

Herth FJF, Becker HD (2003) Chest ultrasound; thoracic imaging; pleura mass; pleural effusion: Ultrasound guidance. Respiration 70: 84–94

Janssen J, Johanns W, Lehnhardt M, Jakobeit C, Greiner L (1997) Die transkutane Sonographie des gastroösophagealen Übergangs im prospektiven Vergleich mit der Endoskopie. Dtsch Med Wochenschr 122: 1167–1171

Lengerke HV v., Schmid HC (1988) Mediastinalsonographie im Kindesalter. Radiologe 28: 460–465

Koh DM, Burke S, Davies N et al (2002) Transthoracic US of the Chest: clinical uses and applications. Radiographics 22: E1. Available: http://radiographics.rsnajnls.org/cgi/content/full/22/1/e1

Liu P, Daneman A, Stringer DA (1988) Real-time-sonography of mediastinal and juxtamediastinal masses in infants and children. J Can Assoc Radiol 39: 198–203

Rosenberg JC (1993) Neoplasms of the ,ediastinum. In: De Vita VT, Hellman S, Rosenberg SA (eds) Cancer: principles & practice of oncology. Lippincott, Philadelphia, pp 759–775
Schuler A, Blank W, Braun B (1995) Sonographisch-interventionelle Diagnostik bei Thymomen. Ultraschall Med 16: 62
Wernecke K, Peters PE, Galanski M (1986) Mediastinal tumors: evaluation of suprasternal sonographie. Radiology 159: 405–409
Wernecke K, Pötter R, Peters PE (1988) Parasternal medisatinal sonography: sensitivity in the detection of anterior mediastinal and subcarinal tumors. Am J Roentgenol 150: 1021–1026
Wernecke K (1991) Mediastinale Sonographie, Untersuchungstechnik, diagnostische Effizienz und Stellenwert in der bildgebenden Diagnostik des Mediastinums. Springer, Berlin Heidelberg New York Tokyo
Zhu SY et al (2005) Sonographic demonstration of the normal thoraxic esophagus. J Clin Ultrasound 33(1): 29–33
Wernecke K, Peters PE, Galanski M (1986) Mediastinal tumors: evaluation of suprasternal sonography. Radiology 159: 405–409

5.2 Transösophageale Sonographie in der Pneumologie

J.T. Annema, M. Veseliç, K.F. Rabe

Die Diagnostik mediastinaler Raumforderungen, wie z. B. die Abklärung vergrößerter mediastinaler Lymphknoten bei Patienten mit Lungenkarzinom, ist von großer klinischer Bedeutung. Die Sicherung der Diagnose erfordert jedoch oft invasive Eingriffe, wie z.B. eine Mediastinoskopie, Thorakoskopie oder ggf. eine Thorakotomie. Diese Eingriffe sind nicht nur belastend für Patienten, sondern haben darüber hinaus ein begrenztes Zugangsgebiet, erfordern eine stationäre Aufnahme und verursachen erhebliche Kosten für das Gesundheitswesen.

Die Entwicklung der Methode der transösophagealen ultraschallgesteuerten Feinnadelaspiration (EUS-FNA) hat neue diagnostische Möglichkeiten eröffnet. Inzwischen ist diese Technik zur Stadieneinteilung einer Vielzahl gastrointestinaler Tumoren etabliert. Seit den ersten Studien zur Technik der EUS-FNA für die Analyse mediastinaler Lymphknoten im Jahr 1996 (Pedersen et al. 1996) hat sich diese Methode rasch zu einem wichtigen neuen diagnostischen Verfahren in der Pneumologie entwickelt. Dieses Kapitel gibt eine Übersicht über die Technik und die Anwendung in der Pneumologie, wobei der Schwerpunkt auf der Diagnostik und dem Staging des Bronchialkarzinoms liegt.

5.2.1 Zur Technik

Die transösophageale Endosonographie erfolgt derzeit in erster Linie mit Geräten, die in der Gastroenterologie gebräuchlich sind. Im Prinzip stehen sowohl radiale als auch lineare Ultraschallsonden zur Verfügung. Die Untersuchung selbst ermöglicht eine anatomische Darstellung von paraösophagealen Strukturen. Zusätzlich zu dieser sonographischen »Real-Time-Ansicht« besteht die Möglichkeit der Entnahme von Gewebeproben durch eine Feinnadelaspirationsbiopsie (»fine needle aspiration«, FNA; ◘ Abb. 5.22a–b). Das so gewonnene Punktionsmaterial kann sowohl für zytologische (◘ Abb. 5.22c) als auch für molekularbiologische Diagnostik, wie z. B. eine PCR-Analyse bei Verdacht auf Tuberkulose, verwendet werden.

Für den transösophagealen Ultraschall der pneumologischen Diagnostik werden ausschließlich lineare Schallsonden verwendet. Die Untersuchung kann ambulant erfolgen und erfordert keine besonderen Vorbereitungen. Sie wird unter lokaler Betäubung des Pharynx mit Xylocain-Spray und milder Sedierung (mit z. B. Midazolam) ausgeführt.

Der Patient wird in Linksseitenlage gebracht und das Endoskop routinemäßig bis in den distalen Ösophagus eingeführt, bis der linke Leberlappen dargestellt werden kann. Unter drehenden Bewegungen wird das Endoskop schrittweise zurückgezogen, um das Mediastinum in seiner Gesamtheit darstellen zu können. Lage, Größe, sonographische Gewebestruktur und Grenzen von Raumforderungen neben dem Ösophagus können so bestimmt werden. Lymphknoten, deren kurze Achse mehr als 1 cm beträgt, die darüber hinaus rund, scharf begrenzt und teilweise hypoechogen sind, sind verdächtig für einen malignen Befund. Es ist ratsam, repräsentative Sequenzen der Ultraschalluntersuchung aufzunehmen und auf entsprechenden Speichermedien zu archivieren.

Die Diagnose einer Lymphknotenmetastasierung erfordert die Entnahme einer Gewebeprobe (Toloza et al. 2003b). Verdächtige Strukturen können im Prinzip

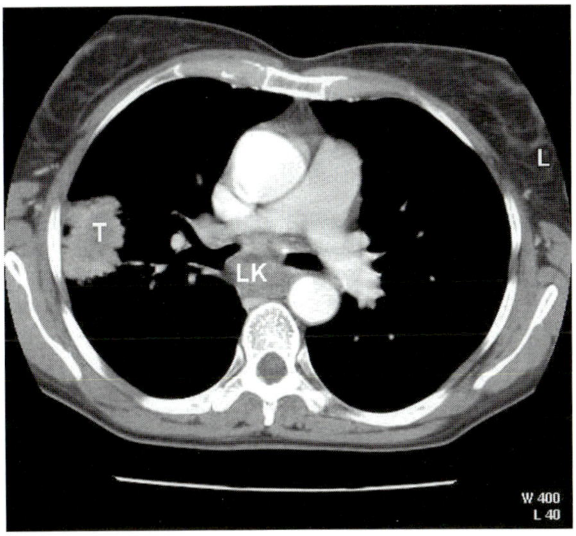

a

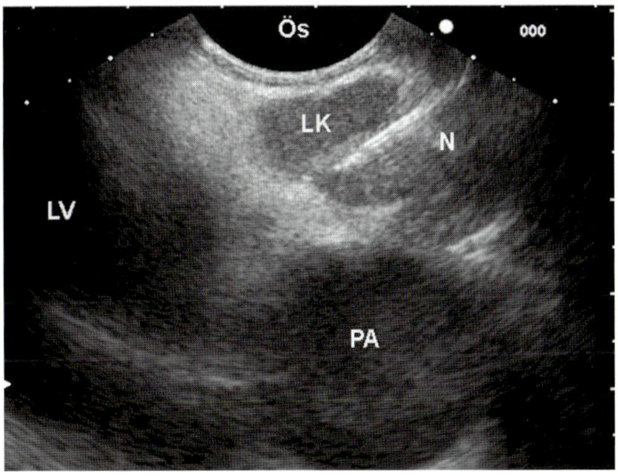

b

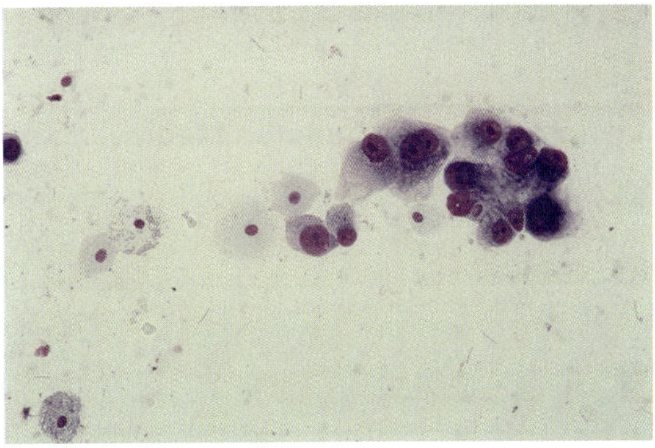

c

Abb. 5.22. a CT-Thorax. Tumor *(T)* im rechten Unterlappen und vergrößerte subkarinale Lymphknoten *(LK)*. **b** Endosonographie. Ultraschallgesteuerte Feinnadelaspiration (*N* Nadel) eines runden, scharf begrenzten hypoechogenen Lymphknotens zwischen Ösophagus *(Ös)*, Pulmonalarterie *(PA)* und linkem Vorhof *(LV)* (entsprechend LK-Station 7). **c** Zytologie: Feinnadelaspiration mit großen Zellen eines Adenokarzinoms mit Vakuolen und großen zentralen Nukleoli. Im rechten Bildabschnitt sind Plattenepithelzellen des Ösophagus zu erkennen

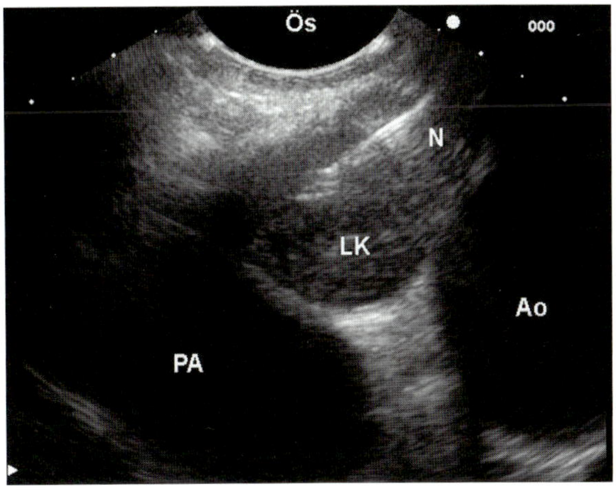

Abb. 5.23. Endosonographie: ultraschallgesteuerte Punktion (*N* Nadel) eines runden hypoechogenen, scharf begrenzten Lymphknotens, gelegen zwischen Ösophagus *(Ös)*, Aorta *(AO)* und Pulmonalarterie *(PA)* (entsprechend LK-Station 4L)

problemlos durch die Wand des Ösophagus unter sonographischer Kontrolle punktiert werden (Abb. 5.23). Die bioptierten Lymphknoten werden anhand der Naruke-Klassifikation anatomisch zugeordnet und beschrieben (Abb. 5.24; Mountain u. Dresler 1997). Bei Verdacht auf eine linksseitige Nebennierenmetastase kann die Raumforderung transgastral ebenfalls mit EUS-FNA untersucht werden (Eloubeidi et al. 2004). In unserer klinischen Erfahrung ist eine »On-Site-Zytologie«, d. h. das Beurteilen des Punktionsmaterials während der endoskopischen Untersuchung, ratsam, da dies zumindest die Beurteilung auf repräsentatives Punktionsmaterial ermöglicht. In der Hand des erfahrenen Arztes beträgt die Gesamtdauer der Untersuchung ca. 25 min.

Für die endosonographische Untersuchung des oberen Gastrointestinaltraktes gibt es keine absoluten Kontraindikationen, jedoch stellen Strikturen des Ösophagus und Divertikel ein erhöhtes Perforationsrisiko dar. Komplikationen im Zusammenhang mit EUS-FNA

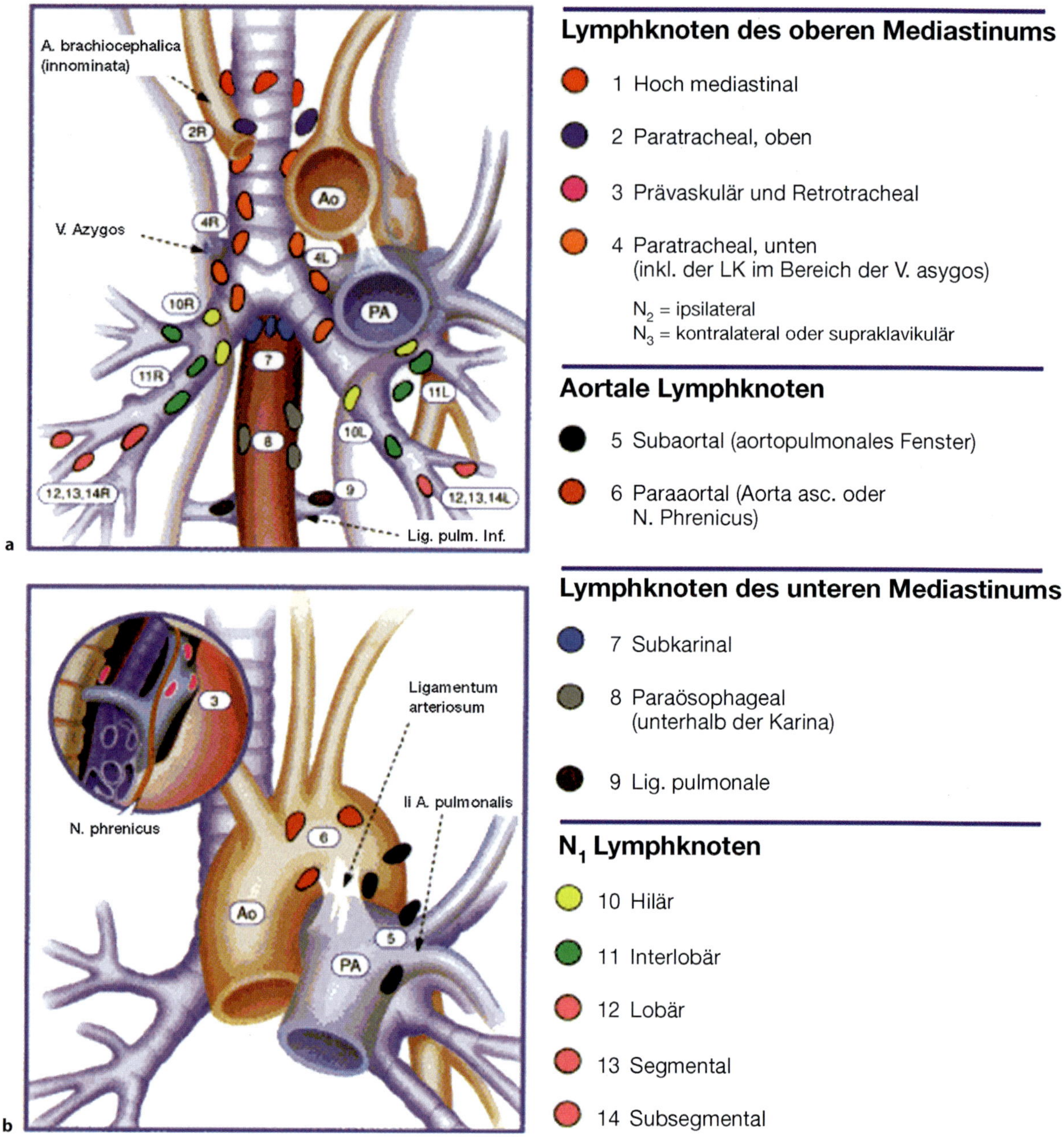

Abb. 5.24. Lymphknotenklassifikation bei Bronchialkarzinom. (Mountain u. Dressler 1997)

Tab. 5.5. EUS-FNA – Vorteile und Grenzen

Vorteile	Grenzen
Zugang zum hinteren Mediastinum und aortopulmonalen Fenster	Para- und prätracheale Lymphknoten
Punktion »unter Sicht«	Untersucherabhängigkeit
Hohe Sicherheit	
Minimal belastend	
Hohe Kosteneffektivität	

von mediastinalen Lymphknoten sind bisher in der Literatur nicht beschrieben (Annema et al. 2005c, 2005d; Eloubeidi et al. 2005b; Fritscher-Ravens et al. 2000; Kramer et al. 2004; Larsen et al. 2002; Wallace et al. 2001; Williams et al. 1999). Allerdings ist Vorsicht geboten bei der Punktion zystischer Raumforderungen, da es beim Punktieren solcher Läsionen zur einer Mediastinitis kommen kann (Annema et al. 2003a; Wildi et al. 2003).

Die Vorteile dieses neuen diagnostischen Verfahrens sind – im Vergleich zu den radiologischen und operativen Alternativen – vielfältig (Tab. 5.5). Die EUS-FNA ist in der Darstellung mediastinaler Lymphknoten sensitiver als ein Computertomogramm des Thorax (Hawes et al. 1994; Toloza et al. 2003a, 2003b) und ermöglicht durch die »Real-Time-Charakteristik« eine kontrollierte Punktion. Verglichen mit den operativen Verfahren ist diese Technik weniger invasiv, sie kann ambulant erfolgen und ist darüber hinaus kosteneffektiv (Kramer et al. 2004).

Durch die Technik der EUS-FNA sind v. a. Lymphknoten im hinteren Mediastinum zu erreichen. Es betrifft hierbei die Stationen subcarinal (Nr. 7), tief paraösophageal (Nr. 8) und Lymphknoten in der Nähe des Lig. pulmonale (Nr. 9) (Abb. 5.24). Lymphknoten im aortopulmonalen Fenster (Nr. 5) und in der paraaortalen Region (Nr. 6) sind ebenfalls gut mit EUS darstellbar; sie sind jedoch auf Grund ihrer Nähe zu den großen Gefäßen nicht immer punktierbar. Die anatomischen Grenzen der EUS-FNA liegen im Bereich der prä- und (rechts) paratrachealen Lymphknoten (Nr. 2 und 4), da Luft in der Trachea und den Hauptbronchien das Ultraschallbild erheblich stört. In der Beurteilung des Mediastinums sind Mediastinoskopie und EUS-FNA teilweise komplementär (Annema et al. 2005d; Eloubeidi et al. 2005a), wobei die Mediastinoskopie einen guten Zugang zu den prä- und paratrachealen Lymphknotenstationen ermöglicht.

5.2.2 EUS-FNA und Bronchialkarzinom

Diagnostik des Bronchialkarzinoms

Patienten mit Verdacht auf ein Bronchialkarzinom und vergrößerten oder PET-positiven mediastinalen Lymphknoten sind nach einer nicht diagnostischen Bronchoskopie oft ideale Kandidaten für eine Untersuchung mit EUS-FNA. Sind mediastinale Lymphknotenmetastasen nachgewiesen worden, ist nicht nur die Diagnose gesichert, sondern es kann hiermit auch eine auch regionale Stadieneinteilung vorgenommen werden. In einer prospektiven Studie mit 142 Patienten mit Verdacht auf ein Bronchialkarzinom und vergrößerten mediastinalen Lymphknoten konnte EUS – nach nicht diagnostischer Bronchoskopie – bei 73% der Patienten die Diagnose von Lymphknotenmetastasen eines nichtkleinzelligen Bronchialkarzinoms sichern. Hierdurch wurde eine große Anzahl chirurgischer Eingriffe verhindert (Annema et al. 2005d).

EUS-FNA kann auch bei der Diagnostik von zentral gelegenen Lungentumoren mit einer engen Beziehung zum Ösophagus hilfreich sein (Abb. 5.25a, b), wobei diese Tumoren häufig bronchoskopisch nicht erreichbar sind (Annema et al. 2005b; Varadarajulu et al. 2004a). In einer Studie von 32 Patienten mit einem zentralen Lungenherd, bei denen durch eine Bronchoskopie keine Diagnose möglich war, wurde mittels EUS-FNA bei 97% der Patienten die Diagnose eines Bronchialkarzinoms gesichert (Annema et al. 2005b).

Staging des Bronchialkarzinoms

Das mediastinale Staging ist eine der häufigsten Indikationen für die EUS-FNA in der Pneumologie und hat eine Genauigkeit zwischen 76 und 98% (Annema et al. 2005c, 2005d; Eloubeidi et al. 2005b; Fritscher-Ravens et al. 2000; Kramer et al. 2004; Larsen et al. 2002, 2005; Leblanc et al. 2004; Savides u. Perricone 2004; Wallace et al. 2001, 2004; Williams et al. 1999; Tab. 5.6). In den meisten Studien handelte es sich jedoch um eine selektierte Gruppe von Patienten mit vergrößerten (>1 cm) oder PET-positiven (Annema et al. 2004; Eloubeidi et al. 2005b; Kramer et al. 2004) mediastinalen Lymphknoten im Thorax-CT. Das mediastinale Restaging nach einer Induktionschemotherapie gewinnt ebenfalls immer mehr an Bedeutung, und eine Studie zeigte, dass EUS beim Restaging eine Treffsicherheit von 83% hatte (Annema et al. 2003b).

Große, zentral gelegene Tumoren lassen sich häufig auch direkt mit EUS darstellen, und in diesen Fällen ist es manchmal möglich, eine Aussage über das Einwach-

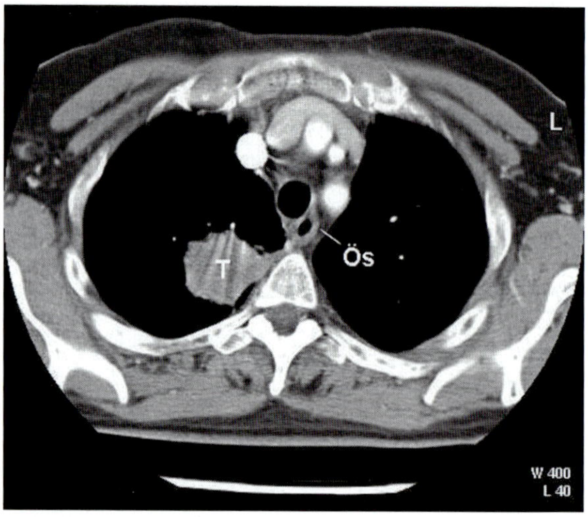

a

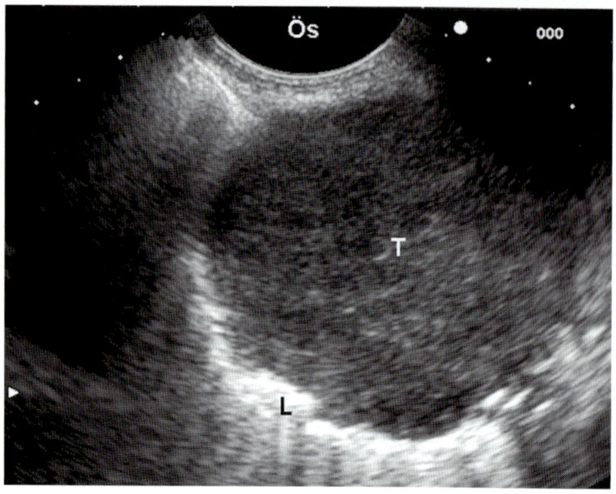

b

Abb. 5.25. a CT-Thorax. Relativ glatt begrenzte intrapulmonale Raumforderung *(T)* im rechten Lungenoberlappen (3×3×6 cm) mit enger Beziehung zum Mediastinum. Links retrotracheal ist der Ösophagus *(Ös)* deutlich zu erkennen. **b** Endosonographie. Raumforderung mit gering inhomogener Struktur und einer unregelmäßigen Begrenzung mit verstärktem Schallreflex. Hierbei handelt es sich um ein Bronchialkarzinom *(T)*, welches das umgebende Lungegewebe *(L)* komprimiert

Tab. 5.6. EUS-FNA – Mediastinale Lymphknoten

Autor	Patientenzahl (n)	Treffsicherheit [%]
Williams 1999	82	90
Fritscher-Ravens 2000	153	97
Wallace 2001	107	97
Larsen 2002	79	94
Kramer 2004	81	77
Savides 2004	59	98
Wallace 2004	69	83[a]
Leblanc 2004	72	76
Annema 2005d	100	91
Eloubeidi 2005b	93	97[b]
Annema 2005c	215	93
	1110	76–98

[a] Lymphknoten <1 cm, [b] PET-positive Befunde.

sen des Tumors in mediastinale Strukturen oder große Gefäße (T4) zu treffen (Abb. 5.26; Schroder et al. 2005; Varadarajulu et al. 2004b). In einer Serie von 97 Patienten mit einem Bronchialkarzinom und einem paraaortal gelegenen Tumor konnte die EUS mit einer Genauigkeit von 92% die Invasion des Tumors nachweisen (Schroder et al. 2005).

Die linke Nebenniere, ein häufiger Metastasierungsweg des Bronchialkarzinoms, ist transgastral gut mit der Technik des EUS zu untersuchen (Abb. 5.27). In einer Studie an 31 Patienten mit einer malignitätsverdächtigen linken Nebenniere im CT konnte eine EUS in 42% der Fälle eine Metastase sichern (Eloubeidi et al. 2004). Ob die linke Nebenniere routinemäßig, ohne weitere CT oder PET Diagnostik untersucht werden sollte, wird gegenwärtig diskutiert (Ringbaek et al. 2005).

Klinische Implikationen

Eine EUS-Untersuchung kann 70% der geplanten Mediastinoskopien durch den positiven Nachweis mediastinaler Lymphknotenmetastasen ersparen (Annema et al. 2005c; Larsen et al. 2002). Patienten ziehen eine ambulante EUS-Untersuchung einer Mediastinoskopie vor, die mit einer stationären Aufnahme und einer Allgemeinnarkose verbunden ist (Annema et al. 2005d). Wenn eine mediastinoskopische Untersuchung durch ambulantes Staging und EUS ersetzt wird, ist eine Kostenersparnis im Staging bis zu 40% möglich (Kramer et al. 2004).

Positionierung von EUS im Staging-Algorithmus

Welches sind nun die Indikationen für EUS-FNA beim Staging des nichtkleinzelligen Bronchialkarzinoms (▸ Übersicht)? Die zur Verfügung stehenden Daten wei-

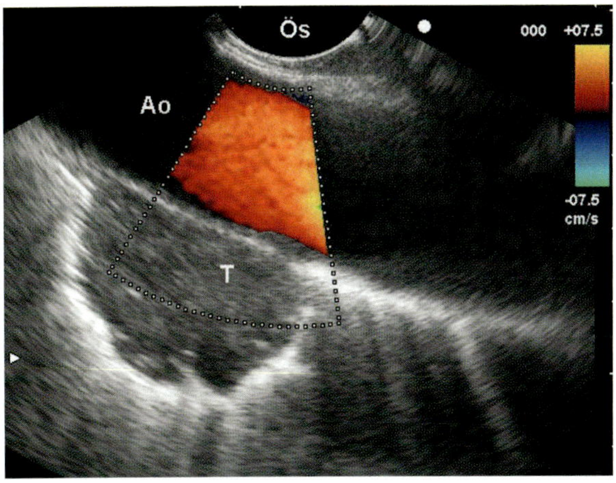

Abb. 5.26. Endosonographie. Lungentumor *(T)* im linkem Obenlappen mit einer engen Beziehung zur Aorta *(Ao)*. Es gibt endosonographisch keine Hinweise für einen Tumoreinbruch *(T4)* in die Aorta. (*Ös* Ösophagus)

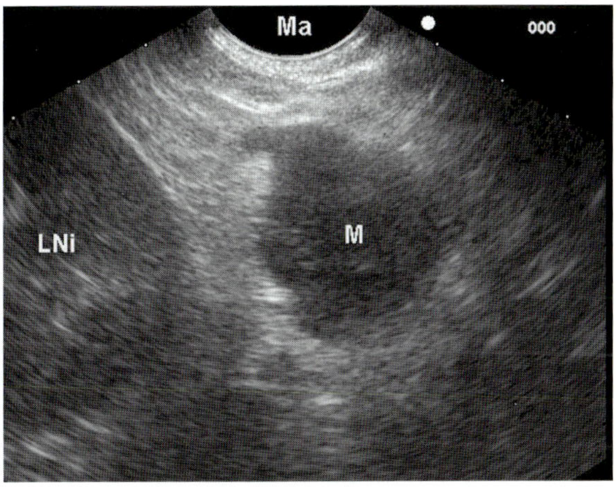

Abb. 5.27. Endosonographie. Vergrößerte linke Nebenniere mit Metastase *(M)* transgastral durch EUS-FNA festgestellt. (*Ma* Magen, *LNi* linke Niere)

sen daraufhin, dass EUS früh nach einer Bronchoskopie mit (nicht diagnostischer) transbronchialer Nadelaspiration erfolgen kann. Die Technik der EUS-FNA kann in Kombination mit einer Mediastinoskopie mit größerer Genauigkeit Lymphknotenmetastasen oder eine Tumorinvasion (T4) voraussagen. Dies beruht auf dem komplementären Bereich beider Techniken (Annema et al. 2005d; Eloubeidi et al. 2005a) und führt zu einer signifikanten Reduktion unnötiger Thorakotomien (Larsen et al. 2005). Die Kombination von Positronenemissionstomographie (PET) und EUS-FNA ist ebenfalls eine viel versprechende minimal invasive Strategie für das Staging des Bronchialkarzinoms (Annema et al. 2004; Eloubeidi et al. 1005b; Kramer et al. 2004).

Indikationen für EUS-FNA in der Pneumologie

- Verdacht auf Bronchialkarzinom, vergrößerte mediastinale Lymphknoten
- Verdacht auf Bronchialkarzinom, Primärtumor neben dem Ösophagus
- Mediastinales (Re-)Staging Bronchialkarzinom
- Aufklärung PET-positiver mediastinaler Befunde
- Staging von zentralen Tumoren mit Verdacht auf Tumorinvasion (T4)
- Verdacht auf Nebennierenmetastase links
- Verdacht auf Sarkoidose
- Verdacht auf Tuberkulose
- Verdacht auf mediastinale Zysten

5.2.3 EUS-FNA und Sarkoidose

Die Sarkoidose ist die häufigste interstitielle Lungenerkrankung, wobei sehr häufig mediastinale Lymphknoten betroffen sind. Bei Patienten mit einer Sarkoidose ist oft eine Gewebediagnose erforderlich, um einerseits eine rationelle Basis einer Steroidtherapie zu legen, andererseits Differenzialdiagnosen wie Tuberkulose, Lymphome oder eine andere maligne Erkrankung auszuschließen. Eine lege artis ausgeführte Bronchoskopie hat eine Treffsicherheit von rund 66% bei einer Sarkoidose (Costabel u. Hunninghake 1999). Es besteht allerdings bei der anzustrebenden peripheren Lungenbiopsie ein Pneumothoraxrisiko und das Risiko einer Blutung.

Die EUS hat eine relativ hohe Treffsicherheit (82%; Annema et al. 2005a) und eine Sensitivität von 89–94% (Fritscher-Ravens et al. 2000; Wildi et al. 2004) bei einer Sarkoidose. Ultraschallbefunde von Patienten mit Sarkoidose zeigen häufig mehrere, gut abgrenzbare Lymphknoten mit einer iso- bis hypoechogenen Echotextur bei fehlenden zentralen hypoechogenen Gebieten (Abb. 5.28a; Annema et al. 2005a). Häufig lassen sich Gefäße darstellen (Fritscher-Ravens et al. 2000). Der zytologische Befund eines punktierten Sarkoidoselymphknotens zeigt das Bild einer granulomatösen Entzündung ohne Nekrose (Abb. 5.28b).

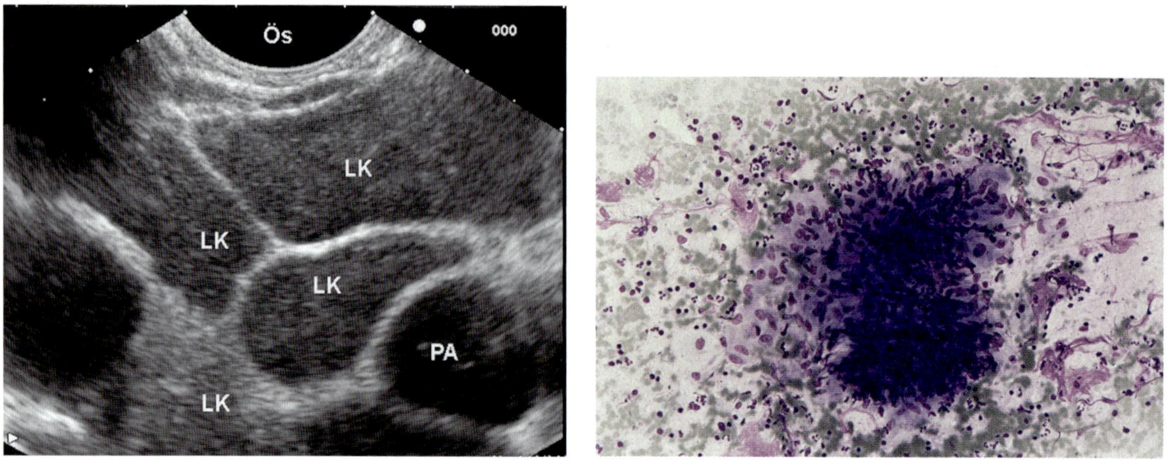

a b

Abb. 5.28. **a** Endosonographie. Mehrere scharf begrenzte Lymphknoten *(LK)* mit einer isoechogenen Textur bei sonographischem Verdacht auf Sarkoidose (*PA* Pulmonalarterie). **b** Zytologie. Dieser Lymphknoten enthält ein typisches Granulom ohne zentrale Nekrose

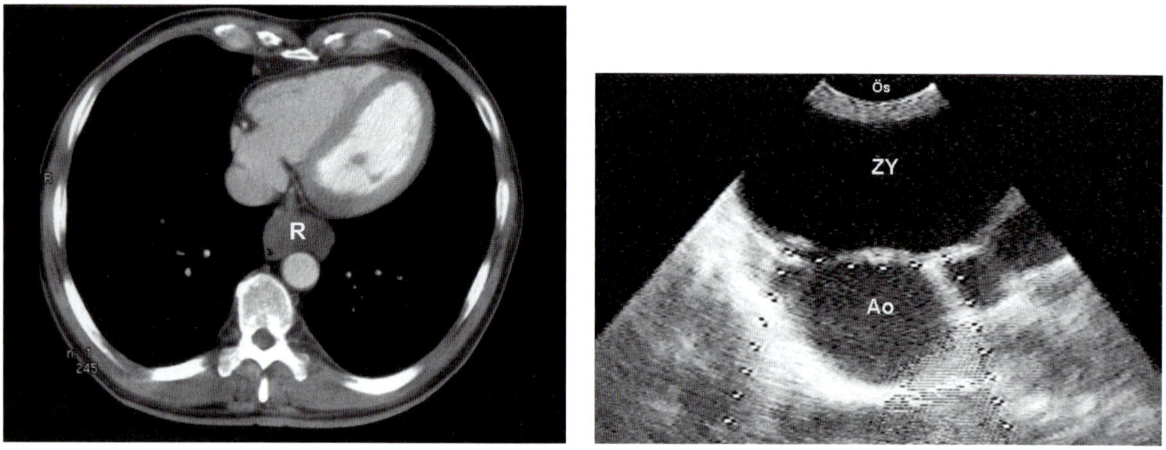

a b

Abb. 5.29. **a** CT-Thorax. Glatt begrenzte Raumforderung (R) (2×1×1 cm) im hinteren Mediastinum. Deutlich zu erkennen sind Herz und Aorta descendens. **b** Endosonographie. Auffallend echoarme, scharf begrenzte, runde, leicht komprimierbare Struktur *(Zy)* unmittelbar paraösophageal *(Ös)*, im Farbdoppler kein Flusssignal, sonographisch einer Zyste entsprechend. (*Ao* Aorta)

5.2.4 EUS und Zysten

Mediastinale Raumforderungen umfassen u. a. paraösophageale und parabronchiale Zysten. Zysten in unmittelbarer Nähe des Ösophagus (Abb. 5.29a) sind gut mit der Technik der EUS darstellbar und haben oft eine runde, scharf begrenzte Struktur mit einem echofreien bis echoarmen Binnenmuster (Abb. 5.29b). Von einer Punktion von Zysten wird auf Grund des erheblichen Mediastinitisrisikos prinzipiell abgeraten (Annema et al. 2003a; Wildi et al. 2003).

Zusammenfassung

Zehn Jahre nach den ersten mediastinalen Untersuchungen mit Hilfe der EUS gibt es mittlerweile überzeugende Hinweise in der Literatur, dass diese Technik ein sicherer und akkurater Weg zur Diagnostik und zum Staging von Patienten mit Bronchialkarzinom ist. Ebenfalls ermöglicht diese Technik die Diagnostik mediastinaler Raumforderungen. Der Einsatz von EUS-FNA für diese Fragestellungen ermöglicht nicht nur die Reduktion vieler chirurgischer Eingriffe und eine Verringerung der Anzahl unnötiger Thorakotomien; sie ist darüber hinaus kosteneffektiv und patientenfreundlich.

Die aktuelle Entwicklung der Geräte bietet die Möglichkeit transösophagealer und transbronchialer Ultraschalluntersuchungen mit Feinnadelaspirationen. Direkte vergleichende Untersuchungen dieser beiden Techniken (Herth et al. 2005; Vilmann et al. 2005) sind notwendig, um eine abschließende Beurteilung dieser Verfahren für oben genannte Diagnosen zu geben. Endpunkte solcher vergleichenden Untersuchungen sollten nicht nur die Genauigkeit und Spezifität, sondern auch die Patientenfreundlichkeit sein. Nach Meinung der Autoren ist die heute zur Verfügung stehende Datenlage bereits ausreichend, die Technik der EUS-FNA als prinzipielle Möglichkeit der pneumologischen Diagnostik mediastinaler Raumforderungen und des Bronchialkarzinoms zu empfehlen.

Literatur

Annema JT, Veselic M, Versteegh MI, Rabe KF (2003a) Mediastinitis caused by EUS-FNA of a bronchogenic cyst. Endoscopy 35(9): 791–793

Annema JT, Veselic M, Versteegh MI, Willems LN, Rabe KF (2003b) Mediastinal restaging: EUS-FNA offers a new perspective. Lung Cancer 42(3): 311–318

Annema JT, Hoekstra OS, Smit EF, Veselic M, Versteegh MI, Rabe KF (2004) Towards a minimally invasive staging strategy in NSCLC: analysis of PET positive mediastinal lesions by EUS-FNA. Lung Cancer 44(1): 53–60

Annema JT, Veselic M, Rabe KF (2005a) Endoscopic ultrasound-guided fine-needle aspiration for the diagnosis of sarcoidosis. Eur Respir J 25(3): 405–409

Annema JT, Veselic M, Rabe KF (2005b) EUS-guided FNA of centrally located lung tumours following a non-diagnostic bronchoscopy. Lung Cancer 48(3): 357–361

Annema JT, Versteegh MI, Veselic M, Voigt P, Rabe KF (2005c) Endoscopic ultrasound-guided fine-needle aspiration in the diagnosis and staging of lung cancer and its impact on surgical staging. J Clin Oncol 23(33): 8357–8361

Annema JT, Versteegh MI, Veselic M, Welker L, Mauad T, Sont JK et al. (2005d) Endoscopic ultrasound added to mediastinoscopy for preoperative staging of patients with lung cancer. JAMA 294(8): 931–936

Costabel U, Hunninghake GW (1999) ATS/ERS/WASOG statement on sarcoidosis. Sarcoidosis Statement Committee. American Thoracic Society. European Respiratory Society. World Association for Sarcoidosis and Other Granulomatous Disorders. Eur Respir J 14(4): 735–737

Eloubeidi MA, Seewald S, Tamhane A, Brand B, Chen VK, Yasuda I et al. (2004) EUS-guided FNA of the left adrenal gland in patients with thoracic or GI malignancies. Gastrointest Endosc 59(6): 627–633

Eloubeidi MA, Tamhane A, Chen VK, Cerfolio RJ (2005a) Endoscopic ultrasound-guided fine-needle aspiration in patients with non-small cell lung cancer and prior negative mediastinoscopy. Ann Thorac Surg 80(4): 1231–1239

Eloubeidi MA, Cerfolio RJ, Chen VK, Desmond R, Syed S, Ojha B (2005b) Endoscopic ultrasound-guided fine needle aspiration of mediastinal lymph node in patients with suspected lung cancer after positron emission tomography and computed tomography scans. Ann Thorac Surg 79(1): 263–268

Fritscher-Ravens A, Sriram PV, Bobrowski C, Pforte A, Topalidis T, Krause C et al. (2000) Mediastinal lymphadenopathy in patients with or without previous malignancy: EUS-FNA-based differential cytodiagnosis in 153 patients. Am J Gastroenterol 95(9): 2278–2284

Fritscher-Ravens A, Sriram PV, Topalidis T, Hauber HP, Meyer A, Soehendra N et al. (2000) Diagnosing sarcoidosis using endosonography-guided fine-needle aspiration. Chest 2000 118(4): 928–935

Hawes RH, Gress F, Kesler KA, Cummings OW, Conces DJ Jr. (1994) Endoscopic ultrasound versus computed tomography in the evaluation of the mediastinum in patients with non-small-cell lung cancer. Endoscopy 26(9): 784–787

Herth FJ, Lunn W, Eberhardt R, Becker HD, Ernst A (2005) Transbronchial vs. transesophageal ultrasound-guided aspiration of enlarged mediastinal lymph nodes. Am J Respir Crit Care Med 171(10): 1164–1167

Kramer H, van Putten JW, Post WJ, van Dullemen HM, Bongaerts AH, Pruim J et al. (2004) Oesophageal endoscopic ultrasound with fine needle aspiration improves and simplifies the staging of lung cancer. Thorax 59(7): 596–601

Larsen SS, Krasnik M, Vilmann P, Jacobsen GK, Pedersen JH, Faurschou P et al. (2002) Endoscopic ultrasound guided biopsy of mediastinal lesions has a major impact on patient management. Thorax 57(2): 98–103

Larsen SS, Vilmann P, Krasnik M, Dirksen A, Clementsen P, Maltbaek N et al. (2005) Endoscopic ultrasound guided biopsy performed routinely in lung cancer staging spares futile thoracotomies: preliminary results from a randomised clinical trial. Lung Cancer 49(3): 377–385

Leblanc JK, Devereaux BM, Imperiale TF, Kesler K, Dewitt JM, Cummings O et al. (2004) Endoscopic ultrasound in non-small cell lung cancer and negative mediastinum on computed tomography. Am J Respir Crit Care Med

Mountain CF, Dresler CM (1997) Regional lymph node classification for lung cancer staging. Chest 111(6): 1718–1723.

Pedersen BH, Vilmann P, Folke K, Jacobsen GK, Krasnik M, Milman N et al. (1996) Endoscopic ultrasonography and real-time guided fine-needle aspiration biopsy of solid lesions of the mediastinum suspected of malignancy. Chest 110(2): 539–544

Ringbaek TJ, Krasnik M, Clementsen P, Skov BG, Rasmussen EN, Vilmann P (2005) Transesophageal endoscopic ultrasound/fine-needle aspiration diagnosis of a malignant adrenal gland in a patient with non-small cell lung cancer and a negative CT scan. Lung Cancer 48(2): 247–249

Savides TJ, Perricone A (2004) Impact of EUS-guided FNA of enlarged mediastinal lymph nodes on subsequent thoracic surgery rates. Gastrointest Endosc 60(3): 340–346

Schroder C, Schonhofer B, Vogel B (2005) Transesophageal echographic determination of aortic invasion by lung cancer. Chest 127(2): 438–442

Toloza EM, Harpole L, McCrory DC (2003a) Noninvasive staging of non-small cell lung cancer: a review of the current evidence. Chest 123 [1 Suppl]: 137S–146S

Toloza EM, Harpole L, Detterbeck F, McCrory DC (2003b) Invasive staging of non-small cell lung cancer: a review of the current evidence. Chest 123 [1 Suppl]:157S–166S

Varadarajulu S, Hoffman BJ, Hawes RH, Eloubeidi MA (2004a) EUS-guided FNA of lung masses adjacent to or abutting the esophagus after unrevealing CT-guided biopsy or bronchoscopy. Gastrointest Endosc 60(2): 293–297

Varadarajulu S, Schmulewitz N, Wildi SF, Roberts S, Ravenel J, Reed CE et al. (2004b) Accuracy of EUS in staging of T4 lung cancer. Gastrointest Endosc 59(3): 345–348

Vilmann P, Krasnik M, Larsen SS, Jacobsen GK, Clementsen P (2005) Transesophageal endoscopic ultrasound-guided fine-needle aspiration (EUS-FNA) and endobronchial ultrasound-guided transbronchial needle aspiration (EBUS-TBNA) biopsy: a combined approach in the evaluation of mediastinal lesions. Endoscopy 37(9): 833–839

Wallace MB, Silvestri GA, Sahai AV, Hawes RH, Hoffman BJ, Durkalski V et al. (2001) Endoscopic ultrasound-guided fine needle aspiration for staging patients with carcinoma of the lung. Ann Thorac Surg 72(6): 1861–1867

Wallace MB, Ravenel J, Block MI, Fraig M, Silvestri G, Wildi S et al. (2004) Endoscopic ultrasound in lung cancer patients with a normal mediastinum on computed tomography. Ann Thorac Surg 77(5): 1763–1768

Wildi SM, Hoda RS, Fickling W, Schmulewitz N, Varadarajulu S, Roberts SS et al. (2003) Diagnosis of benign cysts of the mediastinum: the role and risks of EUS and FNA. Gastrointest Endosc 58(3): 362–368

Wildi SM, Judson MA, Fraig M, Fickling WE, Schmulewitz N, Varadarajulu S et al. (2004) Is endosonography guided fine needle aspiration (EUS-FNA) for sarcoidosis as good as we think? Thorax 59(9): 794–799

Williams DB, Sahai AV, Aabakken L, Penman ID, Van Velse A, Webb J et al. (1999) Endoscopic ultrasound guided fine needle aspiration biopsy: a large single centre experience. Gut 44: 720–726

6 Endobronchiale Sonographie

F.J.F. Herth, R. Eberhardt

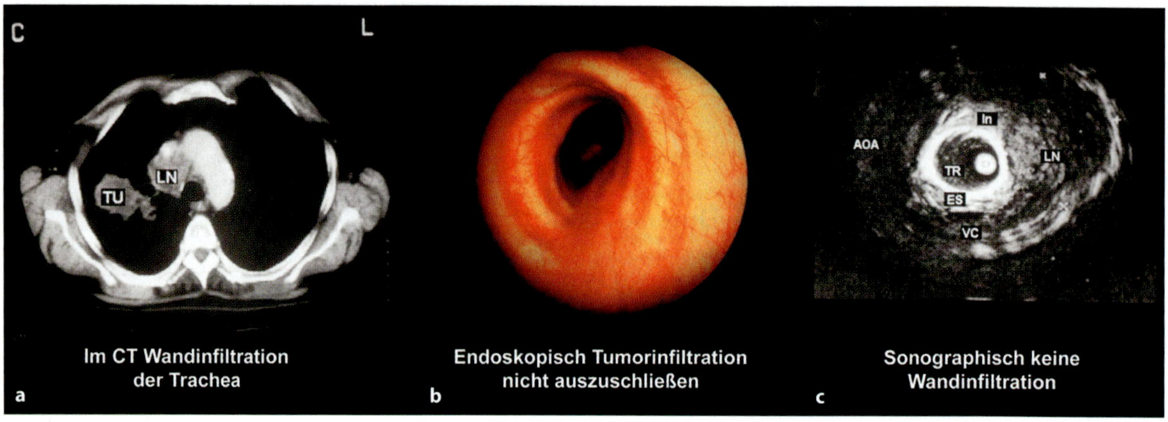

Abb. 6.1a–c. Ausschluss der Wandinfiltration. (*TU* Tumor, *LN* Lymphknoten, *AOA* Aorta ascendens, *TR* Trachea, *ES* Endosonde, *In* kleiner Lymphknoten, *VC* V. cava)

Der Blick des Endoskopikers ist auf das Lumen und die innere Oberfläche der Atemwege beschränkt. Prozesse, die sich in den verschiedenen Wandschichten ausbreiten oder die außerhalb des Lumens den Atemwegen anliegen, können nur an indirekten Zeichen vermutet werden. Ein großer Teil pathologischer Prozesse an den Atemwegen erfasst auch die parabronchialen Strukturen. Besonders bei malignen Prozessen ist das für das spätere Schicksal des Patienten entscheidend, und es besteht deshalb ein dringender Bedarf, den Blick über die Tracheobronchialwand hinaus zu erweitern (Becker 1995). Die externe mediastinale Sonographie erreicht die tiefe paratracheale und perihiläre Region kaum. Mit der transösophagealen Sonographie lassen sich die prätrachealen und hilären Strukturen wegen der dazwischen liegenden Atemwege oder dem fehlenden anatomischen Kontakt kaum einsehen (Shannon et al. 1996). Deshalb haben wir seit 1989 begonnen, den endobronchialen Ultraschall zu erproben (Abb. 6.1a–c).

Der Blick durch das Endoskop ist auf Lumen und innere Oberfläche der Atemwege beschränkt. Prozesse, die sich in den verschiedenen Wandschichten ausbreiten oder die außerhalb des Lumens den Atemwegen anliegen, können nur anhand indirekter Zeichen vermutet werden. Das sind v. a. Verfärbung und Schwellung der Mukosa, pathologische Gefäßzeichnung, Verstreichen des Knorpelreliefs sowie Impression oder Verlagerung der Bronchialwand. Ein großer Teil pathologischer Prozesse an den Atemwegen erfasst auch die parabronchialen Strukturen. Radiologische Verfahren haben sich in der Darstellung mediastinaler Lymphknoten als enttäuschend unzuverlässig erwiesen Es besteht deshalb ein dringender Bedarf, den Blick über die Bronchialwand hinaus zu erweitern.

Dies umso mehr, als beim Staging von Bronchialkarzinomen auch neuere radiologische Verfahren wie CT und NMR nicht hinreichend verlässlich sind. Der Tumorbefall der Lymphknoten wird nur in ca. 50% der Fälle korrekt erfasst, ca. 25% sind falsch-positiv, ca. 25% falsch-negativ bewertet (Bülzebruck et al. 1992; Layer u. van Kaick 1990). Es besteht also ein dringender Bedarf an verbesserten diagnostischen Methoden in diesem Bereich (Herth et al. 2000)

6.1 Geräte und Untersuchungstechnik

Herkömmliche Ultraschallendoskope können in den Atemwegen wegen ihres Kalibers nicht eingesetzt werden. Prototypen von Ultraschallbronchoskopen mit integriertem kurvilinearem Scanner haben sich nicht durchgesetzt (Ono et al. 1994). Auch vorläufige Berichte über Erfahrungen mit miniaturisierten intravaskulären Sonden haben wegen ungenügendem Kontakt zur Bronchuswand nicht zu klinisch anwendbaren Ergebnissen geführt (Hürther u. Hanrath 1990). Es wurden deshalb für Olympus-Sonden zur Darstellung der großen Atemwege flexible Einführkatheter mit wassergefüllten Ballons an der Spitze entwickelt, mit deren Hilfe eine detaillierte zirkuläre Darstellung der parabronchialen und paratrachealen Strukturen möglich ist. Durch die Vorlaufverstärkung wird die Eindringtiefe der 20-MHz-Sonden so sehr erhöht, dass wir im günstigsten Falle noch Strukturen in bis zu über 5 cm Tiefe erkennen können. Die Sonden können mit herkömmlichen Endoskopen verwendet werden, die einen Instrumentationskanal von mindestens 2,6 mm haben. Selbst die kom-

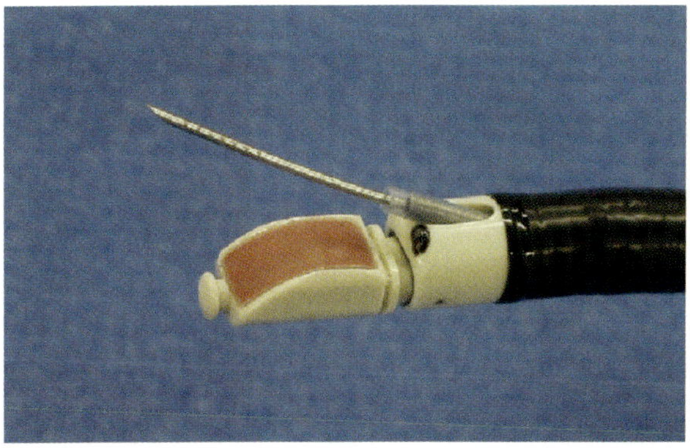

Abb. 6.2. Spitze des Ultraschallbronchoskops

plette Okklusion der Trachea wird in Lokalanästhesie unter guter Sedierung und nach guter Präoxygenierung über bis zu 2,5 min. toleriert, was in der Regel ausreicht, um verwertbare Bilder zu gewinnen.

Im vergangenen Jahr wurde hier mit dem Ultraschallbronchoskop (EBUS TBNA-Bronchoskop) ein technischer Quantensprung vollzogen. Das flexible Bronchoskop besitzt an der Spitze einen 7,5 MHz tragenden Ultraschallkopf (Abb. 6.2), sodass das endoskopische und endosonographische Bild auf 2 Monitoren synchron abgebildet werden kann Ein Dopplermodus erlaubt darüber hinaus solide Strukturen von zentralen Gefäßen zu unterscheiden. Über einen Arbeitskanal können Nadeln eingeführt werden, sodass die Nadelspitze während der Punktion auf dem Ultraschallbild zu verfolgen ist.

6.2 Sonographische Anatomie

Die zentralen Atemwege haben einen 7-schichtigen Wandaufbau. Dieser komplexe Wandaufbau ist nur bei hoher Vergrößerung darzustellen, während in mittlerer und geringer Vergrößerung sowie in der Peripherie die feineren Strukturen mit der 3-lagigen Echostruktur der tragenden Wandschichten verschmelzen. Die sonographische Orientierung im Mediastinum ist schwierig. Das liegt neben der komplexen Anatomie und Bewegungsartefakten durch Atmung und Pulsationen nicht zuletzt auch an den ungewohnten Schnitten, da mit den Sonden dem Verlauf der Atemwege gefolgt wird. Für die räumliche Orientierung ist deshalb die Erkennung markanter anatomischer Strukturen oft hilfreicher als die endoskopische Beachtung der Sondenlage. Gefäße lassen sich an ihrer Echoarmut und an Pulsationen gut erkennen. Aber selbst nach Applikation von Echokontrastmedien kann die Unterscheidung von Arterien und Venen wegen des Reichtums an Variationen schwierig sein. Da in der Regel während der Untersuchung ein Pulsoxymeter zur Überwachung eingesetzt wird, sind arterielle Pulsationen an ihrem mit dem akustischen Signal synchronen Ablauf zu erkennen. Lymphknoten und andere Weichteilformationen sind aufgrund ihrer echoreicheren Struktur bis zu einer Größe von wenigen Millimetern gut von den Gefäßen zu differenzieren.

6.3 Ergebnisse der klinischen Anwendung

6.3.1 Tumorstaging

Das weitere therapeutische Vorgehen bei kleinen, radiologisch nicht sichtbaren Tumoren wird von der endobronchialen Ausdehnung und von der Infiltrationstiefe in die bronchialen Wandschichten bestimmt. Mit der Endosonographie lassen sich kleinste Tumoren eindeutig in ihrer Ausdehnung bestimmen und von gutartigen Läsionen differenzieren, sodass der Ultraschall vielen heute als Grundlage für ein lokales endoskopisches Behandlungsverfahren zur Heilung dient (Abb. 6.3a–g). Auch bei fortgeschrittenen Tumoren liefert der Ultraschall wertvolle Informationen für die Wahl der Therapie. So können bei kompletten Atemwegsverschlüssen sonographisch die Basis und die Oberfläche des Tumors unterschieden und auch festgestellt werden, ob die verschiedenen Wandschichten durchwachsen sind, wie weit der Tumor ins Mediastinum einwächst und ob die distal der Stenose gelegenen Atemwege frei sind (Abb. 6.4a–f). Gleichzeitig kann die Durchgängigkeit der zugehörigen Pulmonalarterie festgestellt werden.

Lokales T-Staging

Für die Beurteilung der Ausdehnung bei Wachstum gilt die Computertomographie als Goldstandard. In einer Studie (Herth et al. 2003a) wurden Patienten mit zentralem Tumorwachstum untersucht. Neben einem Spiral-CT wurde eine EBUS-Untersuchung durchgeführt und unabhängig als Tumorinvasion oder -impression klassifiziert. Letztendlich ausgewertet wurden Patienten, die nach Abschluss des üblichen Stagings operiert wurden. Postoperativ erfolgte die Evaluation der Befunde (Abb. 6.5a–c). Es errechnete sich eine Sensitivität von 89% bei einer Spezifität von 100% für EBUS. Für das CT errechnete sich eine Sensitivität von 25% bei einer Spezifität von 80%. Die Methode EBUS ist somit dem Goldstandard CT deutlich überlegen. Dies entspricht den Ergeb-

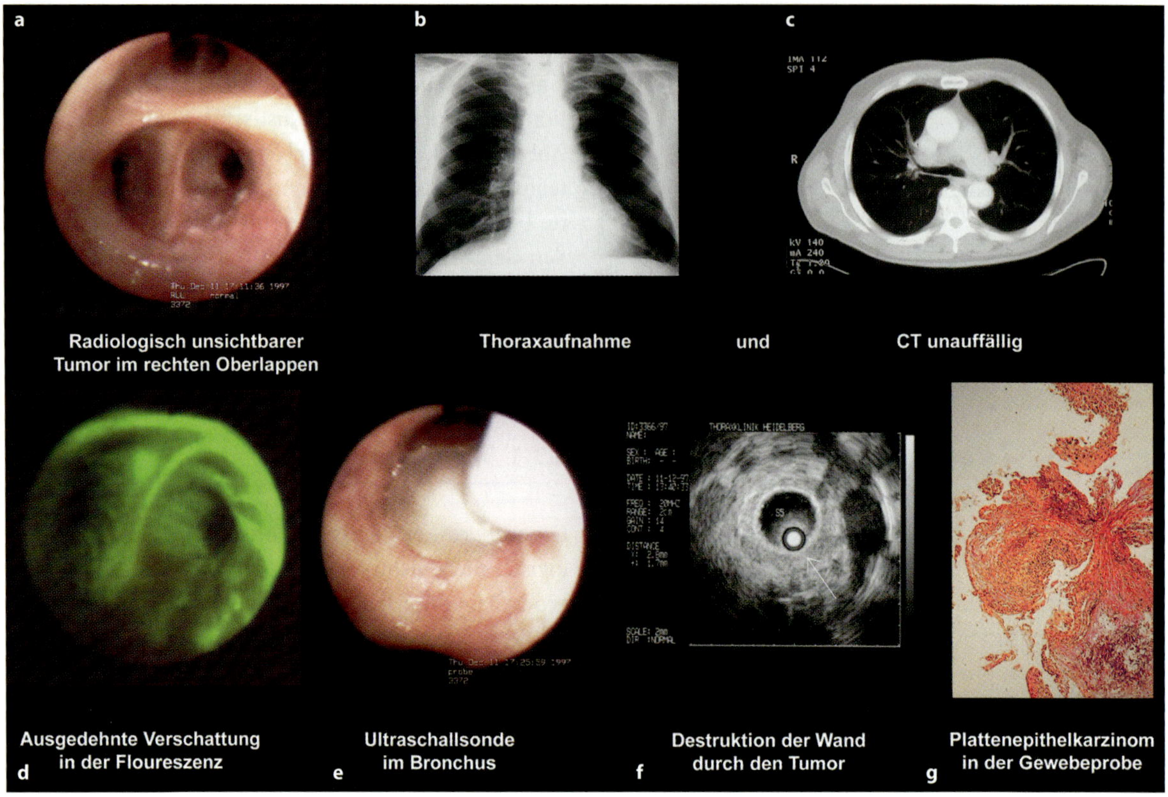

Abb. 6.3a–g. Lokales Staging eines Frühkarzinoms. Der *Pfeil* bei **f** zeigt die Destruktion der Bronchialwand durch den Tumor

nissen zweier japanischer Arbeitsgruppen (Takemoto et al. 2002; Kurimoto et al. 1999) an kleineren Patientengruppen.

Intrapulmonale Läsionen

Nach anfänglichen Bedenken – da interponiertes, belüftetes Lungenparenchym ein nicht überwindbares Schallhindernis darstellt – wird die Endosonographie auch zur Diagnostik intrapulmonaler Herde eingesetzt (Abb. 6.6a, b). So lassen sich solide Prozesse eindeutig von normalem Lungengewebe unterscheiden. Insbesondere bei kleineren Rundherden kann man hier ultraschallgesteuert eine Biopsie vornehmen. In einer Pilotstudie (Herth et al. 2002a) zeigte sich, dass durch Ultraschallsteuerung die gleiche Trefferquote erzielt werden kann wie mit Kontrolle unter Durchleuchtung, wobei der EBUS bei kleineren Läsionen überlegen zu sein scheint (Tab. 6.1). Aufgrund der Ergebnisse der Pilotstudie wurde eine Multicenterstudie mit dieser Fragestellung unter der Schirmherrschaft der European Association of Bronchology and Interventional Pulmonology initiiert.

Tab. 6.1. Trefferquote in Abhängigkeit der Rundherdgröße

	Rundherdgröße	
	<3 cm	>3 cm
Patienten (n)	21	29
EBUS (n/%)	17/80	23/79
Durchleuchtung (n/%)	12/57	26/89

Auch hier wurden die Daten zwischenzeitlich durch 2 weitere Arbeiten bestätigt (Kurimoto et al. 2002; Turner 2002), die übereinstimmend über Trefferquoten von über 75% berichten, was eine deutlichen Verbesserung zum bisherigen Vorgehen darstellt.

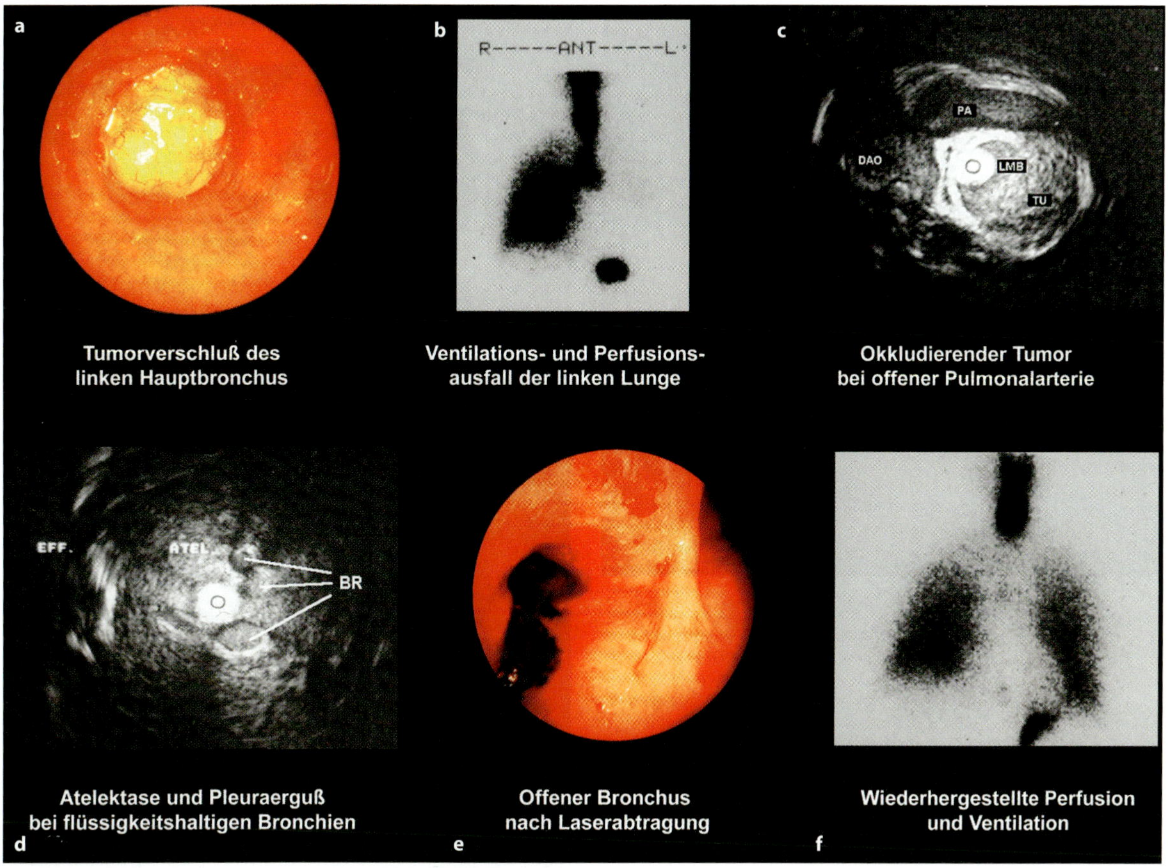

Abb. 6.4a–f. Lokales Staging beim fortgeschrittenen Tumor. (*DAO* Aorta descendens; *PA* Pulmonalarterie, *TU* Tumor, *LMB* linker Hauptbronchus)

Lymphknoten-(N-)Staging

Die Prognose des Bronchialkarzinoms wird durch den Befall regionärer Lymphknotenstationen noch entscheidender beeinflusst als durch die lokale Ausdehnung des Primärtumors. Deswegen kommt der Beurteilung der Lymphknoten im Rahmen des präoperativen Stagings eine besondere Bedeutung zu. Da die Bedeutung der transbronchialen/transtrachealen Nadelaspiration (TBNA) für das Staging der regionalen Lymphknotenstationen belegt ist (Bülzebruck et al. 1992), wurde auch die sonographisch gesteuerte Punktion untersucht. Da mittels EBUS Lymphknoten leicht dargestellt werden können, erfolgen die Detektion und danach die TBNA (Abb. 6.7a–b). In mehreren Arbeiten konnte gezeigt werden, dass mittels EBUS die Trefferquote einer TBNA über 80% angehoben wird (Herth et al. 2003b; Herth et al. 2004).

Hier stellt das Ultraschallbronchoskop eine weitere Verbesserung dar. Mit Hilfe des Ultraschallkopfes kann der Punktionsvorgang ultraschallkontrolliert durchgeführt werden (Abb. 6.8). Das Verfahren ist der EUS-FNA vergleichbar. In mehreren Arbeiten konnte gezeigt werden, dass die Trefferquote des endoskopischen Lymphknotenstagings auf über 90% angehoben werden kann (Krasnik et al. 2003; Yasufuku et al. 2004).

Erstmals ist es auch möglich, Lymphknoten von einer Größe unter 1 cm sicher zu biopsieren, und das mediastinale Staging bei Patienten mit Bronchialkarzinom sollte durch die Technik deutlich verbessert werden. In einer ersten Untersuchung wurde gezeigt, das bei 16% der Patienten aufgrund der Ergebnisse eine Änderung der Therapie vorgenommen werden muss (Herth et al. 2005).

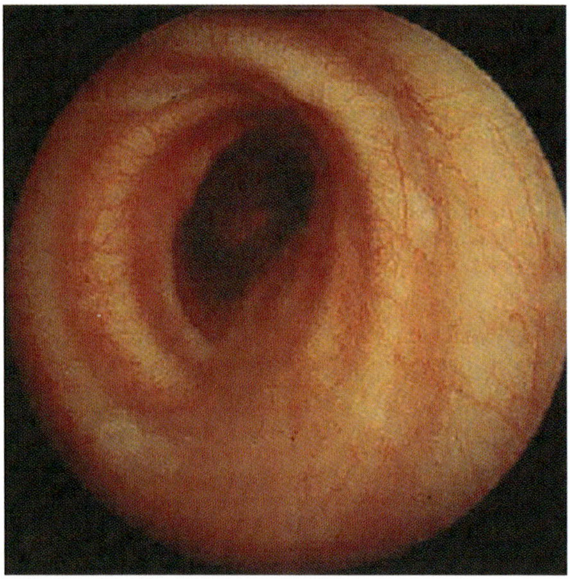
a

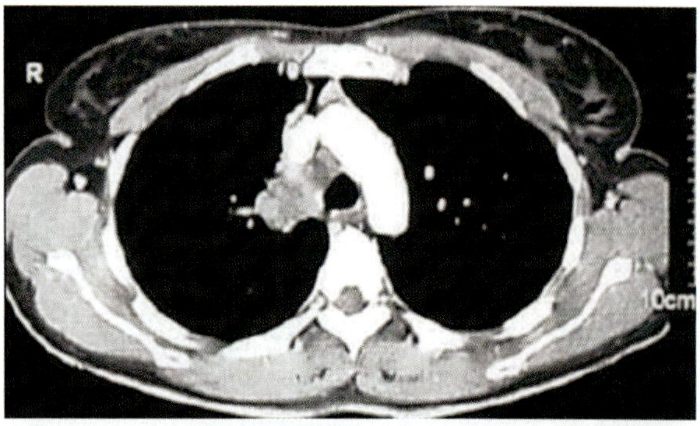

b

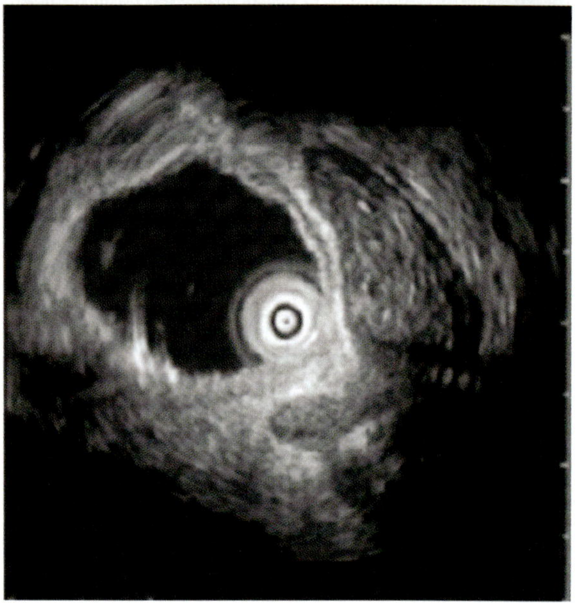
c

Abb. 6.5a–c. Tumorkompression der Trachea. **a** Bronchoskopisch findet sich eine Impression der Trachea. **b** Das korrespondierende CT-Bild zeigt die Raumforderung im Oberlappen. **c** Im Ultraschall ist der Tumor gut abgrenzbar, eine Infiltration unwahrscheinlich

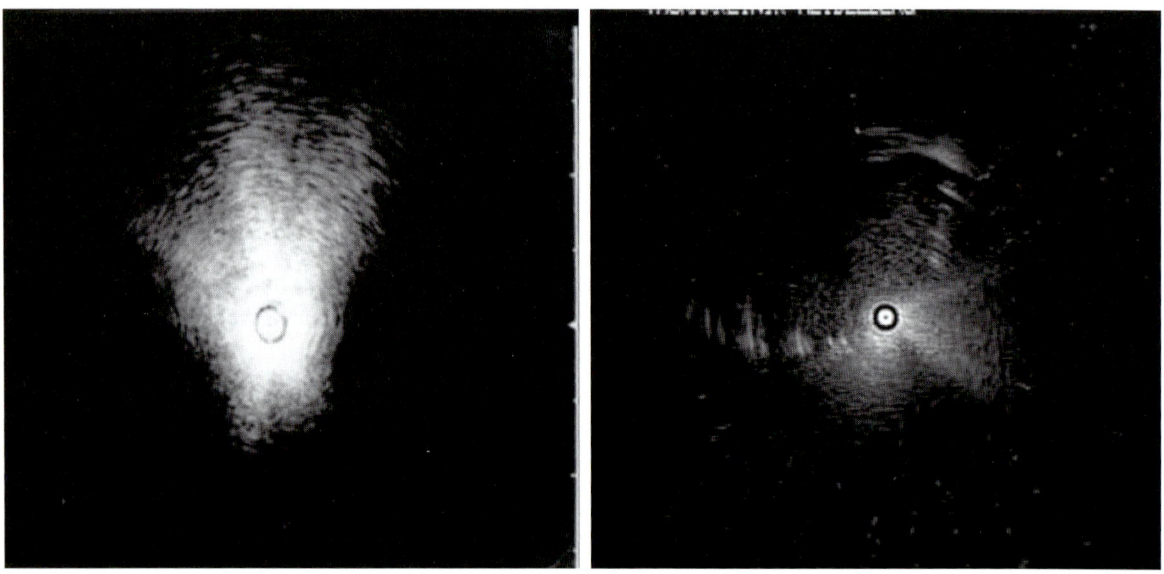
a b

Abb. 6.6. **a** Komplette Reflexion der Schallwellen im Lungenparenchym. **b** Wird eine periphere intrapulmonale Läsion mit der Sonde erreicht, lässt sie sich gegen das Lungenparenchym abgrenzen

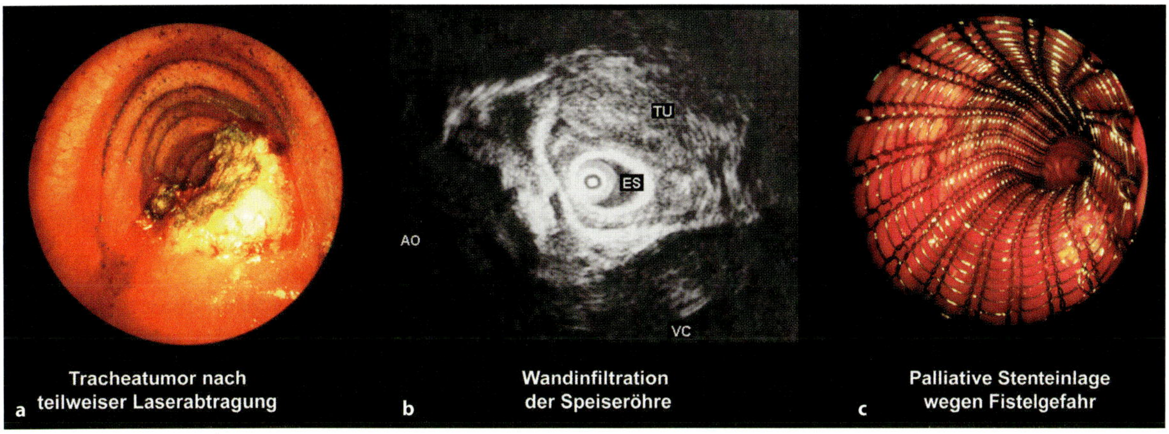

Abb. 6.7a–c. Ultraschallgesteuerte transbronchiale Nadelaspiration eines Lymphknotens. (*N* Nadel)

6.3.2 Kontrolle therapeutischer Verfahren

Der Schall hilft bei der Exploration von Atemwegsstenosen, um anhand von Ausdehnung und Ursache das geeignete Therapieverfahren, z. B. mechanische Dilatation, Laserabtragung oder Stenteinlage, auszuwählen und auch später den weiteren Verlauf zu kontrollieren. Gerade bei potenziell kurativen bronchoskopischen Behandlungen maligner Tumoren mit photodynamischer Therapie und Brachyradiotherapie kommt der sicheren Festlegung einer auf die Bronchuswand beschränkten und damit endobronchial gut zu erreichenden Läsion entscheidende Bedeutung zu. Hier hat sich der Ultraschall durch die hohe Auflösung detaillierter Strukturanalysen der verschiedenen Wandschichten allen anderen Methoden gegenüber als überlegen erwiesen.

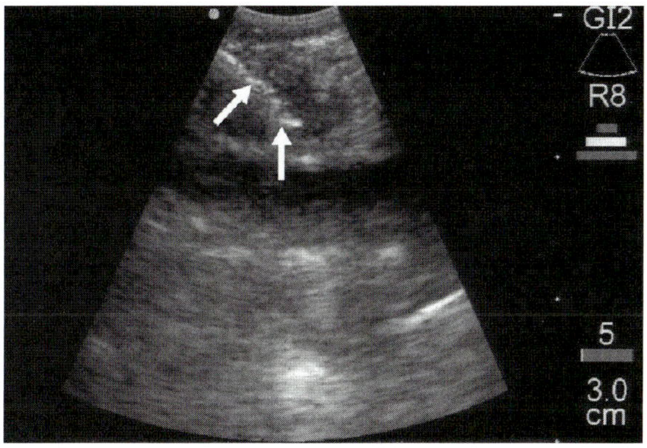

Abb. 6.8. Ultraschallkontrollierte Lymphknotenpunktion. Die Nadel ist gut im Lymphknoten abgrenzbar

Zusammenfassung

Der endobronchiale Ultraschall hat sich für das »Staging« von Frühkarzinomen, von Lymphknoten und die Diagnose der Wandinfiltration als anderen Verfahren überlegen erwiesen. Technische Weiterentwicklungen wie eine Dopplerfunktion, integrierte Schallendoskope, 3D-Sonographie und auch die therapeutische Option mit energiereichem Schall zur Gewebezerstörung werden die Anwendungsbreite wesentlich erweitern. Besonders angesichts zukünftiger neuer Technologien wird der endobronchiale Ultraschall ein unentbehrliches Navigations- und Kontrollinstrument werden.

Literatur

Bülzebruck H, Bopp R, Drings P et al. (1992) New aspects in the staging of lung cancer. Cancer 70(5): 1102–1110

Herth F, Becker HD (2000) Endobronchial ultrasound of the airways and the mediastinum. Monaldi Arch Chest Dis 55: 36–45

Herth F, Ernst A, Becker HD (2002a) Endobronchial ultrasound (EBUS) guided transbronchial lung biopsy (TBBX) in solitary pulmonary nodules and peripheral lesions. Eur Respir J 20: 972–975

Herth F, Ernst A, Becker HD (2002b) Endobronchial ultrasound in therapeutic bronchoscopy. Eur Respir J 20: 118–121

Herth FJ, Ernst A, Schulz M, Becker HD (2003a) Endobronchial ultrasound reliably differentiates between airway infiltration and compression by tumor. Chest 123: 458–462

Herth FJ, Becker HD, Ernst A (2003b) Ultrasound-guided transbronchial needle aspiration: an experience in 242 patients. Chest 123: 604–607

Herth F, Becker HD, Ernst A (2004) Conventional vs endobronchial ultrasound-guided transbronchial needle aspiration: a randomized tial. Chest 125(1): 322–325

Herth FJF, Krasnik M, Eberhardt R, Ernst A, Vilman P, Dienemann H (2005) EBUS guided biopsy for the staging of mediastinal lymph nodes in a radiologically normal mediastinum Lung Cancer 49(2): 26

Krasnik M, Vilmann P, Larsen SS, Jacobsen GK (2003) Preliminary experience with a new method of endoscopic transbronchial real time ultrasound guided biopsy for diagnosis of mediastinal and hilar lesions. Thorax 58: 1083-1086

Lam S, Becker HD (1996) Future diagnostic procedures. In: Feins RH (ed) Thoracic endoscopy; chest surgery clinics of North America. Saunders, Philadelphia, pp 366–380

Layer G, van Kaick G (1990) Staging des nichtkleinzelligen Bronchialkarzinoms mit CT und MRT. Radiologie 30: 155–163

Kurimoto N, Murayama M, Yoshioka S, Nishisaka T, Inai K, Dohi K (1999) Assessment of usefulness of endobronchial ultrasonography in determination of depth of tracheobronchial tumor invasion. Chest 115(6): 1500–1506

Kurimoto N, Murayama M, Yoshioka S, Nishisaka T (2002) Analysis of the internal structure of peripheral pulmonary lesions using endobronchial ultrasonography. Chest 122(6): 1887–1894

Ono R, Hirano H, Egawa S, Suemasu K (1994) Bronchoscopic ultrasonography and brachytherapy in roentgenologically occult bronchogenic carcinoma. J Bronchol 1: 281–287

Pothoff G, Curtius JM, Wassermann K, Junge-Hülsing M, Sechtem U, Schicha H, Hilger HH (1992) Transösophageale Echographie im Staging von Bronchialkarzinomen. Pneumologie 46: 111–117

Shannon JJ, Bude RO, Orens JB et al. (1996) Endobronchial ultrasound-guided needle aspiration of mediastinal adenopathy. Am J Respir Crit Care Med 153: 1424–1430

Takemoto Y, Kawahara M, Ogawara M et al. (2000) Ultrasound-guided flexible bronchoscopy for the diagnosis of tumor invasion to the bronchial wall and mediastinum. J Bronchol 7(2): 127–132

Turner JF (2002) Endobronchial ultrasound and peripheral pulmonary lesions: localization and histopathologic correlates using a miniature probe and the flexible bronchoscope. Chest 122(6): 1874–1875

Yasufuku K, Chhajed PN, Sekine Y, Nakajima T, Chiyo M, Iyoda A, Yoshida S et al. (2004) Endobronchial ultrasound using a new convex probe: a preliminary study on surgically resected specimens. Oncol Rep 11: 293–296

7 Vaskularisation und Kontrastmittelsonographie

C. Görg

Für die Beurteilung einer Läsion spielt neben den B-Bild-sonographischen Merkmalen die Art der Gefäßversorgung eine große differenzialdiagnostische Rolle. Im Ultraschall werden diesbezüglich die etablierte Farbdopplersonographie (FDS) und neuerdings auch die kontrastunterstützte Sonographie (KUS) eingesetzt.

Der definitive Stellenwert der FDS und KUS in der Diagnostik solider peripherer Lungenkonsolidierungen ist im Vergleich zu anderen Schnittbildverfahren am Thorax allerdings unklar. In den letzten Jahren sind FDS-Charakteristika von bakteriellen Pneumonien, obstruktiven Atelektasen, Lungeninfiltraten und Bronchialkarzinomen beschrieben worden (Übersicht: Görg et al. 2004a, 2004b). Erste Arbeiten weisen darauf hin, dass eine KUS am Thorax möglich ist und unterschiedliche Erkrankungen der Lunge durch charakteristische KUS-Befunde gekennzeichnet sind (Übersicht: Görg et al. 2006a).

Ziel der vorliegenden Übersicht ist es, FDS- und KUS-Befunde von peripheren Lungenkonsolidierungen darzustellen.

7.1 Pathophysiologische Grundlagen

Die Lunge ist durch eine duale Gefäßversorgung charakterisiert. Die Perfusion erfolgt zum einen über den für den pulmonalen Gasaustausch verantwortlichen Lungenkreislauf mit den Komponenten der Pulmonalarterien und ihrer astartigen Aufzweigungen sowie den Venolen und Lungenvenen. Der nutritive Eigenbedarf der Lunge wird durch die Bronchialarterien gedeckt.

Im Gegensatz zum großen Kreislauf weist der pulmonalarterielle Kreislauf einige Besonderheiten auf. Pulmonalarterien und ihre ersten Aufzweigungen sind elastische Arterien. Die darauf folgenden arteriellen Gefäße haben muskuläre Wände, die ab der Ebene der Arteriolen in teilmuskularisierte und muskelfreie Präkapillaren übergehen. Im Gegensatz zum systemischen Kreislauf, wo Arteriolen die Hauptwiderstandsgefäße sind, verteilt sich im Lungenkreislauf der Widerstand zu etwa gleichen Teilen auf Arterien, Kapillaren und Venen. Dadurch herrscht in den Lungenarterien und Kapillaren ein pulsatiler und nicht ein kontinuierlicher Fluss. Im Gegensatz zur hypoxischen Vasodilatation in der systemischen Zirkulation findet sich eine hypoxische Vasokonstriktion im Lungenkreislauf mit dem Ziel der Verringerung des intrapulmonalen Shuntvolumens (Euler-Liljestrand-Mechanismus). Wenn Lungengewebe von einem malignen Tumor befallen wird, kommt es je nach Literaturangabe in 56–87% der Fälle zur Tumorinvasion in die Pulmonalarterien des betroffenen Lungensegments (Kolin et al. 1988; Fissler-Eickhoff et al. 1994). Vor allem im Tumorzentrum kommt es zur Aufhebung des regulären Gefäßmusters mit reduzierter Vaskularisation durch Stenosierung und Verschluss der Pulmonalarterien.

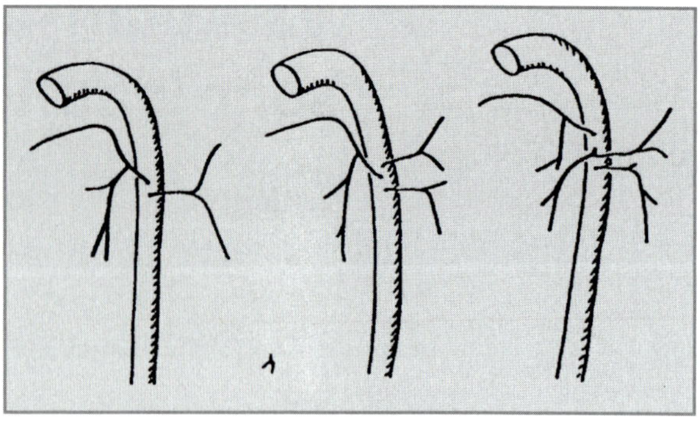

Abb. 7.1. Schema der Anatomie der Bronchialarterien. (Nach Uflacker L et al. 1985, Radiologie 157: 637–644)

In der Regel entspringen die Bronchialarterien links aus dem Aortenbogen und rechts aus der Interkostalarterie. Sie bilden am Lungenhilus einen Gefäßring, von dem aus ihre Äste parallel zu den Bronchialaufzweigungen und Pulmonalgefäßen verlaufen (Abb. 7.1). Die Rami bronchiales versorgen Bronchien, Pulmonalgefäße, Alveolen und Stützgewebe. Interstitielle Zweige verlaufen in den Interlobar- und Interlobularsepten und versorgen die Pleura visceralis. Anastomosen (Sperrarterien) zwischen beiden Systemen sind normalerweise geschlossen. Bei Verschluss von Pulmonalgefäßen öffnen sich bedingt durch Hypoxie die Anastomosen und gewährleisten eine nutritive Versorgung über die Bronchialarterien. Aus angiographischen Studien ist belegt, dass besonders pleurawandständige periphere Lungenprozesse wie kavitäre benigne Läsionen, Lungenzysten, Lungenabszesse und einschmelzende Pneumonien eine Versorgung über Bronchialarterien erhalten (Görg u. Bert 2004a). Allerdings werden auch maligne primäre Lungentumoren und Lungenmetastasen in unterschiedlichem Ausmaß von Bronchialarterien versorgt (Müller et al. 1978; Abb. 7.2).

Die Interkostalarterien entspringen aus der Aorta thoracalis und verlaufen streng interkostal in der Thoraxwand entlang der Rippen. Es sind die einzigen Gefäße die auch bei gesunden Probanden sonographisch dargestellt werden können. Insbesondere bei Thoraxwandprozessen spielen sie für die Tumorvaskularisation eine Rolle.

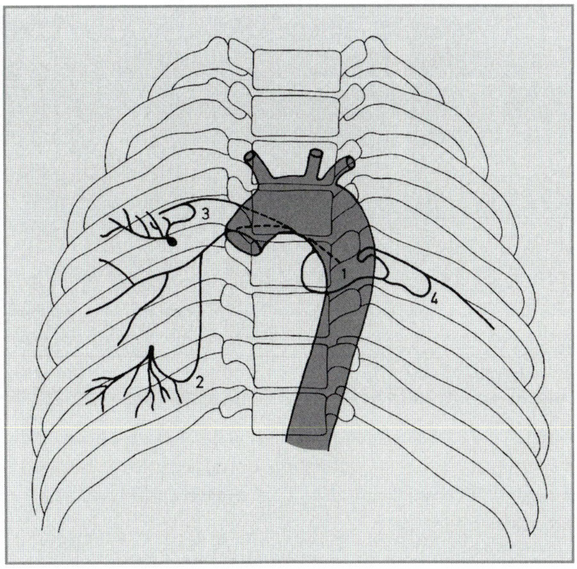

Abb. 7.2. Schematische Darstellung der pathologischen bronchialarteriellen Gefäßversorgung (*1* bronchobronchiale Anastomosen, *2* bronchopulmonale Anastomosen, *3* interkostopulmonale Anastomosen, *4* interkostobronchiale Anastomosen). (Babo H v. et al. 1979)

Die Tumorneoangiogenese von primären Bronchialkarzinomen geht im Wesentlichen von den Bronchialarterien aus. Pulmonalgefäße scheinen wenig neoangiogenetische Kapazität zu besitzen (Müller et al. 1978; Hsu et al. 1996).

7.2 Farbdopplersonographische Grundlagen

Die hämodynamischen Parameter, die bei der transkutanen FDS am Thorax zur Gefäßbeurteilung herangezogen werden, lassen sich in qualitative und semiquantitative Parameter differenzieren (▶ Übersicht).

Sonographische Lungengefäßdarstellung

1. Qualitative Darstellung der Parenchymvaskularisation
   - Fehlende Flusssignale
   - Vereinzelte Flusssignale
   - Verstärkte Flusssignale
   - Arterielle turbulente Flusssignale
2. Spektralkurvenanalyse
   Charakterisierung unterschiedlicher arterieller FS
   - Pulmonalarterie (PA)
   - Bronchialarterie (BA)
   - Interkostalarterie (ICA)
   - Tumorneoangiogenese (TN)
3. Kontrastunterstützte Sonographie
   Zeit bis zur Kontrastanhebung
   - Pulmonalarterielle Vaskularisation
   - Bronchialarterielle Vaskularisation
   Ausmaß der Kontrastanhebung

Qualitative Befunde beinhalten die Evaluation des Nachweises, der Richtung und der Charakteristik des Blutflusses. Dabei wird unterschieden zwischen einem fehlenden Nachweis von Flusssignalen (FS; Abb. 7.3), dem Nachweis von vereinzelten FS (Abb. 7.4), dem Nachweis einer verstärkten ungeordneten Vaskularisation (Abb. 7.5) oder verstärkten baumartigen Vaskularisation (Abb. 7.6) und dem Nachweis von arteriellen Turbulenzphänomenen im konsolidierten Areal

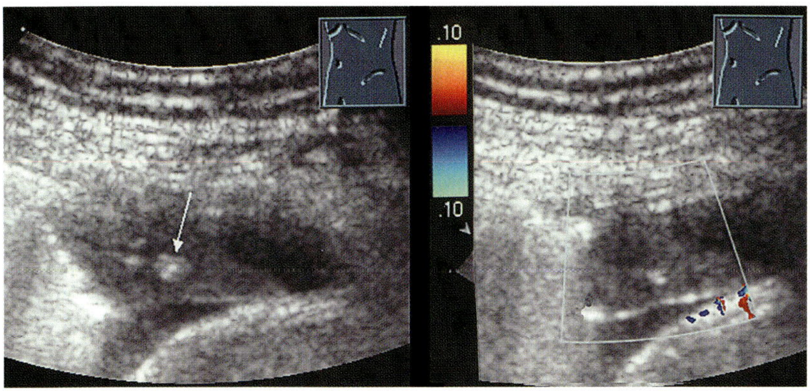

a b

Abb. 7.3a,b. 43-jähriger Patient mit Lungeninfarkt. **a** Im B-Bild Darstellung einer echoarmen keilförmigen Läsion mit einem zentralen Bronchusreflex *(Pfeil)*. **b** In der Farbdopplersonographie Nachweis einer fehlenden Vaskularisation

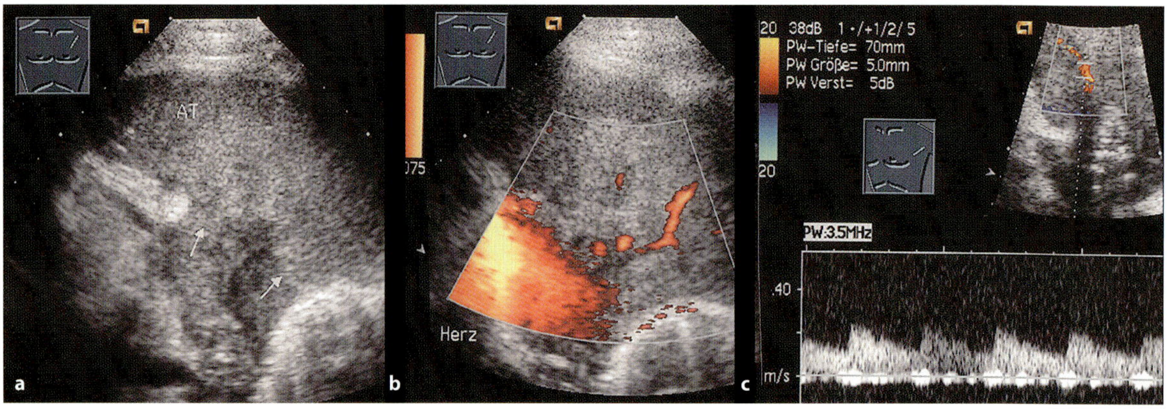

Abb. 7.4a–c. 36-jähriger Patient mit Morbus Hodgkin des Mediastinums. **a** Im B-Bild Darstellung einer echoarmen zentral gelegenen Tumorformation mit konsekutiver Atelektase (*Pfeile*; *AT* Atelektase). **b** In der Farbdopplersonographie Nachweis einer eingeschränkten Vaskularisation innerhalb der Atelektase als Hinweis auf eine Einengung der pulmonalen Arterie. **c** In der Spektralkurvenanalyse zeigt sich ein monophasisches Flusssignal mit erniedrigtem arteriellem Flusswiderstand hinweisend auf eine Bronchialarterie

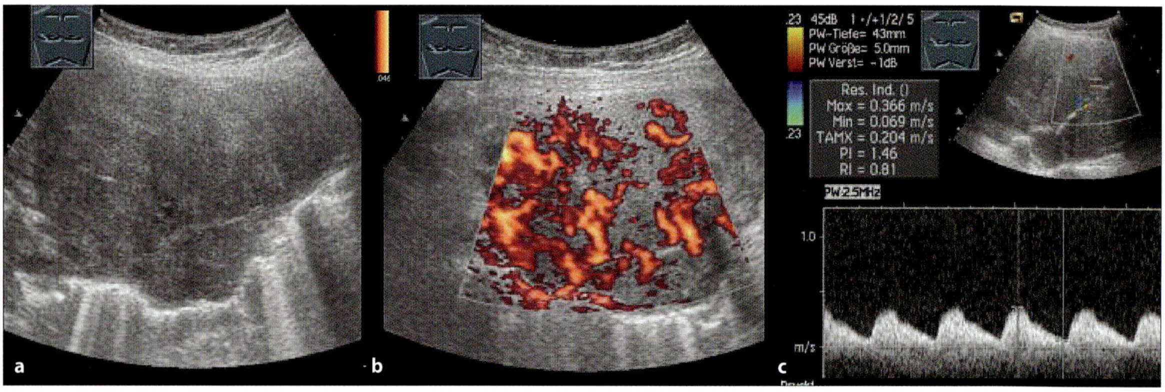

Abb. 7.5a–c. 62-jähriger Patient mit Lungenmetastasen bei Nierenzellkarzinom. **a** Im B-Bild großer echoarmer Rundherd. **b** In der Farbdopplersonographie zeigt sich eine verstärkte ungeordnete Gefäßdarstellung. **c** In der Spektralkurvenanalyse lässt sich ein monophasisches Flusssignal ableiten, hinweisend auf eine Bronchialarterie

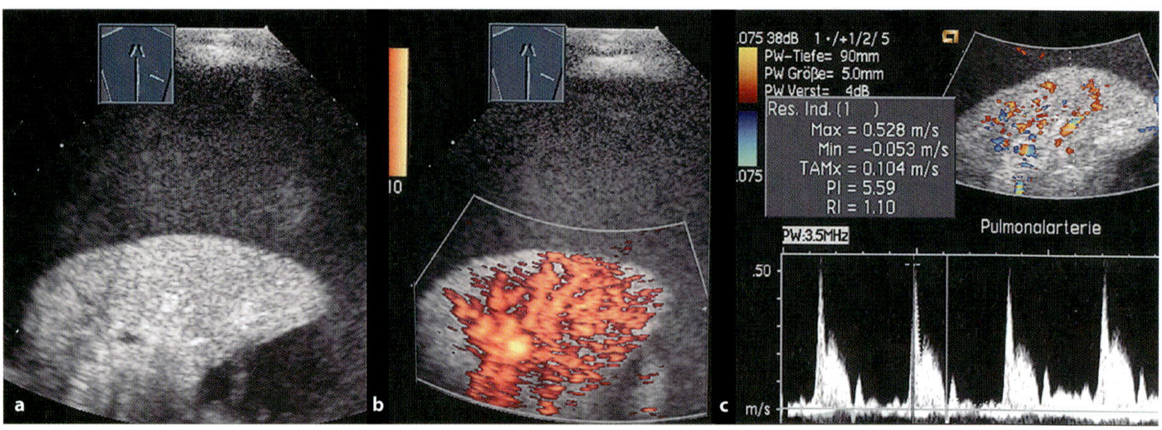

Abb. 7.6a–c. 37-jähriger Patient mit Pleuraerguss und Kompressionsatelektase. **a** Im B-Bild Pleuraerguss mit Atelektase der Lunge. **b** In der Farbdopplersonographie Darstellung einer astartigen Vaskularisation. **c** Die Spektralkurvenanalyse zeigt ein hochimpedantes Flussmuster, hinweisend auf eine Pulmonalarterie

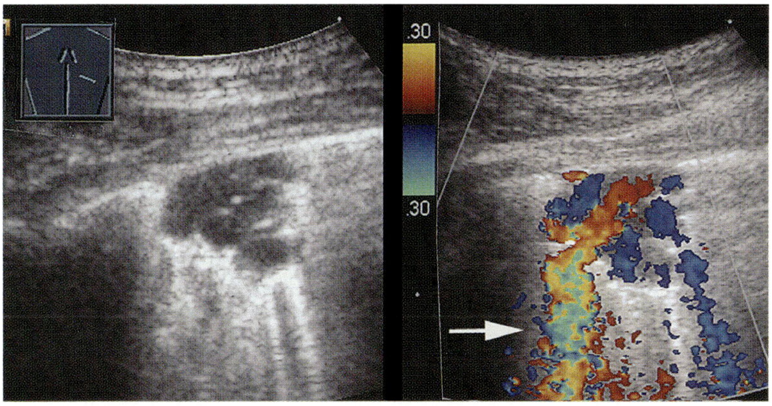

Abb. 7.7a,b. 14-jähriger Patient mit Morbus Osler-Rendu-Weber. **a** Im B-Bild eine echofreie pleuranahe Raumforderung. **b** In der Farbdopplersonographie stellt sich ein großes zuführendes Gefäß dar, das die ektatischen pleuranahen Gefäße versorgt. In der Spektralkurvenanalyse konnte dieses Gefäß als eine Pulmonalarterie identifiziert werden

(Abb. 7.7). Semiquantitative Parameter wie Resistenzindex (RI) und Pulsatilitätsindex (PI) werden zur Spektralkurvenanalyse des arteriellen Blutflusses herangezogen. Dabei können innerhalb pathologischer Prozesse Spektralkurven von Pulmonalarterien, Bronchialarterien, Interkostalarterien und arteriellen Gefäßen der Tumorneoangiogenese differenziert werden und können zur Differenzierung von ungeklärten peripheren Lungenläsionen herangezogen werden. Prinzipiell ist der Nachweis und die Dokumentation von FS am Thorax geräteabhängig und wird zusätzlich beeinflusst und limitiert durch die Lage und Größe der Läsion, die Ätiologie einer Läsion und durch atemabhängige bzw. pulsationsabhängige Bewegungen. So können bei ca. 20% der peripheren Lungenläsionen keine Flusssignale nachgewiesen werden (Yuan et al. 1994). Lokalisierte Flüssigkeit, Lungenzysten und Lungeninfarkte zeigen keine FS in der FDS. Das FDS Muster einer reduzierten Gefäßdarstellung wird bevorzugt bei malignen pleuralen Läsionen beobachtet. Eine verstärkte astartige Gefäßdarstellung ist für Pneumonien und Atelektasen charakteristisch (Yuan et al.1994; Civardi et al.1993). Turbulenzphänomene innerhalb einer Läsion sind bei pleuralen AV-Fisteln und bei Gefäßanomalien im Rahmen eines Morbus Osler beschrieben.

Quantitative Parameter wie der Resistanzindex (RI) und der Pulsatilitätsindex (PI) werden zur Analyse der arteriellen Spektralkurven herangezogen. Als Erste haben Civardi et al. 1993 quantitative und qualitative Spektralkurvenanalysen bei peripheren Lungenläsionen durchgeführt. Dabei fanden sie ein triphasisches FS eher bei benignen Läsionen und ein monophasisches FS eher bei malignen Läsionen. Yuan et al. (1994) fanden eine Sensitivität und Spezifität von >95% hinsichtlich der Differenzierung benigner von malignen Läsionen mittels der arteriellen Spektralkurvenanalyse. Den monophasischen niedrigimpedanten Fluss, bevorzugt in Tumorläsionen abgeleitet, interpretierten die Autoren als FS der Tumorneoangiogenese. Den hochimpedanten Fluss von Pneumonien und Atelektasen korrelierten sie mit Gefäßen der Pulmonalarterien (Yuan et al.1994). In einer Nachfolgestudie fanden sie unterschiedliche Widerstandsindizes bei Atelektasen und Pneumonien als Hinweis für eine unterschiedliche hypoxiebedingte Vasokonstriktion (Yuan et al. 2000). In einer histologisch kontrollierten Studie konnten Hsu et al. 1996 erstmalig zeigen, dass die Gefäße, aus denen die niedrigimpedanten monophasischen FS abgeleitet worden waren, nicht Tumorgefäßen entsprachen, sondern Bronchialarterien waren. Die »wahren« Tumorgefäße sollen einen nahezu konstanten Fluss ohne systolisch-diastolische Varianz haben (Hsu et al. 1996). Aufgrund der technischen Limitierung der handelsüblichen Ultraschallgeräte für langsame Blutflüsse (unter 2 cm s^{-1}) lassen sich Tumorgefäße gewöhnlich sonographisch nicht darstellen (Harvey et al. 2001). In einer nachfolgenden Studie fanden Hsu et al. 1998 lediglich eine Sensitivität und Spezifität von 53% und 72% hinsichtlich der Differenzierung benigner von malignen Läsionen mittels der arteriellen Spektralkurvenanalyse. All diesen Studien ist allerdings gemeinsam, dass sie zur Beurteilung einer Läsion lediglich ein arterielles Spektralkurvenmuster herangezogen haben. Durch ein sonographisches »mapping« konnten in einer neueren Ar-

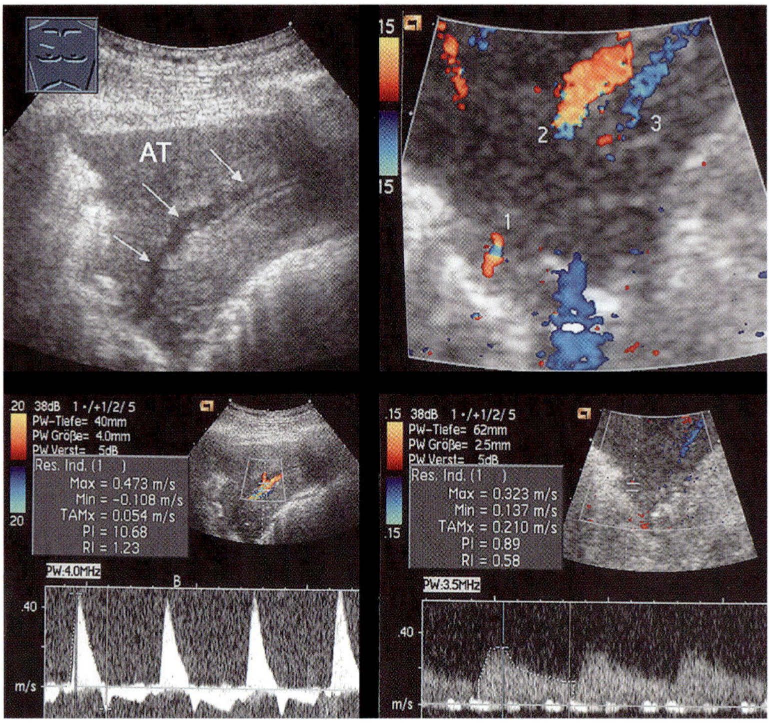

Abb. 7.8a–d. 65-jähriger Patient mit zentral sitzendem Bronchuskarzinoid und obstruktiver Atelektase. **a** Im B-Bild eine dreieckförmige echoarme Konsolidierung mit einem Fluidbronchogramm (*Pfeile*; *AT* Atelektase). **b** In der Farbdopplersonographie sieht man unterschiedliche Gefäße im zentralen Bereich der Atelektase (*1* Bronchialarterie, *2* Pulmonalarterie, *3* Pulmonalvene). **c** In der Spektralkurvenanalyse ein hochimpedantes triphasisches Flusssignal als Hinweis auf eine Pulmonalarterie (mit *2* bezeichnet in Teilabbildung b). **d** In der Spektralkurvenanalyse ein niedrigimpedantes arterielles Flusssignal zur Peripherie hin gerichtet als Hinweis auf eine Bronchialarterie (als *1* bezeichnet in Teilabbildung b)

beit bei nahezu der Hälfte der untersuchten Patienten mit pleuralen Läsionen mehrere unterschiedliche FS innerhalb einer Läsion nachgewiesen werden (Görg et al. 2003; Abb. 7.8). Dies ist als Hinweis zu werten, dass periphere Lungenläsionen komplex arteriell versorgt werden. In einer nachfolgenden Studie wurden Thoraxwandläsionen mit Hilfe der arteriellen Spektralkurvenanalyse untersucht und eine Gefäßversorgung u. a. durch Interkostalarterien beschrieben (Görg et al. 2005a). Dabei wiesen Interkostalarterien ein monophasisches, allerdings hochimpedantes FS auf.

Somit lassen sich mit Hilfe der arteriellen Spektralkurvenanalyse folgende Flusssignale unterscheiden (Abb. 7.9):

- Pulmonalarterien (PA) sind gekennzeichnet durch eine variable Lokalisation, einen zentrifugalen vom Hilus zur Lungenoberfläche reichenden Verlauf und ein hochimpedantes meist triphasisches FS.
- Bronchialarterien (BA) sind gekennzeichnet durch eine variable Lokalisation, eine variable Flussrichtung und ein niedrigimpedantes monophasisches FS.
- Interkostalarterien (ICA) sind gekennzeichnet durch eine streng interkostale Lokalisation, einen nahezu horizontalen Gefäßverlauf und ein hochimpedantes meist monophasisches FS.
- Arterielle Gefäße der Tumorneoangiogenese (TN) sind gekennzeichnet durch eine variable Lokalisation, eine variable Flussrichtung und einen nahezu konstanten Fluss mit Fehlen einer systolisch-diastolischen Variation (Abb. 7.10).

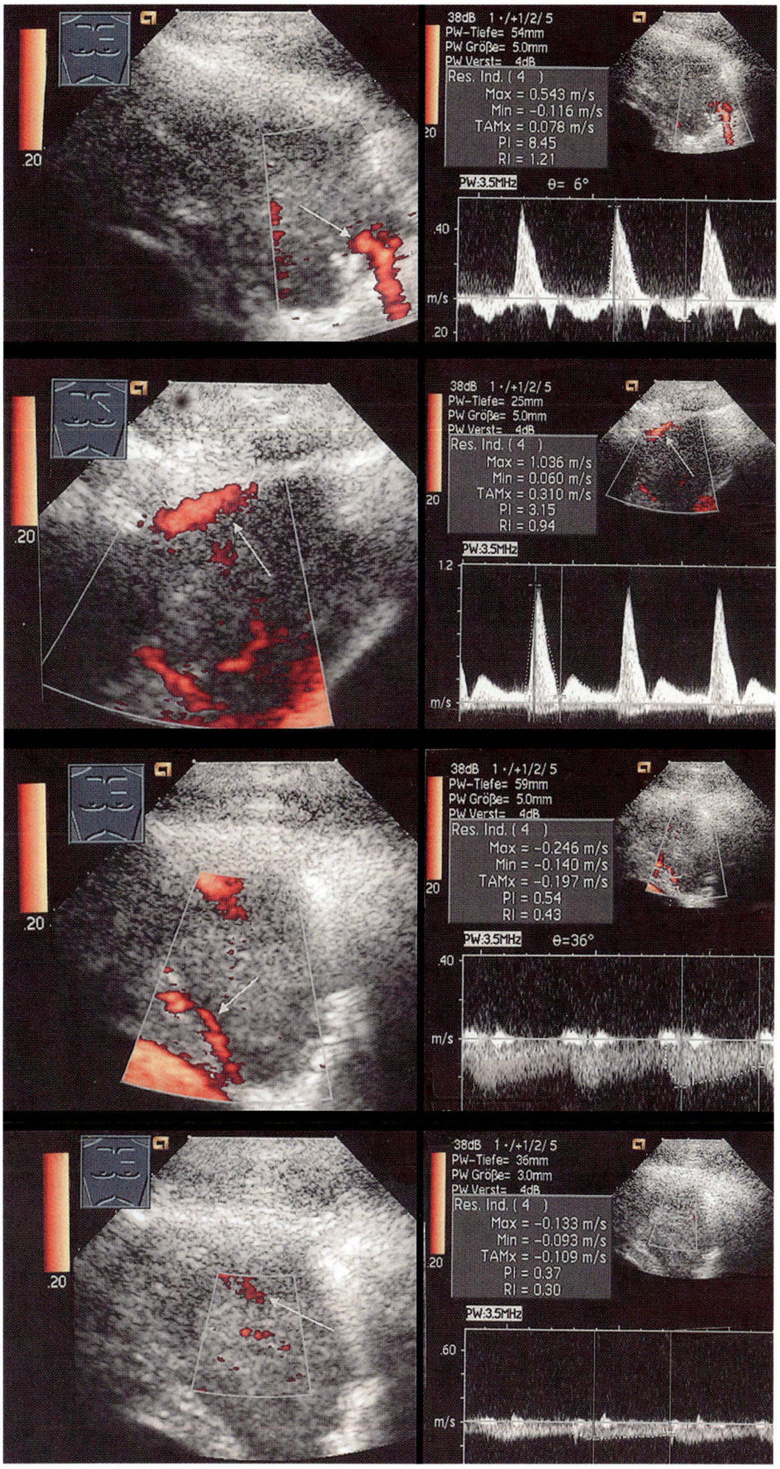

Abb. 7.9a–d. 31-jähriger Patient mit einem malignen Lymphom und Lungenbeteiligung. **a** In der Farbdopplersonographie lässt sich im zentralen Teils der konsolidierten Lunge ein biphasisches hochimpedantes Flussmuster als Hinweis auf eine Pulmonalarterie nachweisen(*Pfeil*). **b** In der Tumorperipherie lässt sich ein monophasisches hochimpedantes arterielles Flussmuster, typisch für eine Interkostalarterie nachweisen (*Pfeil*). **c** Im zentralen Teil der konsolidierten Lunge lässt sich ein monophasisches niedrigimpedantes arterielles Flusssignal ableiten als Hinweis auf eine Bronchialarterie (*Pfeil*). **d** Innerhalb des Tumors findet sich ein nahezu gleichmäßiges Flusssignal ohne systolische-diastolische Schwankungen. Hier muss der Verdacht auf ein Gefäß der Tumorneoangiogenese geäußert (*Pfeil*)

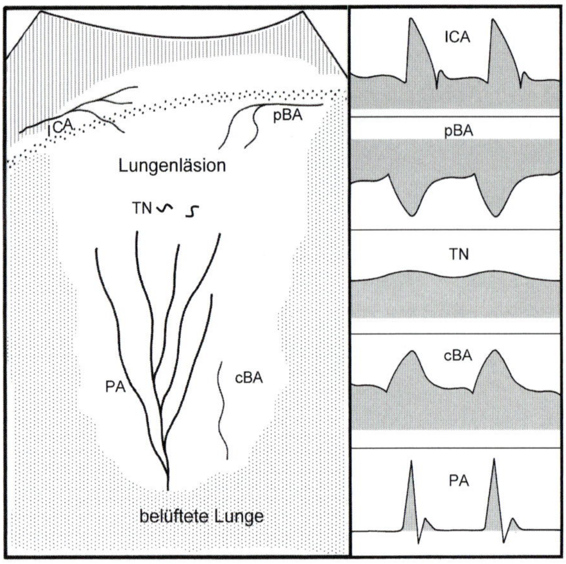

Abb. 7.10. Schematische Darstellung einer möglichen arteriellen Gefäßversorgung von Lungenläsionen mit Spektralkurven. (*ICA* Interkostalarterie, *pBA* periphere Bronchialarterie, *TN* Tumorneoangiogenese, *cBA* zentrale Bronchialarterie, *PA* Pulmonalarterie)

7.3 Grundlagen der kontrastunterstützten Sonographie

Die KUS hat sich in den letzten Jahren im Bereich der Leber und hier insbesondere bei der Charakterisierung fokaler Leberläsionen durchgesetzt. Die mittlerweile für den klinischen Einsatz vorliegende zweite Generation dieser Kontrastmittel ermöglicht nach Applikation durch die Bildung mikroskopisch kleiner Bläschen im Gefäßlumen bei Beschallung eine erhöhte Rückstreuung der Ultraschallwelle, damit eine Erhöhung der Signalamplitude und dadurch schließlich eine deutlichere Kontrastierung des Gefäßareals als in der FDS. Mit Hilfe der KUS können kleinstdimensionierte Gefäße mit nur knapp über den Kapillargefäßen liegendem Kaliber dargestellt werden. Experimentell waren Gefäße mit einem Durchmesser von 74–134 μm darstellbar; ein Nachweis von Gefäßen mit einem Durchmesser unter 38 μm ist auch mit Einsatz von Kontrastmittel bisher nicht gelungen. Grundsätzlich sollte der Einsatz der KUS nach den Richtlinien der EFSUMB erfolgen (Albrecht et al. 2004).

Hinsichtlich der Anwendung der KUS an der Lunge ist zu bemerken, dass wie bei allen transkutanen sonographischen Modalitäten eine Untersuchung einer gesunden Lunge nicht möglich ist. Die Lunge ist jedoch wie die Leber durch eine duale arterielle Gefäßversorgung gekennzeichnet und dadurch für eine KUS grundsätzlich prädestiniert. Konsolidiertes Lungengewebe kann mit der KUS untersucht werden. Dabei lassen sich pathologische Lungenläsionen zunächst durch den Beginn der Kontrastanreicherung charakterisieren. Dieser Zeitpunkt ist bei einer rein pulmonalarteriellen Vaskularisation durch eine früharterielle Kontrastanreicherung zwischen 1und 6 s nach Applikation des Kontrastmittels (KM) gekennzeichnet. Das KM ist bereits nach wenigen Sekunden im rechten Herzen sonographisch nachzuweisen. Bei einer rein bronchialarteriellen Versorgung einer Läsion ist die Kontrastanreicherung erst nach der Lungenpassage des KM zu erwarten. So wird eine Kontrastanreicherung des linken Ventrikels frühestens nach 7–10 s nach Applikation des KM in die periphere Vene beobachtet (Abb. 7.11). Das Ausmaß der Kontrastanreicherung ist grundsätzlich abhängig vom Vorhandensein oder Fehlen einer Gefäßversorgung, von der Art der Gefäßversorgung – sei es pulmonalarteriell oder bronchialarteriell – und vom eventuellen Vorhandensein von Kollateralen oder Gefäßen der Tumorneoangiogenese. Dabei kann phasenabhängig zwischen einer arteriellen Phase (1–30 s) und zwischen einer parenchymatösen Phase (1–5 min) unterschieden werden. Das Ausmaß der Kontrastanreicherung lässt sich bisher nur im Vergleich zu einer intraindividuellen Referenz quantifizieren, wobei zwischen einer reduzierten und verstärkten Kontrastanreicherung unterschieden werden kann. Als In-vivo-Referenz eignet sich ein parenchymatöses Organ wie die Milz (Forsberg et al. 1999; Görg et al. 2006b). Die gesunde Milz ist bekanntlich durch einen organspezifischen KM-Tropismus mit einer homogenen Kontrastanreicherung gekennzeichnet. Pathologische Veränderungen in der Milz sind im Vergleich zur Leber selten.

Somit lassen sich mit Hilfe der KUS folgende Vaskularisationsmuster unterscheiden:

- Eine **rein pulmonalarterielle Vaskularisation** ist gekennzeichnet durch eine kurze Zeit bis zum Beginn der Kontrastanreicherung und ein verstärktes Ausmaß der Kontrastanreicherung im Vergleich zur Milz (Abb. 7.12)
- Eine **rein bronchialarterielle Vaskularisation** ist gekennzeichnet durch eine verzögerte Zeit bis zum Beginn der Kontrastanreicherung und ein vermindertes Ausmaß der Kontrastanreicherung im Vergleich zur Milz (Abb. 7.13)

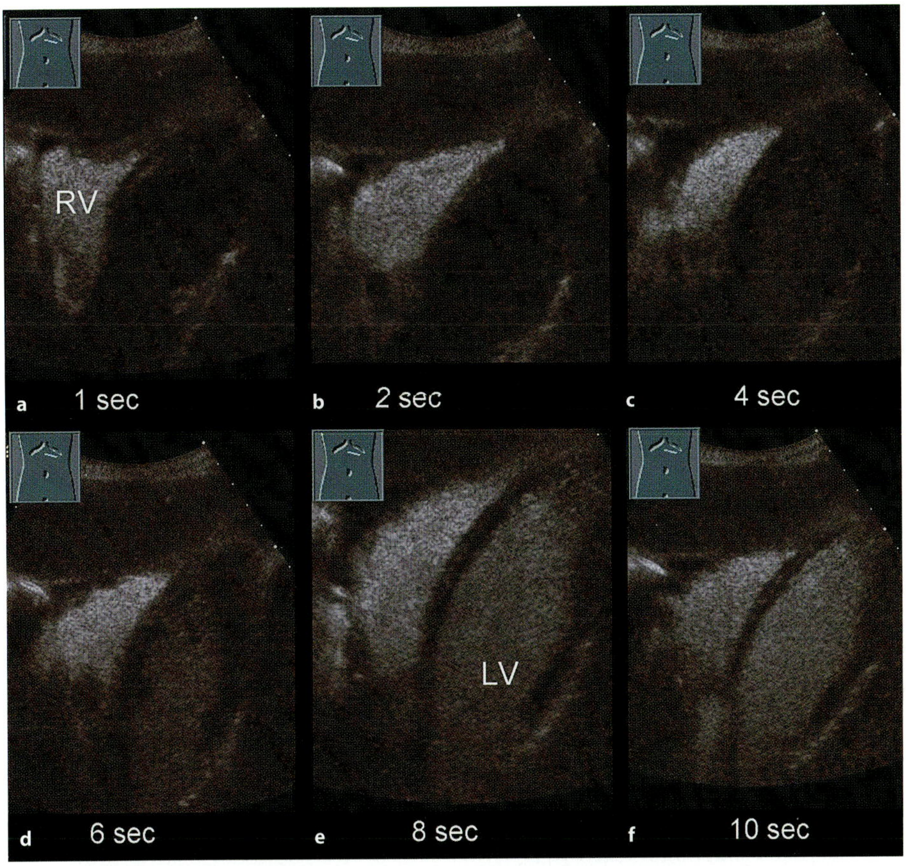

Abb. 7.11a–f. Darstellung der Zeit zur Kontrastanreicherung im 4-Kammerblick bei einem gesunden Probanten. **a–d** Nach Kontrastmittelinjektion erkennt man bereits nach 1 s eine Kontrastanhebung im rechten Ventrikel. **e, f** Nach 8 s kommt es zu einer Kontrastanreicherung im linken Ventrikel

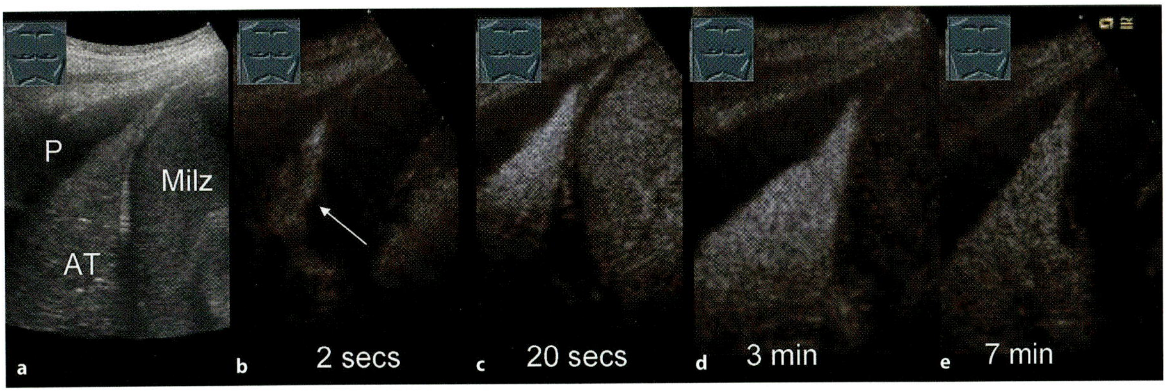

Abb. 7.12a–e. 24 jähriger Patient mit Pleuraerguss und Kompressionsatelektase bei Amyloidose. **a** In der B-Bild-Sonographie erkennt man einen Pleuraerguss *(P)*, eine Atelektase *(AT)* sowie subkostal die Milz. **b–e** In der kontrastunterstützten Sonographie sieht man eine frühe arterielle Kontrastanreicherung nach 2 s (**b**). Der *Pfeil* kennzeichnet das Gefäß mit der beginnenden Kontrastanreicherung. Nach 20 s kommt es zu einer deutlichen Kontrastanreicherung in dem atelektatischen Gewebe, das sich im Vergleich zum Milzparenchym hyperechogen darstellt (**c**). In der Parenchymphase nach 3 min findet sich unverändert eine verstärkte Kontrastmittelanreicherung in der Atelektase (**d**), welche auch nach 7 min (**e**) noch nachweisbar ist. Dieses Kontrastmittelverhalten spricht für eine rein pulmonalarterielle Vaskularisation

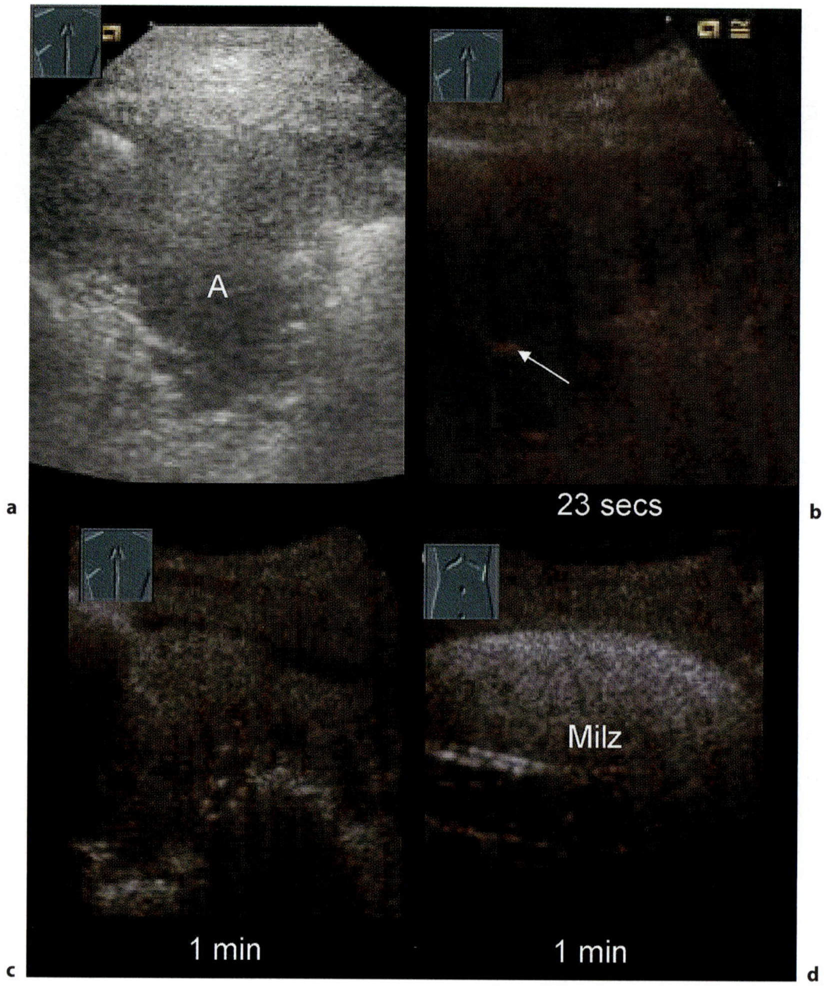

Abb. 7.13a–d. 80-jährige Patientin mit nichtkleinzelligem Bronchialkarzinom (Adenokarzinom) der linken Lunge mit Darstellung einer Atelektase. **a** In der B-Bild-Sonographie erkennt man eine keilförmige, irregulär begrenzte Läsion, dem atelektatischen Lungengewebe entsprechend. **b** Nach Kontrastmittelgabe kann man nach 23 s eine zarte Kontrastanreicherung in einem Gefäß erkennen *(Pfeil)*. **c** Nach 1 min erkennt man eine homogene Kontrastanreicherung im atelektatischen Lungengewebe. **d** Als Referenz sieht man eine sehr ausgeprägte Kontrastmittelanreicherung in der Milz. Dieses Kontrastmittelverhalten spricht für eine rein pulmonalarterielle Vaskularisation

7.4 Prädominant echofreie periphere Lungenkonsolidierung

Farbdopplersonographie. Periphere echofreie Lungenkonsolidierungen sind selten und stellen eine wesentliche Differenzialdiagnose zur lokalisierten Ergussbildung dar. Die primären pleurarandständigen Lungenzysten sind B-Bild-sonographisch als echofreie meist polyzystische Tumoren charakterisiert. Farbdopplersonographisch lassen sich qualitative Flusssignale in den Septen und im Bereich der viszeralen Pleura ableiten. Sie zeigen in der semiquantitativen Spektralanalyse ein monophasisches Muster und entsprechen somit Bronchial- bzw. Interkostalarterien (Abb. 7.14). Pleurawandständige Gefäßtumoren wie bei Morbus Osler imponieren durch ein charakteristisches Bild in die FDS. Das zuführende Pulmonalarteriengefäß kann dargestellt werden (Abb. 7.6). Der maligne zystische Lungentumor zeigt zentral liquidefizierte Areale meist auf dem Boden von Einschmelzungen und stellt sich B-Bild-sonographisch semiliquide mit eventuellen Septen dar. Die Tumorgefäßversorgung erfolgt gewöhnlich über Bronchialarterien und seltener über Pulmonalarterien. In der Spektralkurve zeigt sich daher ein monophasisch hochimpedanter arterieller Fluss, welcher Bronchialarterien entspricht, sowie gelegentlich ein biphasischer hochim-

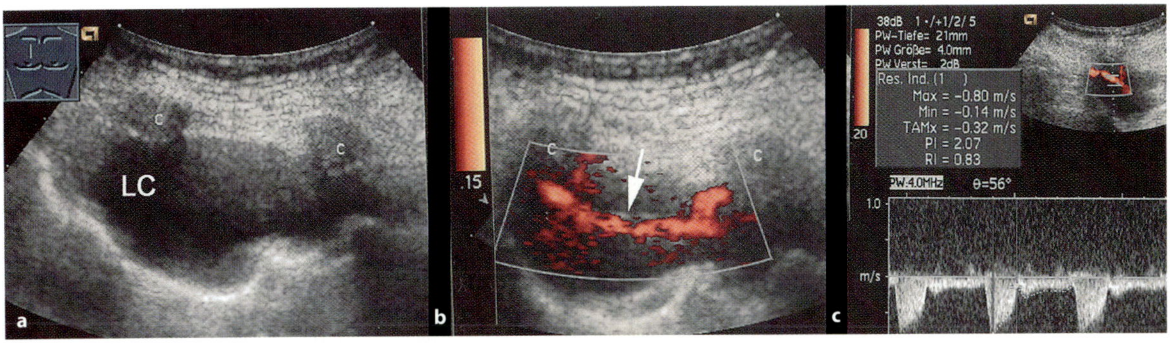

Abb. 7.14a–c. 70-jähriger Patient mit einer primären Lungenzyste. **a** In der B-Bild-Sonographie erkennt man eine echofreie pleuranahe Läsion (*C* Rippen, *LC* Lungenzyste). **b** In der Powerdopplersonographie sieht man ein kräftiges Gefäß, das die Läsion umgibt *(Pfeil)*. **c** Spektralkurvenanalyse mit Darstellung eines monophasischen hochimpedanten Flusssignals, hinweisend auf eine Interkostalarterie

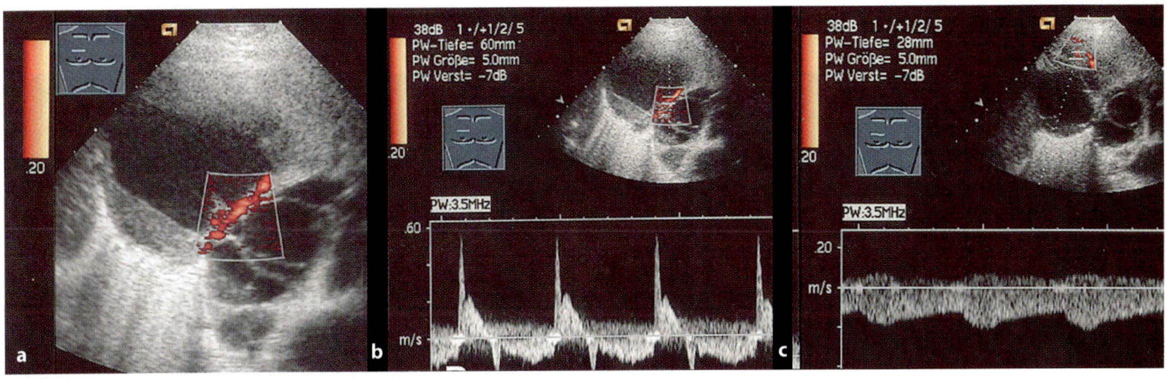

Abb. 7.15a–c. 44-jähriger Patient mit Sarkom der Lunge. **a** In der Farbdopplersonographie stellt sich ein Tumor mit soliden und zystischen Anteilen sowie mit Gefäßen in den siebten Verläufen dar. **b** In der Spektralkurvenanalyse kann man ein arterielles Hochwiderstandsflusssignal darstellen. Dies ist Hinweis auf eine Pulmonalarterie. **c** Darstellung eines niedrigimpedanten Flusssignals im Randbereich der Läsion, hinweisend auf ein Malignom

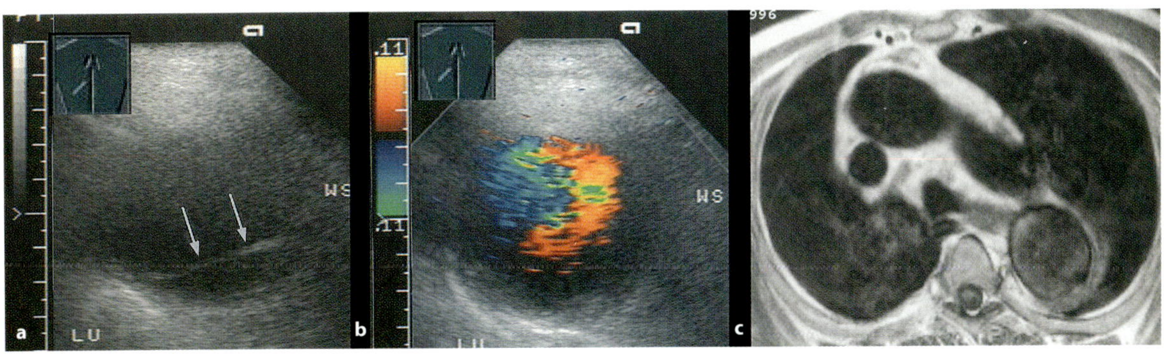

Abb. 7.16a–c. 49-jähriger Patient mit thorakaler Aortendissektion. **a** In der B-Bild-Sonographie ein echofreier pleuranaher septierter Rundherd (*Pfeile*; *LU* Lunge, *WS* Wirbelsäule). **b** In der Farbdopplersonographie erkennt man in der Läsion ein turbulentes Flussmuster, das auf ein Aortenaneurysma hinweist. **c** Darstellung des Aortenaneurysmas im Magnetresonanztomogramm

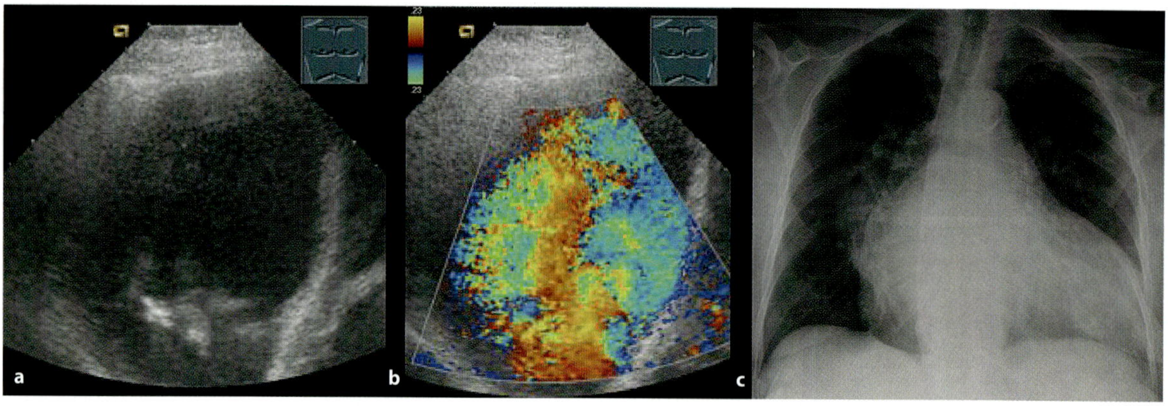

Abb. 7.17a–c. 78-jährige Patientin mit Luftnot zur Pleuraergusspunktion. **a** Im B-Bild stellt sich links thorakal eine echofreie Raumforderung dar. **b** In der Farbdopplersonographie kann man innerhalb dieser Läsion ein turbulentes Flussmuster erkennen, hinweisend auf eine Wandständigkeit des linken Ventrikels. **c** Die Röntgenthoraxaufnahme zeigt ein großes Herz, wobei der linke Ventrikel Kontakt zur lateralen Thoraxwand hat

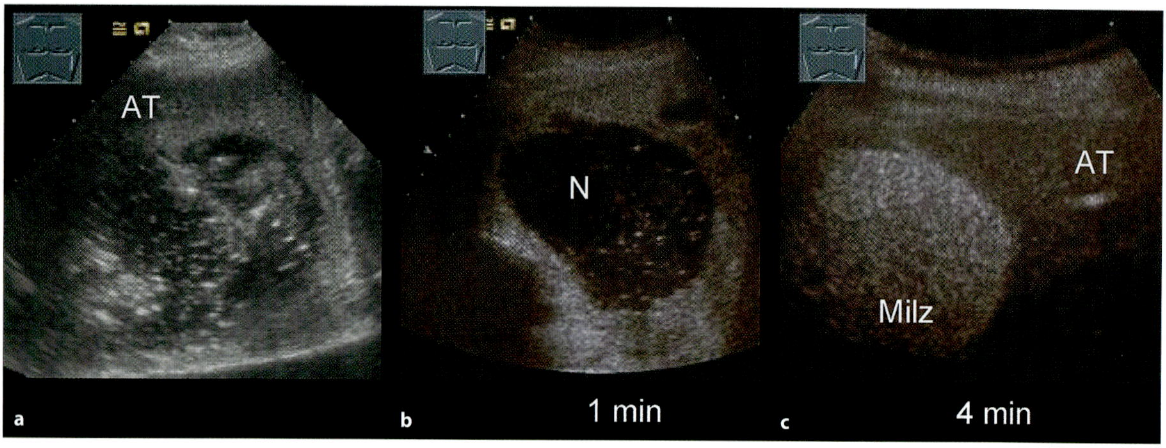

Abb. 7.18a–c. 54-jährige Patientin mit nichtkleinzelligem Bronchialkarzinom. **a** Darstellung einer linksseitig konsolidierten Lunge mit einem zentral echofreien Verhalt mit Luftreflexen. **b** In der Kontrastmitteluntersuchung zeigt sich nach 1 min eine fehlende Kontrastanreicherung des zentralen Areals der konsolidierten Lunge im Sinne einer Liquidifizierung. **c** Im linksseitigen Interkostalschnitt erkennt man eine regelrechte Kontrastmittelanreicherung der Milz. Das atelektatische Lungengewebe des linken Unterlappens zeigt im Vergleich zur Milz eine reduzierte Kontrastmittelanreicherung

pedanter arteriellen Fluss, welcher Pulmonalarterien entspricht (Abb. 7.15). Einen wichtigen »Pitfall« stellen das dorsal pleurawandständige Aortenaneurysma (Abb. 7.16) sowie das rechts lateral thoraxwandständige Herz bei Kardiomegalie dar (Abb. 7.17).

Kontrastunterstützte Sonographie. Spezielle Arbeiten der KUS zur Beurteilung von echofreien Lungenkonsolidierungen liegen nicht vor. Lungenabszesse, Pleuraergüsse, Pleuraempyeme, Lungenabszesse und liquidifiziertes Lungengewebe sind aber durch eine fehlende Kontrastanhebung gekennzeichnet (Abb. 7.18).

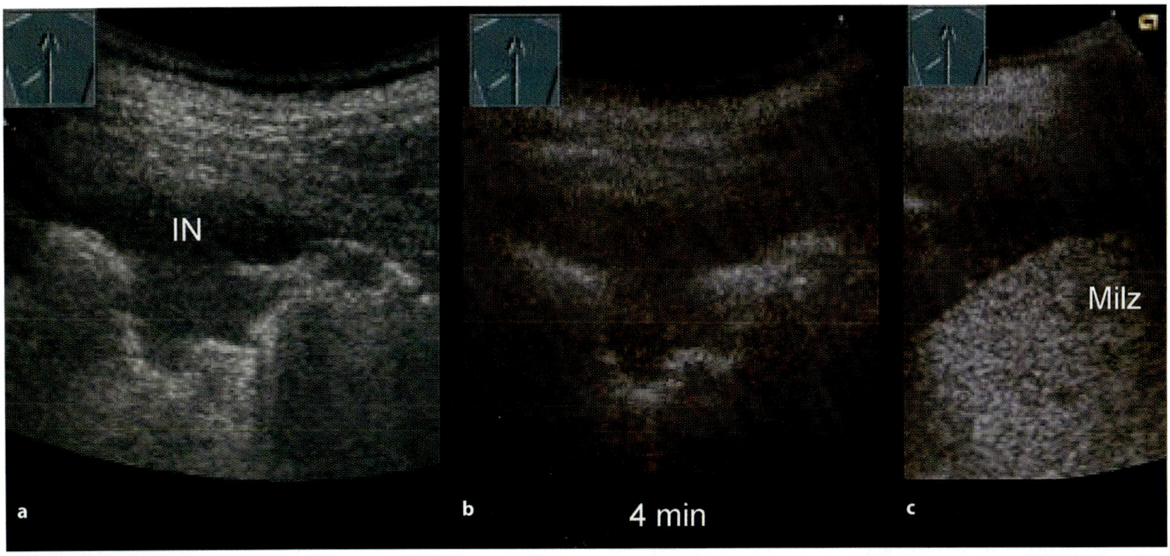

■ **Abb. 7.19a–c.** 32-jährige Patientin mit computertomographisch gesicherter Lungenembolie. **a** In der B-Bild-Sonographie erkennt man eine irregulär begrenzte keilförmige, homogen echoarme Lungenkonsolidierung. **b** In der Kontrastmitteluntersuchung erkennt man eine fehlende Kontrastanreicherung der Läsion. **c** Die Milz als In-vivo-Referenz zeigt eine regelrechte Kontrastmittelanreicherung

7.5 Prädominant echogene Lungenkonsolidierung

7.5.1 Lungeninfarkt

Farbdopplersonographie. Der Lungeninfarkt stellt ein mögliches Korrelat nach einer Lungenembolie dar. Bei peripherem Verschluss von Pulmonalarterienästen und nicht ausreichender nutritiver Versorgung über die Bronchialarterien kommt es zu intraalveolären Hämorrhagien, die B-Bild-morphologisch über die Luftverdrängung darstellbar sind (Mathis et al. 1993). In der qualitativen Farbdopplersonographie zeigt die Läsion charakteristischerweise fehlende Flusssignale (■ Abb. 7.3), wobei in der semiquantitativen Spektralanalyse gelegentlich pleuranah ein monophasisches Muster nachzuweisen ist, das Bronchialarterien zuzuordnen ist. In Einzelfällen ist der abbrechende zuführende Pulmonalarterienast nachweisbar.

Kontrastunterstützte Sonographie. Entsprechend dem Befund in der FDS zeigen Lungeninfarkte/Lungenhämorrhagien eine fehlende KM-Anreicherung bei der KUS (■ Abb. 7.19). Gelegentlich lässt sich in Randpartien eine verzögerte und reduzierte KM-Anreicherung nachweisen, was für eine nutritive bronchialarterielle Vaskularisation spricht (■ Abb. 7.20). Es ist wichtig, darauf hinzuweisen, dass die KUS sicher zwischen vaskularisiertem und nicht vaskularisiertem peripheren Lungengewebe differenzieren kann und damit ein differenzialdiagnostisches Potenzial zur Abgrenzung einer Pleuritis oder einer durch Pleuraerguss bedingten Kompressionsatelektase besitzt (Görg et al. 2006c; ■ Abb. 7.21).

7.5.2 Pleuritis

Farbdopplersonographie. Die Pleuritis zeigt B-Bildsonographisch ein dem Lungeninfarkt ähnliches Bild (Gehmacher et al. 1997). Je nach Größe der Infiltration mit fließendem Übergang zur Pleuropneumonie zeigt sich bei der qualitativen FDS eine charakteristisch verstärkte Gefäßdarstellung mit prädominantem Nachweis eines arteriell hochimpedanten Flussprofils in der Spektralanalyse wie bei Pulmonalarterienästen (■ Abb. 7.22).

Kontrastunterstützte Sonographie. Entsprechend dem Befund in der FDS zeigt die Pleuritis eine kurze Zeit zum Beginn der KM-Anreicherung und verstärktes Ausmaß der KM-Anreicherung bei der KUS. Dies

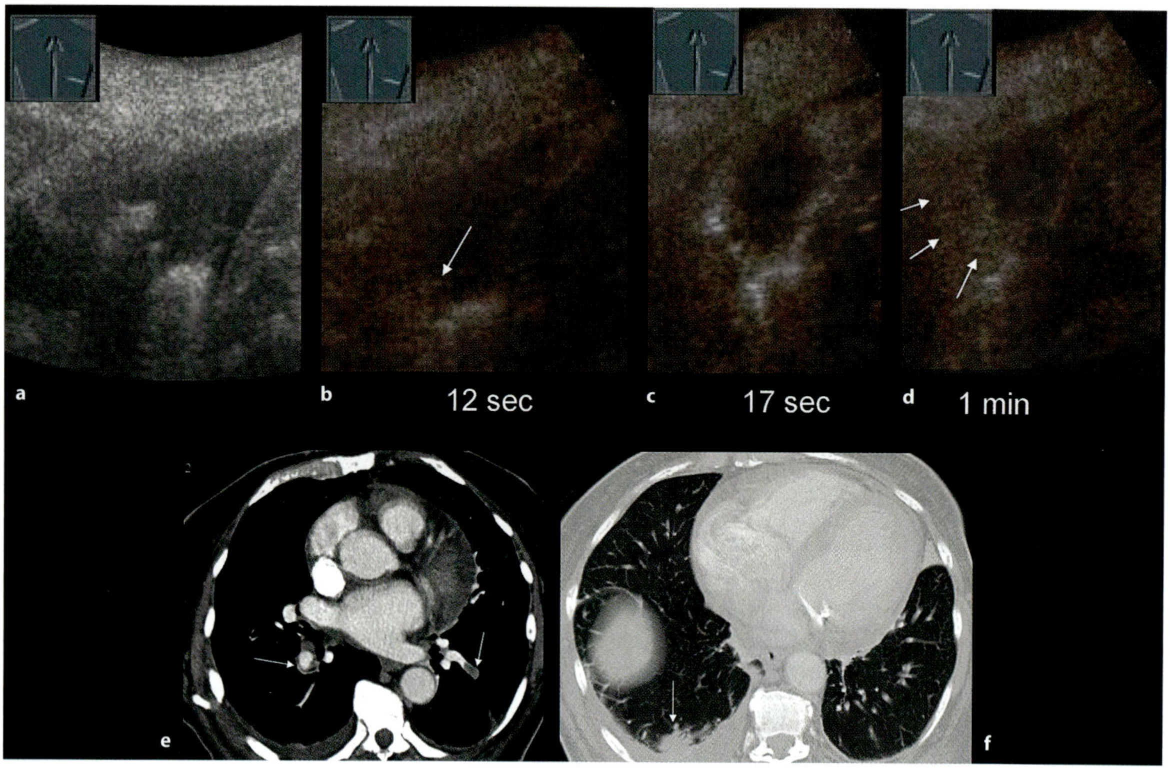

Abb. 7.20a–f. 71-jährige Patientin mit computertomographisch gesicherter Lungenembolie. **a** In der B-Bild-Sonographie erkennt man im Bereich des rechten Unterlappens eine irregulär begrenzte, keilförmige homogen echoarme Konsolidierung. **b** In der frühen arteriellen Phase kann man nach 12 s eine beginnende Kontrastmittelanreicherung peripherer Gefäße erkennen. Die Läsion zeigt keine Kontrastmittelanreicherung. **c** Nach 17 s sieht man in den Randpartien eine Kontrastmittelanreicherung. Die Läsion selbst zeigt keine Kontrastmittelanreicherung. **d** Nach 1 min zeigt die Läsion in den Randpartien eine Kontrastmittelanreicherung, lediglich ein kleiner Keil des konsolidierten Gewebes zeigt eine fehlende Kontrastmittelanreicherung. **e** Die Computertomographie zeigt Aussparungen in den Pulmonalarterienästen beiderseits *(Pfeile)*. **f** Im Lungenfenster kann der rechts dorsale Lungenparenchymdefekt dargestellt werden *(Pfeil)*

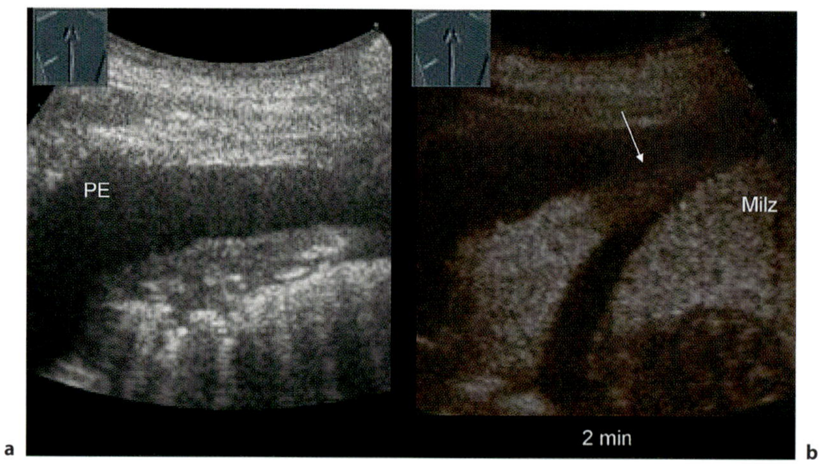

Abb. 7.21a,b. 45-jährige Patientin mit szintigraphisch gesicherter Lungenembolie. **a** In der B-Bild-Sonographie erkennt man einen Pleuraerguss sowie eine Teilkonsolidierung im Bereich des linken dorsalen Unterlappens. **b** In der kontrastunterstützten Sonographie zeigt sich eine im Vergleich zur Milz isoechogene Kontrastmittelanreicherung. Im Spitzenbereich der Atelektase kommt es zu keiner Kontrastmittelanreicherung *(Pfeil)*. Dieses Areal entspricht der eigentlichen peripheren Lungenembolie

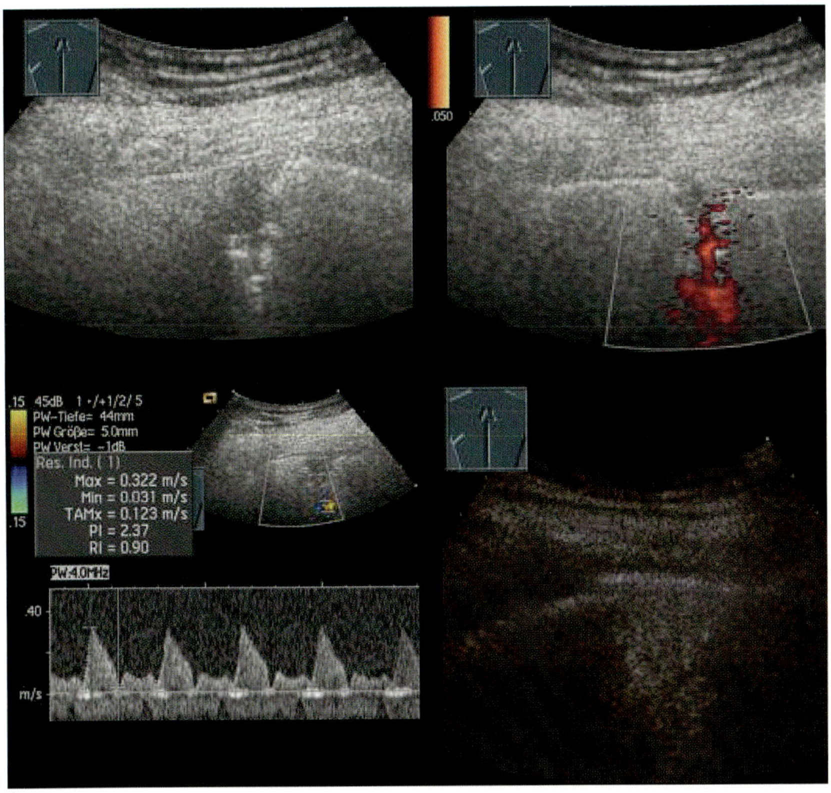

a b c d

Abb. 7.22a–d. 55-jährige Patientin im atemabhängigen Schmerzen bei Verdacht auf Pleuritis. **a** In der B-Bild-Sonographie erkennt man einen kleinen keilförmigen pleuralen Defekt. **b** In der Farbdopplersonographie lassen sich Gefäße im Defekt nachweisen. **c** In der Spektralkurvenanalyse kann ein hochimpedantes Flusssignal wie bei Pulmonalarterie abgeleitet werden. **d** In der Kontrastmittelsonographie zeigt die Läsion eine Kontrastmittelanreicherung wie bei Pleuritis

spricht für eine bevorzugte pulmonalarterielle Vaskularisation (Abb. 7.23). Der Wert der KUS liegt in der differenzialdiagnostischen Abgrenzung von nicht vaskularisierten peripheren Lungenläsionen wie Lungeninfarkt, malignen Läsionen oder Narbengewebe beim klinischen Leitsymptom der atemabhängigen Schmerzen (Görg et al. 2005b).

7.5.3 Der periphere Rundherd

Farbdopplersonographie. Hinter dem Leitsymptom des pleurawandständigen peripheren Lungenrundherdes verbergen sich benigne und maligne Läsionen. Entscheidend ist, dass unabhängig von der Ätiologie der Nachweis von FS größenabhängig ist. Sowohl bei benignen als auch bei malignen peripheren Lungenherden und subtiler Ableitung können häufig arteriell hochimpedante FS von Pulmonalarterien und niedrigimpedante FS von Bronchialarterien ableitet werden (Abb. 7.24, Abb. 7.25). In der Literatur werden für den malignen peripheren Lungentumor/Metastase die reduzierte Gefäßdarstellung in der qualitativen FDS und der Nachweis eines arteriellen monophasischen FS mit niedrigen Widerstandsindizes als charakteristisch beschrieben (Yuan et al. 1994; Hsu et al. 1996, 1998; Civardi et al. 1993) Dabei konnten in Einzelfällen die sonographisch beschriebenen Gefäße in der pathologisch-anatomischen Aufarbeitung als Gefäße der Tumorneoangiogenese (von Bronchialarterien ausgehend) identifiziert werden (Hsu et al. 1998; Abb. 7.9d). Allerdings müssen die Studien, die eine einzelne Impedanzmessungen zur Dignitätsbeurteilung herangezogen haben, kritisch bewertet werden. Grundsätzlich ist die FDS nicht geeignet, benigne von malignen peripheren Rundherden zu differenzieren.

Kontrastunterstützte Sonographie. Entsprechend den variablen Befunden in der FDS zeigt sich bei der KUS ebenfalls ein heterogenes Vaskularisationsmuster. So

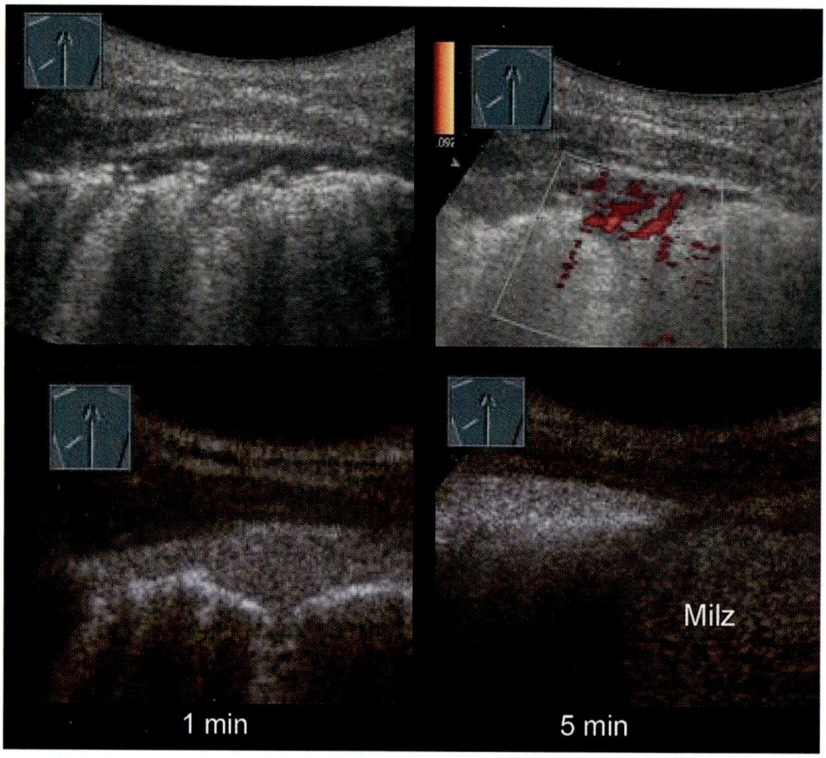

a b c d

Abb. 7.23a–d. 15-jähriger Patient mit atemabhängigen Schmerzen. **a** In der B-Bild-Sonographie erkennt man ein langstreckiges irreguläres Eintrittsecho im Bereich des linken Lungenunterlappens. **b** In der Farbdopplersonographie lassen sich Flusssignale in der Läsion nachweisen. **c** In der kontrastunterstützten Sonographie erkennt man eine deutliche Kontrastmittelanreicherung der Läsion. **d** In der späten Parenchymphase zeigt die Läsion eine deutliche Kontrastanreicherung im Vergleich zur Milz

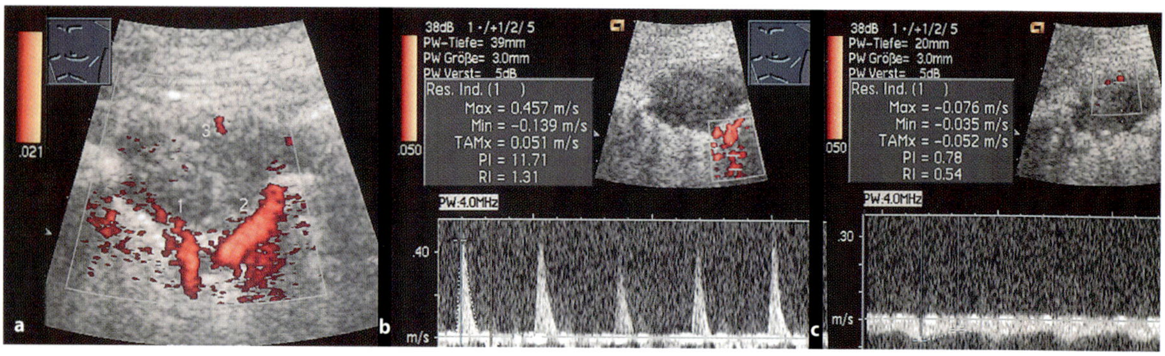

Abb. 7.24a–c. 56-jähriger Patient mit Plasmozytom und histologisch bestätigter Lungenamyloidose. **a** In der Farbdopplersonographie können sich verschiedene Gefäße darstellen (*1* Pulmonalarterie, *2* Pulmonalvene, *3* Bronchialarterie). **b** Die Spektralkurvenanalyse zeigt ein hochimpedantes Flusssignal als Hinweis auf eine Pulmonalarterie (als *1* gekennzeichnet in Teilabbildung a). **c** Die Spektralkurvenanalyse zeigt ein niedrigimpedantes monophasisches Flussmuster, das auf den Lungenhilus gerichtet ist, als Hinweis auf eine pleuranahe Bronchialarterie (*3* in Teilabbildung **a**)

a b c d

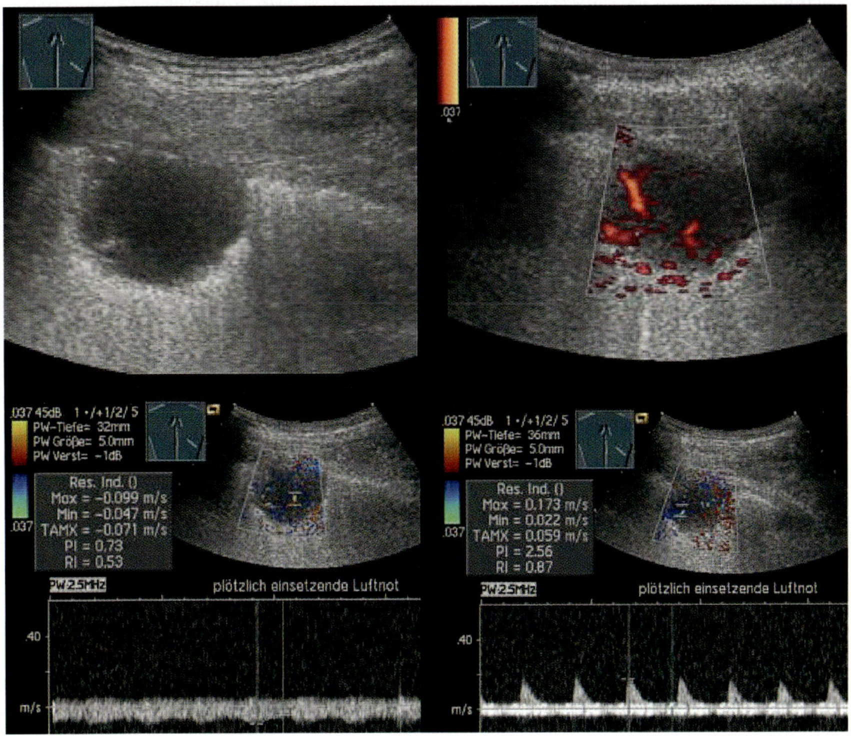

Abb. 7.25a–d. 30-jährige Patientin mit plötzlich einsetzender Luftnot und Temperaturerhöhung. **a** In der B-Bild-Sonographie zeigt sich ein peripherer echoarmer Lungenrundherd. **b** In der Farbdopplersonographie lassen sich eindeutige Flusssignale in der Läsion ableiten. **c** Die Spektralkurvenanalyse eines zentralen Gefäßes zeigt ein niedrigimpedantes Flusssignal wie bei Bronchialarterie. **d** Die Spektralkurvenanalyse eines Gefäßes aus dem Randbereich zeigt ein hochimpedantes Flusssignal wie bei Pulmonalarterien. Unter antibiotischer Therapie trat eine vollständige Rückbildung der Läsion auf

Tab. 7.1. Kontrastunterstützte Sonographie bei 137 Patienten mit Lungenläsionen. (Görg et al. 2006 d)

	Pneumonie		Kompressions-atelektase		Lungenembolie		Gutartiger Rundherd		Zentrales Bronchialkarzinom		Periphere maligne Läsion	
	n=32		n=17		n=20		n=8		n=31		n=29	
Lange TE	2	4	0	0	20	0	4	2	8	5	18	4
Kurze TE	6	20	0	17	0	0	1	1	6	12	5	2
	Reduziert EE	Betont EE	Reduziert EE	Betont EE	Reduziert EE	Betont EE	Reduziert EE	Betont EE	Reduziert EE	Betont EE	Reduziert EE	Betont EE

TE Zeit zur Kontrastanreicherung, *EE* Ausmaß der Kontrastanreicherung.

sind maligne Läsionen, seien es Lungenmetastasen oder periphere Bronchialkarzinome, schon durch einen verzögerten Beginn der KM-Anreicherung und ein reduziertes Ausmaß der KM-Anreicherung gekennzeichnet. Dies spricht für eine prädominante bronchialarterielle Vaskularisation (Tab. 7.1; Abb. 7.26). Abhängig von der zugrunde liegenden Histologie zeigen allerdings Lungenmetastasen von Nierenzellkarzinomen und häufig von malignen Lymphomen eine verstärkte KM-Anreicherung (Abb. 7.27). Grundsätzlich ist die KUS wie auch die FDS nicht geeignet, benigne von malignen peripheren Rundherden zu differenzieren.

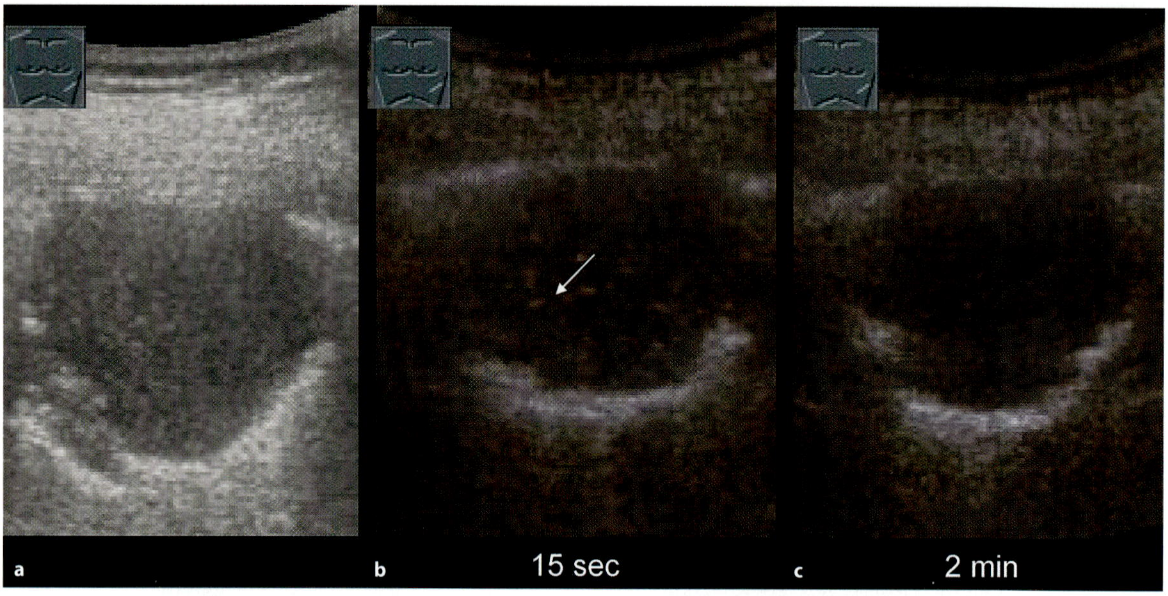

Abb. 7.26a–c. 55-jährige Patientin mit kleinzelligem Bronchialkarzinom und Lungenmetastasen. **a** In der B-Bild-Sonographie zeigt sich ein homogen echoarmer pleurarandständiger Lungenherd. **b** In der kontrastunterstützten Sonographie kann nach 15 s eine Kontrastmittelanreicherung in den Tumorgefäßen nachgewiesen werden als Hinweis für eine bronchialarterielle Vaskularisation *(Pfeil)*. **c** In der Parenchymphase ist nahezu keine Kontrastmittelanreicherung in der Läsion zu detektieren

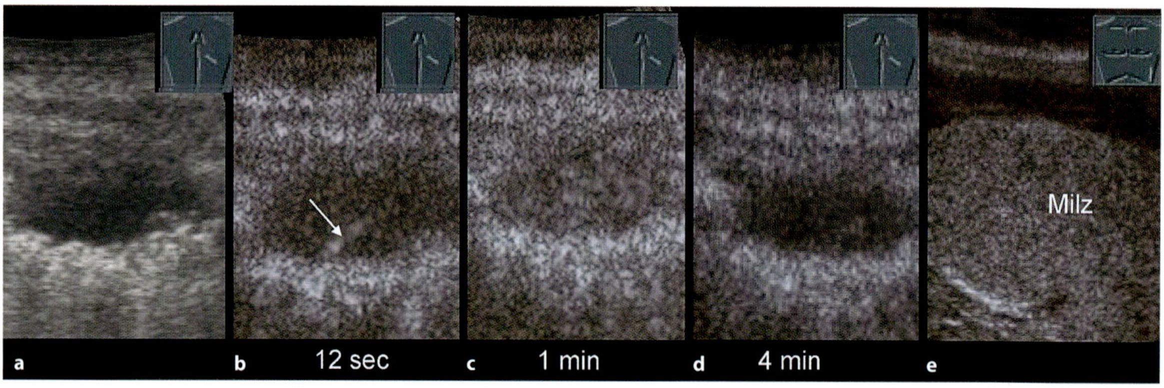

Abb. 7.27a–e. 53-jähriger Patient mit bekanntem Morbus Hodgkin und multiplen Lungenrundherden. **a** In der B-Bild-Sonographie erkennt man einen ovalen pleurarandständigen, homogen echoarmen Herd. **b** In der kontrastunterstützten Sonographie erkennt man nach 12 s eine Kontrastanreicherung in einem randständigen Gefäß als Hinweis auf eine bronchialarterielle Gefäßversorgung *(Pfeil)*. **c** Nach 1 min zeigt sich eine homogene Kontrastmittelanreicherung der Läsion. **d** Nach 4 min zeigt die Läsion keine Kontrastmittelanreicherung mehr. **e** Die Milz zeigt im individuellen Vergleich eine homogene Kontrastmittelanreicherung

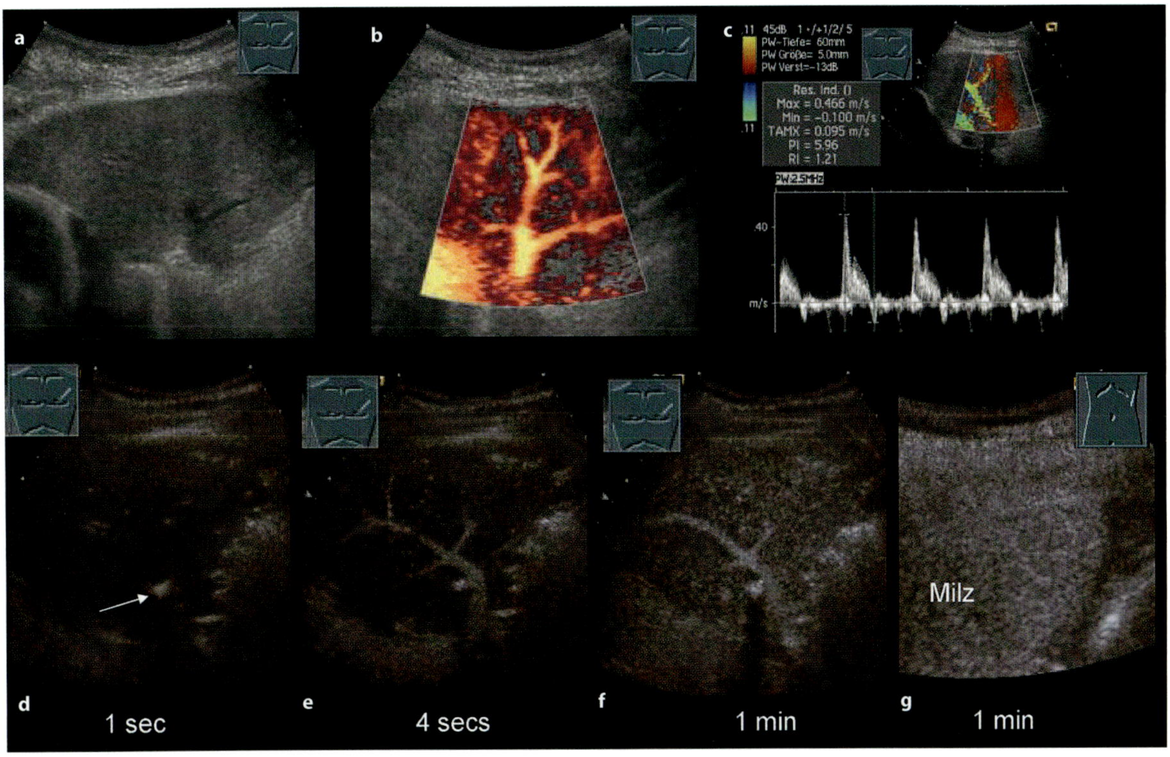

Abb. 7.28a–g. 45-jährige Patientin mit Ruhedyspnoe bei Lobärpneumonie. **a** In der B-Bild-Sonographie erkennt man eine nahezu homogen konsolidierte Lunge im Sinne einer Hepatisation. **b** In der Farbdopplersonographie kann man eine astartige verstärkte Vaskularisation erkennen. **c** Die Spektralkurvenanalyse zeigt ein hochimpedantes biphasisches Flusssignal wie bei Pulmonalarterie. **d** In der kontrastunterstützten Sonographie kann man bereits nach 1 s eine beginnende Kontrastmittelanreicherung in einem zentralen Gefäß erkennen *(Pfeil)*. **e** Nach 4 s stellt sich die zentrale Pulmonalarterie mit einzelnen Ästen dar. Das übrige Lungenparenchym zeigt keine wesentliche Kontrastmittelanreicherung. **f** Nach 1 min zeigt sich in der Parenchymphase immer noch eine gute Kontrastmittelanreicherung in der zentralen Pulmonalarterie und den größeren Ästen. Das Lungenparenchym selbst zeigt im Vergleich zur Milz eine reduzierte Kontrastmittelanreicherung. **g** Die Milz zeigt eine verstärkte regelrechte Kontrastmittelanreicherung. Dieser Befund spricht für das Vorliegen einer hypoxischen Vasokonstriktion der Pulmonalarterien (Euler-Liljestrand-Mechanismus)

7.5.4 Flächenhafte Lungenkonsolidierung: Pneumonie

Farbdopplersonographie. Die Pneumonie imponiert röntgenologisch und sonographisch unter dem Leitbefund der peripheren pleurawandständigen Lungenkonsolidierung. Die Pneumonie ist B-Bild-sonographisch durch ein mehr oder weniger vorhandenes Airbronchogramm charakterisiert (Gehmacher et al. 1995), wobei bei kompletter Konsolidierung das Bild der sog. »Lungenhepatisation« imponiert. In der FDS ist die Pneumonie durch eine verstärkte astartige Gefäßdarstellung gekennzeichnet, welche Segmentästen der A. pulmonalis entsprechen (Abb. 7.28). Auch hier kann, häufig hypoxiebedingt, ein arteriell monophasisches FS von zentralen Bronchialarterien im infiltrierten Lungengewebe abgeleitet werden (Abb. 7.29). Grundsätzlich muss bedacht werden, dass Subtypen der Adenokarzinome sich im B-Bild und in der FDS wie Pneumonien darstellen können (Görg et al. 2002). Abhängig vom Ausmaß der hypoxischen pulmonalarteriellen Vasokonstriktion kann der periphere pulmonalarterielle Gefäßbaum bei fortgeschrittenen Pneumonien in der qualitativen FDS nicht dargestellt werden. Bronchialarterien reagieren auf Hypoxie wie alle anderen Körperarterien mit einer Vasodilatation. Dies erklärt die unterschiedlichen Widerstandsindizes von Pneumonien und Atelektasen (Yuan et al. 2000). So lässt sich gelegentlich bei Lobärpneumonien parallel zu den Pulmonalarterien ein arteriell monophasisches Flussprofil mit niedrigen Widerstandsindizes im Sinne von zentralen Bronchialarterien ableiten. Eine Besonderheit stellt das tuberkulöse Infiltrat dar, welches

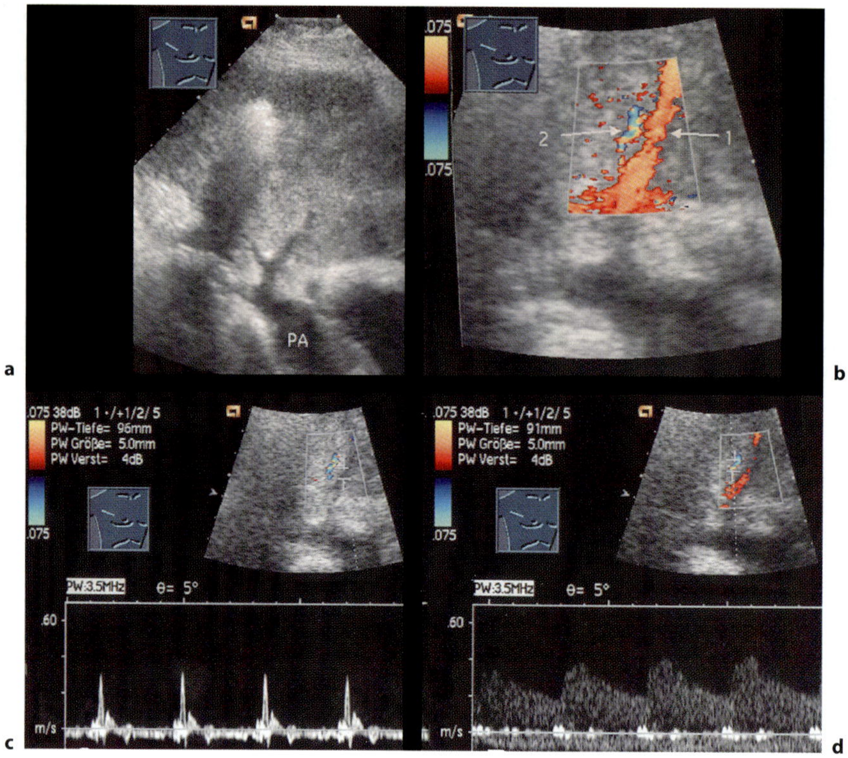

Abb. 7.29a–d. 59-jähriger Patient mit Pneumonie. **a** In der B-Bild-Sonographie zeigt sich eine nahezu komplette echoarme Transformation (»Hepatisation«) der Lunge (*PA* Pulmonalarterie). **b** In der Farbdopplersonographie können zwei Gefäße unterschieden werden (*1* Pulmonalarterie, *2* Bronchialarterie). **c** In der Spektralkurvenanalyse zeigt sich ein arterielles biphasisches, hochimpedantes Flusssignal, hinweisend für eine Pulmonalarterie (als *1* bezeichnet in Teilabbildung b). **d** Die Spektralkurvenanalyse zeigt ein monophasisches niedrigimpedantes Flusssignal zur Peripherie hin gerichtet als Hinweis auf eine Bronchialarterie (*2* in Teilabbildung **b**)

eine qualitativ verstärkte Gefäßdarstellung in der FDS zeigt, in der Spektralanalyse aber durch einen monophasischen Kurvenverlauf, welcher Bronchialarterien entspricht, charakterisiert ist (Abb. 7.30; Babov et al. 1997). Es ist bekannt, dass kavitäre Läsionen wie Tuberkulose, Liquidifizierungen, Nekrosebildung, Abszedierung und Pseudozystenbildung durch eine prädominant bronchialarterielle Vaskularisation in den die Läsion umgebenden Randpartien charakterisiert sind.

Kontrastunterstützte Sonographie. Entsprechend dem Befund in der FDS zeigt die klassische Pneumonie eine kurze Zeit zum Beginn der KM-Anreicherung und ein verstärktes Ausmaß der KM-Anreicherung bei der KUS. Dies spricht für eine bevorzugte pulmonalarterielle Vaskularisation (Abb. 7.31). Eine reduzierte KM-Anreicherung wird bei Lobärpneumonien beobachtet und kann durch die hypoxische pulmonalarterielle Vasokonstriktion erklärt werden (Tab. 7.1; Abb. 7.28). Eine zeitlich verzögerte KM-Anreicherung, hinweisend auf eine bronchialarterielle Vaskularisation, kann bei Liquidifizierung und chronischer Pneumonie beobachtet werden (Abb. 7.32). Solche avaskulären Areale im pneumonischen Areal demarkieren sich bei der KUS deutlich.

7.5.5 Flächenhafte Lungenkonsolidierung: Kompressionsatelektase

Farbdopplersonographie. Die Kompressionsatelektase imponiert röntgenologisch und sonographisch unter dem Leitbefund der peripheren pleurawandständigen basalen Lungenkonsolidierung. Im Vordergrund steht der Pleuraerguss mit konsekutiver Darstellung des komprimierten Lungengewebes. In der qualitativen FDS zeigt die Atelektase eine verstärkte astartige Gefäßdarstellung. In der arteriellen Spektralanalyse lässt sich bevorzugt ein hochimpedantes FS, den Pulmonalarterien entsprechend, ableiten (Abb. 7.33).

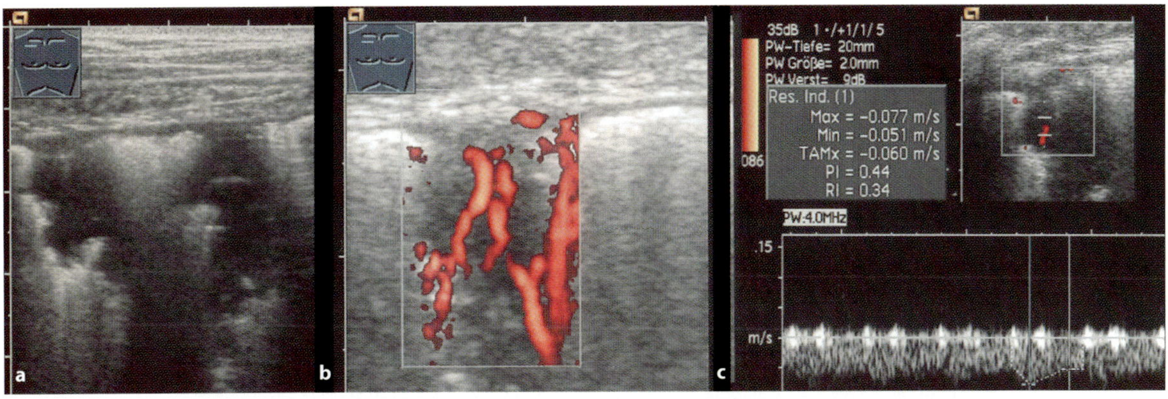

Abb. 7.30a–c. 37-jähriger Patient mit primärer Lungentuberkulose. **a** In der B-Bild-Sonographie sieht man eine echoarme Konsolidierung mit einer zentralen luftgefüllten Kaverne. **b** In der Farbdopplersonographie kann eine starke Vaskularisation dokumentiert werden. **c** Die Spektralkurvenanalyse zeigt in allen Gefäßen ein monophasisches niedrigimpedantes arterielles Flussmuster in Richtung Lungenhilus gerichtet, am ehesten einer pleuranahen Bronchialarterie entsprechend

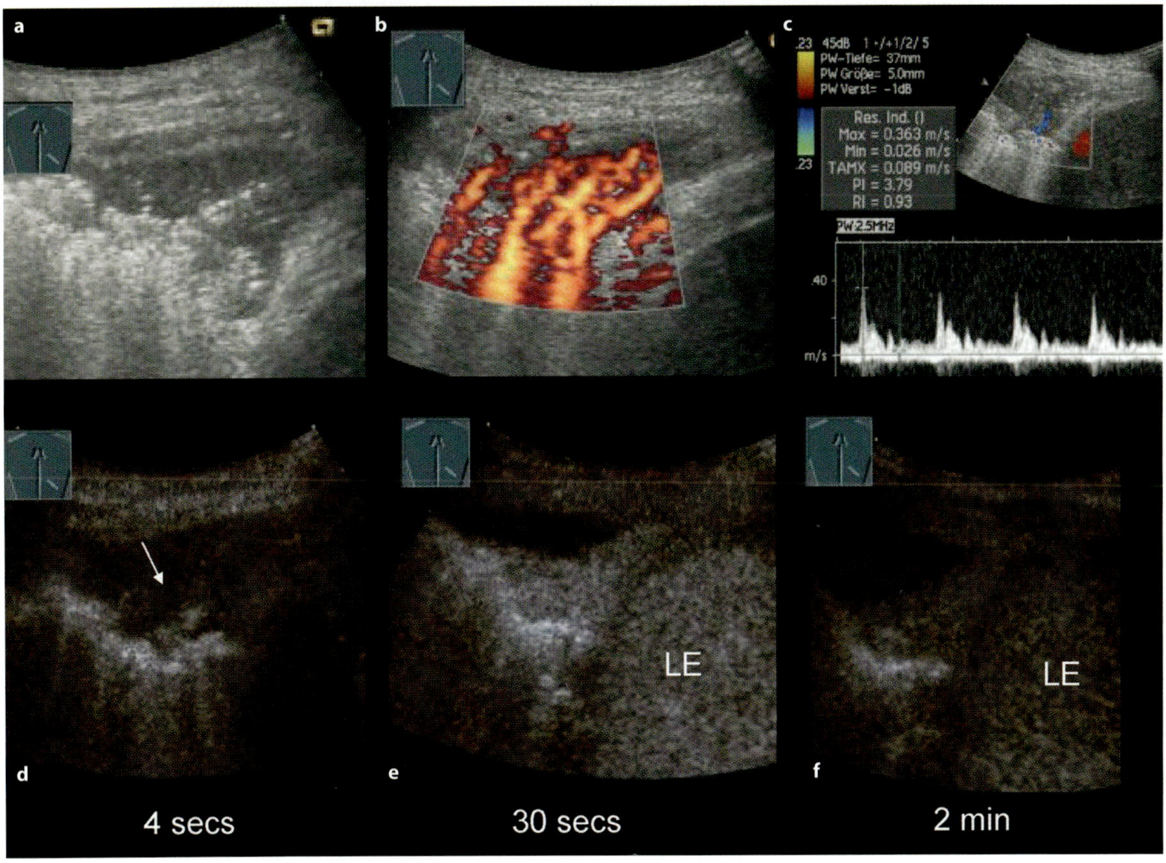

Abb. 7.31a–f. 71-jährige Patientin mit Pneumonie. **a** In der B-Bild-Sonographie erkennt man eine keilförmige echoarme Transformation mit zentralem Airbronchogramm. **b** In der Farbdopplersonographie sieht man eine astartig verstärkte Vaskularisation. **c** In der Spektralkurvenanalyse kann ein hochimpedantes Flusssignal wie bei Pulmonalarterie ableitet werden. **d** In der kontrastunterstützten Sonographie erkennt man nach 4 s eine beginnende Kontrastmittelanreicherung in einem zentralen Gefäß als Hinweis für eine pulmonalarterielle Vaskularisation *(Pfeil)*. **e** Nach 30 s kommt zu einer homogenen Kontrastmittelanreicherung des konsolidierten Lungengewebes im Vergleich zur hier angeschnittenen Leber *(LE)*. **f** In der Parenchymphase nach 2 min zeigen sowohl das Lungengewebe als auch das Lebergewebe eine abklingende Kontrastmittelanreicherung

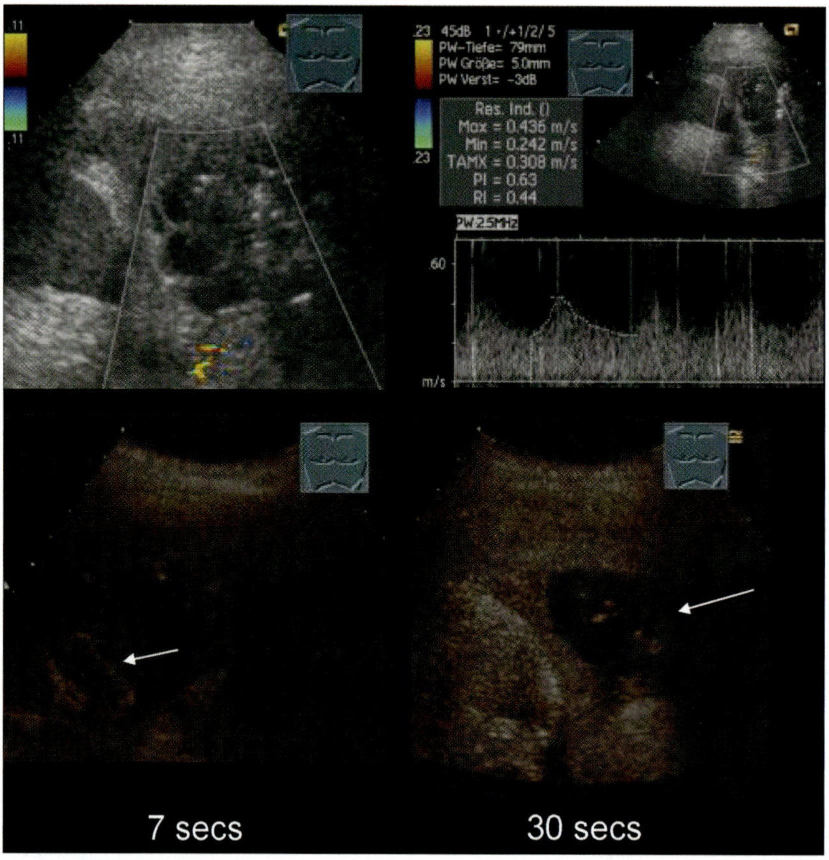

a b c d

Abb. 7.32a–d. 66-jähriger Patient mit abszedierender Pneumonie. **a** In der Farbdopplersonographie erkennt man eine komplette Konsolidierung des linken Lungenunterlappens. In den zentralen Anteilen lassen sich liquide Areale nachweisen. Lediglich zentral sind Flusssignale darstellbar. **b** In der Spektralkurvenanalyse zeigen die zentralen Gefäße ein monophasisches hochimpedantes Flusssignal wie bei Bronchialarterien. **c** In der kontrastunterstützten Sonographie kann man nach 7 s eine beginnende Kontrastmittelanreicherung in einem zentralen Gefäß erkennen als Hinweis auf eine bronchialarterielle Vaskularisation *(Pfeil)*. **d** Nach 30 s zeigt das infiltrierte Lungengewebe eine Kontrastmittelanreicherung. Zentral stellt sich Areal ohne Kontrastmittelanreicherung dar. Der Befund ist hinweisend auf das Vorliegen eines Lungenabszesses/Sequesters

Kontrastunterstützte Sonographie. Entsprechend dem Befund in der FDS zeigt die Kompressionsatelektase eine kurze Zeit zum Beginn der KM-Anreicherung und ein verstärktes Ausmaß der KM-Anreicherung bei der KUS (Abb. 7.14, Abb. 7.33). Dies spricht für eine rein pulmonalarterielle Vaskularisation. Das KUS-Muster der Kompressionsatelektase ist sehr spezifisch (Tab. 7.1). Rundherde lassen sich im atelektatischen Lungengewebe durch eine reduzierte Kontrastanreicherung darstellen (Abb. 7.34).

7.5.6 Flächenhafte Lungenkonsolidierung: obstruktive Atelektase

Farbdopplersonographie. Die obstruktive Lungenatelektase ist B-Bild-morphologisch durch eine weitgehend homogene echoarme Transformation charakterisiert. Abhängig von der Zeitdauer der Obstruktion gilt der Nachweis eines »Fluidbronchogramms« als charakteristisch. In der qualitativen FDS zeigt sich eine verstärkte Gefäßdarstellung mit Nachweis eines arteriell hochimpedanten FS, welcher Pulmonalarterienästen entspricht. Auch hier kann hypoxiebedingt ein arteriell monophasisches Flussprofil von zentralen Bronchialarterien im atelektatischen Gewebe abgeleitet werden (Abb. 7.35). Ein häufiger Befund ist die Darstellung des der Atelektase

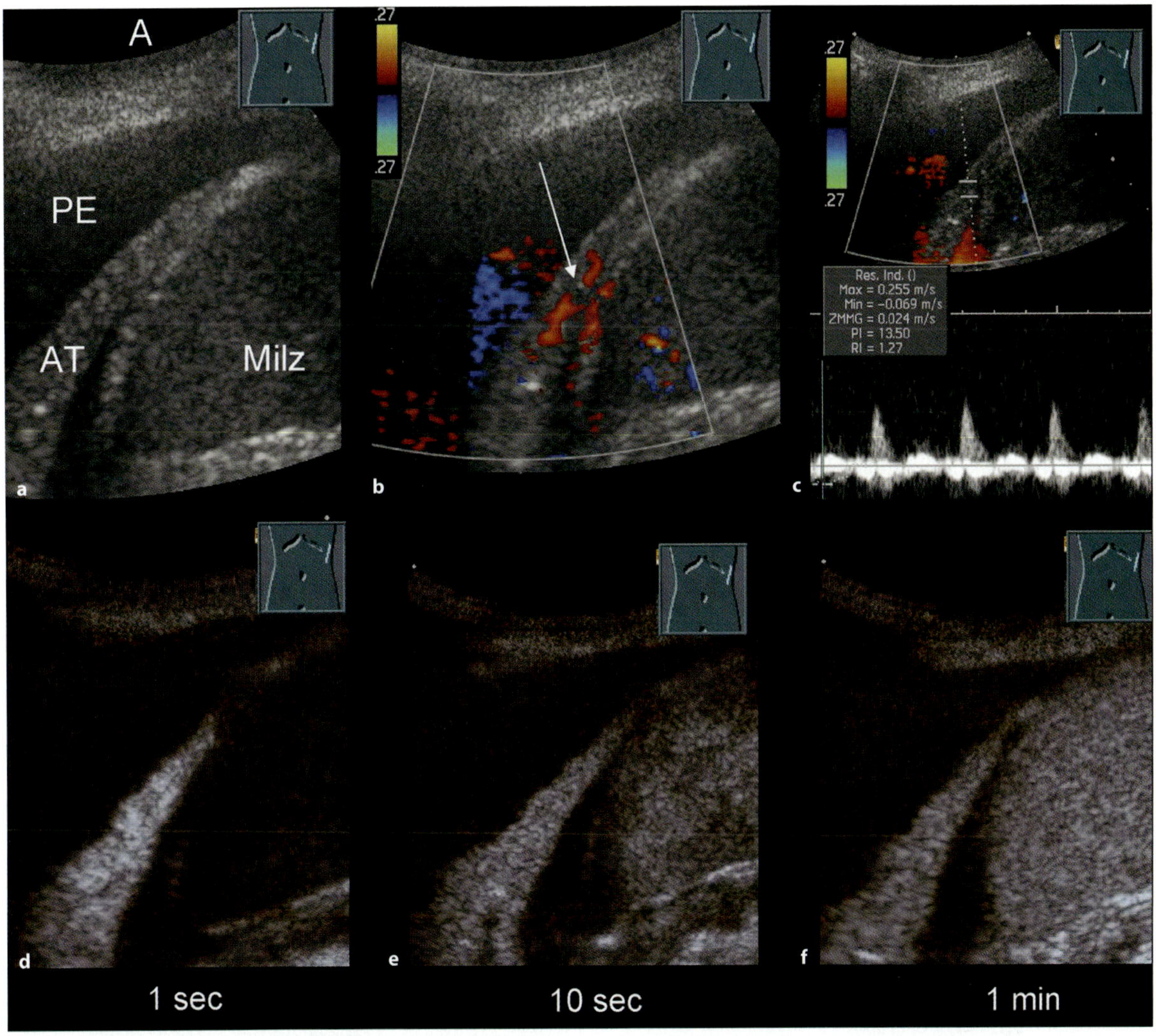

Abb. 7.33a–f. 42-jährige Patientin mit Pleuraerguss. **a** In der B-Bild-Sonographie erkennt man einen Pleuraerguss sowie eine Atelektase des linken Lungenunterlappens. **b** In der Farbdopplersonographie zeigt sich eine deutliche Vaskularisation des atelektatischen Lungengewebes *(Pfeil)*. **c** In der Spektralkurvenanalyse lässt sich ein hochimpedantes Flusssignal wie bei Pulmonalarterien nachweisen. **d** In der kontrastmittelunterstützten Sonographie erkennt man bereits nach 1 s eine verstärkte Kontrastmittelanreicherung im atelektatischen Lungengewebe. Das benachbarte Milzgewebe zeigt noch keine Kontrastmittelanreicherung. **e** Nach 10 s zeigt dass Lungenwebe eine unveränderte deutliche Kontrastmittelanreicherung. In der Milz sieht man eine scheckige Inhomogenität als Ausdruck einer beginnenden Kontrastierung. **f** In der Parenchymphase erkennt man nach 1 min eine homogene Kontrastmittelanreicherung der Lungenatelektase und der Milz. Dieser Befund spricht für das Vorliegen einer rein pulmonalarteriellen Vaskularisation der Lungenatelektase

zugrunde liegenden zentralen Tumors, in dem das konsolidierte atelektatische Lungengewebe quasi als »akustisches Fenster« zur Exploration der zentralen Lungenstrukturen fungiert (Abb. 7.36). Nach Fissler-Eickhoff et al. (1994) kommt es in 96% der untersuchten Fälle von Bronchialkarzinomen zur Infiltration und Invasion der im Tumorgebiet lokalisierten Pulmonalarterien. Diese gestörte pulmonalarterielle Gefäßarchitektur ist sonographisch durch eine reduzierte, bisweilen fehlende Gefäßdarstellung im atelektatischen Lungengewebe gekennzeichnet.

Kontrastunterstützte Sonographie. Entsprechend dem Befund in der FDS zeigt die neu aufgetretene obstruktive Atelektase identisch der Kompressionsatelektase eine kurze Zeit zum Beginn der KM-Anreicherung und ein

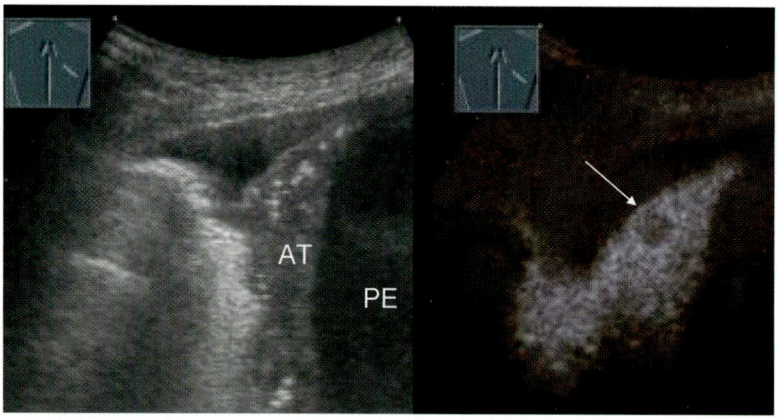

Abb. 7.34a,b. 74-jähriger Patient mit bekanntem Schilddrüsenkarzinom und einem rechtsseitigen Pleuraerguss. **a** In der B-Bild-Sonographie erkennt man einen Pleuraerguss *(PE)* sowie eine Lungenteilatelektase, am ehesten einer Kompressionsatelektase entsprechend. Zentral kann man noch ein Airbronchogramm erkennen. **b** In der kontrastunterstützten Sonographie erkennt man eine homogene Kontrastmittelanreicherung des atelektatischen Lungengewebes mit Demarkierung eines kleinen Lungenrundherdes mit reduzierter Kontrastmittelaufnahme. Dieser Befund ist verdächtig auf das Vorliegen einer Lungenmetastase *(Pfeil)*

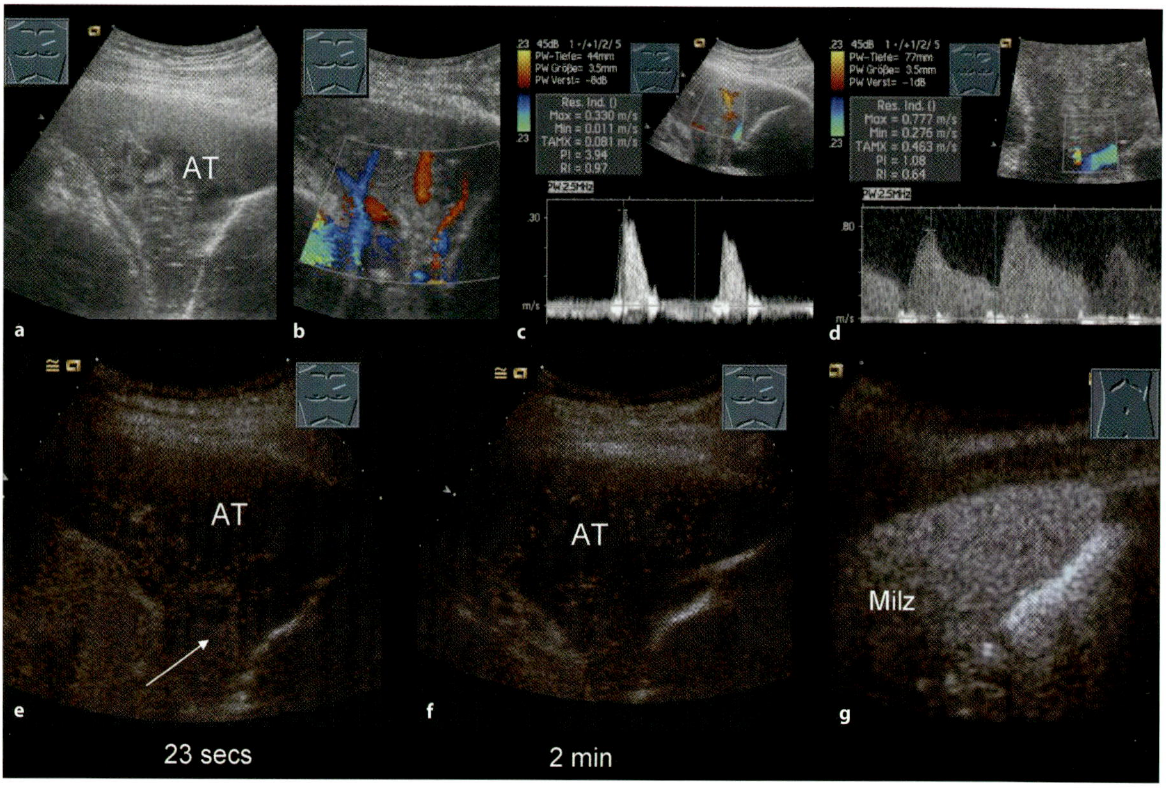

Abb. 7.35a–g. 75-jähriger Patient mit nichtkleinzelligem Bronchialkarzinom. **a** In der B-Bild-Sonographie erkennt man eine große keilförmige Lungenkonsolidierung im Bereich des linken Lungenoberlappens wie bei Atelektase. **b** In der Farbdopplersonographie erkennt man eine vorhandene Gefäßdarstellung. **c** In der Spektralkurvenanalyse kann man innerhalb des atelektatischen Lungengewebes ein hochimpedantes Flusssignal ableiten als Hinweis auf eine pulmonalarterielle Vaskularisation. **d** Die Spektralkurvenanalyse eines zentralen Gefäßes zeigt ein niedrigimpedantes monophasisches Flusssignal wie bei Bronchialarterien. **e** In der kontrastunterstützten Sonographie zeigt sich erst nach 23 s eine beginnende Kontrastmittelanreicherung von Gefäßen in der Atelektase *(Pfeil)*. Dies spricht für eine vorliegende bronchialarterielle Vaskularisation. **f** Nach 2 min zeigt eine deutlich reduzierte, wenn nicht sogar fehlende Kontrastmittelanreicherung des atelektatischen Lungengewebes. **g** Darstellung einer normalen Kontrastmittelanreicherung in der Milz als In-vivo-Referenz

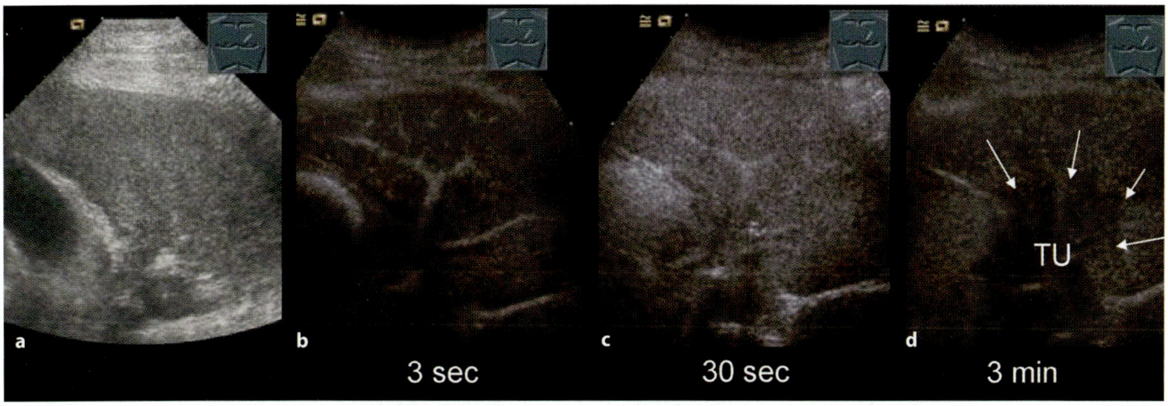

Abb. 7.36a–d. 71-jährige Patientin mit bekanntem nichtkleinzelligen Bronchialkarzinom und Atelektase des linken Lungenoberlappens. **a** In der B-Bild-Sonographie erkennt man eine homogene Konsolidierung des Lungenoberlappens. Eine Tumorformation kann nicht sicher abgegrenzt werden. **b** In der kontrastunterstützten Sonographie erkennt man 3 s nach Kontrastmittelgabe eine zentrale astartige Kontrastmittelanreicherung der großen Pulmonalarterien. **c** Nach 30 s kommt es zu einer homogenen Kontrastmittelanreicherung der Lungenatelektase. **d** Nach 3 min zeigt sich in der Parenchymphase eine fehlende bzw. reduzierte Kontrastmittelanreicherung der zentralen Tumorformation, sie demarkiert sich vom umgebenden atelektatischen Lungengewebe *(Pfeile)*

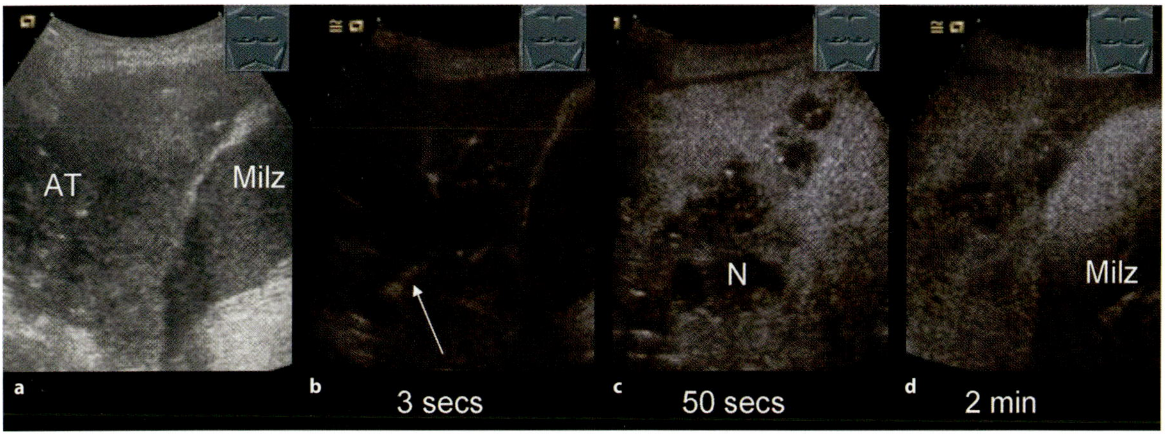

Abb. 7.37a–d. 47-jährige Patientin mit nichtkleinzelligem Bronchialkarzinom. **a** In der B-Bild-Sonographie erkennt man im Bereich des linken Lungenunterfeldes eine inhomogene Atelektase *(AT)*. **b** In der kontrastunterstützten Sonographie kann man nach 3 s eine beginnende Kontrastmittelanreicherung im atelektatischen Gewebe erkennen *(Pfeil)*. Dies spricht für das Vorliegen einer pulmonalarteriellen Vaskularisation. **c** Nach knapp 1 min kommt es zu einer deutlichen Kontrastmittelanreicherung im atelektatischen Lungengewebe. In zentralen Anteilen demarkieren sich Herde mit fehlender Kontrastmittelanreicherung, welche am ehesten Nekrosen entsprechen *(N)*. **d** Nach 2 min zeigt das atelektatische Lungengewebe im Vergleich zur Milz eine reduzierte Kontrastmittelanreicherung

verstärktes Ausmaß der KM-Anreicherung bei der KUS. Dies spricht für eine rein pulmonalarterielle Vaskularisation des atelektatischen Lungengewebes (Abb. 7.37). In dieser Phase kann bei Patienten mit einer zentralen Tumorformation diese vom atelektatischen Lungengewebe durch die KUS klarer demarkiert werden als mit der B-Bild-Sonographie (Abb. 7.36). Bei länger bestehender Obstruktion kann es innerhalb der Atelektase zu Liquidifizierungen und Abszedierungen kommen (Abb. 7.37). Diese möglichen Herdbildungen, aber auch Metastasen im atelektatischen Lungengewebe können durch die KUS sicher diagnostiziert werden (Abb. 7.38). Im Verlauf einer tumorbedingten obstruktiven Atelektase kann es abhängig von der Tumorhistologie zu einer Infiltration und Okklusion der Pulmonalarterien kommen. In dieser Situation zeigt die KUS eine verzö-

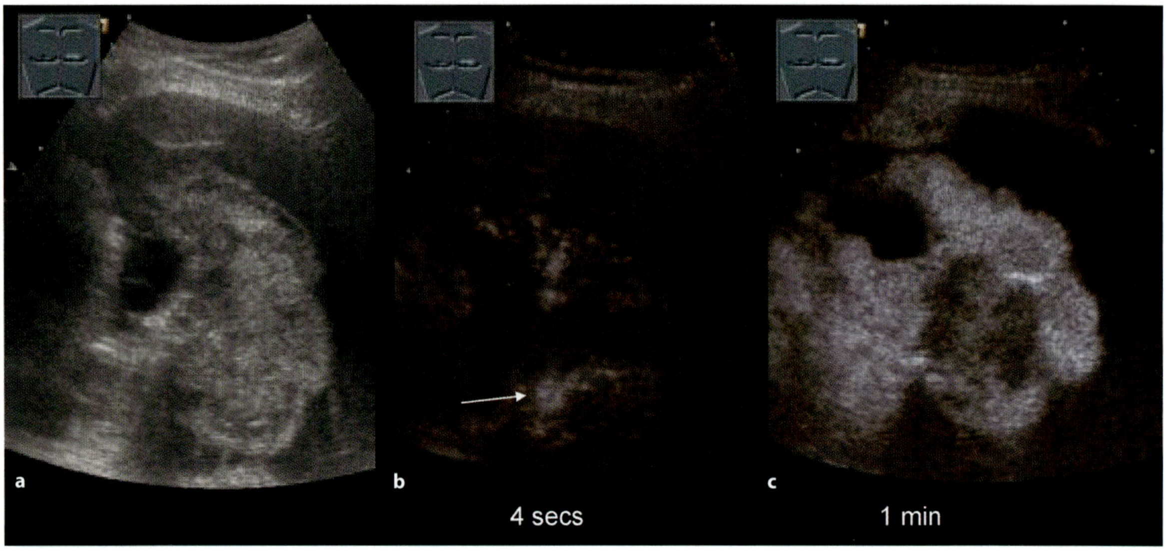

Abb. 7.38a–c. 64-jähriger Patient mit bekanntem malignen Melanom. **a** In der B-Bild-Sonographie erkennt man eine komplette Konsolidierung der linken Lunge. Sie stellt sich echoarm dar. Daneben erkennt man einen deutlichen Pleuraerguss. **b** In der kontrastunterstützten Sonographie kann man bereits nach 4 s eine beginnende Kontrastmittelanreicherung in den zentralen Gefäßen erkennen *(Pfeil)*. Dies weist auf eine pulmonal-arterielle Vaskularisation hin. **c** Nach 1 min kommt es zu einer starken Kontrastmittelanreicherung des atelektatischen Lungengewebes. Innerhalb dieser Lungenatelektase kann man zentral eine größere konfluierende echoarme Raumforderung erkennen. Dieser Befund ist dringend verdächtig auf das Vorliegen von Lungenmetastasen

gerte Zeit zum Beginn der KM-Anreicherung und ein reduziertes Ausmaß der KM-Anreicherung (Abb. 7.35). Dies spricht für einen Wechsel zu einer bronchialarteriellen Vaskularisation des atelektatischen Lungengewebes (Görg et al. 2006c). Insgesamt ist das KUS-Muster bei obstruktiver Atelektase heterogen

7.5.7 Raumforderung der Thoraxwand

Farbdopplersonographie. Die Sonographie stellt die Methode der Wahl zur Exploration der Thoraxwand dar. Die die Thoraxwand versorgenden Interkostalarterien lassen sich mit der FDS in aller Regel auch beim Gesunden darstellen (Abb. 7.39). Thoraxwandtumoren oder Pleurametastasen zeigen eine prädominant interkostale Gefäßversorgung mit monophasischem Flussprofil, wenn sie an der Thoraxwand fixiert sind (Abb. 7.40). Bei Infiltration des Tumors in die Lunge können mit der FDS unterschiedliche FS als Hinweis für eine komplexe arterielle Tumorvaskularisation dargestellt werden (Görg et al. 2005a; Abb. 7.41).

Kontrastunterstützte Sonographie. Spezielle Arbeiten zur Beurteilung der Wertigkeit der KUS bei Raumforderungen der Thoraxwand liegen nicht vor. Interkostalarterien sind kräftige Gefäße. In der KUS sind Interkostalarterien durch eine verzögerte Zeit bis zum Beginn der Kontrastanreicherung gekennzeichnet. Das Ausmaß der Kontrastanreicherung der arteriellen Phase ist variabel. Da eine spezifische Kontrastanreicherung der Thoraxwand nicht vorzuliegen scheint, kommt es in der Regel zu einem raschen Kontrastmittelabfluss während der parenchymatösen Phase (Abb. 7.42, Abb. 7.43).

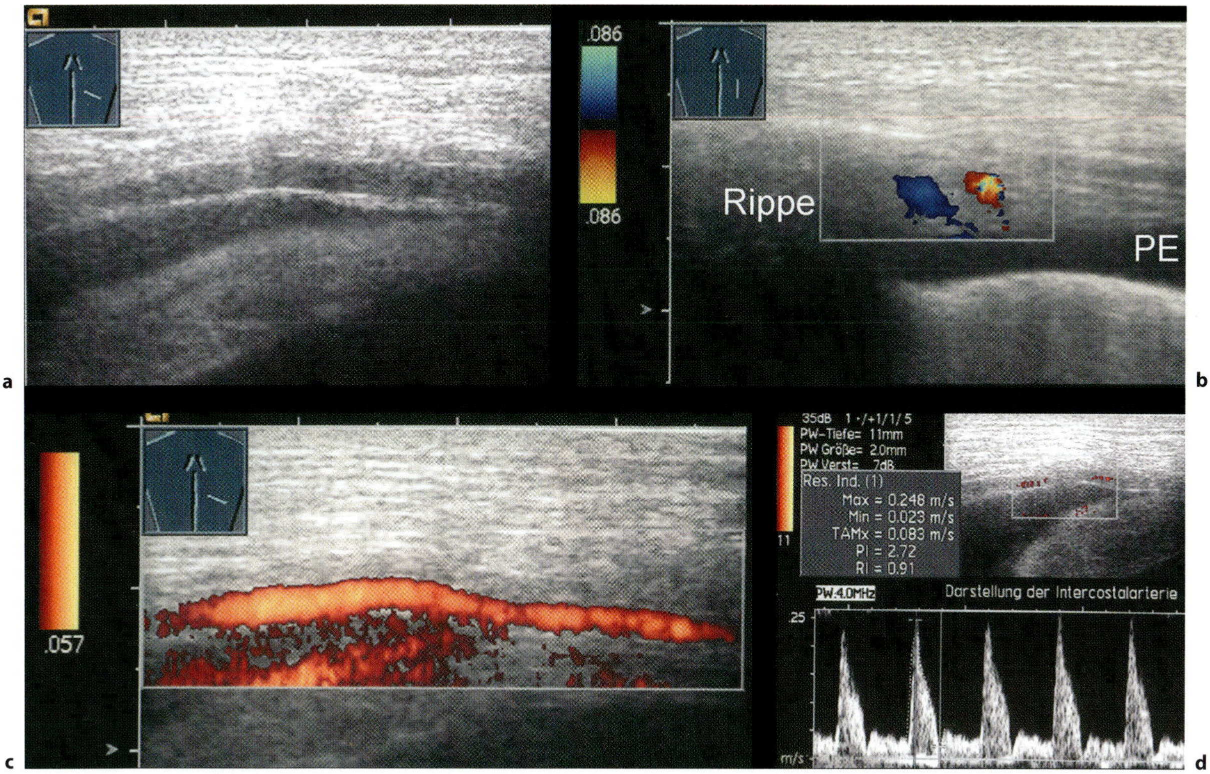

Abb. 7.39a–d. Darstellung einer normalen Interkostalarterie bei einem gesunden Probanden. **a** In der B-Bild-Sonographie kann man bei interkostaler Schallführung die Interkostalarterie erkennen. **b** In der Farbdopplersonographie lassen sich bei kraniokaudaler Schnittführung die Gefäßreflexe unterhalb der Rippen erkennen (*PE* Pleuraerguss). **c** Farbdopplersonographische Darstellung der Interkostalarterie im Längsschnitt. **d** In der Spektralkurvenanalyse zeigt sich ein monophasisches hochimpedantes Flusssignal. Dieses Flusssignal ist charakteristisch für eine Interkostalarterie

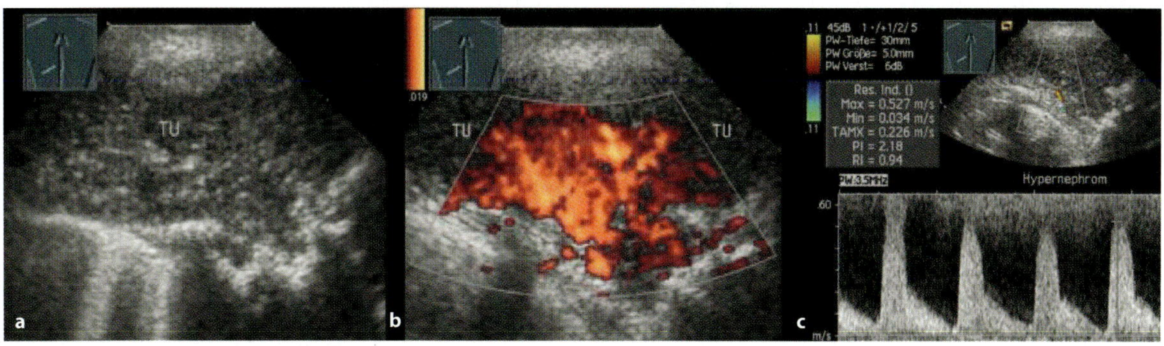

Abb. 7.40a–c. 5-jähriger Patient mit Thoraxwandmetastase bei bekanntem Hypernephrom. **a** In der B-Bild-Sonographie kann man eine flächenhafte echoarme Transformation der linksseitigen Thoraxwand erkennen *(TU)*. **b** In der Farbdopplersonographie sieht man eine verstärkte Vaskularisation der Tumorformation. **c** Die Spektralkurvenanalyse zeigt ein monophasisches hochimpedantes Flusssignal wie bei Interkostalarterie

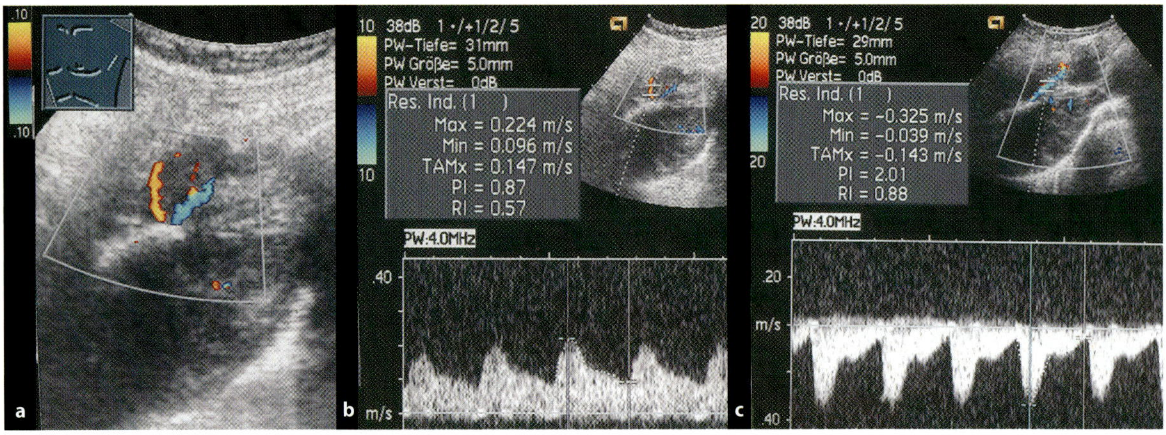

Abb. 7.41a–c. 34-jähriger Patient mit Hodenkarzinom und Thoraxwandmetastase. **a** In der Farbdopplersonographie erkennt man eine Tumorformation, welche in die Lunge hineinwächst. Im Tumorgewebe sind einzelne Gefäße darstellbar. **b** Die Spektralkurvenanalyse zeigt ein monophasisches niedrigimpedantes Flusssignal wie bei Bronchialarterie. **c** Die Spektralkurvenanalyse zeigt ein monophasisches hochimpedantes Flusssignal wie bei Interkostalarterie. Dieser Befund spricht für eine komplexe Tumorvaskularisation

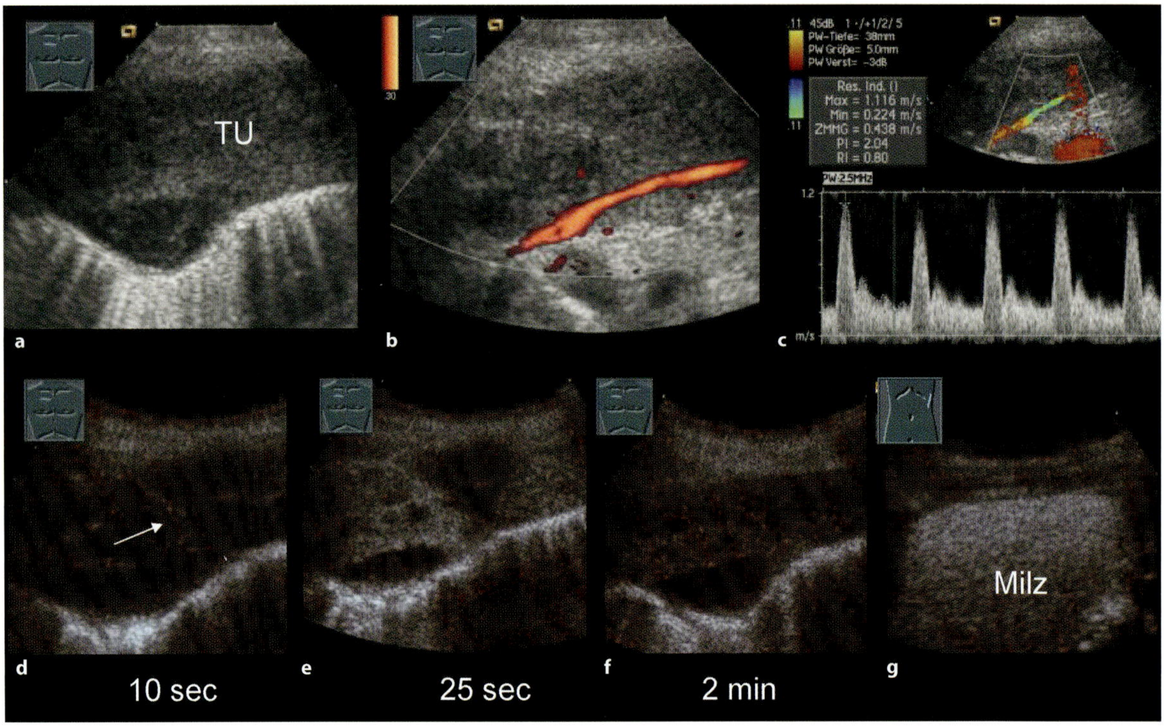

Abb. 7.42a–e. 69-jähriger Patient mit histologisch gesichertem Pleuramesotheliom. **a** Die B-Bild-Sonographie zeigt eine flächenhafte, echoarme Transformation der Thoraxwand *(TU)*. **b** In der Farbdopplersonographie kann man ein kräftiges intratumorales Gefäß erkennen. **c** Die Spektralkurvenanalyse zeigt ein monophasisches Flusssignal wie bei Interkostalarterie. **d** Die kontrastunterstützte Sonographie zeigt nach 10 s eine beginnende Kontrastmittelanreicherung von Gefäßen *(Pfeil)*. Dies spricht für eine arterielle Gefäßversorgung aus dem großen Kreislauf wie bei Interkostalarterie. **e** Nach 25 s erkennt man eine deutliche Kontrastmittelanreicherung der Tumorläsion mit Arealen von verminderter Kontrastmittelanreicherung. **f** Nach 2 min zeigt die Läsion eine reduzierte Kontrastmittelanreicherung. **e** Als In-vivo-Referenz zeigt die Milz eine regelrechte Kontrastmittelanreicherung

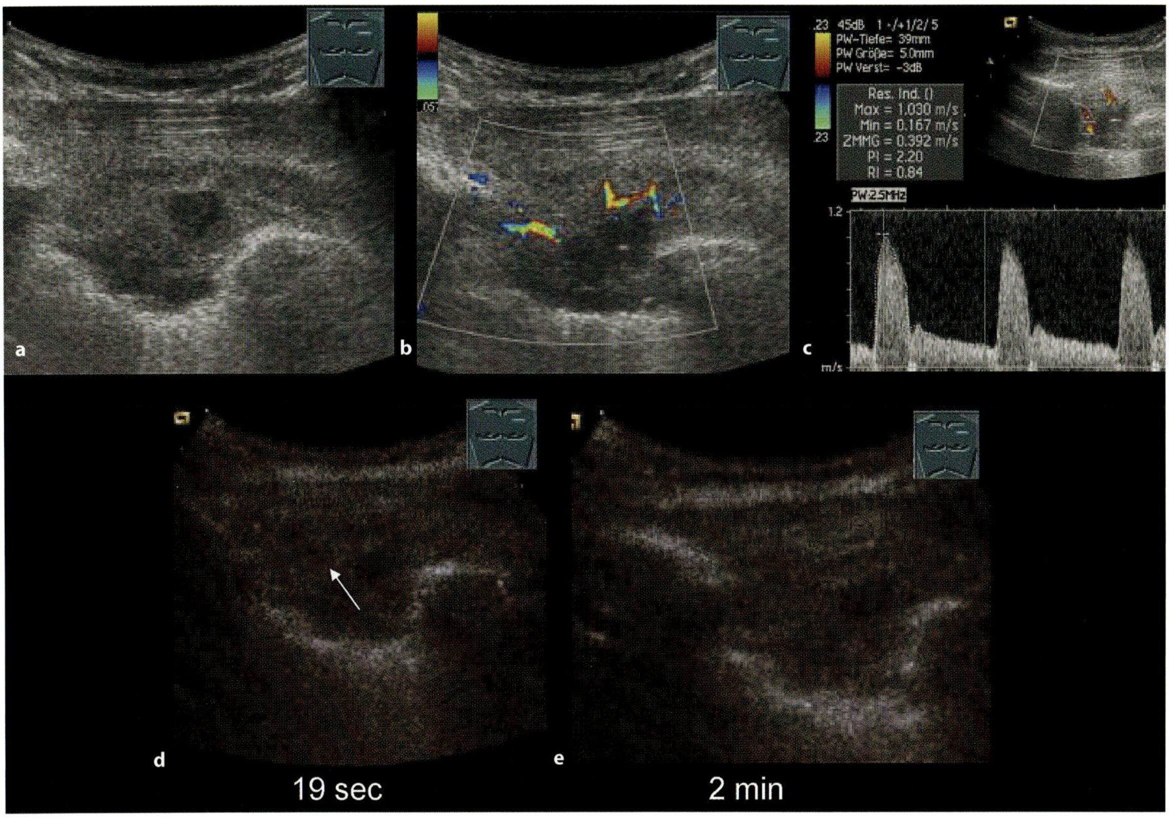

Abb. 7.43a–e. 54-jähriger Patient mit histologisch gesicherter Pleurakarzinose bei Kolonkarzinom. **a** Die B-Bild-Sonographie zeigt eine echoarme noduläre inhomogene Tumorformation entlang der Pleura parietalis, von der Lunge nicht sicher abzugrenzen. **b** In der Farbdopplersonographie kann man kleine, von der Thoraxwand ausgehende in die Läsion ziehende Gefäße erkennen. **c** Die Spektralkurvenanalyse zeigt ein monophasisches Flusssignal wie bei Interkostalarterie. **d** Die kontrastunterstützte Sonographie zeigt nach 19 s eine beginnende Kontrastmittelanreicherung von Gefäßen in den Randpartien der Läsion *(Pfeil)*. Dies spricht für eine arterielle Gefäßversorgung aus dem großen Kreislauf wie bei Interkostalarterie. **e** Nach 2 min zeigt die Läsion eine reduzierte Kontrastmittelanreicherung

Zusammenfassung

Die qualitative Farbdopplersonographie zeigt unterschiedliche und zum Teil charakteristische Befunde in den verschiedenen pulmonalen Konsolidierungen und ist somit eine wertvolle Erweiterung der B-Bild-Sonographie hinsichtlich der ätiologischen Zuordnung von peripheren Lungenläsionen. Entsprechend der physiologisch dualen pulmonalarteriellen und bronchialarteriellen Durchblutung der Lunge lassen sich farbdopplersonographisch im konsolidierten Lungengewebe arteriell hochimpedante Spektralkurven von arteriell niedrigimpedanten Spektralkurven differenzieren. Dabei werden Erstere den Pulmonalarterien und Letztere den Bronchialarterien zugeordnet. Innerhalb peripherer Lungenkonsolidierung zeigen unterschiedliche Entitäten charakteristische Verteilungsmuster von pulmonalarteriellen und bronchialarteriellen Flusssignalen bezüglich Häufigkeit und Ortslage. Die arterielle Spektralkurvenanalyse ist zeitaufwändig. Eine sichere Abgrenzung von Gefäßen der Tumorneoangiogenese ist derzeit dopplersonograpisch nicht möglich.

Die Erfahrungen mit der kontrastunterstützten Sonographie bei peripheren Lungenläsionen ist begrenzt. Die KUS am Thorax ist einfach und schnell durchführbar und somit für den klinischen Alltag prinzipiell interessant. Lungenläsionen lassen sich durch die Zeit bis zum Beginn der Kontrastanreicherung und durch das Ausmaß der Kontrastanreicherung beschreiben. Erste Arbeiten weisen darauf hin, dass die KUS am Thorax zur Differenzierung von ungeklärten Lungenläsionen hilfreich sein kann (Tab. 7.1; Görg et al. 2006a, b, d).

Literatur

Albrecht T, Blomley M, Bolondi L et al. (2004) Guidelines for the use of contrast agents in ultrasound. Ultraschall Med 25: 249–256

Babo H v, Müller KMG, Huzky A, Bosnjakovic-Buscher S (1979) Die Bronchialarteriographie bei Erkrankungen der Lunge. Radiologe 19: 506–513

Civardi G, Fornari F, Cavanna L, Di Stasi M, Sbolli G et al. (1993) Vascular signals from pleural-based lung lesions studied with pulsed doppler ultrasonography. JCU 21: 617–622

Fissler-Eickhoff A, Müller KM (1994) Pathologie der Pulmonalarterien bei Lungentumoren. DMW 119: 1415–1420

Forsberg F, Goldberg BB, Liu BB et al. (1999) Tissue specific US contrast agent for evaluation of hepatic and splenic parenchyma. Radiology 210: 125–132

Gehmacher O, Mathis G, Kopf A, Schreier M (1995) Ultrasound imaging of pneumonia. Ultrasound Med Biol 21: 1119–1122

Gehmacher O, Kopf A, Scheier M et al. (1997) Can pleurisy be detected with ultrasound? Ultraschall Med 18: 214–219

Görg C, Seifart U, Holzinger I, Wolf M, Zugmaier G (2002) Bronchiolo-alveolar carcinoma: sonographic pattern of »pneumonia«. Eur J Ultrasound 15: 109–117

Görg C, Seifart U, Görg K et al. (2003) Color Doppler sonographic mapping of pulmonary lesions: evidence of dual arterial supply by spectral analysis. JUM 22: 1033–1039

Görg C, Bert T (2004a) Trancutaneous colour Doppler sonography of lung consilidations: review and pictorial essay. Part 1: Pathophysiologic and CDS basics of pulmonary vascularity. Ultraschall Med 25: 221–226

Görg C, Bert T (2004b) Trancutaneous colour Doppler sonography of lung consilidations: review and pictorial essay. Part 2: CDS patterns of pulmonary consolidations. Ultraschall Med 25: 285–291

Görg C, Bert T, Görg K, Heinzel-Gutenbrunner M (2005a) Color Doppler sonographic mapping of chest wall lesions. BJR 78: 303–307

Görg C, Bert T, Görg K (2005b) Contrast enhanced sonography for differential diagnosis of pleurisy and focal pleural lesions of unknown cause. Chest 128: 3894–3899

Görg C, Bert T (2006a) Transcutaneous contrast enhanced sonography of peripheral lung lesions: rewiew and pictorial essay. Am J Roentgenol (i. Vorb.)

Görg C, Bert T (2006b) Contrast enhanced sonography for differential diagnosis of perisplenic lesions with a second-generation contrast agent. Am J Roentgenol 186: 621–626

Görg C, Bert T, Kring R (2006c) Contrast enhanced sonography of the lung for differential diagnosis of atelectasis. JUM 25: 35–39

Görg C, Bert T, Kring R, Dempfle A (2006d) Transcutaneous contrast enhanced sonography of the chest for evaluation of pleural based pulmonary lesions. Ultraschall in Med 27: 437–444

Harvey CJ, Albrecht T (2001) Ultrasound of focal liver lesions. Eur Radiol 11: 1578–1593

Hsu WH, Ikezoe J, Chen CY, Kwan PC, Hsu CP et al. (1996) Color doppler ultrasound signals of thoracic lesions: correlation with resected histologic specimens. Am J Respir Crit Care Med 153: 1938–1951

Hsu WH, Chiang CD, Chen CY, Kwan PC, Hsu JY et al. (1998) Color doppler ultrasound pulsatile flow signals of thoracic lesions: comparison of lung cancer and benign lesions. Ultrasound Med Biol 24: 1087–1095

Kolin A, Koutllakis T (1988) Role of arterial occlusion in pulmonary scar cancers. Human Path 19: 1161–1170

Mathis G, Dirschmid K (1993) Pulmonary infarction: sonographic appearance with pathologic correlation. Eur J Radiol 17: 170–174

Müller KM, Meyer-Schwickerath M (1978) Bronchial arteries in various stages of bronchogenic carcinoma. Path Res Pract 163: 34–46

Yuan A, Chang DB, Yu CJ, Kuo SM, Luh KT, Yang PC (1994) Color doppler sonography of benign and malignant pulmonoray masses. Am J Roentgenol 163: 545–549

Yuan A, Yang PC, Lee L, Wu DH, Kuo SH et al. (2000) Reactive pulmonary artery vasoconstriction in pulmonary consolidation by color doppler ultrasonography. Ultrasound Med Biol 26: 49–56

8 Bildartefakte und Pitfalls

A. Schuler

8.1 Definitionen und Grundlagen

Die erfolgreiche Ultraschalldiagnostik am Thorax ist in besonderem Maße geprägt durch Kenntnis und sorgfältigen Umgang mit Artefakten im B-Bild (und Farbdoppler).

8.1.1 Artefakte

Sie sind systemimmanente Bestandteile des Ultraschalls. Ihre Entstehung beruht auf physikalischen Phänomenen bei der Passage von Ultraschallwellen im menschlichen Körper (▶ Übersicht). Artefakte sind einerseits störende Kunstprodukte, die gerade am Thorax durch die besonderen anatomischen Gegebenheiten die Darstellung und Beurteilung erheblich erschweren. Sie können real existente Strukturen in Größe, Lage, Form und Echogenität verzerren, topographisch falsch oder unvollständig abbilden oder real nicht existente Strukturen darstellen. Andererseits sind sie unverzichtbare Wegweiser zur Diagnostik bestimmter Krankheitsbilder. Durch Fehlen von ansonsten typischen Artefakten (Luft: Reverberation, Knochen: Schallschatten) an der Lungenoberfläche oder am knöchernen Thoraxskelett wird erst die Diagnostik bestimmter Erkrankungen möglich (Lungenläsion, Rippenläsion), da dann Parenchym-, Knochen- und/oder Weichteilbeurteilung möglich wird. Artefakte dienen aber auch als diagnostisches Kriterium, wenn sie an sonst unüblicher Stelle auftreten, so z. B. Luft mit Reverberationsechos im Pleuraraum beim Pneumothorax.

Physikalische Phänomene von Schallwellen
- Reflexion
- Absorption
- Beugung
- Brechung
- Streuung
- Dämpfung

8.1.2 Pitfalls

Sie sind Fallstricke der Ultraschalldiagnostik, die durch anatomische, topographische, pathophysiologische oder ultraschallphysikalische Fehlinterprätationen des Untersuchers zu Fehldiagnosen führen können. Unvollständige Anamneseerhebung, fehlende klinische Information und Untersuchung sowie unzureichende Kenntnisse der sonographischen (und klinischen) Differenzialdiagnostik können ebenfalls Ursache solcher »Pitfalls« sein. Nicht zuletzt müssen jedem sorgfältigen Ultraschaller die eigenen Grenzen und die Limitationen der Methode bekannt sein, um ergänzende diagnostische Verfahren effizient, patientenschonend und kostengünstig einzusetzen. So können sich manche »Pitfalls« vermeiden oder klären lassen.

8.1.3 Ultraschallphysik am Thorax

Ultraschallbilder entstehen durch Aussendung und Passage von Schallwellen im menschlichen Körper sowie Registrierung und Verarbeitung von rückstreuenden/zu empfangenden Echos der ausgesandten Schallwellen. In völlig homogenem Medium kann sich eine Schallwelle gleichförmig fortsetzen, Veränderungen erfährt sie an Grenzflächen zwischen 2 Medien. Die dabei möglichen Phänomene/Veränderungen sind in obiger Übersicht aufgeführt. Diese sind u. a. von der Geometrie der Schallwelle, dem Winkel des Auftreffens auf den Reflektor sowie physikalischen Eigenschaften des Reflektors und seiner Oberflächenbeschaffenheit abhängig. Die Größe des Impedanzunterschiedes zwischen 2 verschieden Medien wird unter anderem durch die Stärke des rückstreuenden Echos repräsentiert, im B-Bild also durch die Helligkeit eines Bildpunktes. Menschliches Gewebe enthält eine Vielzahl von Grenzflächen, deren anatomische Zuordnung durch charakteristische Ultraschallphänomene möglich wird.

Am Thorax ergeben sich im Gegensatz zur Ultraschalldiagnostik im Abdomen aufgrund der umgebenden »schallfeindlichen« Strukturen (lufthaltige Lunge, knöcherner Thorax) häufiger störende Artefakte. Daher soll kurz auf die spezifischen Ultraschallphänomene an Luft und knöchernen Strukturen eingegangen werden.

Luft. Sie ist ein starker Ultraschallreflektor. In Abhängigkeit von der Oberflächenstruktur, dem Impedanzunterschied sowie dem Gasvolumen an der Grenzfläche kommt es zu unterschiedlichem Reflexverhalten der Schallwellen:

weitgehende Absorption,
- totale Reflexion mit Schallschatten,
- partielle Reflexionen mit Wechsel von Transmission und schmalem Schallschatten.

Das häufigste Phänomen ist eine bis zu 99% Reflexion von Schallwellen an der ersten Grenzfläche Gewebe/

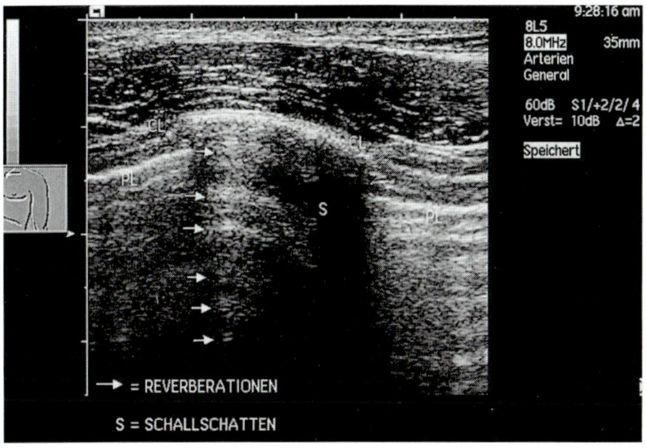

Abb. 8.1. Schallauslöschung an der Klavikula *(CL)*. Nach dorsal gelegen Schallschatten *(S)* durch Absorption der Schallwellen an der Klavikulaoberfläche. Zusätzlich Reverberationen (Wiederholungsechos, *Pfeile*) an der Klavikulaoberfläche bei senkrecht auftreffenden Schallwellen. (*PL* Pleurareflex)

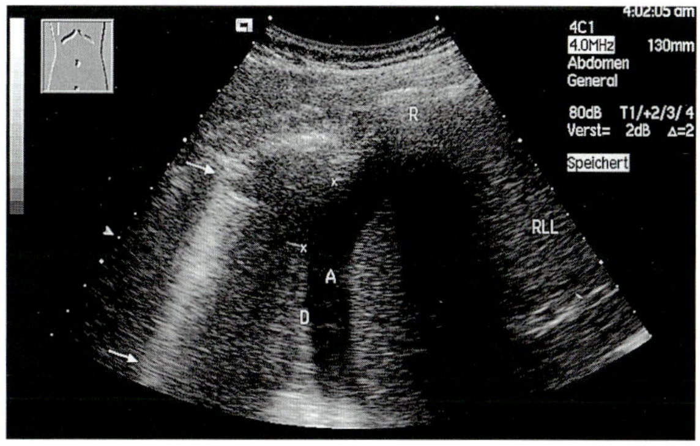

Abb. 8.2. »Diaphragmalücke«. Patientin mit primärem Peritonealmesotheliom, Aszites *(A)* und basaler Pleuropneumonie. Das Diaphragma *(D)* wird zentral deutlich verdickt dargestellt. In den schallkopfnahen Anteilen scheint eine Lücke *(x–x)* zu sein. Zudem zeigen sich ein laterales Randschattenphänomen am Diaphragma sowie ein Kometenschweifartefakt an Luft in der kranial gelegenen Lunge *(Pfeile)*. (*RLL* rechter Leberlappen, *R* Rippe mit dorsalem Schallschatten)

Luft, also dem »Lungeneintrittsecho«. Dadurch kann eine sonographische Visualisierung des tiefer gelegenen Lungenparenchyms nicht erfolgen. Erst bei Veränderung der Oberflächenstruktur und physikalischen Gegebenheiten (z. B. Fehlen von Luft bei entzündlichen oder tumorösen Prozessen, Atelektase etc.) gelingt eine Lungenparenchymdarstellung. Dann jedoch weist die Lunge selbst zahlreiche Grenzflächen auf (Luft im Bronchoalveolarraum, Bronchialwand, Interstitium, Gefäßwand, Blut). An diesen Grenzflächen treten ebenfalls wieder oben genannte Schallwellenalterationen auf.

Knochen. An Knochen findet eine fast komplette Absorption der Ultraschallenergie statt mit folglich »dorsaler« Schallauslöschung (keine weiteren Echos in axialer Schallausbreitungsrichtung). Bei senkrechtem Auftreffen von Schallwellen am Knochen kann eine starke Reflexion mit Wiederholungsechos der Knochenoberfläche in der Tiefe resultieren (Abb. 8.1).

8.2 Grenzflächendarstellung von Pleura und Diaphragma

In Abhängigkeit vom Einfallswinkel der Schallwellen sowie der Oberflächenbeschaffenheit (»Rauigkeit«) dieser Grenzflächen lässt sich die Vielgestaltigkeit der Darstellung anschaulich machen. Zudem macht eine zunehmend noch höhere Auflösung der Ultraschallsonden bei stetig weiterentwickelter Technologie eine differenzierte Visualisierung möglich. Bei einem Einfallswinkel von 0° bis ca. 25° ist an der pleuropulmonalen Grenzfläche mit einer Totalreflexion zu rechnen. Erst wenn die Pleura/Lungenoberfläche durch entzündliche oder narbige Veränderungen verdickt, die Oberfläche unregelmäßig und »aufgeraut« ist, kommt sie auch bei steilerem Einfallswinkel zur Darstellung (Mathis 1996).

Das Diaphragma kann durch den transabdominellen Zugang (in der Regel transhepatisch rechts, translienal links) weitgehend dargestellt werden. Sowohl aufgrund des hohen Impedanzsprunges als auch aufgrund von Streuungsphänomenen wird das Diaphragma jedoch wesentlich dicker als anatomisch real abgebildet (Abb. 8.2). Zentrale Anteile des Diaphragmas können durch den interkostalen Zugang aufgrund der ungünstigen Winkel der auftreffenden Schallwellen nur ungenügend dargestellt werden, scheinbare Lücken können irritieren. Laterale Randschattenphänomene lassen darüber hinaus eine nur eingeschränkte Beurteilung zu. Eine Darstellung suspekter Prozesse muss unbedingt in der komplementären 2. Ebene erfolgen.

8.3 B-Bild-Artefakte

Aufgrund ihres Entstehungsmechanismus und physikalischer Schallcharakteristika lassen sich 4 Gruppen von Artefakten einteilen (Übersicht; Kremkau u. Taylor 1986; Schuler 1998).

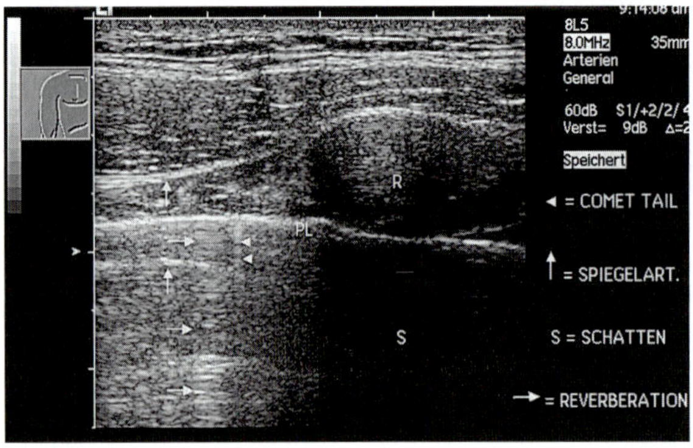

Abb. 8.3. Reverberationen und Kometenschweif, parasternaler Längsschnitt rechts. Es zeigen sich Reverberationsartefakte *(Pfeile horizontal)* an lufthaltiger Lunge nach dorsal, und ein kurzstreckiges Kometenschweifartefakt *(Pfeilspitzen)*. Zudem wird eine Muskelfaszie der thorakalen Muskulatur am Pleurareflex *(PL)* nach dorsal gespiegelt *(Pfeile vertikal)*. Rippe *(R)* mit inkomplettem Schallschatten *(S)*, der Pleurareflex als starker Reflektor ist hier durch noch teils knorpelhaltige Rippe mit partieller Schalltransmission darstellbar

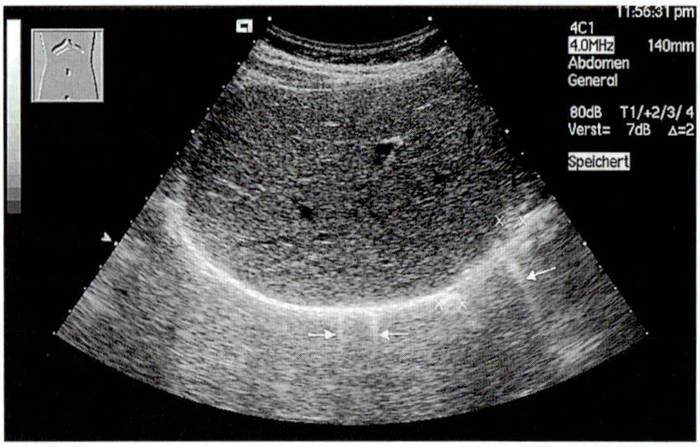

Abb. 8.4. Spiegelartefakt. Subkostaler Schrägschnitt rechts. »Klassisches« Spiegelartefakt der Leber am Diaphragma *(D)*. Die distal (in Schallausbreitungsrichtung) des Diaphragmas gelegenen Abschnitte, also kranial bei subkostaler Anlotung, entsprechen nicht dem »Lungenparenchym«, sondern am Diaphragma als starkem Reflektor gespiegeltem Leberparenchym. Ein im Originalbild unmittelbar subdiaphragmal gelegenes Hämangiom *(x–x)* ist im Spiegelbild *(x–x)* deutlicher darstellbar und weiter nach zentral zur Bildmitte verlagert. Mitunter können sogar außerhalb der Schallhauptkeule gelegene Strukturen, die nicht im Bild darstellbar sind, im Spiegelbild erscheinen (Mehrfachausbreitungsartefakte) und erheblich Verwirrung stiften. Zusätzlich Kometenschweifartefakte *(Pfeile)* an Luft

Einteilung von Artefakten
- Schallausbreitungsartefakte
- Schallverstärkungsartefakte
- Schallauflösungsartefakte
- Sonstige Artefakte

8.3.1 Schallausbreitungsartefakte in der Thoraxsonographie

Reverberationen (Wiederholungsechos): Gewebe-Luft-Grenze, Knochenfrakturspalt

Sie entstehen durch die fast komplette Reflexion der ausgesandten Schallwelle an der Grenzfläche Gewebe/Luft (Lungeneintrittsecho). Diese Grenzfläche wirkt als starker Reflektor und reflektiert die auftreffenden Schallwellen zurück zur Schallkopfmembran, wovon sie ebenfalls reflektiert und, wieder ausgesandt, erneut auf die Grenzfläche trifft usw. In Abhängigkeit von der Laufzeit wird der Grenzflächenreflex in axialer Ausbreitungsrichtung der Schallwelle nach dorsal abgebildet, wobei die »tiefer liegenden« Reflektoren schwächer sind und entsprechend dunkler abgebildet werden (Abb. 8.2, Abb. 8.3). Auch das Schallankopplungsartefakt (Abb. 8.10) durch ungenügende Ankopplung z. B. einer Linearschallsonde an der Thoraxoberfläche ist eigentlich ein Reverberationsartefakt (an der Schallkopfmembran).

Ein schmaler Frakturspalt einer Rippenfraktur kann durch ein Reverberationsartefakt (sog. »Kaminphänomen«) auffallen (Dubs-Kunz 1992), als starker Reflektor dient hier das eine Frakturende der Rippe (Abb. 2.14).

Spiegelartefakte (»Mirror-Artefakte«): Leberparenchym am Diaphragma, Gefäße an der »Pleura«

Diese resultieren aus einer einfallswinkelabhängigen Reflexion der Schallwelle an einem starken Reflektor (z. B. Diaphragma), schräger Auslenkung ins Gewebe, erneuter Reflexion an einem Reflektor, Rückstreuung zum ersten Reflektor und Reflexion zurück zur Schallsonde. Im Bild resultiert eine Abbildung einer primär nicht in axialer Schallausbreitungsrichtung gelegenen Struktur in eine Region axial-distal des eigentlichen Reflektors. Dies führt zum klassischen Spiegelartefaktphänomen der Leber am Zwerchfell (Abb. 8.4), aber auch der A. subclavia am Lungeneintrittsreflex. Dieses Artefaktphänomen existiert nicht nur in der B-Bild-Sonographie, sondern ebenso im Farbdoppler und Dopplerfrequenzspektrum (Abb. 8.5). In der Regel sind die mehrfach rückgestreuten Echos der Spiegelbilder echoärmer und

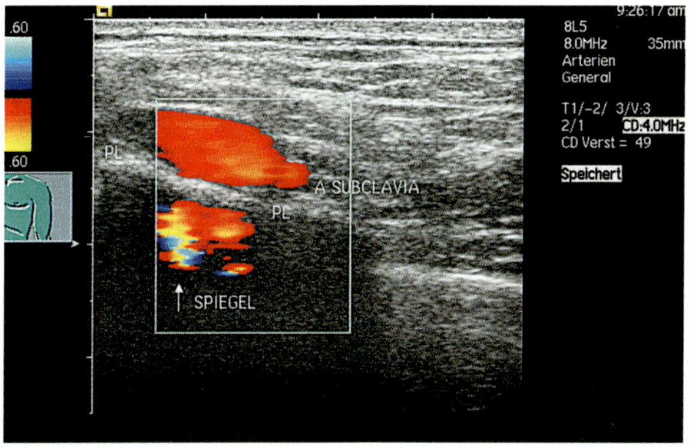

Abb. 8.5. Spiegelartefakt im Farbdoppler. Die A. subclavia wird an der Pleura *(PL)* gespiegelt. Es zeigt sich als Spiegelbild ein dorsal der Pleura gelegenes Gefäß *(Pfeil)*, das jedoch real nicht existent ist

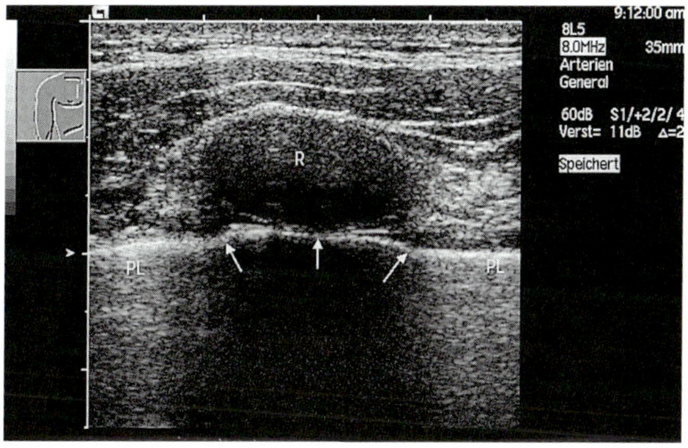

Abb. 8.7. Streulinsenartefakt. Dorsal des Rippenknorpels *(R)* gelegene Pleura *(PL)* wird aufgrund verschiedener Schallausbreitungsgeschwindigkeit in Knorpel und Thoraxwandweichteilen nach ventral in Richtung Schallkopf verzogen *(Pfeile)*

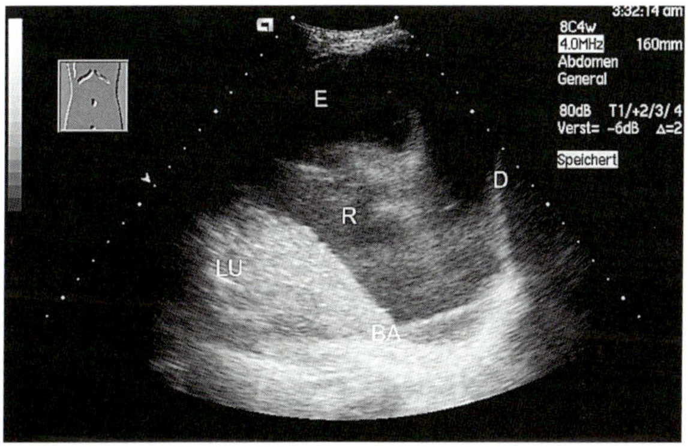

Abb. 8.6. Bogenartefakt in Pleuraerguss. Patientin mit pulmonal und pleural metastasierendem Mammakarzinom. Ein außerhalb der Schallhauptkeule gelegener starker Reflektor (knöcherner Thoraxanteil) wird als diskret nach oben offener Kreisbogen *(BA* Bogenartefakt) in der Schallhauptkeule dargestellt und kann distal eine Septierung des Pleuraergusses *(E)* vortäuschen. Die Binnenechos *(R)* entsprechen nicht korpuskulären Ergussanteilen, sondern Rauschartefakten (»speckels«). (*D* Diaphragma, *LU* Lungenatelektase bei Pleuraerguss)

etwas unschärfer/verzerrt aufgrund der stattgehabten Schallschwächung während der Gewebspassage.

Bogenartefakt: Rippenreflex im Pleuraerguss

Das Bogenartefakt kann durch Verlagerung eines Reflexes an einem starken Reflektor im Bereich der lateralen Schallkeule bzw. Schallnebenkeule ins Zentrum der Schallhauptkeule entstehen. Charakteristischerweise finden sich bei Sektorschallköpfen und »curved-arrays« nach oben offene Kreisbögen, bei Linearschallsonden eine Hyperbel. So kann eine Reflexion an einem knöchernen Anteil des Thorax im Pleura eine Septierung vortäuschen (Abb. 8.6). Abhilfe schafft hier einfach eine Änderung des Anlotungswinkels oder der Anlotungsebene.

Streulinsenartefakt/Verkürzungsphänomen: Verziehung der Lungenoberfläche dorsal eines Rippenknorpels

Dieses Artefaktphänomen kommt durch eine unterschiedliche Ausbreitungsgeschwindigkeit von Schallwellen in Rippenknorpel (schnellere Geschwindigkeit) als im umliegenden Weichteilgewebe der Thoraxwand zustande. Hierdurch kann eine Pseudoläsion an der Grenzfläche von Luft/Lunge vorgetäuscht werden, da eine scheinbare Konturvorbuckelung in Richtung auf die Schallsonde vorliegt (Abb. 8.7). Dieses Artefakt ist einfach erkennbar, spielt jedoch eine größere Rolle in der abdominellen Diagnostik der Leber (scheinbare Raumforderung an der Leberoberfläche) dorsal von Rippenknorpeln (Bönhof u. Linhart 198 5).

Randschatten: Beugung/Brechung an starken Reflektoren (»Diaphragmalücke«)

Dieses Artefakt ist bei schrägem Auftreffen von Schallwellen durch Beugungs- und Brechungsphänomene an starken Reflektoren zu finden (z. B. Diaphragma; Abb. 8.2). Erkennbar wird das Artefakt bei Verschwinden durch Änderung der Anlotungsebene/des Schallwinkels.

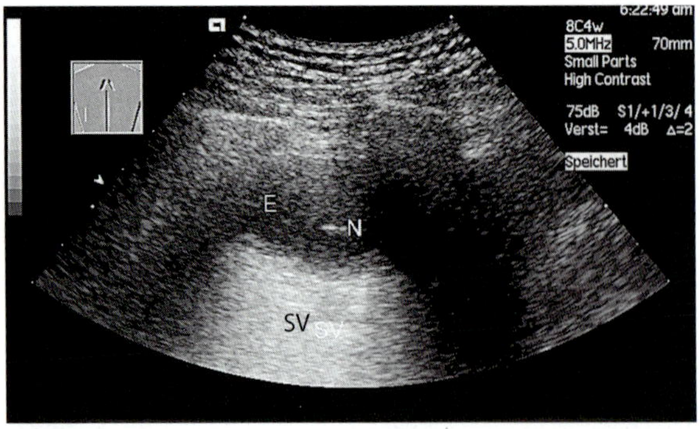

Abb. 8.8. Schallverstärkung. Dorsal eines kleinen, nicht ganz echofreien Pleuraergusses *(E)* ist eine deutliche »Schallverstärkung« *(SV)* darstellbar. Sie entspricht jedoch einer geminderten Schallschwächung aufgrund der veränderten Schallausbreitung im Pleuraerguss im Vergleich zum umgebenden Gewebe. Beachte auch den thoraxwandnahen nicht echofreien Erguss. Diese Reflexe entsprechen Rauschartefakten. Zusätzlich zeigt sich ein echodichter kleiner heller linearer Reflex *(N)*, der Spitze einer Punktionsnadel bei sonographisch gezielter Punktion entsprechend

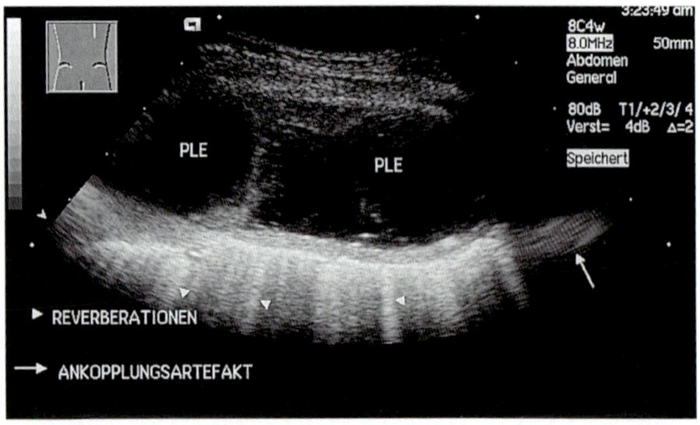

Abb. 8.9. Kometenschweif- und Ankopplungsartefakt. Dorsal eines septierten Pleuraergusses bei Mammakarzinom zeigen sich zahlreiche Kometenschweifartefakte *(Pfeilspitzen)*, an Luft der Pleura-visceralis-Lungengrenze entstehend. Zusätzlich bei ungenügender Ankopplung der Schallsonde an der Thoraxwand Schatten mit einem Artefaktreflex *(Pfeil)*, allerdings nicht wie ein klassischer »Ring-down-Artefakt«. Dorsal des Pleurarergusses ist zudem eine deutliche Schallverstärkung darstellbar. (*PLE* Pleura)

8.3.2 Artefakte durch Veränderung der Schallverstärkung

Schallschatten/-auslöschung an allen knöchernen Thoraxstrukturen, Plaquebildung

Dies ist sicherlich eines der häufigsten Artefaktphänomene am Thorax und sehr hinderlich in der Beurteilung von dorsal solcher starken Reflektoren gelegenen Strukturen. Aufgrund der starken Absorption kommt es zur meist kompletten Auslöschung dorsal knöcherner Strukturen (Rippen, Skapula, Klavikula, Sternum, Wirbelsäule) und dadurch zum kompletten Informationsverlust (Abb. 8.1). Allerdings können Unterbrechungen des sonst üblichen Schallschattens am knöchernen Thoraxskelett (Knochenkontur/-oberfläche, Gelenke) diagnostisch hilfreich sein, da dann pathologische Veränderungen vorliegen (Fraktur, Knochentumor, Gelenkerguss, -empyem). Schallschatten im Bereich der Pleura sind ebenfalls Zeichen einer pathologischen Veränderung, z. B. von Plaques bei Asbestose oder Verkalkungen im Rahmen von Ausheilungsprozessen pleuraler oder pleuranaher Lungenveränderungen (Pneumonie, Tuberkulose) oder in Lymphknoten.

Schallverstärkung distal echoarmer Strukturen (Pleuraerguss, Zyste, Gefäß, echoarme Raumforderung)

Eigentlich liegt diesem Phänomen der distal der oben genannten Strukturen auftretenden »helleren«, echoreicheren Areale keine Schallverstärkung, sondern weniger Schwächung der Schallwellen in den echoärmeren, schallkopfnäheren Abschnitten zugrunde. Dadurch erscheinen die distalen Abschnitte heller (echoreicher und -stärker) als die umgebenden, gleichmäßig schallgeschwächten Areale. Im Thorax kann es vor allem bei großen Mengen von Flüssigkeit im Pleuraraum oder bei echoarmen peripheren Lungenprozessen beobachtet werden (Abb. 8.8, Abb. 8.9).

8.3.3 Schallauflösungsartefakte

Rauschen in flüssigkeitsgefüllten Strukturen

An der Oberfläche echofreier Areale wird aufgrund von Interferenzen zurückkehrender Echos unterschiedlicher Grenzflächen ein diffuses »Rauschen« beobachtet, wie es ähnlich auch als »Hintergrundsrauschen« in Abhängigkeit von der Gesamtverstärkung (gilt auch für die Dopplersonographie) erzeugt werden kann. Hier ist Vorsicht geboten, da scheinbare Binnenstrukturen vorgetäuscht werden können (z. B. im Pleuraerguss; Abb. 8.6, Abb. 8.8), die realiter nicht existent sind.

Häufig werden Grenzflächen dann »unscharf« abgebildet.

Schichtdickenartefakt an Reflektoren mit starkem Impedanzsprung (Pleura, Diaphragma)

Ebenfalls zu den Auflösungsartefakten gehört dieses häufig irritierende Artefakt. Beim schrägen Auftreffen der Schallwellen an starken Reflektoren und bei hohem Impedanzsprung wird die Grenzschicht wesentlich dicker (und teilweise) unscharf abgebildet, verzerrt dargestellt. So können pleurale und diaphragmale Läsionen oder Verdickungen vorgetäuscht werden (◘ Abb. 8.2), aber auch Thrombosen oder Ablagerungen in Gefäßen.

8.3.4 Sonstige Artefakte

Kometenschweif (Resonanzartefakt) an lufthaltigen Strukturen

Häufig finden sich an der Grenze Lungenoberfläche/Luft kleine Kometenschweifartefakte (◘ Abb. 8.2 bis ◘ Abb. 8.4, ◘ Abb. 8.9). Sie sind als helle, schmale Bänder dorsal starker Reflektoren erkennbar. Ihre Entstehung wird kontrovers diskutiert. Denkbar sind Reverberationen (Wiederholungsechos) zwischen 2 sehr dicht beieinander liegenden Reflektoren sowie Resonanzphänomene (Schwingungen) mit starker Echoantwort. Neben Luft oder anderen Gasbläschen ist ein häufiger Ursprungsort in metallischen Fremdkörpern zu suchen.

Artefakte durch Fremdkörper: Nadelspitze, Drainage

Iatrogen oder akzidentell in den Körper eingebrachte Fremdmaterialien rufen Artefaktphänomene hervor. Dadurch können z. B. Projektile, Glas- und Holzsplitter oder andere Stoffe in der Thoraxwand und in Weichteilen dargestellt werden. Wichtig ist die sonographische Darstellung solcher Artefakte im Rahmen sonographisch gezielter diagnostischer oder therapeutischer Maßnahmen. Kleine pleuranahe Lungenkonsolidierungen, Pleuraergüsse von wenigen Millilitern oder Pleuraempyeme können gezielt unter »Real-time-Kontrolle« punktiert oder drainiert werden. Raumforderungen der Thoraxweichteile oder des Thoraxskeletts sind ebenfalls sonographisch kontrolliert zu punktieren. Schwierig kann die Erkennung des Nadelreflexes bei lufthaltigen Strukturen sein. Hier kann die »Real-time-Kontrolle« durch subtile Bewegungen der Nadelspitze unter simultaner Sonographie sinnvoll sein (◘ Abb. 8.8; Blank 1994).

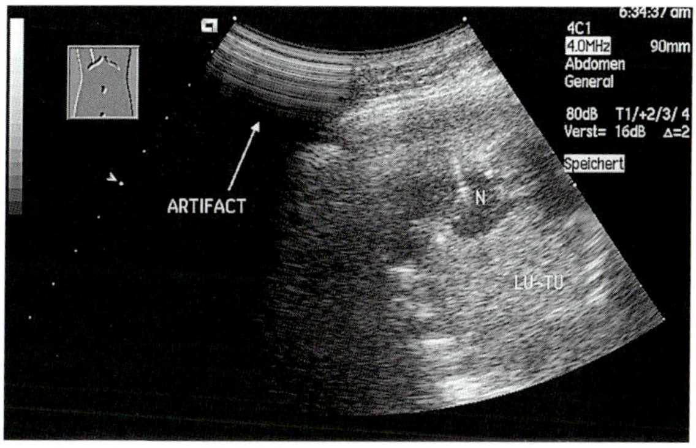

◘ **Abb. 8.10.** »Ring-down-Artefakt« (Ankopplungsartefakt). Patient mit peripherem Bronchialkarzinom rechts ventral. Zum einen ist das Ankopplungsartefakt *(Pfeil)* durch ungenügenden Transducerkontakt zur Thoraxwand bedingt. Bei gleichzeitig durchgeführter Feinnadelpunktion zur histologischen Sicherung der Diagnose ist das Nadelartefakt *(N)* im Tumor darstellbar

»Ring-down-Artefakt«: ungenügende Ankopplung der Schallsonde

Bei ungünstiger geometrischer Schallkopfkonfiguration im Verhältnis zur untersuchten Region (z. B. Linearsonde an kurviger Thoraxwand) ist dieses Artefakt leicht an den charakteristischen Wiederholungsechos (entstehend zwischen Schallkristall und Transducermembran) zu erkennen (◘ Abb. 8.10).

8.4 Farbdopplerartefakte und -Pitfalls am Thorax

Grundlagen und -einstellungen der verschiedenen Dopplermodalitäten sind nicht Gegenstand der Darstellung dieses Abschnittes, sondern andernorts umfassend erläutert (Wild 1996).

8.4.1 Pulsrepetitionsfrequenz, Gesamtverstärkung, Filter, Hintergrundrauschen

Ungenügende oder fehlerhafte Einstellung der Gesamtverstärkung des Farbdopplers führt entweder zur fehlenden Darstellung tatsächlicher Blutströmung (»Gain zu niedrig«) oder zur »Überstrahlung« durch zahlreiche Farbpixel, die nicht Blutströmung, sondern nur Hintergrundrauschen darstellen (schlechtes Signal-Rausch-Verhältnis). Die Pulsrepetitionsfrequenz (PRF) sollte für kleine Gefäße mit niedriger Strömungsgeschwindigkeit

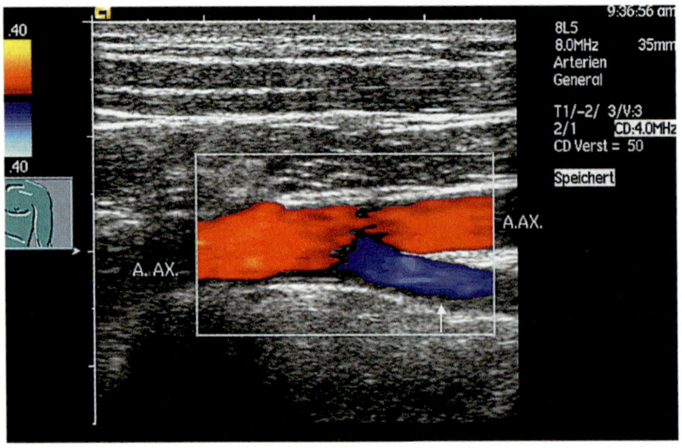

Abb. 8.11. Richtungsartefakt (Farbdoppler). Die A. axillaris (infraklavikulär) mit einem Abgang für die Thoraxmuskulatur/-wand. Die auf die Schallsonde zufließende Blutströmung wird rot kodiert, die von der Sonde wegfließende Blutströmung blau (s. auch Farbskala!). Die abzweigende Arterie *(Pfeil)* ist blau dargestellt, der Farbumschlag von rot nach blau geht über schwarz, hier ist also (bei 90° Dopplerwinkel zu Schallsonde) relativ zur Schallsonde keine Blutströmung detektierbar

niedrig gewählt werden, um nicht Strömungssignale zu »übersehen«. Bei Darstellung der großen arteriellen Gefäße (Mediastinum suprasternal, parasternal) ist die Anpassung durch entsprechende Erhöhung der PRF und ggf. Reduktion der Gesamtverstärkung erforderlich. Dasselbe gilt für den Spektraldoppler. Die Wahl der Wandfilter ist ebenfalls zu kontrollieren, um nicht langsame Strömungssignale oder solche niedriger Intensität »wegzufiltern«.

8.4.2 Richtungsartefakt

Das Richtungsartefakt ist eigentlich kein Artefaktphänomen, sondern Beleg der richtungskodierten Darstellung von Blutströmung in der Farbdopplermodalität (Abb. 8.11). Ein Gefäß mit Blutströmung in wechselnder Richtung in Relation zur Schallsonde (z. B. durch kurvigen Gefäßverlauf) zeigt demnach auch die Farben rot und blau in ein und demselben Gefäß. Erkennbar als tatsächliche Richtungsänderung der Blutströmung wird dies an der Grenze beider Farben, die dann schwarz abgebildet wird (entspricht Nullströmung, s. Farbskala).

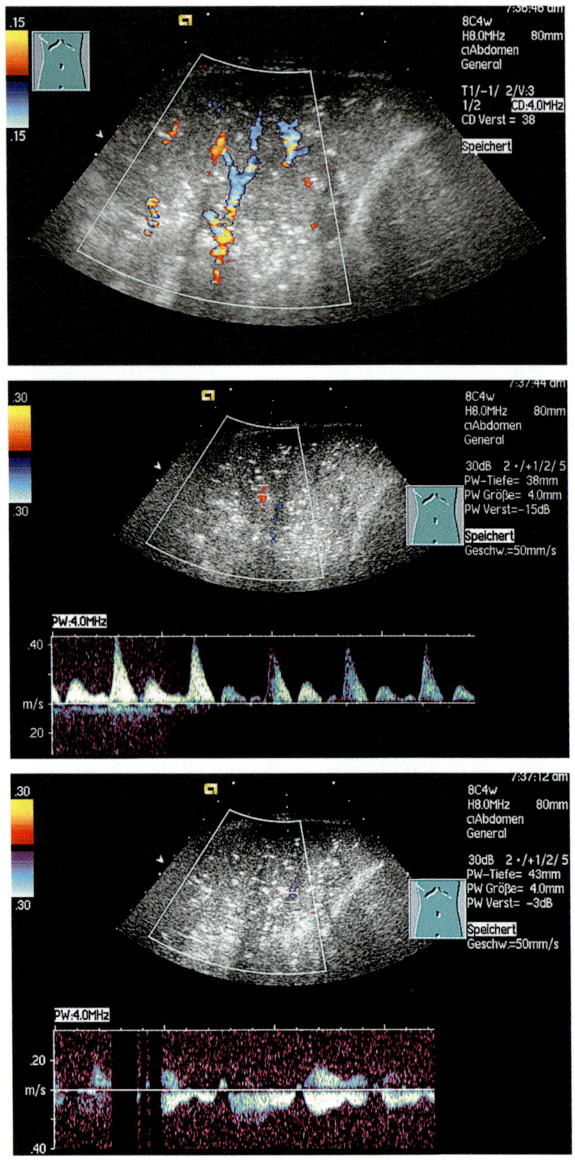

Abb. 8.12. **a** »Aliasing« im Farbdoppler in Lungengefäß bei Pneumonie. Aufgrund der Farbe alleine kann bei niedriger Pulsrepetitionsfrequenz des Farbdopplers (»Farbskala«, hier 15 cm/s) die Strömungsrichtung nicht eindeutig qualifiziert werden. Der Farbumschlag im Gefäß wird über die helleren Farben erreicht, also beträgt die mittlere Geschwindigkeit in diesem Gefäß mehr als 15 cm/s. **b** Pulmonalgefäß arteriell. Erst nach Erhöhung der PRF auf 30 cm/s kann eine eindeutige Differenzierung der pulmonalen Gefäße vorgenommen werden. Im Farbdoppler zeigt sich bei roter Farbkodierung eine zuführende Arterie, im Spektraldoppler das entsprechende Dopplerfrequenzspektrum mit angedeutet 4-phasischer Strömung. **c** Pulmonalgefäß venös. Die blaue Farbkodierung zeigt die nach zentral gerichtete Blutströmung, der Spektraldoppler das venöse Strömungssignal

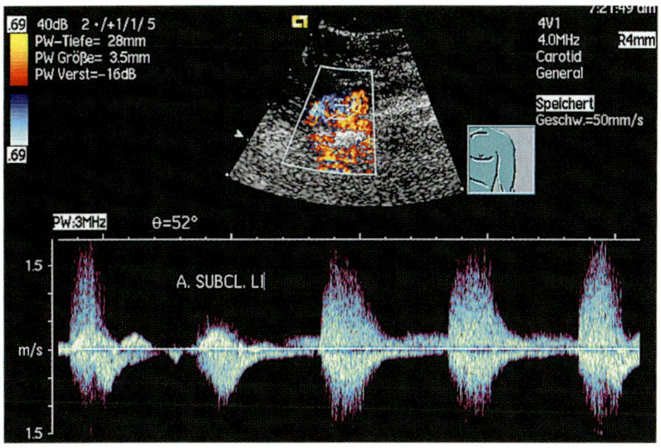

Abb. 8.13. A.-subclavia-Stenose. Trotz hoher PRF (maximal 69 cm/s) zeigt sich eine deutlich höhere Strömungsgeschwindigkeit intravasal, erkennbar an der bunten Farbpixeln im Gefäß. Zusätzlich ist das Gefäß selbst schlecht abgrenzbar, die Farbpixel sind auch außerhalb darstellbar. Dies wird auch als Vibrationsartefakt bezeichnet und entsteht durch Gewebsvibration aufgrund der Stenose und mitgeteilte Pulsationen, die nicht zuverlässig räumlich vom Gefäß selbst getrennt werden können. Der Spektraldoppler zeigt Strömungsmaxima von ca. 1,5 cm/s und retrograde Strömungsanteile (unterhalb der Nulllinie) sowie eine pathologische, nicht triphasische Strömung in dieser Extremitätenarterie

8.4.3 »Aliasing«

Im Gegensatz zum Richtungsartefakt ist das »Aliasing« durch einen »Farbumschlag« über die hellen Farbzonen charakterisiert. Durch höhere Strömungsgeschwindigkeiten als die gewählte PRF kann dieses Phänomen am bunten Farbmosaik in der Übergangszone beider Farben erkannt werden (Abb. 8.12a). Im Spektraldoppler erscheinen höherfrequente Anteile am unteren bzw. oberen Rand des Dopplerfrequenzspektrums scheinbar »abgeschnitten«. Am »Aliasing« werden z. B. höhergradige Stenosen und Strömungsstörungen intravasal erkannt (Abb. 8.13). Durch Erhöhung der PRF des Farb- und Spektraldopplers (bis zum Nyquist-Limit) kann das »Aliasing« zumindest reduziert werden, ggf. kann dann eindeutig die Strömungsrichtung erkannt werden (Abb. 8.12b, c).

8.4.4 Bewegungsartefakte

Durch mechanische Bewegung von Gewebe gegenüber der Schallsonde (Atmung, Muskulatur, Herz- und Gefäßpulsation etc.) entsteht eine scheinbare »Frequenzverschiebung«, die im Farbdoppler ebenfalls ein Signal hervorruft. Dies ist vor allem störend in der Beurteilung herz- und gefäßnaher Strukturen aufgrund dauernder Überlagerung und stellt damit eine Grenze der Methode z. B. in der Detektion niedriger Blutströmung in solchen Arealen dar. Verschiedene »Artefaktunterdrückungsmodalitäten« diverser Ultraschallgerätehersteller konnten hier bereits Verbesserung erzielen. Auch bei Stenosen können Gewebebewegungen durch mitgeteilte Bewegung (Vibrationen) im Farbdoppler scheinbare Strömungssignale außerhalb des Gefäßes darstellen (Abb. 8.13).

8.4.5 Ungünstige Winkelbedingungen

Ein Winkel von >60° bis zu 90° kann fehlerhafte Dopplermessungen bzw. fälschlicherweise fehlende Darstellung von Blutströmung verursachen (Farbdoppler und Spektraldoppler). Hier kann die Modalität des Powerdopplers zumindest bezüglich der Gefäßdarstellung auch am Thorax/an der Lunge hilfreich sein (Yang 1996). Hierbei kommt die weitgehend winkelunabhängige, nicht richtungskodierte, sensitivere Erfassung von Blutströmung durch die Darstellung der Amplitude (nicht der Frequenzverschiebung) des rückstreuenden Echos zur Geltung.

Zusammenfassung

Artefakte sind einerseits störende Kunstprodukte, die gerade am Thorax durch die besonderen anatomischen Gegebenheiten die Darstellung und Beurteilung erheblich erschweren. Andererseits wird durch das Fehlen von ansonsten typischen Artefakten an der Lungenoberfläche oder am knöchernen Thorax die Diagnostik bestimmter Erkrankungen erst möglich (subpleurale Lungenläsion, Rippenfraktur), da dann Parenchym- oder Knochenbeurteilung möglich wird. Schließlich dienen Artefakte auch als diagnostisches Kriterium, so z. B. Luft mit Reverberationsechos im Pleuraraum bei Pneumothorax.

Literatur

Blank W (1994) Sonographisch gesteuerte Punktionen und Drainagen. In: Braun B, Günther RW, Schwerk WB (Hrsg) Ultraschalldiagnostik Lehrbuch und Atlas, Bd III/11.1. ecomed, Landsberg, S 20f

Bönhof JA, Bönhof B, Linhart P (1984) Acoustic dispersing lenses cause artifactual discontinuities in B-mode ultrasonograms. J Ultrasound Med 3: 5–7

Bönhof JA, Linhart P (1985) A pseudolesion of the liver caused by rib cartilage in B-mode ultrasonography. J Ultrasound Med 4: 135–137

Dubs-Kunz B (1992) Sonographische Diagnostik von Rippenfrakturen. In: Anderegg A, Despland P, Henner H (Hrsg) Ultraschalldiagnostik 91. Springer, Berlin Heidelberg New York Tokyo, S 286–273

Kremkau FW, Taylor KJW (1986) Artifacts in ultrasound imaging. J Ultrasound Med 5: 227–237

Mathis G (1996) Lungen- und Pleurasonographie, 2. Aufl. Springer, Berlin Heidelberg New York Tokyo, S 110

Reading CC, Charboneau JW, Allison JW, Cooperberg PL (1990) Color and spectral doppler mirror-image artifact of the subclavian artery. Radiology 174: 41–42

Schuler A (1998)Untersuchungstechnik und Artefakte. In: Braun B, Günter RW, Schwerk WB (Hrsg) Ultraschalldiagnostik Lehrbuch und Atlas, Bd I. ecomed, Landsberg, S 1–42

Wild K (1996) Periphere Gefäße. In: Braun B (Hrsg) Ultraschalldiagnostik Lehrbuch und Atlas, ecomed Landsberg, S 10–13

Yang PC (1996) Color doppler ultrasound of pulmonary consolidation. European J Ultrasound 3: 169–178

9 Interventionelle Sonographie am Thorax

W. Blank

Viele Krankheitsbilder im Bereich der Thoraxorgane können mit Anamnese, klinischem Befund und bildgebender Diagnostik ätiologisch eingeordnet werden. Eine aufwändige diagnostische »Kaskade« durch Aneinanderreihung aller verfügbaren Methoden ist jedoch weder ökonomisch vertretbar noch medizinisch sinnvoll. Oft ist zur endgültigen Beurteilung zusätzlich eine biochemische, mikrobiologische, zytologische oder histologische Begutachtung erforderlich. Das hierfür benötigte Material kann durch eine gezielte Punktion gewonnen werden. Therapeutische interventionelle Maßnahmen können bei bestehender Indikation angeschlossen werden. Es sollte immer dasjenige interventionelle Verfahren zum Einsatz kommen, das schnellstmöglich und für den Patienten am wenigsten belastend zur sicheren Diagnose führt (► Übersicht).

Interventionelle Maßnahmen am Thorax: Verschiedene Verfahren

- Perkutaner Zugang
  - Sonographie
  - Röntgen (Durchleuchtung, CT)
- Endoluminaler Zugang
  - Bronchoskopie
  - Endoluminale Sonographie

Operativ (Mediastinoskopie, Thorakoskopie, operative Freilegung)

9.1 Allgemeine Indikationen

Neben der häufigen Ergusspunktion sind sonographisch fassbare Raumforderungen im Bereich der Thoraxwand, der Pleura, der Lunge und des vorderen Mediastinums wichtige Indikationen (Übersicht; Braun 1983; Börner 1986; Weiss u. Weiss 1994; Pedersen et al. 1986). Transthorakal sonographisch nicht erfassbare pathologische Veränderungen können je nach topographischer Lage, Verfügbarkeit und Expertise durch eines der in der Übersicht dargestellten interventionellen Verfahren diagnostisch gesichert werden.

Wegen möglicher Komplikationen muss die Indikation streng gestellt werden. Auch wenn prinzipiell jede sonographisch darstellbare Raumforderung punktiert werden kann, sollte nur punktiert werden, wenn therapeutische Konsequenzen (z. B. Bestrahlung, Chemotherapie) oder wichtige prognostische Informationen zu erwarten sind. Ein peripher gelegener malignomsuspekter Tumor bei operablem Patienten wird in der Regel nicht punktiert, sondern primär reseziert. Die Bestätigung bereits gesicherter oder plausibler Diagnosen ist nicht sinnvoll. Auch wenn die gleiche Information auf einem weniger invasiven Weg zu erzielen ist, sollte nicht punktiert werden (Blank 1994, 2006; Beckh u. Bölcskei 1997).

Intervention am Thorax: Indikationen

- Raumforderung der Thoraxwand (Tumoren, Abszesse, Hämatome, Skelettveränderungen)
- Raumforderungen der Pleura
  - Pleuraerguss und -empyem (kleinste Mengen, gekammerte Ergüsse)
  - Periphere Lungenkonsolidierungen (Lungentumor, Pneumonie und Lungenabszess)
- Zentral gelegene Raumforderung bei Atelektase
- Mediastinalprozesse (vorderes Mediastinum)

9.2 Kontraindikationen

Schwere Blutgerinnungsstörungen (Quickwert <50%, Thrombozyten <60.000) sind eine absolute Kontraindikation. Als relative Kontraindikation gelten das bullöse Lungenemphysem und die pulmonale Hypertonie. Bei erheblicher Einschränkung der Atemfunktion und bei schlechten Blutgaswerten sollte nur punktiert werden, wenn sich der Zustand des Patienten durch die therapeutische Intervention verbessern lässt. Unsichere Punktionswege sind zu vermeiden (Yang et al. 1992; Mathis 1999a).

9.3 Ultraschall- oder computertomographisch gesteuerte Punktion

Die Computertomographie gibt bei vielen Erkrankungen der Lunge und des Mediastinums den besten Überblick, sollte aber bei interventionellen Maßnahmen nur zum Einsatz kommen, wenn sonographisch Punktionsziel und Punktionsweg nicht sicher beurteilt werden können (Blank 1994, 2006; Mathis 1997a).

Die Vorteile der ultraschallgeführten Punktionen sind vielfältig (Übersicht): rasche und bettseitige Verfügbarkeit (Intensivstation, Notfallambulanz), geringe Komplikationsrate, fehlende Strahlenbelastung und geringe Kosten. Im Gegensatz zur computertomographisch geleiteten Punktion kann sonographisch der Punktionsvorgang kontinuierlich beobachtet werden. Die Punktionswege sind in ihrer Richtung frei führbar, die belüftete Lunge kann geschont werden (niedrige Pneumothoraxrate). Die Nervenstränge des Plexus im Bereich der oberen Thoraxapertur können mit hochauflösenden Schallsonden dargestellt und damit Verletzungen bei Punktionen vermieden werden (▫ Abb. 9.1). Gefäße werden mit der Farbdopplersonographie (FDS) erkannt (obere Thoraxapertur, parasternal). Aktive (durchblutete) Tumoranteile können farbdoppersonographisch und neuerdings noch sensitiver durch die Kontrastmittelsonographie erkannt und mit hoher Erfolgsrate gezielt diagnostisch punktiert oder, falls indiziert, therapeutisch abladiert werden. Atelektatische oder pneumonische Anteile von peripheren Lungenkonsolidierungen können mittels Farbdoppler- und Kontrastmittelsonographie (weniger Bewegungsartefakte) von Tumoren abgegrenzt werden (▫ Abb. 9.2; Wang et al. 1995; Yang 1996; Zimmermann 2003).

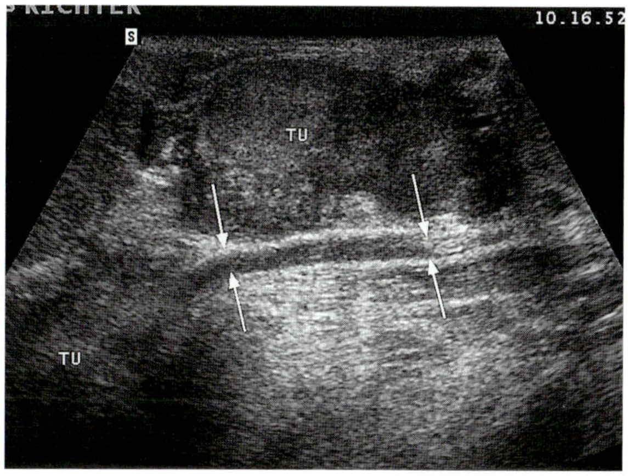

▫ **Abb. 9.1.** Plexus brachialis *(Pfeile)*. Tumorformationen im Bereich der oberen Thoraxapertur

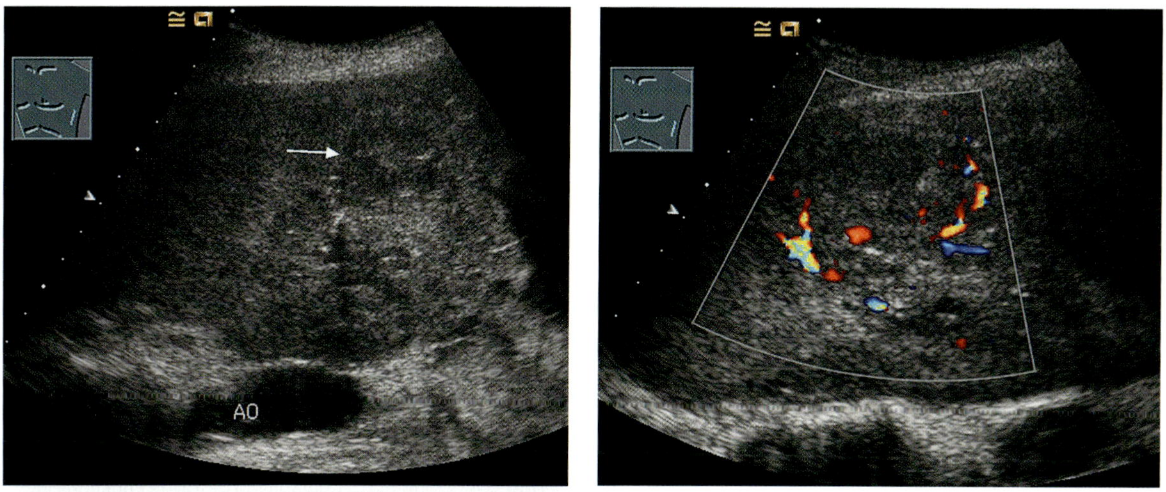

a

b

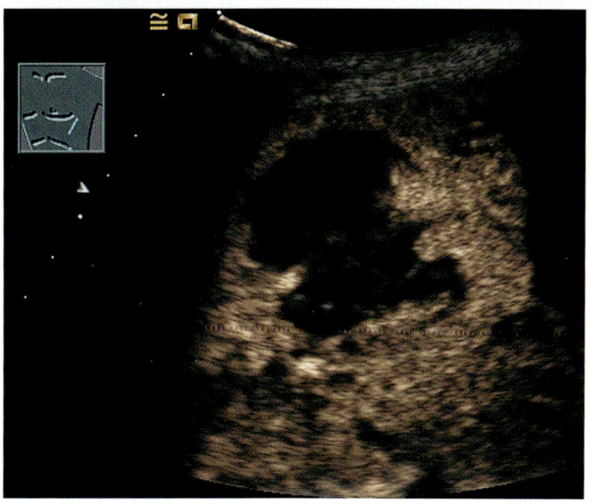

c

▫ **Abb. 9.2a–c.** Tumor in einer Atelektase. CT: Obturationsatelektase, Ursache nicht erkennbar. Bronchoskopie: kein Tumornachweis. **a** Sonographisch im B-Bild ausgedehnte Atelektase mit angedeuteter, fokaler Strukturauffälligkeit *(Pfeil)*. **b** Im Bereich der fokalen Strukturauffälligkeit ist keine »normale« Gefäßarchitektur erkennbar. **c** Hypokontrastierte Raumforderung in der signalverstärkten Sonographie

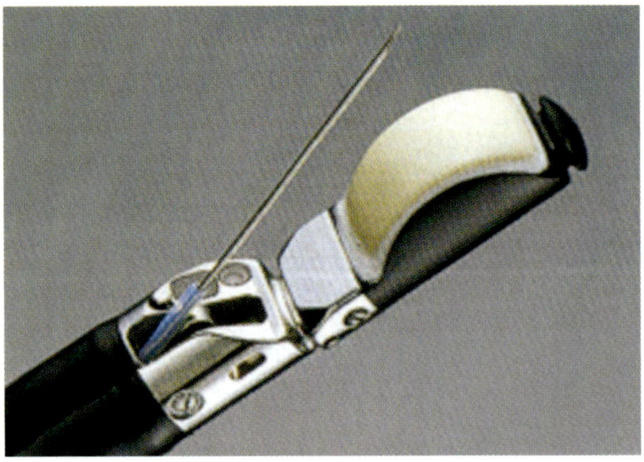

a

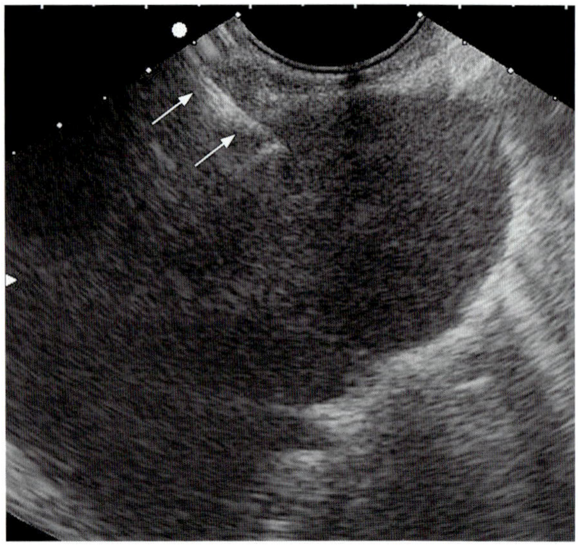

b

Abb. 9.3a,b. Transösophageale Punktion. **a** Longitudinalsonde mit Punktionseinheit (Fa. Hitachi). **b** Paraösophageal gelegene echoarme Tumorformation im hinteren Mediastinum. Die Punktionsnadel ist gut zu erkennen *(Pfeile)*. Zytologie: kleinzelliges Bronchialkarzinom

Vorteile der ultraschallgeführten Punktion

- Das Verfahren ist rasch und bettseitig durchführbar.
- Keine Strahlenbelastung für Patient, Assistenzpersonal und Arzt.
- Die Punktionsrichtung kann frei gewählt werden, die Punktionsnadel kann kontinuierlich beobachtet werden.
- Nerven (Plexus im Bereich der oberen Thoraxapertur), Gefäße (FDS) und die belüftete Lunge werden geschont (geringe Pneumothoraxrate).
- Aktive Tumoranteile (Farbdoppler-, Kontrastmittelsonographie) können mit höherer Erfolgsrate gezielt punktiert werden.
- Lungentumoren können von pneumonischen oder atelektatischen Lungenanteilen mittels Farbdopplersonographie und auch Kontrastmittelsonographie (weniger Bewegungsartefakte) abgegrenzt werden.
- Kostengünstig und häufig ambulant durchführbar.

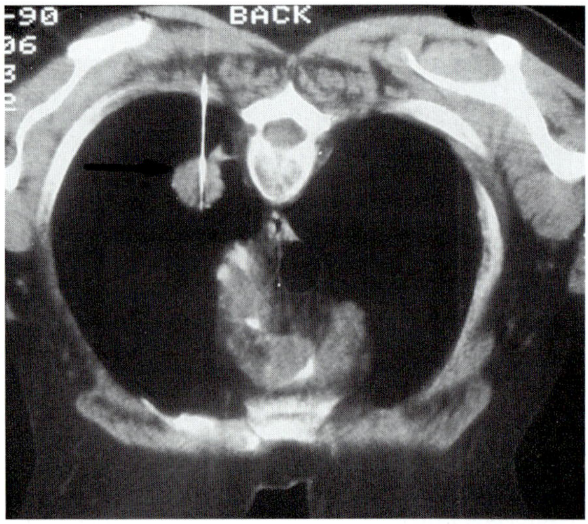

Abb. 9.4. Computertomographisch gestützte Punktion eines sonographisch nicht darstellbaren Lungenrundherdes *(Pfeil)* mit einer Schneidbiopsienadel (Tru-Cut 0,9 mm), die Nadel zeigt sich im Längsschnitt. Histologie: kleinzelliges Bronchialkarzinom

Die ultraschallgeführte perkutane Punktion hat jedoch auch **Grenzen**: Ist die Raumforderung perkutan sonographisch nicht oder schlecht darstellbar oder ist der Punktionsweg nicht sicher, können ggf. andere endoluminale Verfahren (Bronchoskopie, endoluminale Sonographie) herangezogen werden, oder die computergestützte Punktion wird durchgeführt (Abb. 9.3, Abb. 9.4; Klose 1996; Mikloweit et al. 1991).

Prinzipiell sollte immer dasjenige interventionelle Verfahren zum Einsatz kommen, das schnellstmöglichst und für den Patienten am wenigsten belastend zur sicheren Diagnose führt.

»In US you see what you do, **in CT you see what you have done.**« (Heilo 1996)

9.4 Apparative Ausrüstung, Instrumentarium und Punktionstechnik

Bei Thoraxwandläsionen werden hochfrequente Linearschallsonden verwendet. bei Veränderungen des Pleuraraumes und der Lunge sind Sonden mit schmaler Auflage und sektorähnlichem Ultraschallbild vorteilhaft. Für endosonographisch gesteuerte Punktionen stehen spezielle Intraluminalsonden mit Biopsiekanälen zur Verfügung (Kelbel et al. 1996).

Die Punktionsnadel kann auf verschiedene Art gesteuert werden (◘ Abb. 9.5a–d). Eine einfache und dazu preisgünstige Methode ist die sog. freie Punktion: 90% der Interventionen können mittels Freihandtechnik unter sonographischer Sicht durchgeführt werden.

9.4.1 Punktionsnadeln

Feinnadel (Durchmesser <1 mm) werden von Grobnadeln (Durchmesser >1 mm) unterschieden (◘ Abb. 9.6a, b, ◘ Tab. 9.1). Die Komplikationsrate steigt mit der Nadeldicke und der Dauer des Punktionsvorganges.

Die **ideale Punktionsnadel** sollte möglichst dünn sein, steif genug, dass sie die Punktionsrichtung einhält, einen scharfen Schnitt haben, schnell vorwärts geführt werden und ausreichend Untersuchungsmaterial gewinnen können (Weiss u. Düntsch 1996; Westkott 1980).

Feinnadeln

Für die **Aspirationszytologie** sind Feinnadeln mit einem Durchmesser von 0,7–0,9 mm ausreichend. Sie sind mit oder ohne Mandrin erhältlich und haben keine Schneidspitze [kostengünstige, sog. 1er-Punktionskanülen (Sterican-Braun Melsungen, Durchmesser 0,9 mm), Lumbalpunktionsnadeln und Chiba-Nadeln]. Mandrins sind bei oberflächiger Lage der Läsion meist nicht notwendig, aber bei einem längeren Punktionsweg (z. B. durch Lungengewebe) sinnvoll, da die Nadel dann weniger abweicht und keine Gefahr der Abschilferung von Gewebe außerhalb des Punktionsgebietes besteht. Zur zytologischen und zur bakteriologischen Untersuchung reichen Nadeldurchmesser von 0,7–0,9 mm aus. Hat die zu aspirierende Flüssigkeit eine hohe Viskosität (Eiter, Blut), müssen dicklumigere Nadeln (1 bis maximal 2 mm) verwendet werden.

◘ **Tab. 9.1.** Umrechnungstabelle – Nadeldurchmesser

Durchmesser [mm]	Gauge [G]	French [F], Charrière [Charr]
0,7	22	
0,8	21	
0,9	20	
1,0	19	3
1,2	18	
1,35		4
1,4	17	
2,0	14	6
3,0	11	9
4,0	8	12
5,0	6	15

Punktionstechnik. Nach Erreichen des Punktionszieles wird unter Sog, wenn möglich fächerförmig, punktiert, um Gewebsmaterial aus unterschiedlichen Regionen gewinnen zu können (◘ Abb. 9.7). Bei kleinen Tumoren (<2 cm) ist oft nur eine Stichrichtung machbar, dann kann einen leichte Drehbewebung des Nadelschaftes zur Gewebsgewinnung hilfreich sein. Beim Vor- und Zurückbewegen werden Zellen abgeschilfert und in die Kanüle eingesaugt. Beim Zurückziehen darf kein Sog erfolgen, um ein Einsaugen des Materials in die Spritze zu vermeiden und die Verschleppung von Tumorgewebe in den Punktionskanal zu verhindern.

Ein zytologisches Ausstrichpräparat wird angefertigt, dazu wird das gewonnene Material mit kräftigem Druck auf die Objektträgermitte aufgespritzt. Unter sanftem Druck wird mit einem zweiten Objektträger ausgestrichen und je nach Absprache mit dem »Hauspathologen« alkoholfixiert (z. B. Fixierspray Merckofix) oder luftgetrocknet. Eine sofortige mikroskopische Begutachtung des gewonnenen Materials auf ausreichend beurteilbare Zellen ist erforderlich, um Repunktionen, die bei Tumorverdacht in 1/3 der Patienten notwendig sind, in gleicher Sitzung durchführen zu können. Zur bakteriologischen Untersuchung werden Ausstrichpräparate mit Gram-Färbung angefertigt sowie Kulturen angelegt. Bei Verdacht auf Tbc werden spezielle Untersuchungen veranlasst (Kulturen, PCR etc.)

Das gewonnene Material lässt meist nur eine zytologische Untersuchung zu, die zur Unterscheidung maligne/benigne ausreichend ist. Benötigt man eine rasche Diagnose und ist ein Malignitätsnachweis ausreichend, ist eine Zytologie, zumindest im ersten Schritt, vorzuziehen. Neue immunzytologische Techniken mit speziell vorbeschichteten Objektträgern verbessern zwar die Ergebnisse, die Typisierung vieler maligner Veränderun-

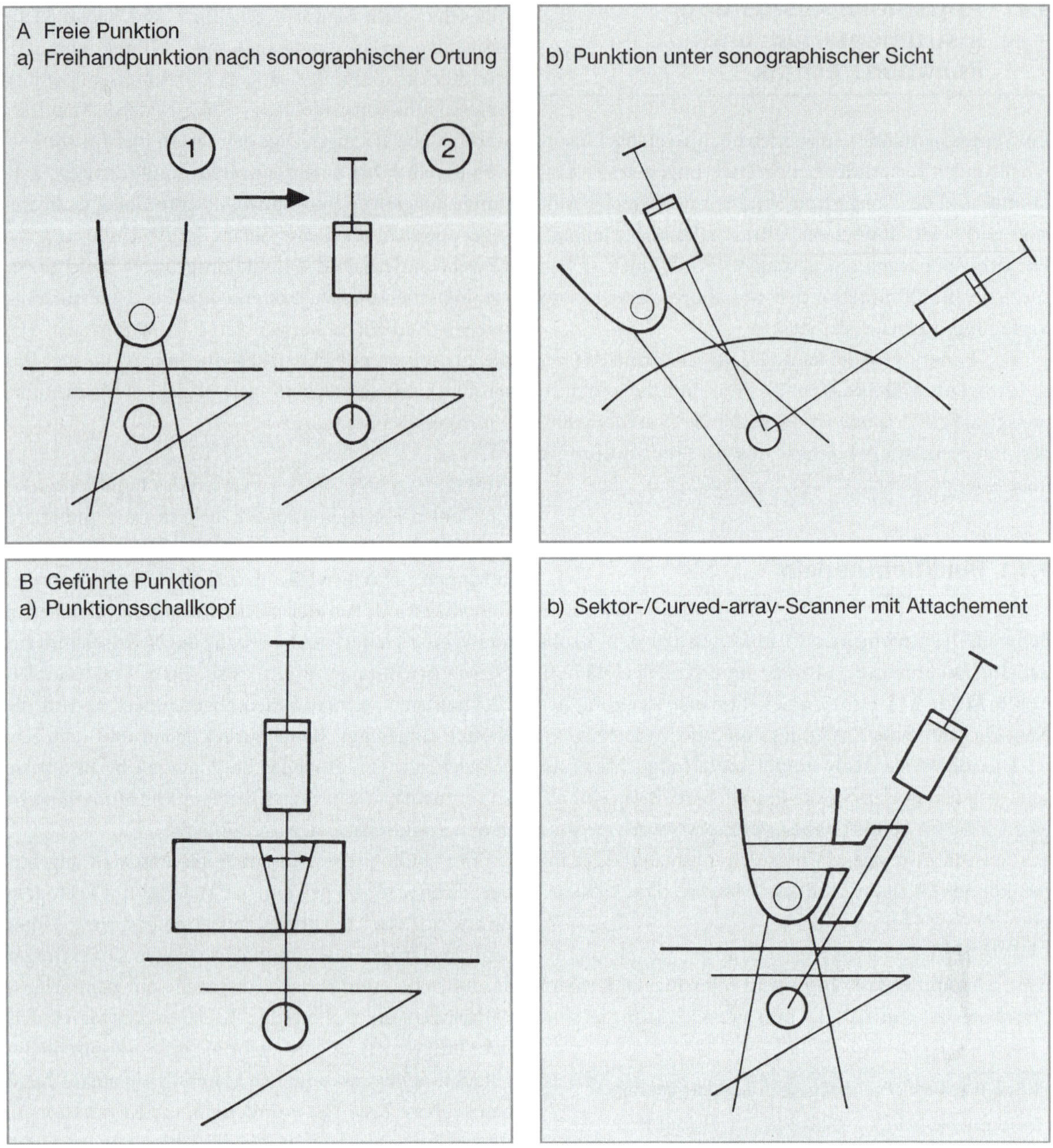

a b c d

Abb. 9.5a–d. Verschiedene Punktionsmethoden. **a**, **b** Freie Punktion: **a** Freihandpunktion nach sonographischer Ortung. Kostengünstig, 2-Schritt-Methode (während der Punktion keine Sichtkontrolle des Zielgebietes), günstig für kleine, oberflächlich gelegene Prozesse. **b** Punktion unter sonographischer Sicht. Kostengünstig, Punktionsweg variabel, damit Punktionen aus mehreren Bezirken möglich, Nadel gut sichtbar, schwierig bei kleinen oberflächlich gelegenen Prozessen. Für therapeutische Eingriffe steriler Handschuh als Überzug. **c**, **d** Geführte Punktion: **c** Punktionsschallkopf. Teuer, Punktionsweg wenig variabel, eingeschränkte Bildgebung im Perforationsbereich, Nadel schlecht sichtbar, Nahfeld gut einsehbar. Selten für Punktionen am Thorax notwendig. **d** Sektor-/Curved-array-Scanner mit Attachment. Relativ billig, Nadel gut sichtbar, Nahfeld jedoch nicht einsehbar, Punktionsweg vorgegeben, Punktionsweg evtl. elektronisch einblendbar. Desinfektion des Attachments notwendig. Einsatz am Thorax nicht sinnvoll

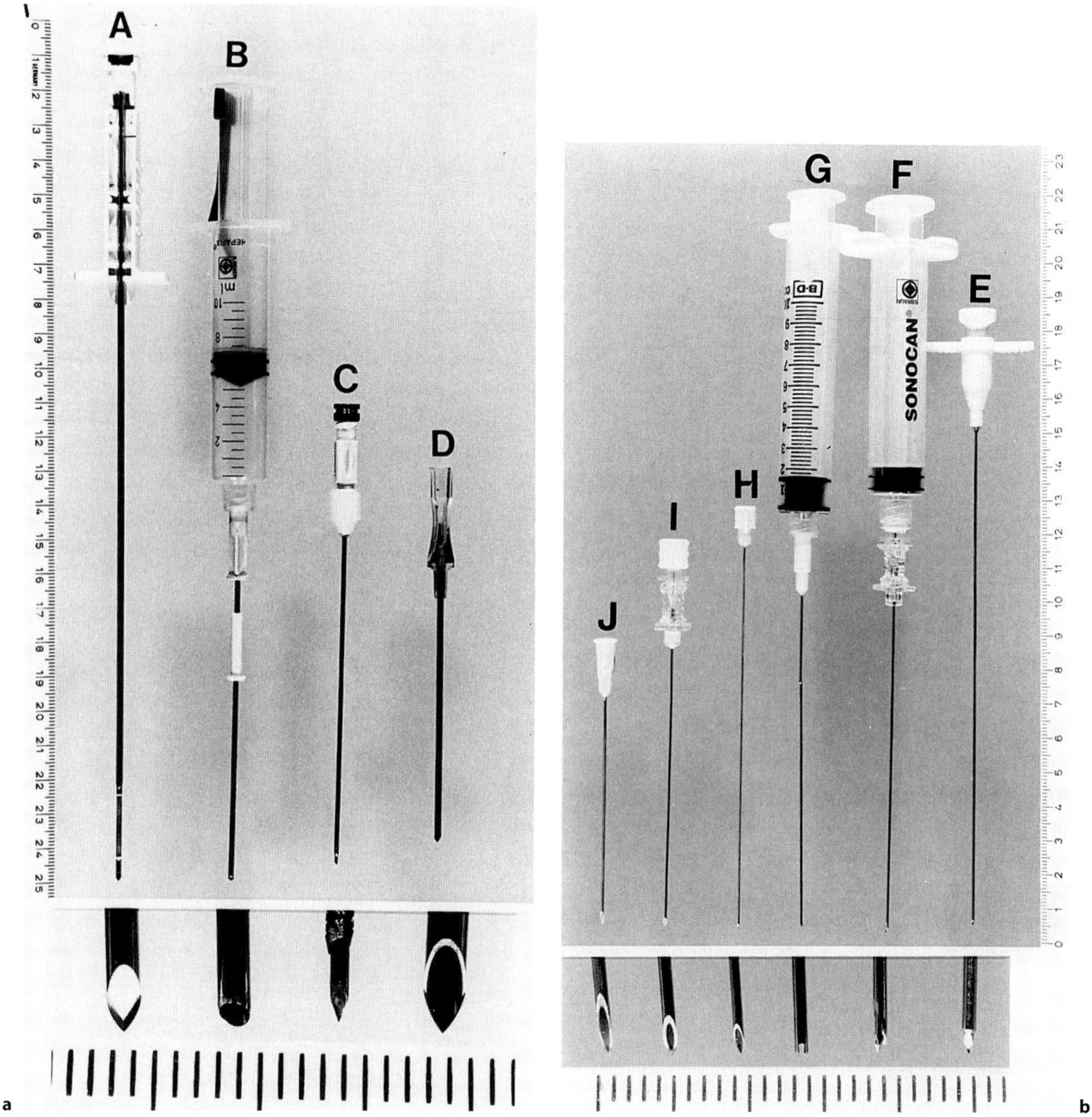

Abb. 9.6a,b. Punktionsnadeln. **a** Grobnadeln. *A* Tru-Cut-Nadel, Durchmesser 1,4–2 mm, *B* Menghini-Nadel, Durchmesser 1,6 mm, *C* Knochenstanznadel (Angiomed), *D* Aspirationsnadel für visköse Flüssigkeiten, Durchmesser 2,0 mm. **b** Feinnadeln. *E* Vaku-Cut-Nadel nach Köhler (Angiomed). Nach Erreichen des Punktionsziels wird durch Zurückziehen des Stiletts um 3/4 ein Unterdruck erzeugt. Durchmesser 0,8–1,2 mm, *F* Sonocan-Biopsienadel (Braun, Melsungen), Durchmesser 0,8–1,4 mm. Länge 100–160 mm. Punktionstechnik entsprechend der Otto-Nadel, jedoch ohne Drehbewegung. *G* Schneidbiopsienadel nach Otto mit Mandrin (Angiomed), Durchmesser 0,8–1,2 mm. Länge 100–200 mm, *H* Chiba-Nadel mit Mandrin, Durchmesser 0,6–0,9 mm. *I* Lumbalpunktionskanüle mit Mandrin, Durchmesser 0,9 mm, *J* Punktions kanüle ohne Mandrin, Durchmesser 0,7 mm

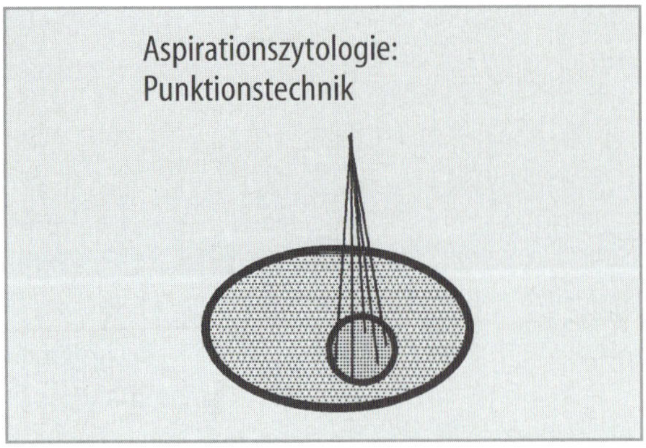

Abb. 9.7. Feinnadelaspirationspunktion. Fächerförmige Punktionstechnik

gen (z. B. Lymphome) gelingt jedoch meist nicht, sodass dazu histologische Gewebsuntersuchungen notwendig sind. Immunhistologische Techniken haben auch die Ergebnisse der Schneidbiopsien deutlich verbessert.

Die Fehlermöglichkeiten der Aspirationszytologie sind vielfältig (▶ Übersicht; Blank 1994).

Schneidbiopsienadeln. Gewebszylinder zur histologischen Beurteilung können mit diesen Nadeln gewonnen werden. Einhandnadeln sind vorteilhaft, da ein Untersucher sonographiert und punktiert. Automatisierte Einhandnadeln (sog. Punktionspistolen) sind am Thorax besonders geeignet, da durch den schnellen Punktionsvorgang ein Ausweichen der Lunge verhindert wird und aus weichem Gewebe gut verwertbare Punktionszylinder gestanzt werden (Abb. 9.8). Die Punktionsergebnisse sind besser, und die Komplikationsrate – besonders die Pneumothoraxrate – ist niedriger. Bei derben Tumoren und auch bei Tumoren des knöchernen Skeletts reicht gelegentlich die Federkraft nicht aus, um in den Tumor einzudringen. Nachteilig sind die Unhandlichkeit und das fehlende Punktionsgefühl (Mathis 1997b).

Fehlermöglichkeiten der Aspirationszytologie
- Mangelnde Punktionstechnik
- Wenig oder nicht auswertbares Material (evtl. Repunktion)
- Blutaspiration
- Falsche Ausstrich- oder Fixationstechnik
- Wenig zytologische Erfahrung

Es gibt in der Zwischenzeit eine Vielzahl teils ebenbürtiger Punktionsnadeln auf dem Markt. Sinnvoll ist es, sich mit 1 oder 2 Nadeln vertraut zu machen. Drei Nadeltechniken können unterschieden werden (▶ Übersicht).

a

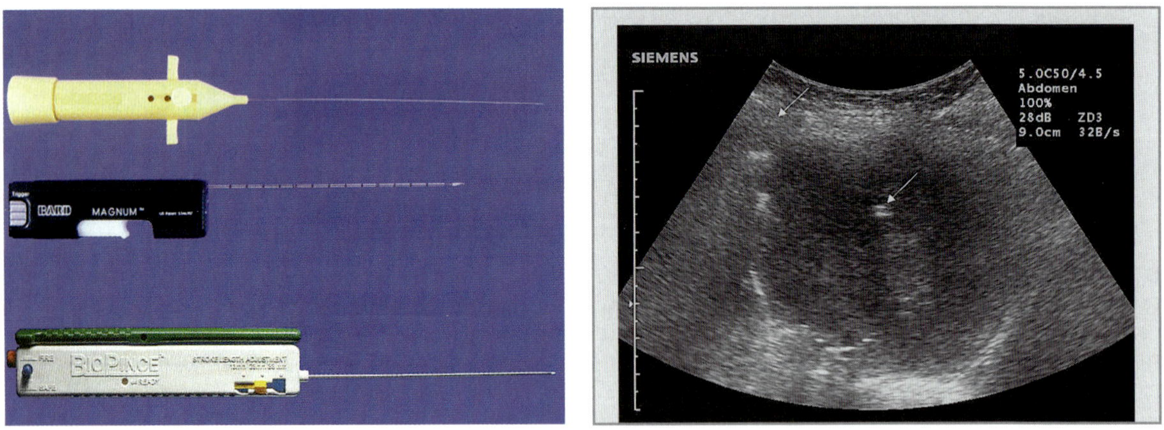

b

Abb. 9.8. **a** Automatisierte Einhandnadeln. Die gewünschte Stichtiefe (sonographisch gemessen) kann eingestellt werden. *A* Auto-Vac-Punktionseinmalset Fa. Bard (ehemals Angiomed). *B* Wiederverwendbare Pistole mit einlegbaren Tru-Cut-Nadeln (Fa. Bard). Die Tru-Cut-Nadel enthält eine Biopsiekammer. Vorteil: Der geschnittene Gewebszylinder kann beim Zurückziehen nicht verloren gehen. Nachteil: kurze und Halbgewebszylinder. *C* Bio-Pince – Biopsiepistole (Fa. Pflugbeil-Amedic). Der Vollgewebszylinder wird durch einen speziellen Haltedraht innerhalb der Nadel gesichert. **b** Nadeln mit Nadelquerschnitt und Gewebszylinder: *A* Sure-Cut-Nadel, *B* Tru-Cut-Nadel, *C* Bio-Pince-Nadel

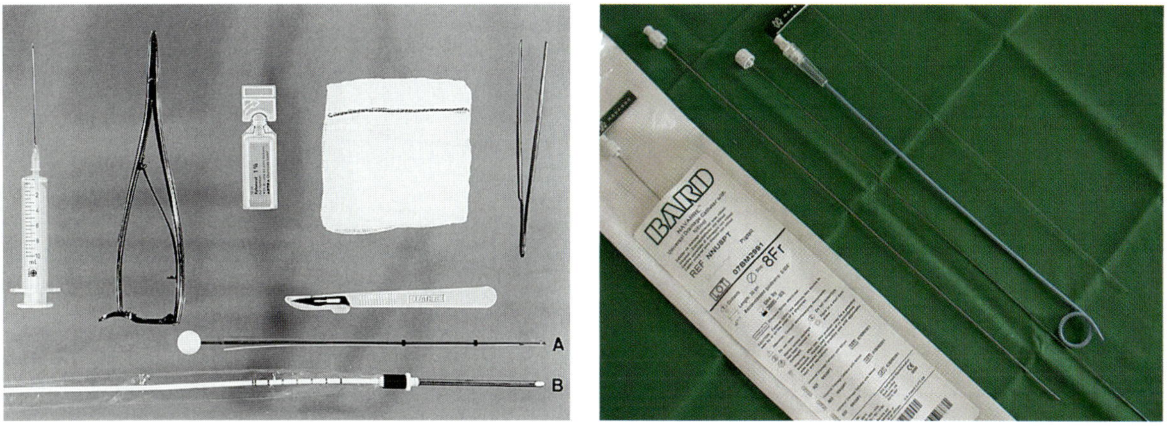

a b

◘ **Abb. 9.9.** **a** Pleuradrainageset (Trokar-Technik). **a** *A* Dünnlumiger (12 French) Pneumocath-Katheter (Intra). *B* Trokar-Katheter (Argyle). **b** Navarre-Universal-Drainagekatheter (Fa. Bard – Angiomed, 8–12 Fr). Dieser Katheter hat viele Vorteile: Eine Direktpunktion erfordert nur eine kleine Stichinzision, das Einführen ist ohne vorherige Dilatation leicht möglich, er ist knickstabil, das Lumen okkludiert selten und ein Pig-Tail verhindert eine Dislokation. (*TU* Pleuramesotheliom)

Nadeltechniken

Sure-Cut-Prinzip
Der Schneidvorgang erfolgt durch eine schnelle Vorwärtsbewegung der Nadel. Beim Zurückziehen wird der Gewebszylinder durch Unterdruck in der Nadel gehalten. Versagt der Unterdruck, kann der Gewebszylinder verloren gehen (◘ Abb. 9.8b, A).

True-Cut-Prinzip
Die True-Cut-Nadel enthält eine Biopsiekammer, die den Schneidzylinder sichert. Nachteilig sind die im Verhältnis zum Nadeldurchmesser dünneren und auch nur halbzylindrischen Volumina des Gewebspartikels (◘ Abb. 9.8b, B).

Bio-Pince-Prinzip
Wie beim Sure-Cut-Prinzip werden Vollzylinder geschnitten mit entsprechend großen Gewebsvolumina (Nadeldurchmesser 1,2 mm) und besseren histologischen Ergebnissen. Die Nadel vereint den Vorteil der beiden oben genannten Prinzipien. Ein spezieller »Haltedraht«, der nach dem Punktionsvorgang innerhalb der Nadel ausgefahren wird, sichert den Gewebszylinder. Eine Tumorverschleppung ist mit dieser Nadeltechnik höchst unwahrscheinlich (◘ Abb. 9.8, C).

Grobnadeln

Grobnadeln (1,2–2 mm) sind meist nur noch zur Aspiration hochvisköser Flüssigkeit notwendig. Zur histologischen Differenzierung benigner Thoraxwandprozessen, von Pleuraerkrankungen oder auch interstitieller Lungenveränderungen können auch z. B großvolumige True-Cut-Nadeln notwendig sein (◘ Abb. 9.6b; Gleeson et al. 1990; Ikezoe et al. 1990).

9.4.2 Drainagekatheter

Der Durchmesser des gewählten Katheters richtet sich nach der Viskosität der liquiden Formation. Prinzipiell kann in Trokar- oder Seldinger-Technik drainiert werden. Am Thorax wird meist in **Trokartechnik** vorgegangen (◘ Abb. 9.9, ◘ Abb. 9.10). Beiden Drainagetechniken geht eine diagnostische Punktion voraus.

9.4.3 Überprüfung der Lage der Nadel und des Katheters

Die korrekte **Nadelplatzierung** ist nicht nur sonographisch erkennbar, das »Punktionsgefühl« ändert sich auch meist bei Erreichen des Punktionsziels – je nach Befund ist eine Resistenz spürbar. Ein hartes Punktionsgefühl spricht eher für ein Malignom. Das fehlende

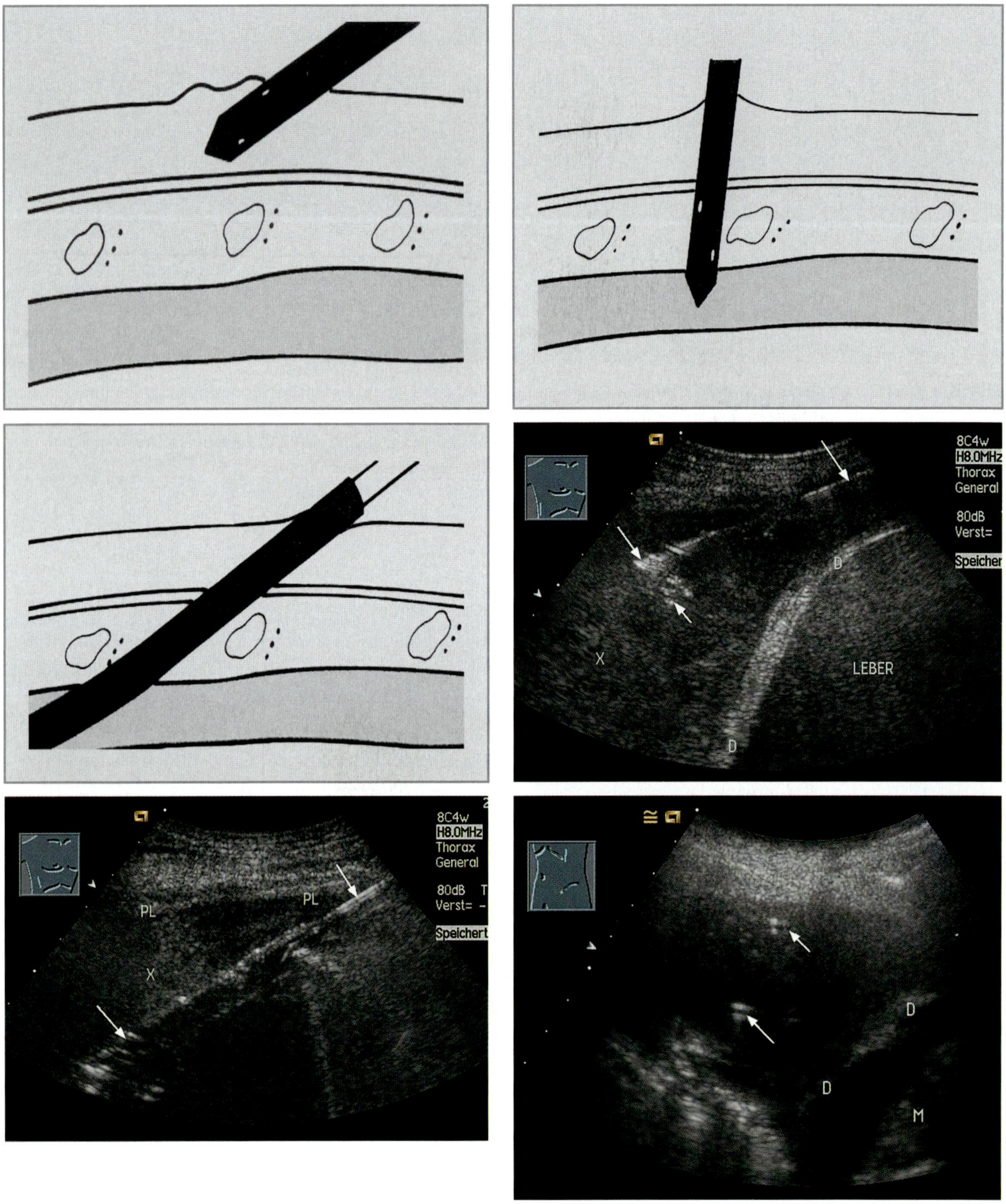

Abb. 9.10. **a–c** Pleuraempyem. **d** Bei der diagnostischen Punktion wird die Punktionsnadel *(große Pfeile)* von kaudal nach kranial am Rippenoberrand eingeführt. Nach Flüssigkeitsinstillation zeigt sich an der Nadelspitze eine echogene Wolke (*X* Empyem). Pleuradrainage. Schematische Darstellung der Technik. **e** Der Trokar ist beim Einführen als gerader echogener Reflex, teils mit Schallschatten abgrenzbar *(Pfeile*; *X* Empyem, *PL* Pleura parietalis). **f** Nach Entfernen des Trokars ist die weiche Drainage (Doppelreflex) wegen ihres geschlängelten Verlaufes sonographisch schwieriger erkennbar *(Pfeile*; *R* Rippen)

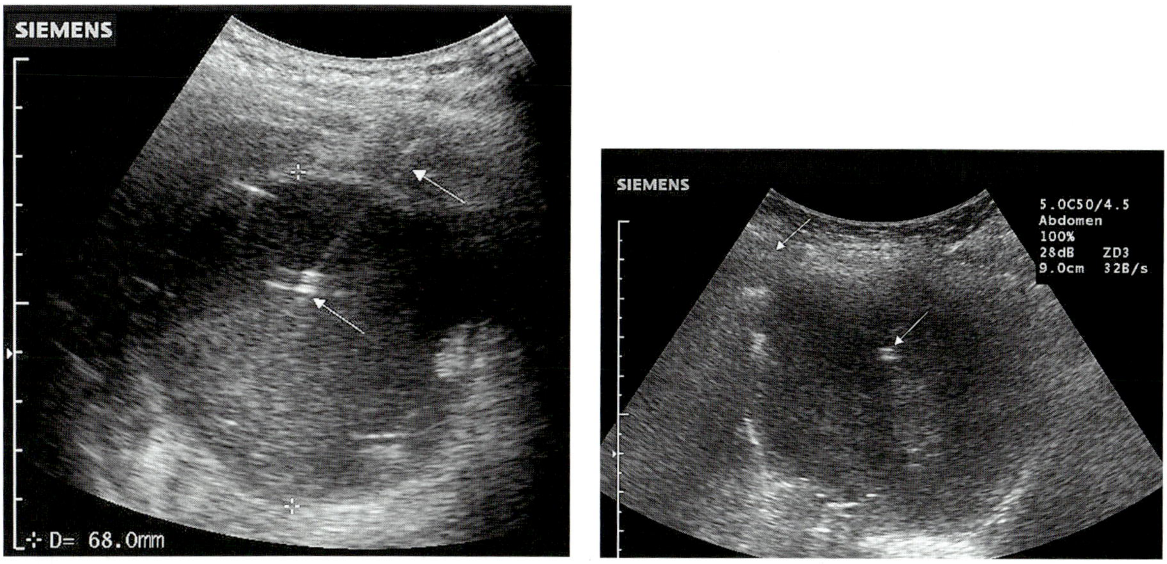

a b

Abb. 9.11. a Der Nadelschaft lässt sich bei größerem Winkel (45–90°) als echogener geradliniger Reflex darstellen *(Pfeile)*. Die Nadelspitze zeigt sich nur bei korrekter Führung der Nadel in der Schallebene als echogener Doppelreflex *(zweiter Pfeil, schallkopffern)*. Abgekapseltes Pleuraempyem *(Kreuze)*. **b** Echogener Doppelreflex der Nadelspitze: Doppelreflex *schallkopfferner Pfeil*. Die Punktion war wie oft am Thorax nicht genau in der Schallebene möglich. Der Nadelschaft war nur angedeutet bei Wackelbewegungen *(schallkopfnaher Pfeil)* zu erkennen

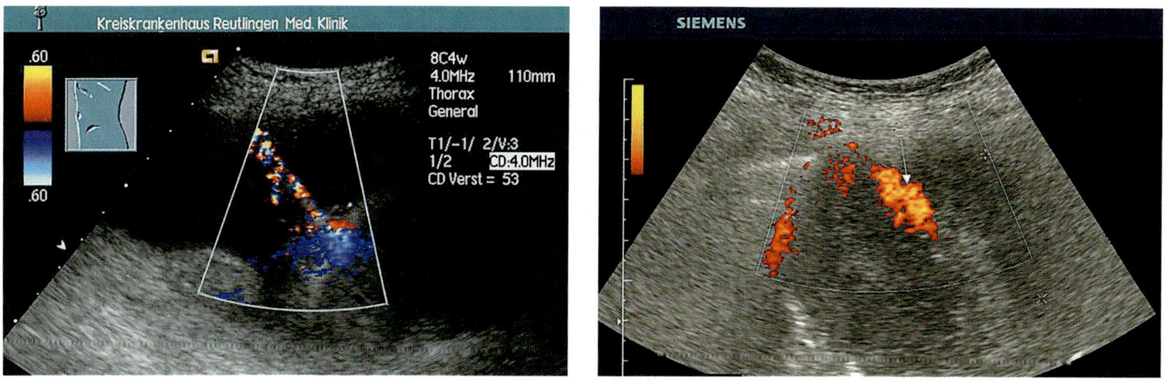

a b

Abb. 9.12. a Farbdopplersonographisch lassen sich Flüssigkeitsbewegungen in der Nadel detektieren. Der Flüssigkeitsaustritt an der Nadelspitze ist als Farbwolke erkennbar. **b** Gewebsverschiebungen im Bereich der Nadelspitze (leichtes Bewegen der Nadel oder durch Sog) lassen sich auch farbdopplersonographisch (Powerdoppler) erkennen *(Pfeil)*. Peripheres Bronchialkarzinom *(Kreuze)*

Punktionsgefühl beim Schneiden des Zylinders ist einer der wenigen Nachteile der »Punktionspistolen«. Die optische Darstellung der Nadel ist abhängig vom Winkel zwischen Nadel und Ultraschallstrahl. Idealerweise ist bei in Schallkopfebene geführter Nadel der Nadelschaft als echogener Doppelreflex zu erkennen. Oft kann jedoch insbesondere bei tief gelegenen Prozessen nur die Nadelspitze als heller Doppelreflex erkannt werden (Abb. 9.11a, b). Zwischen Darstellbarkeit der Nadel (besser bei größerem Winkel) und der Zielgenauigkeit (günstiger bei kleinerem Winkel) muss ein Kompromiss gefunden werden. Die Wahlmöglichkeiten der Zugangswege sind am Thorax oft durch die Anatomie eingeschränkt. In Gewebebereichen mit hoher Echodichte kann die Ortung der Nadel problematisch sein. Hilfreich ist hier ein Vor- und Zurückbewegen der Nadel bzw. des Mandrin evtl. auch ein kurzfristiger Sog. Farbdopplersonographisch kann die Nadel als Farbstrich dargestellt werden (Abb. 9.12). Bei Schusspistolen lässt sich der Stichkanal (Luft) noch mehrere Sekunden nach der

Punktion nachweisen. Ein **Drainagekatheter** ist als echogene Doppelkontur allerdings meist nicht im gesamten Verlauf darstellbar. Farbdopplersonographisch lässt sich bei Flüssigkeitsinstillation der Katheterverlauf durch die Farbkodierung sehr gut erkennen (Wang 1995).

Das Zusammenspiel von Schallkopf und Nadelspitze gelingt am besten bei der »Eine-Person-eine-Hand-Punktion«. Die räumliche Erfassung ist besser, und notwendige Korrekturen der Nadelspitze können rascher erfolgen.

Für den ungeübten Untersucher empfiehlt sich ein Training am Modell, z. B. an einem mit Oliven gespickten Steak oder im Wasserbad (Mathis 1999a).

9.4.4 Punktionsvorbereitung und Durchführung

Die meisten diagnostischen Punktionen und Drainagen (z. B. von Pleuraergüssen) können ambulant durchgeführt werden. Grundsätzlich sind interventionelle Maßnahmen in jedem Raum durchführbar (Notfallambulanzen, Normalstation, Intensivstation), vorausgesetzt eine tägliche Wischdesinfektion erfolgt (Sonnenberg et al. 1998). Transportable Ultraschallgeräte können vorteilhaft sein.

Eine spezielle Punktionsausrüstung sollte vorrätig sein: Spritzen, Kanülen, Punktionsnadeln, Drainagesets, Handschuhe, Desinfektionsspray, Lokalanästhesie, steriles Abdeckmaterial und Behältnisse zur Weiterverarbeitung (mikrobiologische, chemische, zytologische und histologische Untersuchung) des punktierten Materials.

Ein Gerinnungsstatus sollte vorliegen (Ausnahme Thoraxwandprozesse). Thrombozytenaggregationshemmer werden bei Wahleingriffen wenn möglich 4–5 Tage vor dem Eingriff abgesetzt (bei Koronarstents Rücksprache mit Kardiologen). Bei Notfalleingriffen muss das Risiko individuell eingeschätzt werden.

Wie bei jedem Eingriff muss der Patient über Ablauf und Risiken des Verfahrens aufgeklärt werden. Der sonographische Thoraxstatus wird erhoben. Unter Einbeziehung anderer bildgebender Verfahren (Thoraxübersichtsaufnahme, Computertomographie werden das **P**unktionsziel, der **P**unktionsort, die **P**unktionsrichtung und der **P**unktionsweg genau bestimmt (die **4 Ps**).

Interventionen am Thorax – Vorbereitung und Durchführung

Vorbereitung

- Sichtung der Vorbefunde (Bronchoskopie, Röntgenthorax, CT)
- Sonographischer Thoraxstatus
- Überprüfung der Punktionsindikation
- Ist eine sonographisch gesteuerte Intervention technisch möglich?
- Bestehen Kontraindikationen zu einer Intervention?
- Ist der Patient antibiotisch abgedeckt (bei Verdacht auf Abszess)
- Aufklärung und schriftliches Einverständnis des Patienten
- Zytologie oder Histologie?
- Auswahl des Punktionsmaterials (Nadel, Drainage)

Durchführung

  - Lagerung des Patienten (Sitzen, Rücken-, Seiten- oder Bauchlage)
  - Darstellung des Punktionsziels
  - Festlegung des Punktionsorts, des Punktionswegs und der Punktionsrichtung
  - Desinfektion und Lokalanästhesie, falls erwünscht
  - Nachsorge
- Bei ambulanten Patienten
  - 3 h Überwachung bei ambulanten Eingriffen
  - Sonographische Kontrolluntersuchung vor der Entlassung (Pneumothorax?, Einblutung?)
  - Vorläufiger Befund für den überweisenden Arzt
  - Abschlussbesprechung (sofortige Wiedervorstellung bei Beschwerden, wer und wann informiert über das Punktionsergebnis)
- Bei stationären Patienten
  - Vorläufiger Befund für den betreuenden Arzt
  - Anweisungen für die Pflegenden (Kontrolluntersuchungen, Sog bei Drainagen u. a.)
  - Kontrollsonographie nach 3 h (Pneumothorax?, Einblutung?)
  - Kontrolluntersuchungen nach therapeutischen Punktionen und Drainagen
  - Eventuell Repunktionen bei unklarem Punktionsergebnis

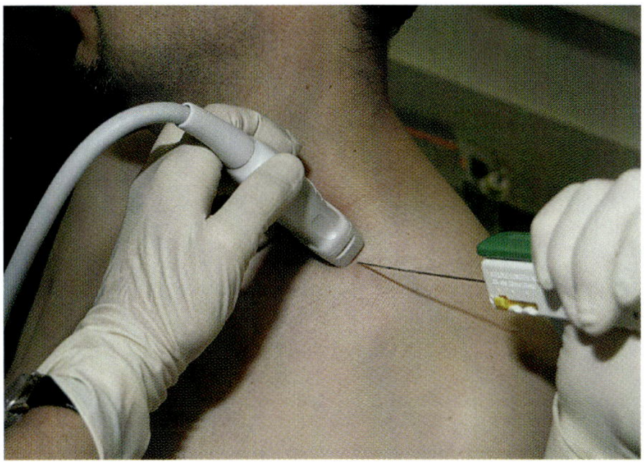

a

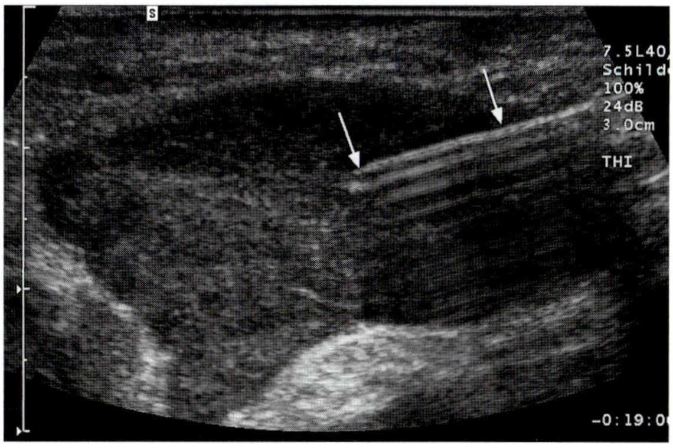

b

Abb. 9.13. **a** Klassische Punktionstechnik obere Thoraxapertur. **b** Klassische Punktionstechnik. Thoraxwandmetastase (*Kreuze*). Der Nadelschaft (*Pfeile*) ist bei diesem günstigen Winkel sehr gut abgrenzbar

Das unsterile Sonographiegel wird entfernt. Bei diagnostischen Punktionen sind sterile Handschuhe, lokales Desinfektionsspray und evtl. steriles Kathetergel ausreichend. Der Patient wird so gelagert, dass der Herd optimal zugänglich ist: Sitzen, Rücken-, Seiten- oder Bauchlage. Eine Lokalanästhesie ist nur bei Mehrfachpunktionen oder dicklumigen Nadeln notwendig, wird aber von vielen Patienten gewünscht. Während des Punktionsvorganges muss der Patient kurz den Atem anhalten.

Sonographisch gesteuerte Interventionen – Voraussetzungen für gute Ergebnisse

- Sorgfältige Indikationsstellung (klinische Erfahrung)
- Sonographie- und Punktionserfahrung
- Wissen um die Komplikationsmöglichkeiten und die Grenzen des Verfahrens
- Qualität und Verarbeitung des Punktionsmaterials
- Erfahrung des Pathologen (Immunhistologie) und Mikrobiologen
- Interdisziplinäre Zusammenarbeit

9.5 Anwendungsgebiete

9.5.1 Thoraxwandprozesse

Weichteiltumoren sollten möglichst parallel zur Lungenoberfläche punktiert werden. Die Nadel kann dann (günstiger Winkel) in ihrer Länge fast vollständig dargestellt werden, und das Pneumothoraxrisiko wird minimiert (Abb. 9.13). Großkalibrige Nadeln können bei dieser Technik verwendet werden (1,4–2 mm). Damit können auch benigne Läsionen besser differenziert werden (Gleeson et al. 1990; Bradley u. Metreweli 1991; Sistrom 1997).

Postoperative Flüssigkeitsansammlungen werden durch Mehrfachpunktionen oder, falls notwendig, durch Drainagen therapiert.

Pathologische Prozesse im Bereich des Knochenskeletts sind bei noch intakter Kortikalis eine Domäne der computergestützten Punktion. Häufig führen die Erkrankungen zu Defekten der Kortikalis und können dann einschließlich der umgebenden Weichteilreaktion sonographisch gut dargestellt und auch punktiert werden (Abb. 9.14). Die Feinnadelaspirationspunktion ist zur Differenzierung Entzündung/Malignom meist ausreichend und hat eine Erfolgsrate von 88–100%. Besteht der Verdacht auf ein Plasmozytom, dann ist sie einer Schneidbiopsie immer vorzuziehen, da die Diagnose im Ausstrichpräparat besser gelingt. Zur Typisierung eines Malignoms, kann in einzelnen Fällen eine Schneidbiopsie notwendig sein.

Bei Tumoren im Bereich der oberen Thoraxapertur sollten vor einer Punktion das Nervengeflecht (Plexus brachialis) und das Gefäßsystem (FDS) dargestellt werden, um Verletzungen dieser Strukturen zu vermeiden (Vogel 1993; Civardi et al. 1994; Blank 1995, 2006).

9.5.2 Pleuraraum

Thorakozentese

Bei großen Ergussmengen kann sonographisch die Ausdehnung des Ergusses beurteilt und die Punktionsstelle im optimalen Interkostalraum markiert werden. Die

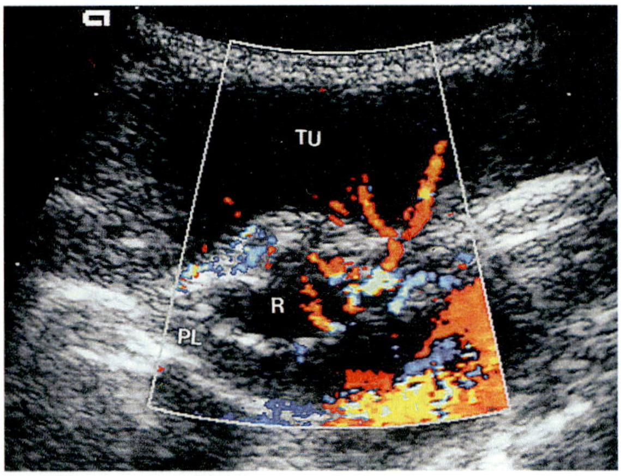

a

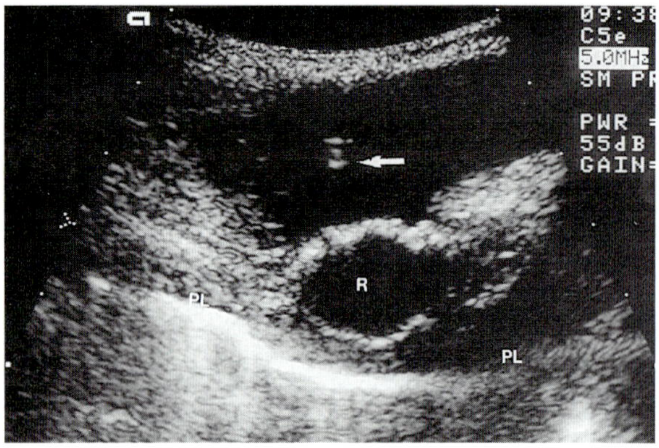

b

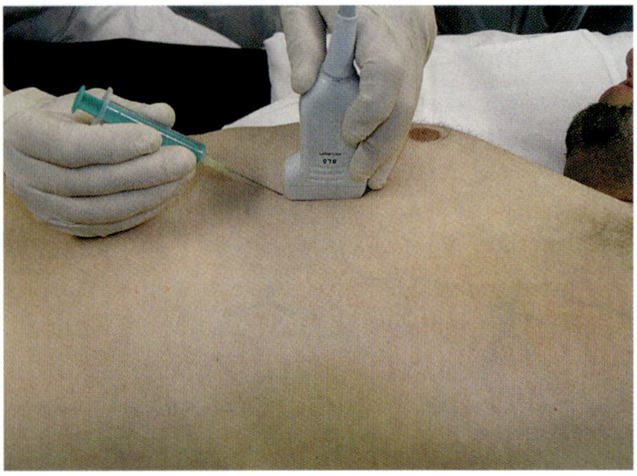

c

▪ **Abb. 9.14.** **a** Destruierte Rippe *(R)*, echofreier »Weichteiltumor« *(TU)*. Farbdopplersonographisch lassen sich Gefäße in der destruierten Rippe und im umgebenden Weichteiltumor darstellen (*PL* Pleura). **b** Feinnadelpunktion des Weichteiltumors. **c** Die Nadelspitze zeigt sich als echogener Doppelreflex *(Pfeil)*. Zytologie: Plasmozytom (*PL* Pleura, *R* destruierte Rippe). **c** Die Punktion erfolgte in klassischer Technik.

Punktion erfolgt anschließend auf der Station (Reuß 1996). Bei komplizierten Ergüssen (klein, gekammert, abgekapselt, ungünstige Lage) ist die Punktion unter permanenter sonographischer Sicht sicherer (▪ Abb. 9.15). Die Pneumothoraxrate wird dadurch deutlich reduziert (unter 1%). Die Erfolgsrate beträgt 97% (O'Moor et al. 1987). Frustrane Punktionen sind durch den Nachweis des »fluid color sign« vermeidbar (▪ Abb. 9.16; Wu et al. 1995). Kunststoffverweilkanülen sind wegen der Verletzungsgefahr der Lunge den Metallkanülen vorzuziehen.

Technik. Nach Lokalanästhesie wird die Kunststoffkanüle mit Mandrin (z. B. Abbocath) am Rippenoberrand (zur Vermeidung von Verletzungen der am Unterrand der Rippen liegenden Gefäßnervenbündel) bis zur Pleura vorgeschoben. Der Pleuraeintritt ist durch eine geringe Widerstandserhöhung spürbar. Der Mandrin wird nun entfernt. Spezielle Pleuradrainagesets erlauben die manuelle Absaugung im geschlossenen System.

Unkomplizierte Pleuraergüsse bei Herzinsuffizienz, Pneumonie und auch kleine Pneumothoraces nach Punktion können mittels Thorakozentese behandelt werden. Maligne Pleuraergüsse, Eiter- und Blutansammlungen sollten wegen der Gefahr der Septierung durch eine Drainage therapiert werden (Blank 1994).

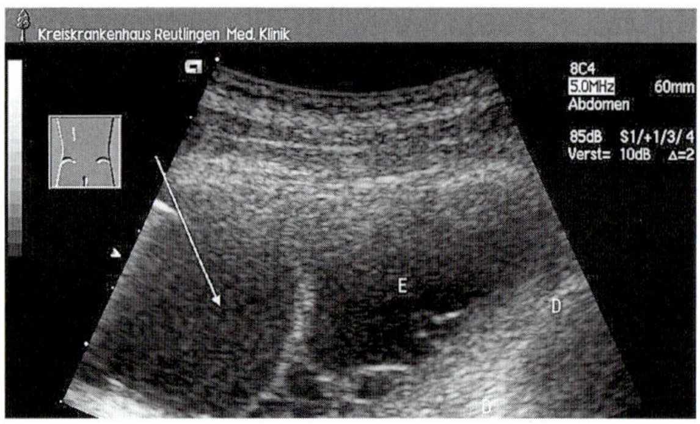

▪ **Abb. 9.15.** Septierter Pleuraerguss. Primär diagnostische Punktion mit Sicherung eines abgekapselten Empyems *(Pfeil)*. Sekundär erfolgte die Pleuradrainage (*D* Diaphragma)

Die Erfolgsrate der Zytologie bei malignen Ergüssen liegt nur bei 50–75% (Gartmann 1988). Die Erregernachweise in tuberkulösen Ergüssen nur bei 20–40% (Vladutiu 1986).

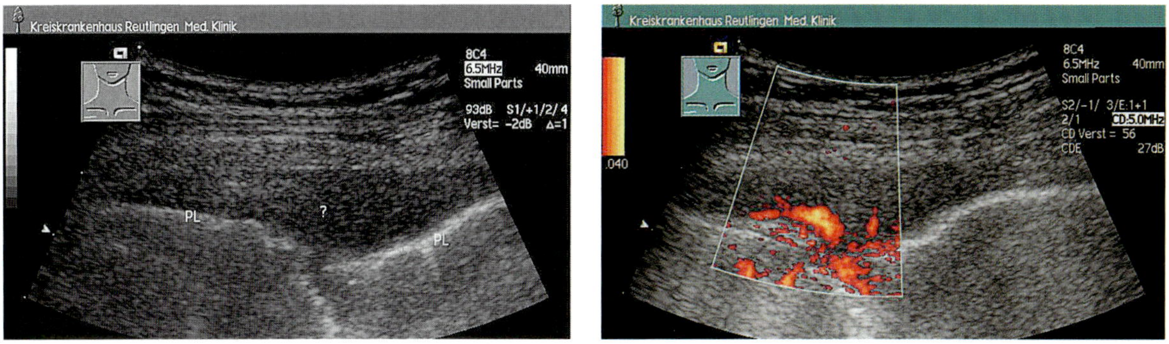

a

b

Abb. 9.16. **a** B-Bild-sonographische Differenzialdiagnose: abgekapselter Erguss oder frische Schwarte (*PL* Pleura viszerale). **b** Im Powerdoppler Nachweis ausgeprägter Vaskularisation mit kaliberstarken Gefäßen. Frische Pleuraschwarte

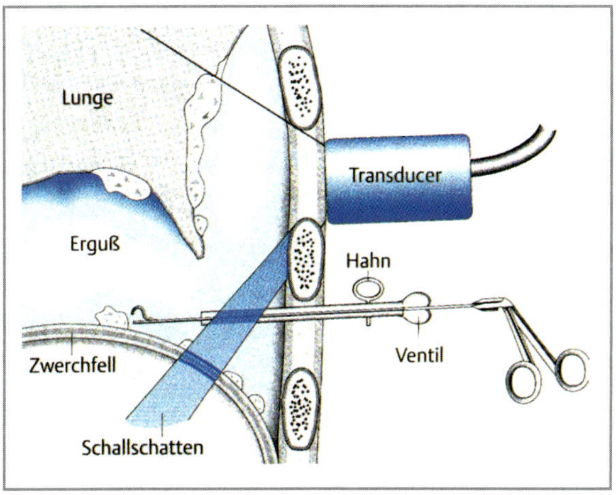

a

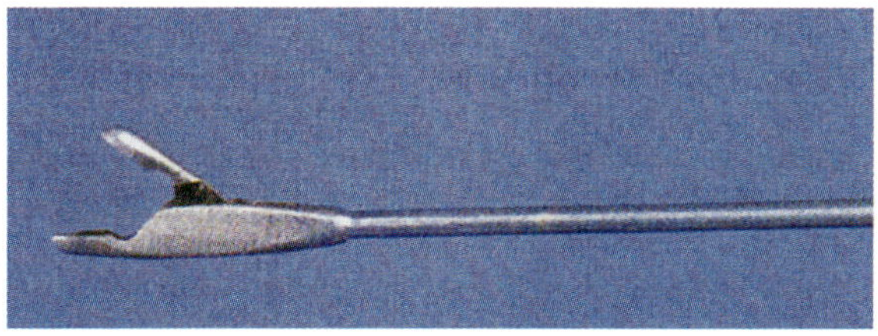

b

Abb. 9.17. **a** Schematische Darstellung der Pleurazangenbiopsie nach Seitz. **b** Pleurabiopsiezange nach Seitz (Storz, Medizintechnik, Tuttlingen)

Pleurabiopsie. Da auch die klassische Pleurablindbiopsie nach Abrams oder Ramell bei malignen Ergüssen lediglich eine Trefferquote von 50% aufweist, wird zunehmend die videoassistierte Thorakoskopie eingesetzt. Die sonographisch geführte Pleurabiopsie (mit einer Abrams-Standardnadel) ist eine mögliche Alternative, allerdings liegen bisher nur geringe Fallzahlen vor (Mueller et al. 1988). Alternativ können automatisierte Einhandnadeln (z. B. Bio-Pince-Nadel) mit Erfolg (Sensitivität 70–80%, Spezifität 100%) verwendet werden (Chang 1991; Heilo 1999)). Neue Zangenbiopsienadeln sind evtl. hilfreich (Abb. 9.17; Seitz et al. 1999). Die Feinnadelaspirationspunktion von Pleuraverdickungen ist wertlos und gefährlich (Blutungsgefahr) und sollte nur bei größeren fokalen Veränderungen eingesetzt werden (Mathis 1999a).

Perkutane Pleuradrainage

Maligne, blutige und entzündliche Pleuraergüsse können bei gegebener Indikation durch eine sonographisch gesteuerte perkutane Pleuradrainage in der Regel schnell, sicher und erfolgreich therapiert werden (Kekse 1999). Nur selten ist bei schwierigem Zugangsweg eine CT-gesteuerte Punktion notwendig. Dünnlumige Katheter (8–14 French, z. B. Pleurocat) sind ausreichend Diese dünnlumigen Katheter werden vom Patienten deutlich besser toleriert als die traditionell von vielen Klinikern noch verwendeten großlumigen Katheter. Sie haben die gleiche Erfolgsrate und sind mit deutlich weniger Komplikationen behaftet (Tatersall 2000). Die Punktion wird meist in Trokartechnik durchgeführt. Der Katheter sollte, wenn möglich, in die tiefste Stelle des Pleuraraumes gelegt werden.

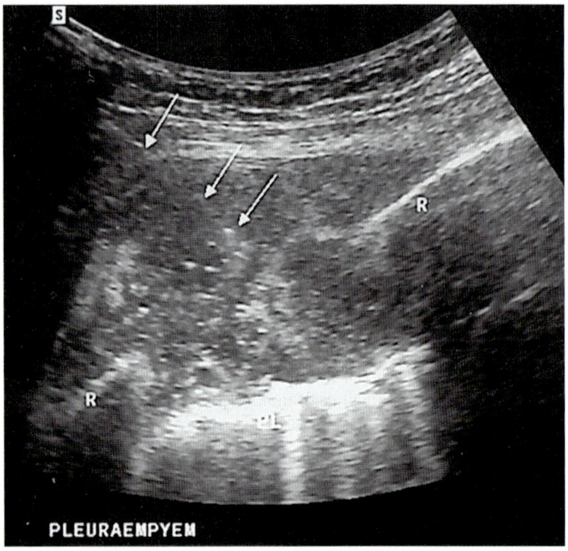

■ **Abb. 9.18.** 80-jähriger Patient. Nach einem Sturz auf die linke Thoraxseite kam es nach Tagen zu einem Fieberanstieg. Röntgenologisch thoraxwandständige Verschattung und Verdacht auf Rippenfraktur. Sonographisch Raumforderung mit Infiltration in die Thoraxwand. In der dynamischen Untersuchung waren geringe Flüssigkeitsbewegungen erkennbar. Die diagnostische Punktion führte erst mit einer Grobnadel (Durchmesser 2 mm) zum Erfolg. Nadelschaft *(Pfeile)*. Hochvisköser Eiter konnte abgesaugt werden. Diagnose: Pleuraempyem. Anschließend Pleuradrainage

Parapneumonische Flüssigkeitsansammlungen sollten bei beginnender Septenbildung und ph-Werten <7,2 frühzeitig mit einer Pleuradrainage versorgt werden. Die Liegezeit der Drainagen beträgt je nach Ausmaß des Entzündungsprozesses 5–10 Tage.

Auch die frühzeitige diagnostische Sicherung des Pleuraempyems ist wichtig, da nur in der akuten Phase (1.–4. Woche) mit einem Erfolg der perkutanen Therapie zu rechnen ist (Erfolgsrate 72–88%; ■ Abb. 9.15; Klose u. Günther 1988; Blank 1994; ■ Abb. 9.10, ■ Abb. 9.18). Der Erfolg einer Drainagetherapie kann bei Septenbildungen durch die Instillation von Urokinase deutlich verbessert werden (Erfolgsrate bis 90%). Dazu werden 50.000–100.000 IU über die Drainage in den Pleuraraum eingebracht und diese für 2–3 h »abgeklemmt« (Sistrom 1997).

9.5.3 Lungenkonsolidierungen

Periphere Lungenprozesse können bei entsprechender topographischer Lage sonographisch dargestellt und punktiert werden, wenn sie an die Pleura visceralis heranreichen oder wenn eine poststenotische Atelektase oder eine Pneumonie ein akustisches Schallfenster bieten.

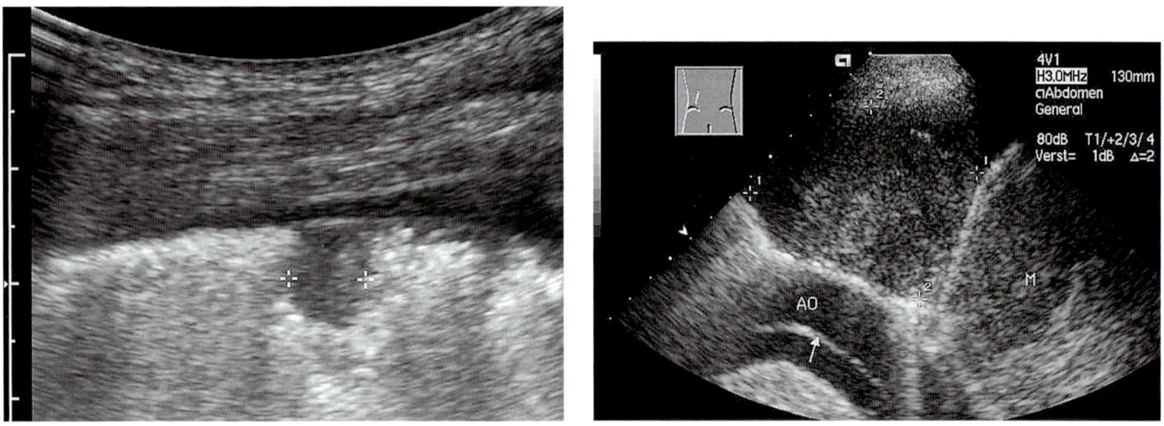

■ **Abb. 9.19.** **a** Mehrere kleine thoraxwandständige periphere Lungentumoren (Durchmesser maximal 18 mm). Zarter Pleuraerguss. Feinnadelaspirationszytologie: kleinzelliges Bronchialkarzinom. **b** Linksdorsobasal gelegene Raumforderung *(Kreuze)*, dem Zwerchfell und auch der Aorta descendens *(AO)* anliegend. Bei dem Patienten war seit 4 Jahren ein disseziierendes Aortenaneurysma bekannt. Dissekationsmembran *(Pfeil)*. Feinnadelschneidbiopsie (Sonocan-Nadel, Durchmesser 0,9 mm). Histologie: Plattenepithelkarzinom

Zum Zeitpunkt der Diagnosestellung sind 2/3 der Lungenkarzinome nicht mehr kurativ operabel. Vor einer palliativen Therapiemaßnahme (Chemo-, Strahlentherapie) sollte die Histologie geklärt werden. In der Diagnostik des peripheren Lungentumors ist die sonographisch gesteuerte Punktion der Bronchoskopie deutlich überlegen. Sie ist wesentlich einfacher und schneller als die röntgenologische oder auch computergesteuerte perkutane Biopsie und ohne Strahlenbelastung (Abb. 9.19a, b; Chandrasekhar et al. 1976; Börner 1986; O' Moore et al. 1987; Hsu et al. 1996; Diacon 2004).

Periphere Tumoren >3 cm sollten mit einer Feinnadelschneidbiopsie (Histologie) geklärt werden. Die Erfolgsrate liegt bei 70–90% (Tab. 9.2; Mathis u. Gehmacher 1999; Schubert 2005). Periphere Tumoren <3 cm sind besser durch eine Feinnadelaspirationspunktion (Zytologie) zu diagnostizieren (Sistrom 1997). Zur Differenzierung benigner Tumoren sind auch Schneidbiopsien nicht immer ausreichend (Trefferquote 70%), thorakoskopisch gewonnene Keilresektionen sind vorzuziehen (Beckh 1997).

Tab. 9.2. Ultraschallgeführte Punktion am Thorax: Treffsicherheit und Pneumothoraxrate

Autor	Jahr	Patienten (n)	Trefferquote [%]	Pneumothorax [%]
Izumi	1982	20	80	0
Schwerk	1982	15	93	0,5
Cinti	1984	12	83	0
Ikezoe	1984	38	79	0
Yang	1985	25	84	8
Pedersen et al.	1986	45	84	2
Pang	1987	54	85	4
Heckemann	1988	42	98	6
Yin	1989	85	98	2,4
Ikezoe et al.	1990	124	90/67	4
Bradley	1991	30	90	0
Mikloweit et al.	1991	45	85	4,4
Targhetta	1992	64	86	3
Schulz	1992	75	91	2,5
Yang et al.	1992	218	95	1,3
Yuan	1992	30	92/83[a]	3
Metz	1993	41	84,6	5
Tikkakoski	1993	200	93	2,5
Chu	1994	116	92/53	?
Czwerwenka	1994	82	83	0
Vogel	1995	110	70	3,6
Hsu et al.	1996	188	94	1,6
Knudsen	1996	128	93	4
Beckh u. Bolcskei	1997	50	92	2
Dallari	1999	45	92/33	?
Mathis	1999	155	92/87[a]	1,9
Diacon	2004	91	85	4
Gesamt		1967		2,6

[a] Maligne/benigne Läsionen.

Spezielle Punktionstechnik. Ein sicherer Punktionsweg unter Umgehung der belüfteten Lunge ist eine wichtige Voraussetzung zur Vermeidung eines Pneumothorax. Größere Tumoren können in klassischer Punktionstechnik punktiert werden. Die Nadel wird in der Ebene der Schallsonde geführt. Die Nadelspitze wird unter kontinuierlicher sonographischen Beobachtung bis zur Pleura parietalis geführt und der Prozess unter Atempause so punktiert, dass die Nadel die belüftete Lunge möglichst nicht erreicht. Dazu wird zuvor die Punktionstiefe ausgemessen und bei Verwendung einer automatisierten Einhandnadel der Nadelvorschub entsprechend eingestellt.

Auch kleine (>1 cm) peripher gelegene Tumoren können bei entsprechender Expertise punktiert werden. Die Punktionstechnik muss der entsprechenden Läsion angepasst werden. Ähnlich der Schilddrüsenpunktion muss oft atypisch punktiert werden (Blank 2006). Die Nadelspitze wird nahezu senkrecht durch die Haut gestochen, parallel und nahe der Mitte einer Schallsonde mit möglichst kleiner Auflagefläche. Durch Kippbewegungen der Schallsonde senkrecht zur Schallsondenebene wird die Nadelspitze in der Thoraxwand detektiert, zur Pleura vorgeführt und unter Sicht in die Raumforderung eingestochen. Die Darstellung der Nadelspitze kann durch ruckartiges Vor- und Rückwärtsbewegen erleichtert werden.

Alternativ wird bei kleinen Prozessen aus dem »Gedächtnis« punktiert, nachdem die beabsichtigte Einstichstelle z. B. mit einem Kugelschreiber markiert wurde (kleiner Ring in die Haut gedrückt). Die Ergebnisse sind bei geübten Untersuchern nicht schlechter.

Hat man eine kleine perforierte Schallsonde zur Verfügung, kann auch damit erfolgreich punktiert werden.

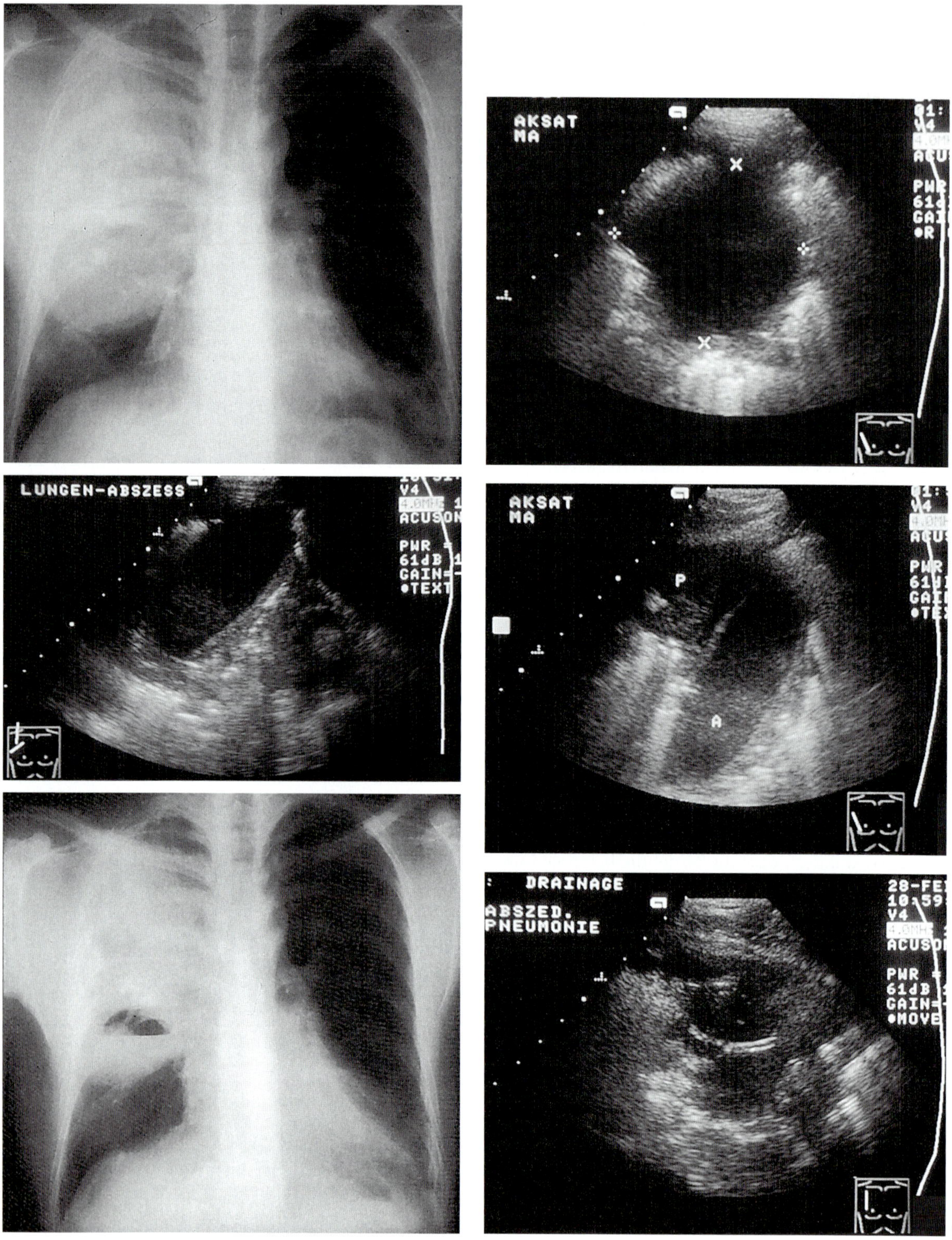

Abb. 9.20a–f. Junger Mann mit ambulant erworbener Pneumonie, die auf antibiotische Standardtherapie nicht anspricht. Er fiebert weiter hoch und verschlechtert sich respiratorisch. **a** Im Thoraxröntgen ausgedehnte Infiltration des rechten Lungenoberlappens. **b** Sonographisch lässt sich eine Abszessbildung gut abgrenzen. **c** Neben dem Abszess *(A)* kommt noch pneumonisch konsolidierte Lunge *(P)* zur Darstellung. Wenn diese keine Lufteinschlüsse enthält, könnte auch durch diese punktiert werden. Der Abszess ist durch eine Membran abgekapselt. **d** Es wird der kürzeste Weg zur transthorakalen Punktion gewählt, wobei sich mit der Nadel zunächst Pus aspirieren lässt. **e** Abszessbildung im Thoraxröntgen. **f** Mittels Saugspüldrainage (echogenes Doppellumen) wird der Abszess über 4 Tage drainiert. Dann rasch völlige Abheilung

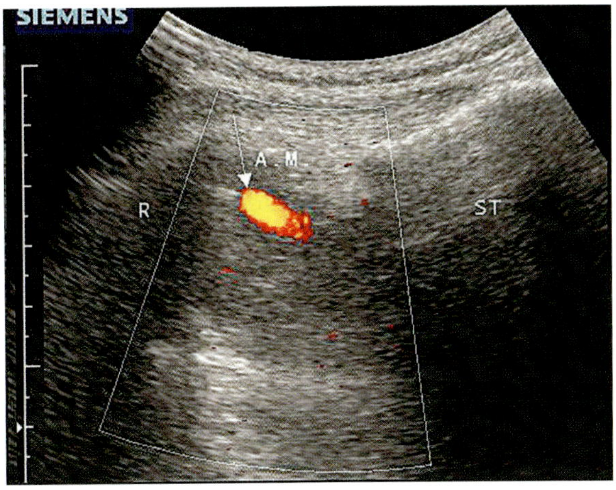

a

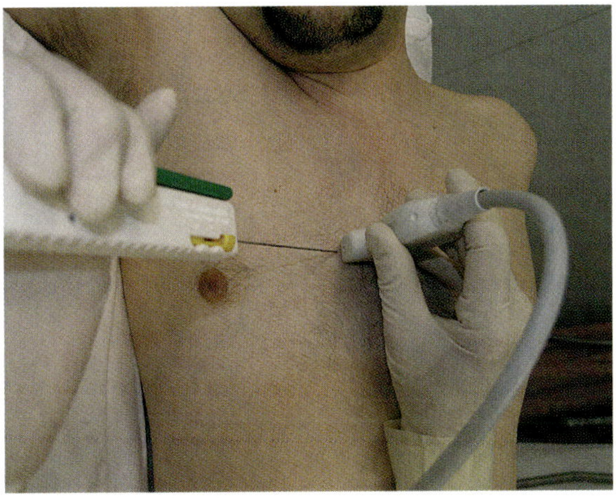

b

Abb. 9.21. a Mediastinaltumor. Parasternale Anlotung in Rechtsseitenlage. Echoarme unscharf begrenzte Raumforderung *(im Farbfenster gelegen)*. Farbdopplersonographisch im Powermodus Nachweis der parasternal gelegenen Mamariagefäße. **b** Bei Stanzbiopsien sollten dieses Gefäße geschont werden

Pneumonie und Lungenabszess

Konsolidierte Lungenabschnitte können insbesondere bei immunsupprimierten Patienten ätiologisch schwierig einzuordnen sein. Aspirationspunktionen oder auch Schneidbiopsien dieser Lungenabschnitte mit mikrobiologischer, zytologischer und histologischer Untersuchung des gewonnenen Materials lassen in bis zu 93% die Diagnose stellen (Yang 1997).

Auch kleine Lungenabszesse, die der röntgenologischen Darstellung entgehen, können sonographisch (6–7 mm) dargestellt werden. Bringt die antibiotische Therapie nicht den erhofften Erfolg, kann sonographisch gesteuert Flüssigkeit aus der Abszessregion abgesaugt werden und so in 65–93% der Fälle der Erreger isoliert werden (Gehmacher 1986; Yang 1991). Bei Therapieversagen kann eine Lungenabszessdrainage sonographisch gelegt werden (Abb. 9.20a–f; Sonnenberg 1991; Klein 1995). Die Gefahr einer Fistelbildung wird minimiert, wenn man den kürzesten Zugang sucht und durch möglichst solides, homogenes, infiltriertes oder atelektatisches Gewebe eingeht (Mathis 1999).

9.5.4 Mediastinum

Nur wenige mediastinale Raumforderungen (retrosternale Struma, Zyste, Aneurysma und Thrombose) können aufgrund typischer sonographischer Befunde sicher eingeordnet werden. Meist ist zur ätiologischen Zuordnung eine feingewebliche Begutachtung erforderlich. Die schonende Gewebsentnahme ohne größeren Defekt ist in der Diagnostik operativ entfernbarer Raumforderungen besonders wichtig. Die durch Bildgebung gesteuerte Punktion sollte deshalb als erstes Verfahren zur Anwendung kommen. Dabei können Raumforderungen des vorderen Mediastinums meist problemlos vom supra- oder parasternalen Zugang sonographisch gesteuert perkutan punktiert werden (Nordenstrom 1967; Rubens et al. 1997). Die Trefferquote liegt dabei bei 54–100%, die Komplikationsrate bei 0–4%. Die Mamariagefäße sollten (FDS) wegen der Gefahr größerer Einblutungen geschont werden (Abb. 9.21; Blank et al. 1996). Bei oberflächlich gelegenen Veränderungen (Thymome, Lymphome) werden größere Nadeldurchmesser empfohlen. Die histologisch korrekte Zuordnung gelingt bei Einsatz der dicklumigen Nadel in bis zu 93%, und die Komplikationsrate ist nur unwesentlich höher (unter 1%; Abb. 9.22). Ein Nadeldurchmesser von 1,2 mm (Bio-Pince-Nadel) reicht meist aus. Ein Pneumothorax wird im Gegensatz zur röntgenologisch oder computertomographisch geführten Punktion (10–44%) nur selten gesetzt (Yang et al. 1992; Heilo 1993, 1996; Schuler et al. 1995; Gupta et al. 1998).

Prozesse des hinteren und unteren Mediastinums sind sonographisch auf dem perkutanen Weg nur selten zugänglich. Diese Veränderungen können endosonographisch transösophageal punktiert werden (Abb. 9.3, Abb. 9.23; ► Kap. 5.2; Schlotterbeck et al. 1997; Pedersen et al. 1996; Hüner et al. 1998; Jannsen et al. 1998).

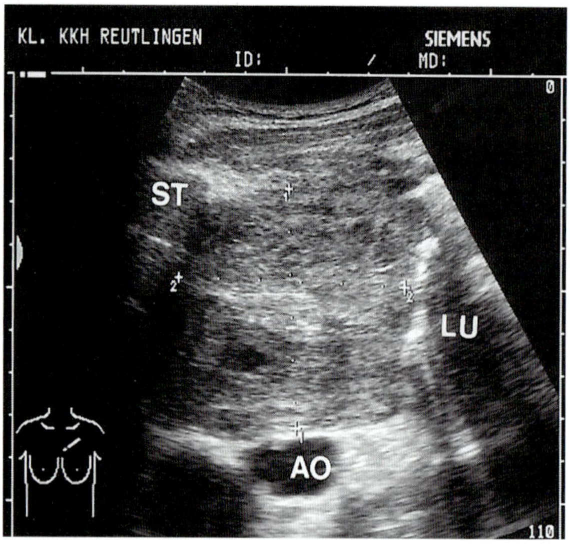

Abb. 9.22. Bei einem 19-jährigen Patienten wurde notfallmäßig bei einer oberen Einflussstauung eine große mediastinale Raumforderung linksparasternal primär sonographisch festgestellt. Es erfolgte sofort die Stanzbiopsie (Sonocan-Nadel, Durchmesser 1,2 mm). Histologisch wurde ein hochmalignes Non-Hodgkin-Lymphom diagnostiziert. (*AO* Aorta descendens, *L* Lunge, *ST* Sternum)

9.6 Risiken

Die sonographisch geführte Punktion ist in der Hand des Geübten komplikationsarm: Die Pneumothoraxrate liegt bei 2,8%, 1% sind drainagepflichtig (Tab. 9.1). Blutungen und Hämoptysen werden in 0–2% beobachtet (Abb. 9.24a). Über Luftembolien oder gar Todesfälle gibt es bisher keine Berichte. Die Tumorverschleppung durch den Punktionsvorgang (Impfmetastasen) ist klinisch wenig bedeutsam und sehr selten (unter 0,003%). Bei malignen Pleuramesotheliomen sind sie etwas häufiger. Bei operativem Vorgehen wird die Punktionsstelle mitreseziert (Weiss u. Düntsch 1996; Mathis 1999).

9.6.1 Pneumothorax nach Punktionen

Ist der Herd nach der Punktion nicht mehr darstellbar, besteht der dringende Verdacht auf einen Pneumothorax. Dieser ist sonographisch durch das fehlende, atemabhängige Gleitzeichen der Pleura sensitiver als in der Thoraxübersichtsaufnahme erkennbar (Sensitivität 90–100%; Abb. 9.24b, c; Blank 1994; Herth 2004; Reissig 2005).

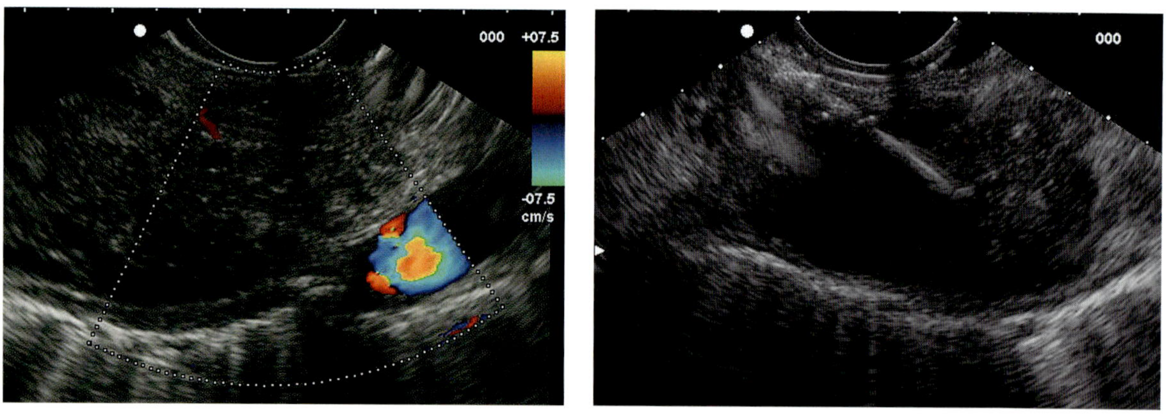

Abb. 9.23a,b. Paravertebraler Abszess bei Spondylodiscitis. Primär erfolgte einen offene neurochirurgische Entlastung der eitrigen Spondylodiscitis, sekundär eine endosonographisch gesteuerte naso-/transösophageale Drainageneinlage, über die mit NaCl gespült wurde. **a** Paravertebral und paraaortal gelegene Raumforderung. **b** Drainageeinlage

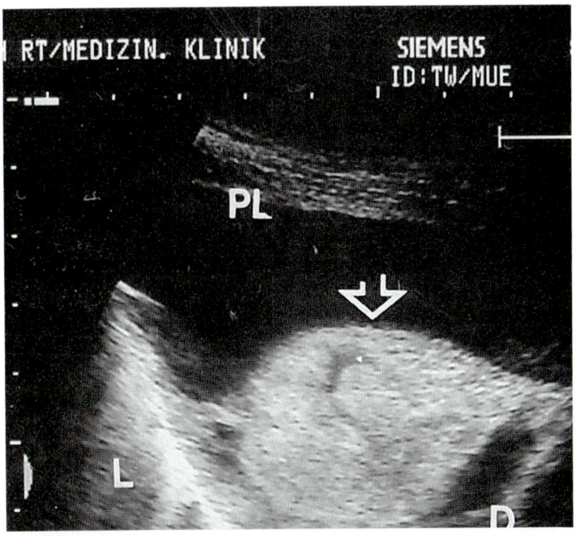

a

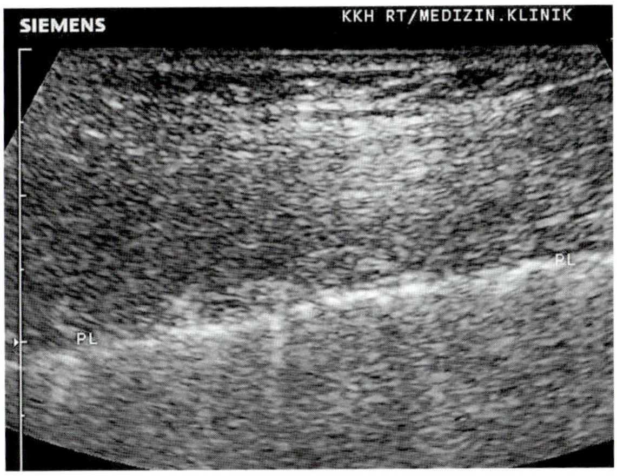

b

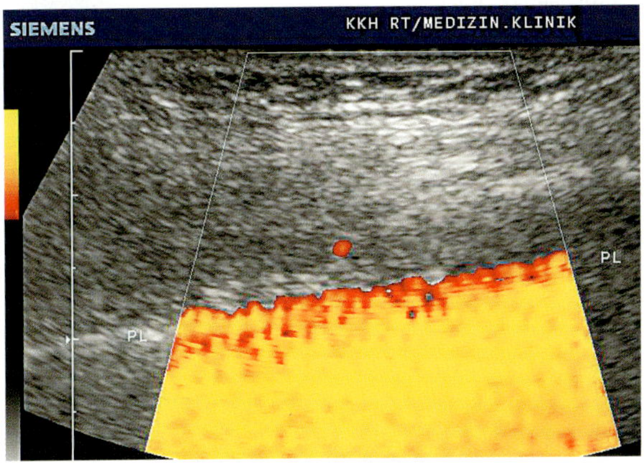

c

Abb. 9.24. **a** Ein Blutkoagel *(Pfeil)* als Komplikation einer diagnostischen Pleuraergusspunktion (*D* Diaphragma, *L* komprimierte Lunge, *PL* Pleura parietale). **b** Ein Pneumothorax konnte durch den Nachweis des Gleitzeichens der Pleura ausgeschlossen werden (*PL* Pleura parietale). **c** Farbdopplersonographisch lässt sich im Powermodus das atemabhängige Gleitzeichen eindrucksvoll auch im stehenden Bild dokumentieren. Die B-Bild-sonographisch nachweisbaren Wiederholungsechos (Artefakt) dorsal der Lungenoberfläche zeigen sich entsprechend als Farbartefakt. Beim Pneumothorax ist dieser Farbartefakt nicht nachweisbar

Eine Quantifizierung der freien Luftmenge ist nur durch eine Thoraxröntgenaufnahme möglich. Die maximale Pneumothoraxgröße ist in der Regel nach 3 h erreicht, sodass erst dann bei kleinem Pneumothorax über ein therapeutisches Vorgehen entschieden wird. Ist der Patient symptomatisch oder zeigen sich größere Volumina, wird primär durch protrahierte Thorakozentese behandelt. Die Erfolgsrate innerhalb der ersten 10 h liegt bei 90% (Klose 1996). Bei erneutem Kollaps ist eine perkutane Drainage mit dünnlumigen Kathetern indiziert.

Ein Routine-Thoraxübersichtsaufnahme ist nach einer sonographisch gesteuerten Punktion nicht notwendig.

Zusammenfassung

Interventionelle Maßnahmen am Thorax sind bei guter Indikationsstellung sehr erfolgreich. Die Komplikationsrate ist gering, wenn gut ausgebildete und trainierte Therapeuten die Maßnahmen durchführen.

Prinzipiell sollte gelten: »**Try ultrasound first.**« (Sistrom 1997)

Materialliste

Sterican. Einmal-Injektions-Kanüle, Gr. 1 (G 20/0, 9x40/80 mm). Firma B. Braun Melsungen AG, D-34209 Melsungen

BioPince. Einmal-Vollzylinder-Biopsiepistole (G 18/1, 2x100/150 mm). Firma Inter.V, Gainesville, Florida 32608 USA. Vertrieb: Peter Pflugbeil GmbH, Georg-Wimmer-Ring 21, D-85604 Zorneding. Fax 08106/2413-33, E-Mail: info@pflugbeil.com, Internet: http://www.pflugbeil.com

Sonocan. Einmal-Besteck zur ultraschallgezielten Vollzylinder-Biopsie der Firma B. Braun Melsungen (G 20/0, 9x100/150 mm). Vertrieb: Nicolai GmbH & Co. KG., Ostpassage 7, D-30853 Langenhagen, Fax 0511/733235

Max Core Einmal-Biopsiepistole. (G 20-16/0,9-1, 2x100/160 mm). Firma Bard

Magnum Core. Wiederverwendbare Biopsiepistole der Firma Bard GmbH, Wachhausstraße 6, D-76227 Karlsruhe

Magnum-Einmalnadeln. (G 20-16/0,9-1, 2x100/160 mm) der Firma Bard

Navarre. Universal-Drainage-Katheter mit Nitinol (6-12 Fx 30 cm). Firma Bard

Universaladapter mit Luer-Lock. Firma Bard

Argyl. Trokar-Katheter (Charr 12-17/4–6 mm). Firma Sherwood-medical, Tullamore, Ireland. EC Rep: Gosport, PO13 OAS, UK

Argyl Sentinel Seal Thoraxdrainageeinheit. Firma Tyco Healthcare, Tullamore, Ireland

Danksagung. Herrn Prof. Dr. Lenz (Chefarzt Radiologische Abteilung der Kreiskliniken Reutlingen) danke ich für die Bereitstellung und Bearbeitung radiologischer Befunde, Herrn Klinkmüller und meinem Sohn Valentin für die fototechnischen Arbeiten.

Literatur

Beckh S, Bölcskei PL (1997) Biopsie thorakaler Raumforderungen – Von der computertomographischen zur ultraschallgezielten Punktion. Ultraschall Med 18: 220–225

Blank W (1994) Sonographisch gesteuerte Punktionen und Drainagen. In: Braun B, Günther R, Schwerk WB (Hrsg) Ultraschalldiagnostik. Lehrbuch und Atlas. ecomed, Landsberg/Lech, III-11. 1: 1–79

Blank W (1995) Weichteil- und Knochentumoren. In: Braun B, Günther R, Schwerk WB (Hrsg) Ultraschalldiagnostik. Lehrbuch und Atlas. ecomed, Landsberg/Lech, III-9. 9: 1–27

Blank W, Schuler A, Wild K, Braun B (1996) Transthoracic sonography of the mediastinum. Europ J Ultrasound 3: 179–190

Blank W (2006) Sonographisch gezielte Punktionen und Drainagen. In: Seitz K, Schuler A, Rettenmaier G (Hrsg) Sonographische Diagnose und Differenzialdiagnose. Thieme, Stuttgart

Börner N (1986) Sonographische Diagnostik pleuropulmonaler Erkrankungen. Med Klin 81: 496–500

Bradley MJ, Metreweli C (1991) Ultrasound in the diagnosis of the juxta-pleural lesion. Br J Radiol 64: 330–333

Braun B (1983) Abdominelle und thorakale Ultraschalldiagnostik. In: Bock HE, Gerok W, Hartmann F et al. (Hrsg) Klinik der Gegenwart. Urban & Schwarzenberg, München, S 1141–1145

Chandresakar AJ, Reynes CJ, Churchill RJ (1976) Ultrasonically guided transthoracic percutaneous biopsy of peripheral pulmonary masses. Chest 70: 627–630

Chu CY, Hsu WH, Hsu JY, Huang CM, Shih CM, Chiang DC (1994) Ultrasound-guided biopsy of thoracic masses. Chung Hua I Hsueh Tsa Chih 54: 336–342

Cinti D, Hawkins HB (1984) Aspiration biopsy of peripheral pulmonary masses using real-time sonographic guidance. Am J Roentgenol 142: 1115–1116

Civardi G, Livraghi T, Colombo MD (1994) Lytic bone lesions suspected for metastasis: ultrasonically guided fine-needle aspiration biopsy. J Clin Ultrasound 22: 307–311

Ckzerwenka W, Otto RC (1994) Die ultraschallgezielte Lungenpunktion. Bildgebung Imaging 61 (S2): 12

Dallari R, Gollini C, Barozzi G, Gilioli F (1999) Ultrasound-guided percutaneous needle aspiration biopsy of peripheral pumonary lesions. Monaldi Arch Chest Dis 54: 7–10

Diacon AH, Schurmanns MM, Theron J, Schubert PT, Wright CA, Bolliger CT (2004) Safety and yield of ultrasound-assited transthoracic biopsy performed by pulmonologists. Respiration; Internat Rev Thoracic Diseases 71(5): 519–522

Gartmann JC (1988) Der unklare Pleuraerguß: Praktisch-diagnostisches Vorgehen. Therapeutische Umschau 45: 308–313

Gehmacher O, Mathis G, Kopf A, Scheier M (1986) Ultrasound imaging of pneumonia. Ultrasound Med Biol 21: 1119–1122

Gleeson F, Lomas DJ, Flower CDR, Stewart S (1990) Powered cutting needle biopsy of the pleura and chest wall. Clin Radiol 41: 199–200

Gupta S, Gulati M, Rajwanski A, Gupta P, Suri S (1998) Sonographically guided fine-needle aspiration biopsy of superior mediastinal lesions by the suprasternal route. AJR 171: 1303–1306

Heckemann R, Hohner S, Heutz J, Nakhosten J (1988) Ultraschallgeführte Feinnadelpunktion solider pulmonaler und pleuraler Tumoren. Ultraschall Klin Prax S1: 83

Heilo A (1993) Tumors in the mediastinum: US-guided histologic core-needle biopsy. Radiology 189: 143–146

Heilo A (1996) US-guided transthoracic biopsy. Europ J Ultrasound 3: 141–153

Herth FJ. Eberhardt R, Becker HD, Ernst A (2004). Diagnosis of pneumothorax (PTX) by means of transthoracic ultrasound – a prospective trial. Chest 126(49): 892

Hsu WH, Chiang DC, Hsu JY, Kwan PC, Chen CL, Chen DY (1996) Ultrasound guided fine-needle aspiration biopsy of lung cancers. J Clin Ultrasound 24: 225–233

Hüner M, Ghadim BM, Haensch W, Schlag DM (1998) Transesophageal biopsy of mediastinal and pulmonary tumors by means of endoscopic ultrasound guidance. J Thorac Cardic Vasc Surg 116: 554–559

Ikezoe J, Sone S, Higashihara T, Morimoto S, Arisawa J, Kuriiyama K (1984) Sonographically guided needle biopsy for diagnosis of thoracic lesions. Am J Roentgenol 143: 229–243

Ikezoe J, Morimoto S, Arisawa J, Takasgima S, Kozuka T, Nakahara K (1990) Percutaneous biopsy of thoracic lesions: value of sonography for needle guidance. Am J Roentgenol 154: 1181–1185

Izumi S, Tamaki S, Natori H, Kira S (1982) Ultrasonically guided aspiration needle biopsy in diseases of the chest. Am Rev Respir Dis 125: 460–464

Janssen J, Johann W, Luis W, Greiner L (1998) Zum klinischen Stellenwert der endosonographisch gesteuerten transoesophagealen Feinnadelpunktion von Mediastinalprozessen. Dtsch Med Wochenschr 123: 1402–1409

Kelbel C, Stephany P, Lorenz J (1996) Endoluminal chest sonography. Eur J Ultrasound 3: 191–195

Klein JS, Schultz S, Heffner JE (1995) Interventional radiology of the chest: image-guided percutaneous drainage of pleural effusions, lung abscess, and pneumothorax. AJR 164: 581–588

Klose KC, Günther RW (199688) CT-gesteuerte Punktionen. In: Günther RW, Thelen M (Hrsg) Interventionelle Radiologie. Thieme, Stuttgart, S 750–775

Knudsen DU, Nielsen SM, Hariri J, Christersen J, Kristersen S (1996) Ultrasonographically guided fine-needle aspiration biopsy of intrathoracic tumors. Acta Radiol 37: 327–331

Mathis G (1997a) Thoraxsonography – Part I: Chest wall and pleura. Ultrasound Med Biol 23(8): 1131–1139

Mathis G (1997b) Thoraxsonography – Part II: Peripheral pulmonary consolidation. Ultrasound Med Biol 23(8): 1141–1153

Mathis G, Gehmacher O (1999) Ultrasound-guided diagnostic and therapeutic interventions in peripheral pulmonary masses. Wien Klin Wochenschr 111: 230–235

Mathis G, Bitschnau R, Gehmacher O, Dirschmid K (1999) Ultraschallgeführte transthorakale Punktion. Ultraschall Med 20: 226–235

Metz V, Dock W, Zyhlarz R, Eibenberger K, Farres MT, Grabenwöger F (1993) Ultraschallgezielte Nadelbiopsien thorakaler Raumforderungen. ROFO 159: 60–63

Mikloweit P, Zachgo W, Lörcher U, Meier-Sydow J (1991) Pleuranahe Lungenprozesse: Diagnostische Wertigkeit Sonographie versus Computertomographie (CT). Bildgebung 58: 127–131

Mueller PR, Sanjay S, Simeone JF et al. (1988) Image-guided pleural biopsies: Indications, technique and results in 23 patients. Radiology 169: 1–4

Nordenstrom B (1967) Paraxiphoid approach to mediastinum for mediastinography and mediastinal needle biopsy: a preliminary report. Invest Radiol 2: 141–146

O'Moore PV, Mueller PR, Simeone JF, Saini S, Butch RJ, Hahn PF (1987) Sonographic guidance in diagnostic and therapeutic interventions in the pleural space. AJR 149: 1–5

Pang JA, Tsang MB, Hom L, Metreweli C (1987) Ultrasound guided tissue-core biopsy of thoracic lesions with trucut and surecut needles. Chest 91: 823–828

Pedersen BH, Vilmann P, Folke K, Jacobsen GK, Krasnik M, Milman N, Hancke S (1996) Endoscopic ultrasonogarhy and real-time guided fine-needle aspiration biopsy of solid lesions of the mediastinum suspected of malignancy. Chest 110: 539–544

Pedersen OM, Aasen TB, Gulsvik A (1986) Fine needle aspiration biopsy of mediastinal and peripheral pulmonary masses guided by real time sonography. Chest 89: 504–508

Reissig A, Kroegel C (2005) Accuracy of transthoracic sonography in excluding post-interventional pneumothorax and hydropneumothorax. Comparison to chest radiography. Eur J Radiol. 53(3): 463–470

Reuß J (1996) Sonographic imaging of the pleura: nearly 30 years experience. Eur J Ultrasound 3: 125–139

Rubens DJ, Strang JG, Fultz PJ, Gottleib RH (1997) Sonographic guidance of mediastinal biopsy: an effective alternative to CT guidance. AJR 169: 1605–1610

Schlotterbeck K, Schmid J, Klein F, Alber G (1997) Transesophageal sonography in the staging of lung cancer. Ultraschall Med 18: 153–158

Schubert P, Wright CA, Louw M, Brundyn K, Theron J, Bolliger CT, Diacon AH (2005) Ultrasound assisted transthoracic biopsy: cells or sections? Diagnostic Cytopathol. 33(49): 233–237

Schuler A, Blank W, Braun B (1995) Sonographisch-interventionelle Diagnostik bei Thymomen. Ultraschall Med 16: 62

Schulz G (1992) Interventionelle Thoraxsonographie bei brustwandnahen soliden Raumforderungen. Ultraschall Klin Prax 7: 202

Schwerk WB, Dombrowski H, Kalbfleisch H (1982) Ultraschalltomographie und gezielte Feinnadelbiopsie intrathorakaler Raumforderungen. Ultraschall Med 3: 212–218

Schwerk WB, Görg C (1993) Pleura und Lunge. In: Braun B, Günther R, Schwerk WB (Hrsg) Ultraschalldiagnostik. Lehrbuch und Atlas. ecomed, Landsberg/Lech, III-2. 2: 1–44

Seitz K, Pfeffer A, Littmann M, Seitz G (1999) Sonographisch gesteuerte Zangenbiopsie der Pleura. Ultraschall Med 20: 60–65

Sistrom CI (1997) Thoracic sonography for diagnosis and intervention. Curr Probl Diagn Radiol January/February 1: 6–46

Sonnenberg E, Agostino H, Casola G, Wittich GR, Varney RR, Harker C (1991) Lung abscess: CT-guided drainage. Radiology 178: 347–351

Sonnenberg E, Wittich GR, Goodacre BW, Zwischenberger JB (1998) Percutaneous drainage of thoracic collections. J Thorac Imaging 13: 74–82

Targhetta R, Bourgeois JM, Chavagneux R, Balmes P (1992) Diagnosis of pneumothorax by ultrasound immediately after ultrasonically guided aspiration biopsy. Chest 101: 855–856

Tikkakoski T, Lohela P, Taavitsainen M et al. (1993) Transthoracic lesions: diagnosis by ultrasound-guided biopsy. ROFO 159: 444–449

Vladutiu AO (1986) Pleural effusion. Mount Kisco, Futura Publishing, New York

Vogel B (1985) Ultraschallgezielte perthorakale Punktion. Prax Klein Pneumol 39: 632–635

Vogel B (1993) Ultrasonographic detection and guided biopsy of thoracic osteolysis. Chest 104: 1003–1005

Wang HC, Yu DJ, Yang PC (1995) Transthoracic needle biopsy of thoracic tumor by Color Doppler ultrasound puncture guided device. Thorax 50: 1258–1263

Weiss H, Weiss A (1994) Therapeutische interventionelle Sonographie. Ultraschall Med 15: 152–158

Weiss H, Düntsch U (1996) Komplikationen der Feinnadelbiopsie – DEGUM-Umfrage II. Ultraschall Med 17: 118–130

Westcott JL (1980) Direct percutaneous needle aspiration of localized pulmonary lesions: Result in 422 patients. Radiology 137: 31–35

Wu RG, Yang PC, Kuo SH, Luh KT (1995) »Fluid color« sign: a useful indicator for discrimination between pleural thickening and pleural effusion. J Ultrasound Med 14: 767–769

Yang PC (1996) Color Doppler ultrasound of pulmonary consolidation. Eur J Ultrasound 3: 169–178

Yang PC, Luh KT, Sheu JC, Kuo SH, Sang SP (1985) Peripheral pulmonary lesions: ultrasonography and ultrasonically guided aspiration biopsy. Radiology 155: 451–456

Yang PC, Chang DB, Yu CJ, Lee YC, Kuo SH, Luh KT (1992) Ultrasound-guided core biopsy of thoracic tumors. Am Rev Respir Dis 146: 763–767

Yin XJ (1989) Ultrasound-guided percutaneous needle biopsy in diseases of the chest. Chung Hua Wai Ko Tsa Chih 27: 107–108

Yuan A, Yang PC, Chang DB, Yu CJ, Lee YC, Kuo SH, Luh KT (1992) Ultrasound-guided aspiration biopsy of small peripheral pulmonary nodules. Chest 101: 926–930

Zimmermann C, Werle A, Schuler A, Reuss J, Gemacher O, Blank W (2003) Echosignalverstärker in der sonographischen Diagnostik des Thorax. Ultraschall Med 24: 31

10 Weißer Hemithorax – ein Bildessay

C. Görg

Der »weiße Hemithorax« stellt einen primär röntgenologischen Befund dar, bedingt durch eine verminderte Strahlentransparenz. Wenn auch für die Erkennung und zur Beurteilung der Ausdehnung von Lungenverschattungen der Röntgenbefund führend ist, so kann er häufig nicht kausal gedeutet werden.

Große flächenhafte Lungenverdichtungen zeichnen sich röntgenologisch durch eine Homogenität aus. Sie können durch eine pneumonische Infiltration, Atelektase, Tumorwachstum, Pleuraerguss oder durch Kombinationen bedingt sein. In den allermeisten Fällen liegt dem Befund der einseitigen Lungenverschattung ein zumindest verminderter Luftgehalt des Lungenparenchyms, sei es durch Kompression oder Infiltration, zugrunde.

Der Befund des »weißen Hemithorax« stellt somit eine sonographische Herausforderung dar und verlangt zur Beurteilung Kenntnisse des gesamten Spektrums der Thoraxsonographie.

Die möglichen Ursachen einer einseitigen Lungenverschattung sind in der Übersicht dargestellt.

Mögliche Ursachen einer einseitigen Lungenverschattung

- Prädominant liquide Raumforderung
  - Pleuraerguss
  - Pyothorax
  - Chylothorax
  - Hämatothorax
- Prädominant solide Raumforderung
  - Obturationsatelektase
  - Lobärpneumonie
  - Tumor
  - Fibrothorax

10

10.1 Prädominant liquide Raumforderung

Ursächlich liegt nahezu ausnahmslos eine exsudative Flüssigkeit vor. Die sonographische Beurteilung erfolgt unter Berücksichtigung folgender Merkmale:

- Echogenität der Ergussbildung,
  - echofrei (z. B. Transudat; ◘ Abb. 10.1),
  - echogen (z. B. Exsudat, Hämatothorax, Pyothorax Chylothorax; ◘ Abb. 10.2 bis ◘ Abb. 10.5),
- Nachweis von Fibrinfäden und Septen (z. B. Exsudat; ◘ Abb. 10.6),
- Nachweis von flächenhaften und knotigen Verdickungen der Pleura (z. B. Pleurakarzinose, Mesotheliom; ◘ Abb. 10.1, ◘ Abb. 10.7, ◘ Abb. 10.8),
- sonographische Charakterisierung des Lungenparenchyms.

10.2 Prädominant solide Raumforderung

Die Beurteilung einer soliden Raumforderung erfolgt unter Berücksichtigung folgender Merkmale:

- Homogenität der Raumforderung (z. B. Atelektase, Tumor, Fibrothorax; ◘ Abb. 10.9 bis ◘ Abb. 10.12),
  - »Airbronchogramm« (z. B. Pneumonie, Atelektase) (◘ Abb. 10.13 bis ◘ Abb. 10.16),
  - »Fluidbronchogramm« (z. B. Atelektase),
  - fokale intraparenchymatöse Herde (z. B. Metastase, Nekrose, Abszess),
- eventuelle Darstellung einer zentralen Raumforderung (z. B. Karzinom, Lymphom),
- qualitative und quantitative Farbdopplersonographie der soliden Raumforderung (◘ Abb. 10.3, ◘ Abb. 10.9).

Bezüglich der möglichen Differenzialdiagnosen, welche den jeweiligen sonographischen Befunden zugrunde liegen können, sei auf die einzelnen vorangehenden Kapitel verwiesen.

Die ◘ Abb. 10.1 bis ◘ Abb. 10.20 zeigen das Spektrum der sonographischen Erscheinungsformen des weißen Hemithorax kasuistisch in Form eines Bildessays.

a

b

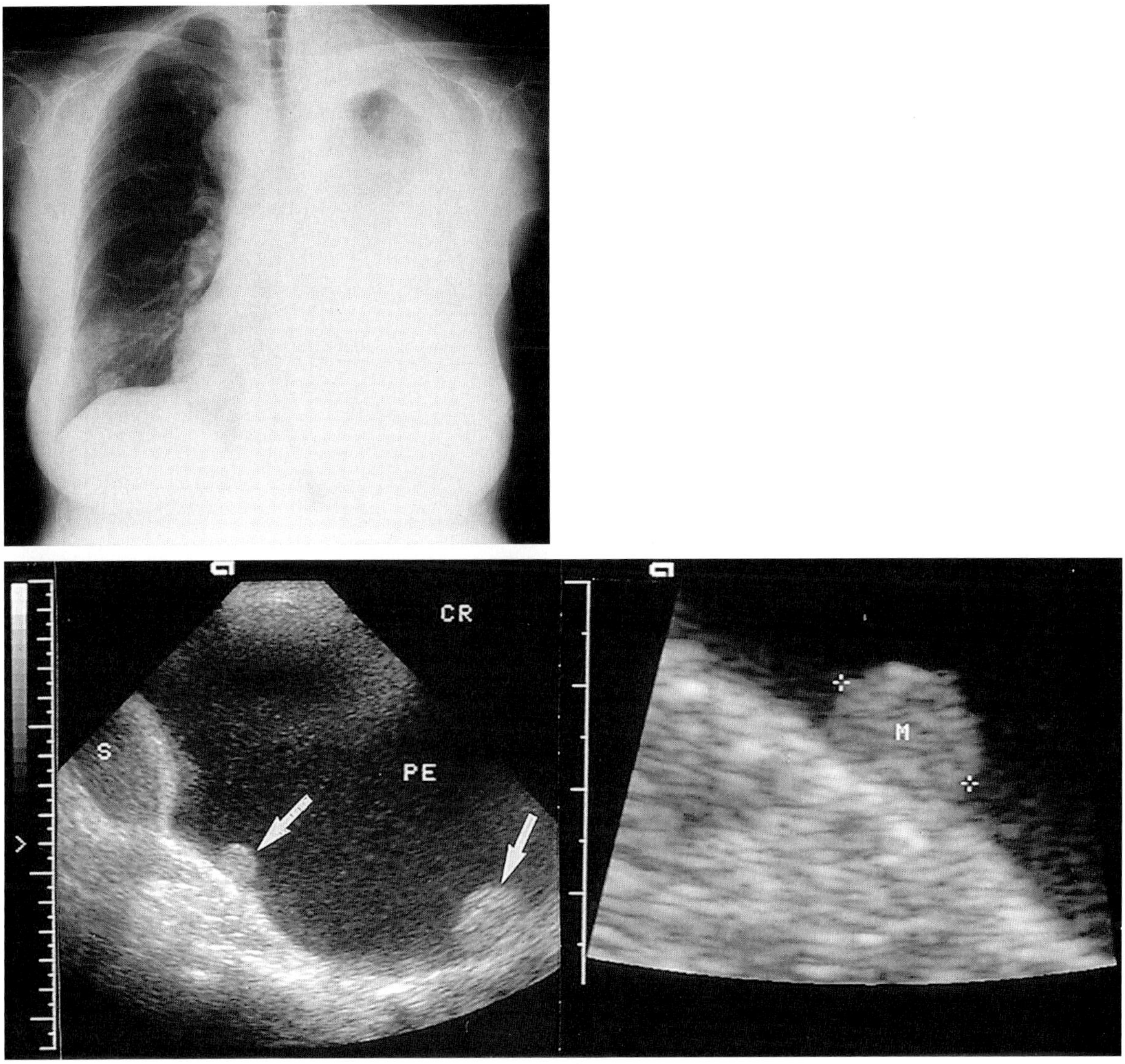

Abb. 10.1a, b. 46 jährige Patientin mit Mammakarzinom. **a** Thoraxröntgen: Linksseitige nahezu komplette Lungenverschattung. **b** Ultraschall: Die linkslaterale interkostale Schalleinstrahlung zeigt einen ausgeprägten Pleuraerguss *(PE)* mit kleinen ca. 1 cm großen Herdbildungen, dem Diaphragma und der Pleura mediastinalis aufliegend *(Pfeile)*. Eine Pleurakarzinose wurde zytologisch gesichert. (*S* Milz, *CR* kranial, *M* Metastase)

a

b

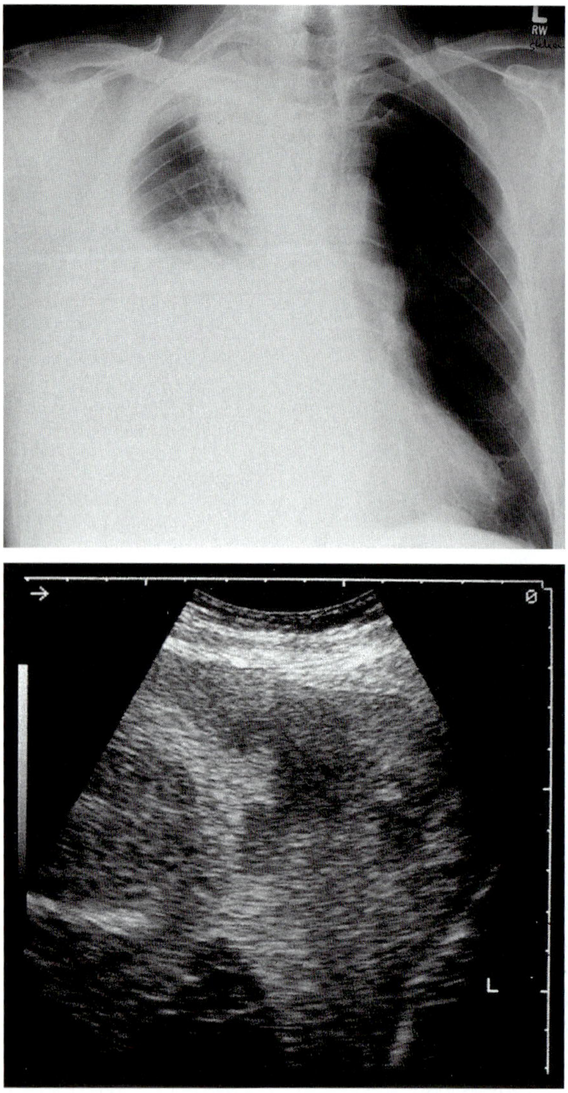

Abb. 10.2a, b. 60-jähriger Patient mit Bronchialkarzinom. **a** Thoraxröntgen: Nahezu komplette rechtsseitige Lungenverschattung. **b** Ultraschall: Die rechtslaterale interkostale Schalleinstrahlung zeigt eine inhomogene echoreiche Struktur, die atmungsabhängig bewegten Echos entspricht. Bei der diagnostischen Ergusspunktion konnte ein Hämatothorax gesichert werden

a

b

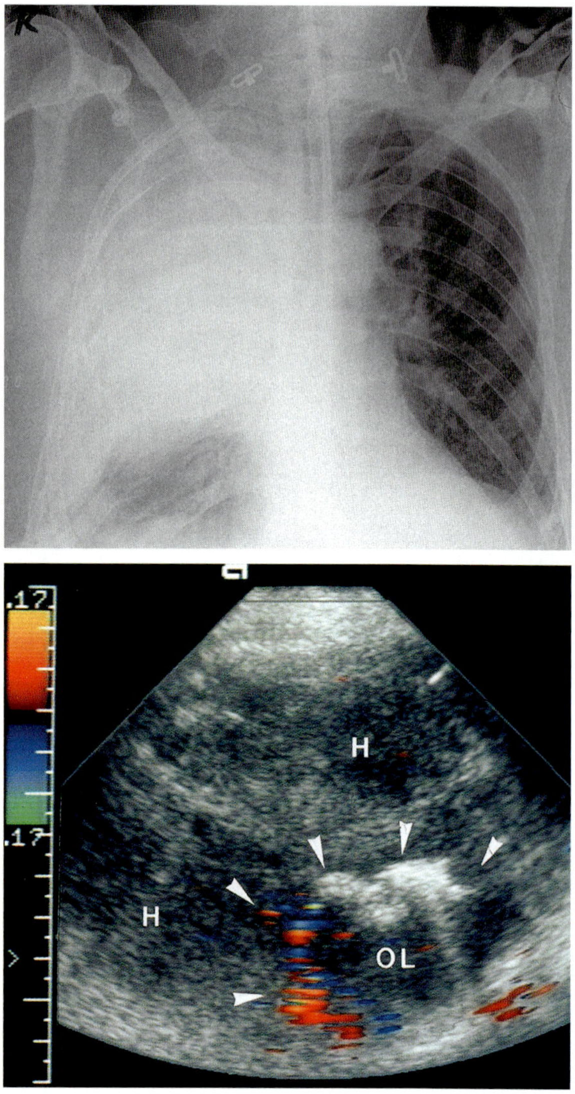

Abb. 10.3a, b. 45-jähriger Patient mit Sepsis, Verbrauchskoagulopathie und Langzeitbeatmung. **a** Thoraxröntgen: Nahezu komplette rechtsseitige Lungenverschattung. **b** Ultraschall: Die rechtslaterale interkostale Schalleinstrahlung zeigt eine komplexe intrathorakale Konsolidierung ohne Nachweis von Flussphänomenen bei der Farbdopplersonographie. Zentral ist lufthaltiges Lungengewebe zu erkennen. Der Patient wurde operiert und ein großes Hämatom *(H, Pfeile)* im Thorax entfernt. Die *Pfeile* weisen auf den Oberlappen *(OL)*

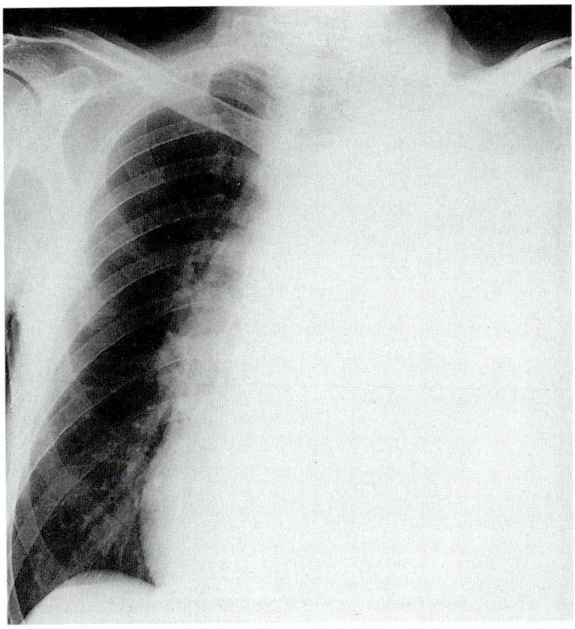

a

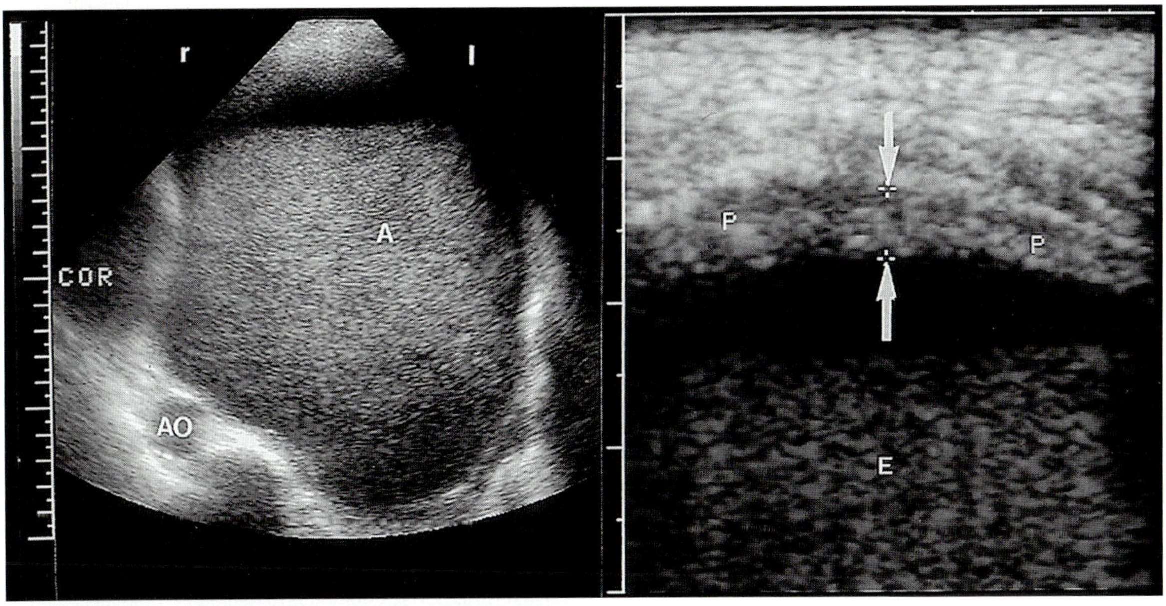

b

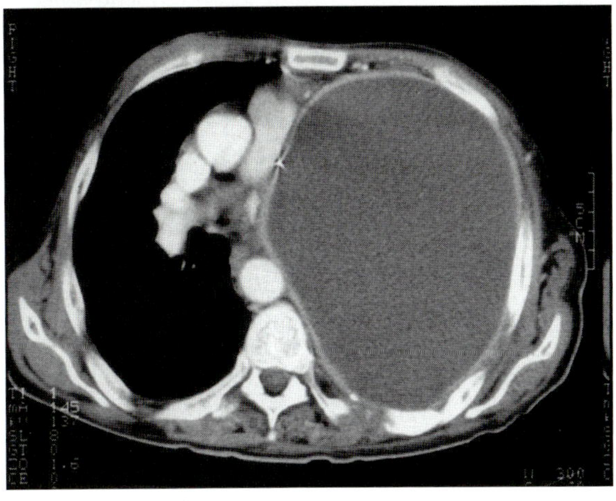

c

Abb. 10.4a–c. 60-jähriger hochfiebernder Patient mit Bronchialkarzinom bei Zustand nach linksseitiger Pneumektomie. **a** Thoraxröntgen: Linksseitige komplette Verschattung des Hemithorax. **b** Ultraschall: Die linkslaterale interkostale Schalleinstrahlung zeigt eine echogene Ergussbildung *(A)* mit Sedimentationsphänomenen. Im Nahbereich kann eine Pleuraverdickung *(P)* von 5 mm dargestellt werden *(Pfeile)*. Die diagnostische Punktion ergab eitrige Flüssigkeit im Sinne eines Pyothorax (*AO Aorta*, *E* Empyem). **c** Computertomographie: Homogene, den Hemithorax ausfüllende Raumforderung mit betonter Wandung

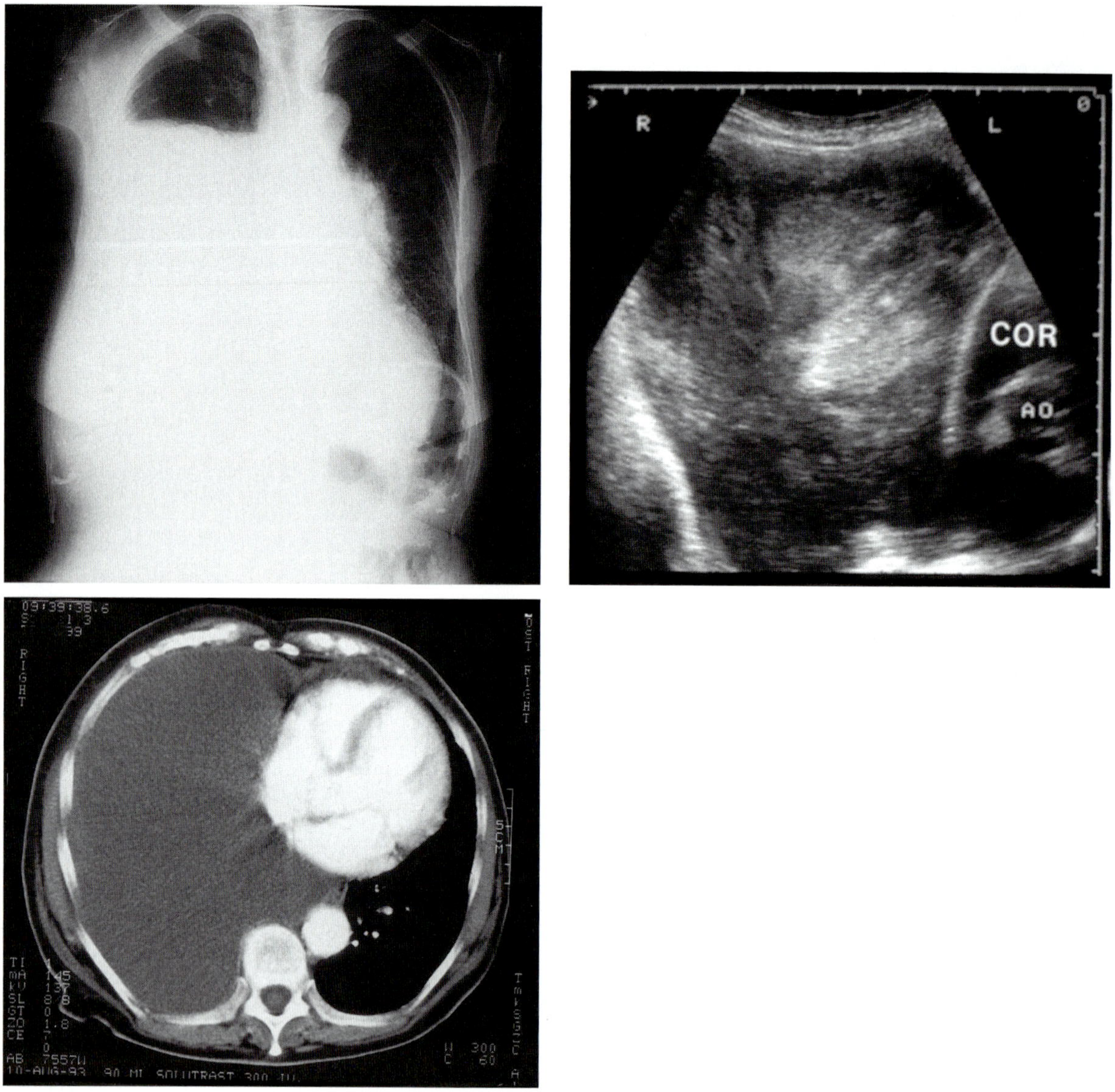

a b c

◘ Abb. 10.5a–c. 74-jährige Patientin mit metastasiertem schleimbildenden Ovarialkarzinom. **a** Thoraxröntgen: Nahezu komplette rechtsseitige Lungenverschattung. **b** Ultraschall: Die rechtsventrale interkostale Schalleinstrahlung zeigt eine inhomogene echogene Raumforderung mit diskreten atmungsabhängigen bewegten Echos. Die Punktion ergab schleimiges Material einer verdrängenden schleimbildenden Metastase bei Ovarialkarzinom (*AO* Aorta). **c** Computertomographie: Homogene den Hemithorax ausfüllende Raumforderung

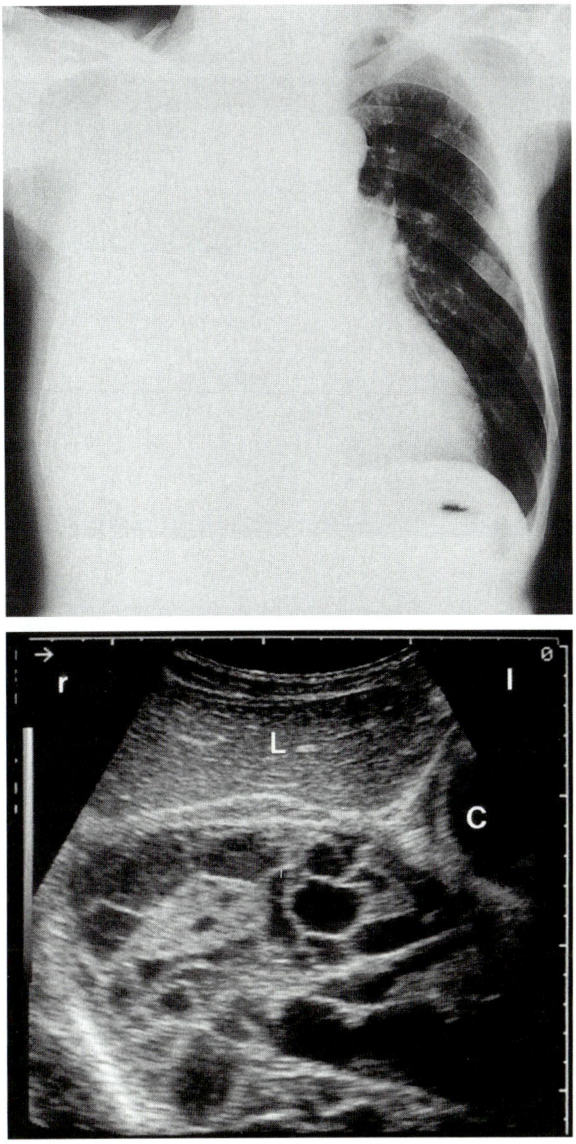

a
b

■ **Abb. 10.6a, b.** 58-jähriger Patient mit Bronchialkarzinom. **a** Thoraxröntgen: Rechtsseitige komplette Lungenverschattung. **b** Ultraschall: Die subkostale transhepatische Schalleinstrahlung zeigt einen ausgeprägten honigwabenartig gekammerten Pleuraerguss. Eindeutige Tumorformationen sind nicht darstellbar (*L* Leber, *C* Herz, *r* rechts, *l* links)

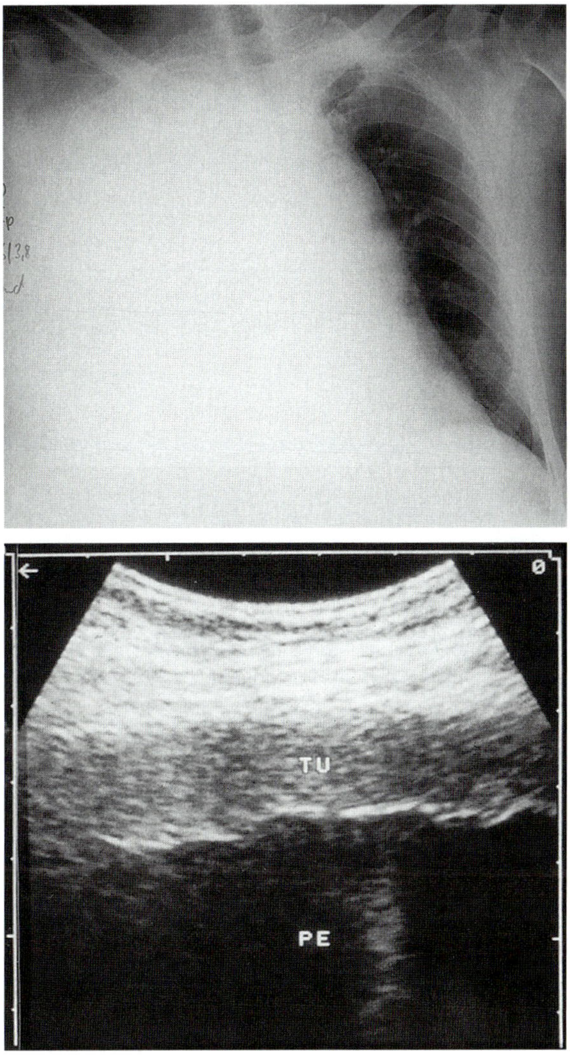

a
b

■ **Abb. 10.7a, b.** 64-jähriger Patient mit Bronchialkarzinom. **a** Thoraxröntgen: Rechtsseitige komplette Lungenverschattung. **b** Ultraschall: Die rechtslaterale interkostale Schalleinstrahlung zeigt einen Pleuraerguss *(PE)* mit einer flächenhaften 1,3 cm dicken echoarmen Infiltration der Pleura parietalis *(TU)*. Eine Pleurakarzinose wurde histologisch gesichert

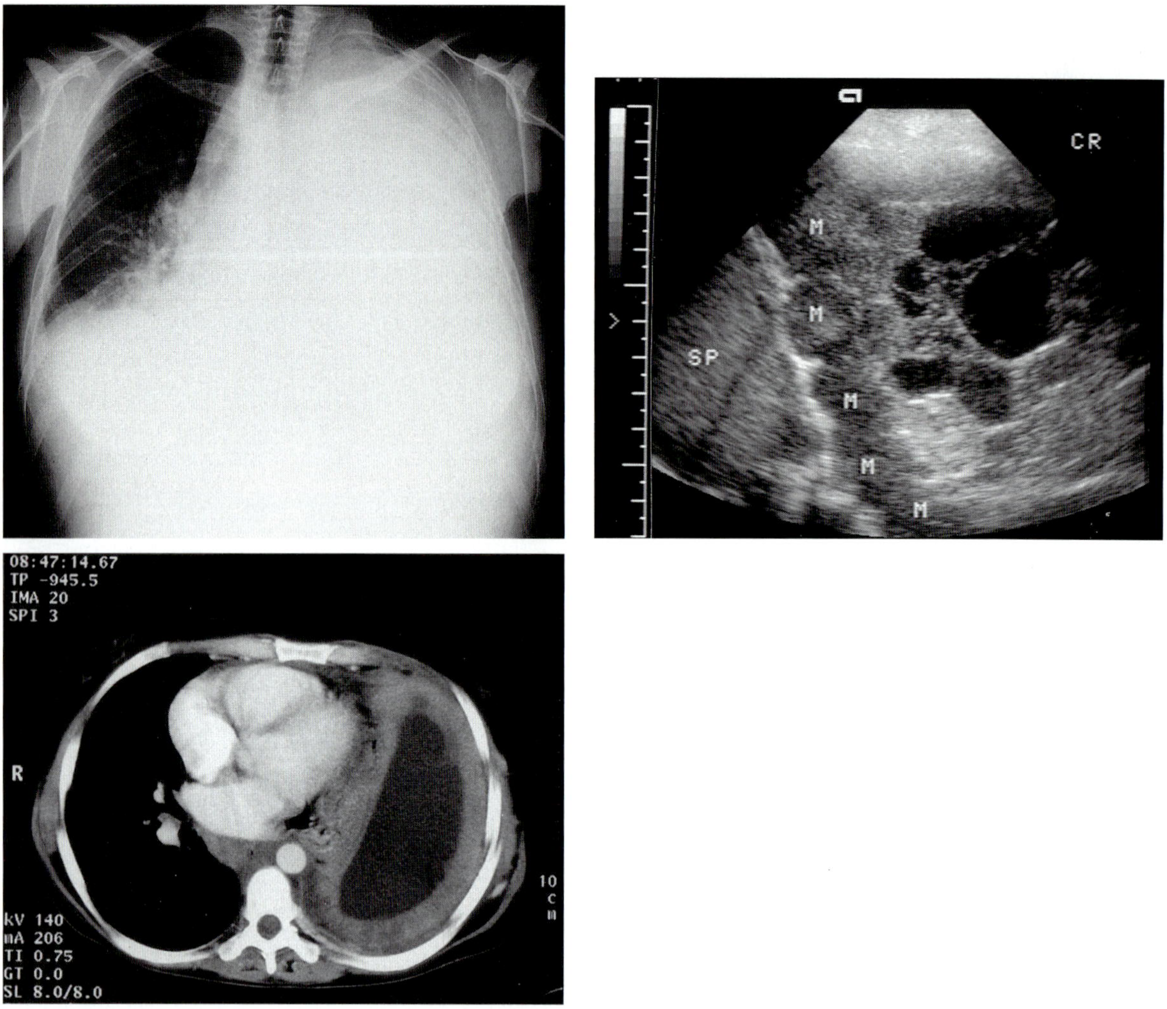

a b c

Abb. 10.8a–c. 21-jährige Patientin mit niedrig malignem Non-Hodgkin-Lymphom. **a** Thoraxröntgen: Linksseitige komplette Lungenverschattung. **b** Ultraschall: Die linkslaterale interkostale Schalleinstrahlung zeigt einen ausgeprägten gekammerten Pleuraerguss. Entlang der Pleura diaphragmatica finden sich perlschnurartig knotige Tumorformationen *(M)*. Ein Lymphombefall der Pleura wurde zytologisch gesichert (*CR* kranial, *SP* Milz). **c** Computertomographie: Flächenhafte Tumorinfiltration der Pleura

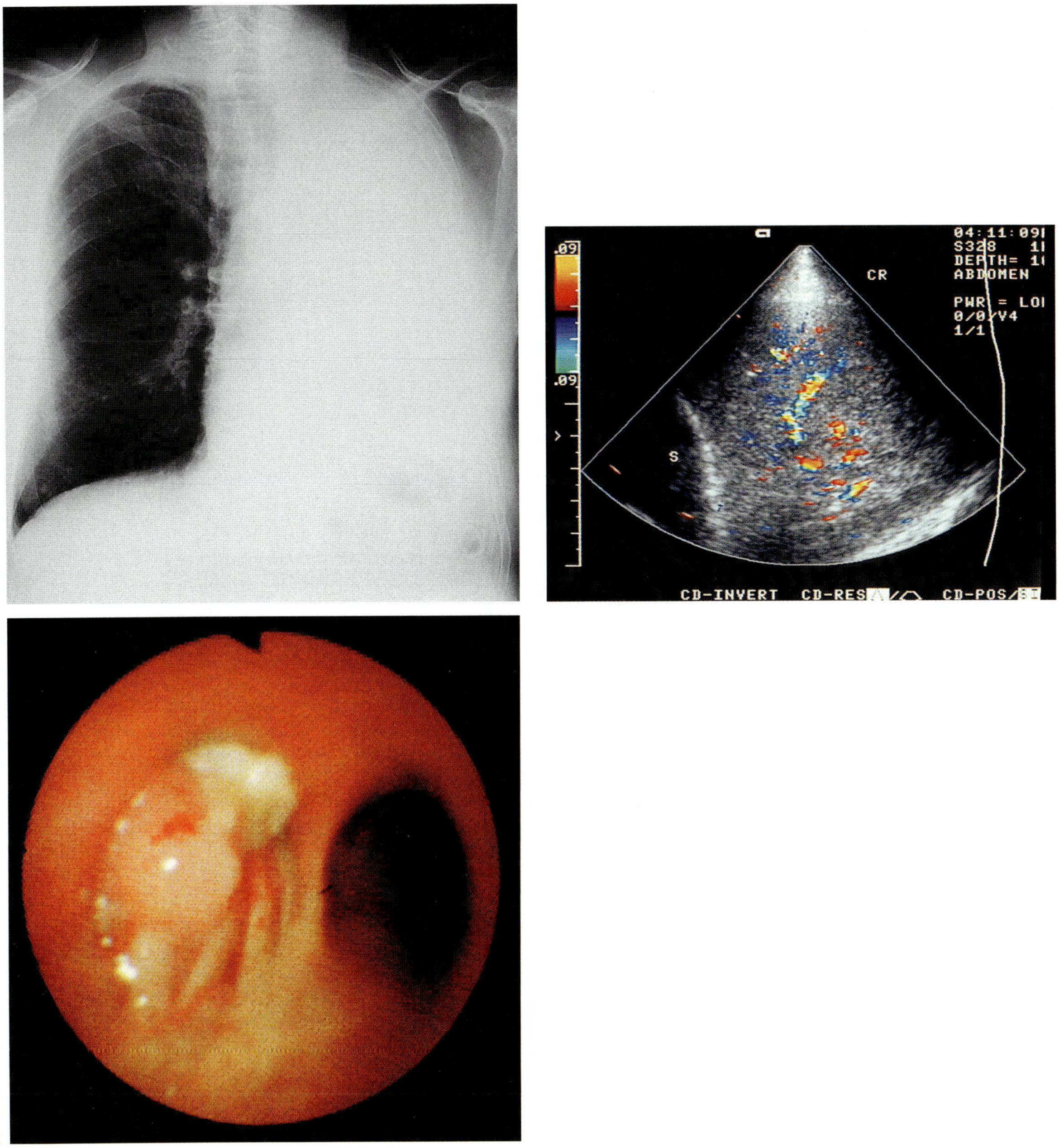

a b c

Abb. 10.9a–c. 68-jähriger Patient mit Bronchialkarzinom. **a** Thoraxröntgen: Linksseitige komplette Lungenverschattung. **b** Ultraschall: Die linkslaterale interkostale Schalleinstrahlung zeigt eine homogen echoreiche supradiaphragmale Raumforderung mit betonter Darstellung von Flusssignalen bei der Farbdopplersonographie im Sinne einer rechtsseitigen Lungenatelektase (*CR* kranial, *S* Milz). **c** Bronchoskopie: Kompletter tumoröser Verschluss des linken Hauptbronchus

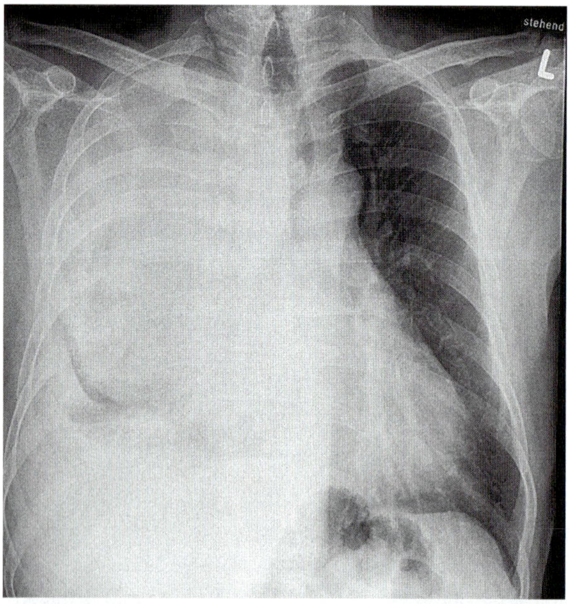

a

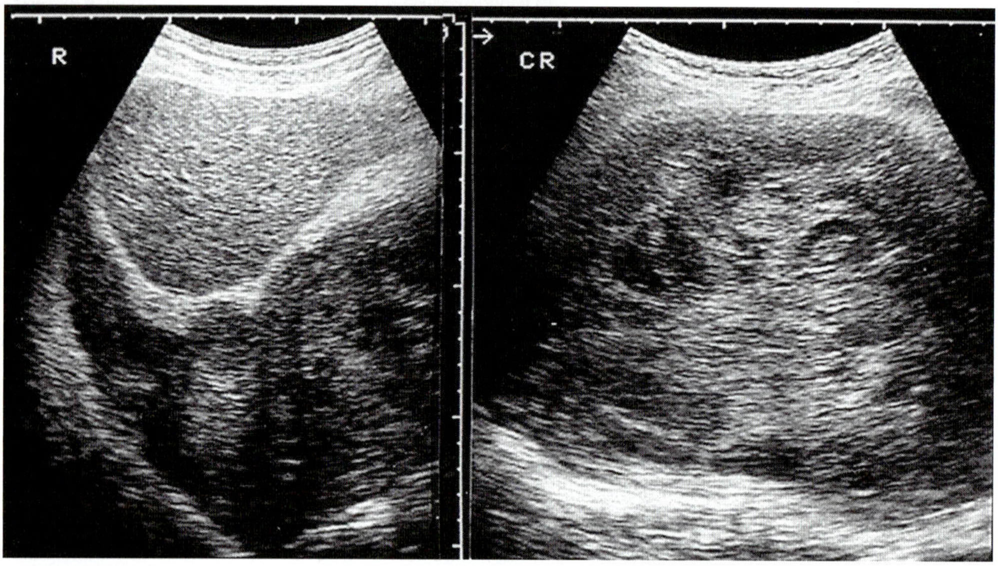

b

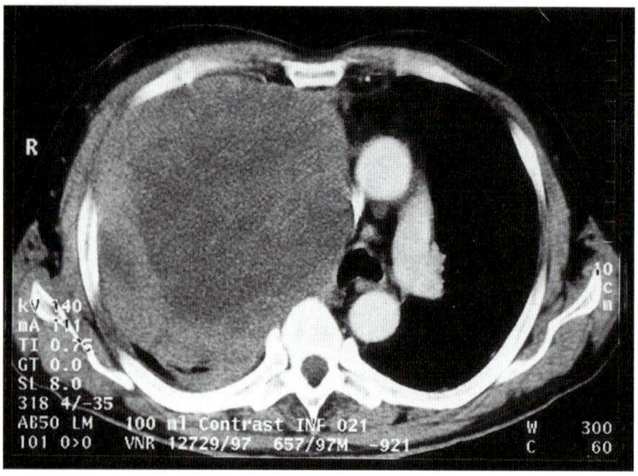

c

Abb. 10.10a–c. 60-jähriger Patient mit einem peripheren neuroendokrinen Tumor (PNET). **a** Thoraxröntgen: Rechtsseitige nahezu komplette Verschattung des Lungenparenchyms. **b** Ultraschall: Die subkostale transhepatische Schalleinstrahlung *(linkes Bild)* zeigt einen kleinen Pleuraerguss sowie eine große solide Tumorformation subdiaphragmal. Die rechts laterale interkostale Schalleinstrahlung *(rechtes Bild)* zeigt den komplexen, den Hemithorax nahezu ausfüllenden Tumor. **c** Computertomographie: Großer, den rechten Hemithorax ausfüllender Tumor

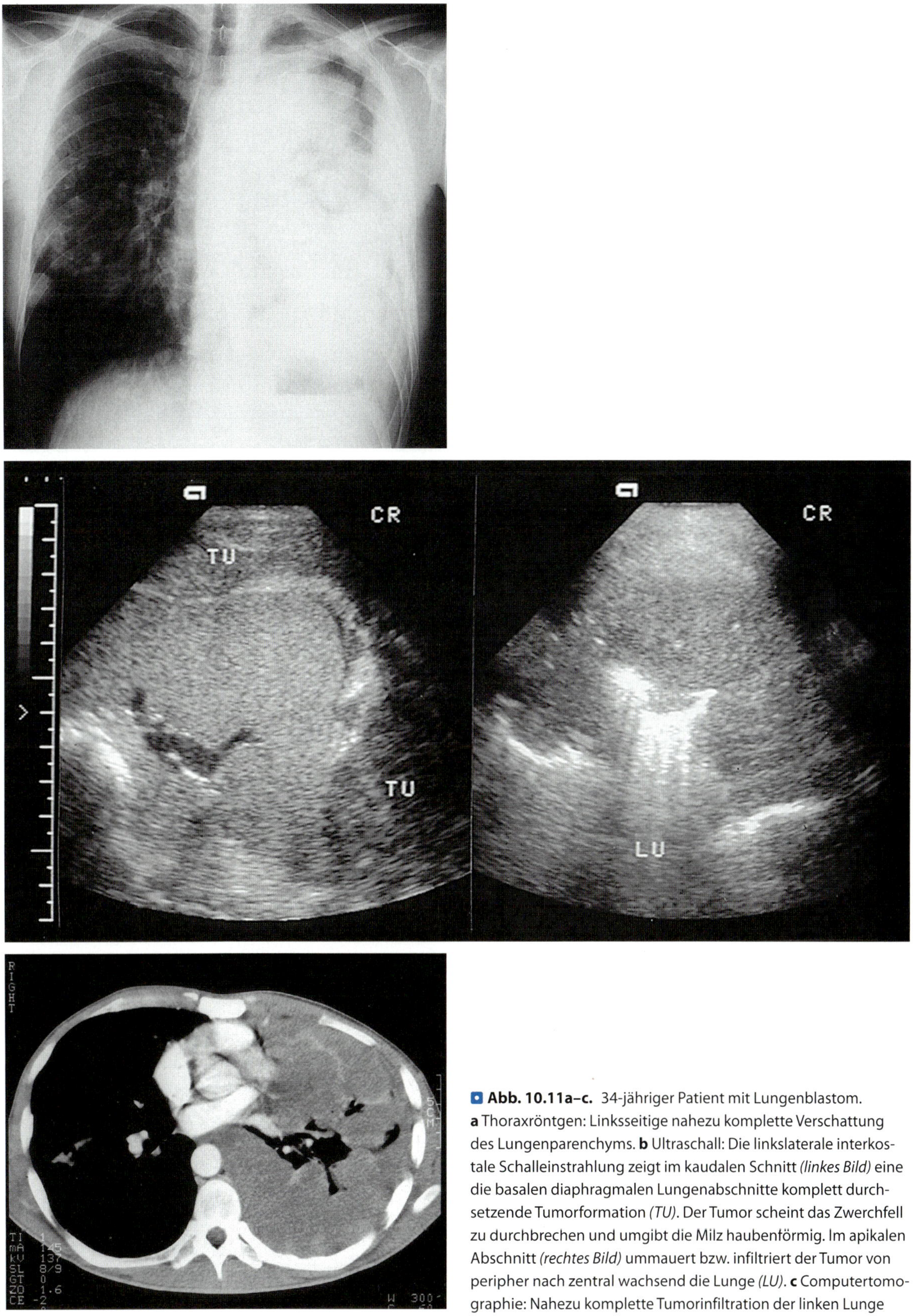

a
b
c

Abb. 10.11a–c. 34-jähriger Patient mit Lungenblastom. **a** Thoraxröntgen: Linksseitige nahezu komplette Verschattung des Lungenparenchyms. **b** Ultraschall: Die linkslaterale interkostale Schalleinstrahlung zeigt im kaudalen Schnitt *(linkes Bild)* eine die basalen diaphragmalen Lungenabschnitte komplett durchsetzende Tumorformation *(TU)*. Der Tumor scheint das Zwerchfell zu durchbrechen und umgibt die Milz haubenförmig. Im apikalen Abschnitt *(rechtes Bild)* ummauert bzw. infiltriert der Tumor von peripher nach zentral wachsend die Lunge *(LU)*. **c** Computertomographie: Nahezu komplette Tumorinfiltration der linken Lunge

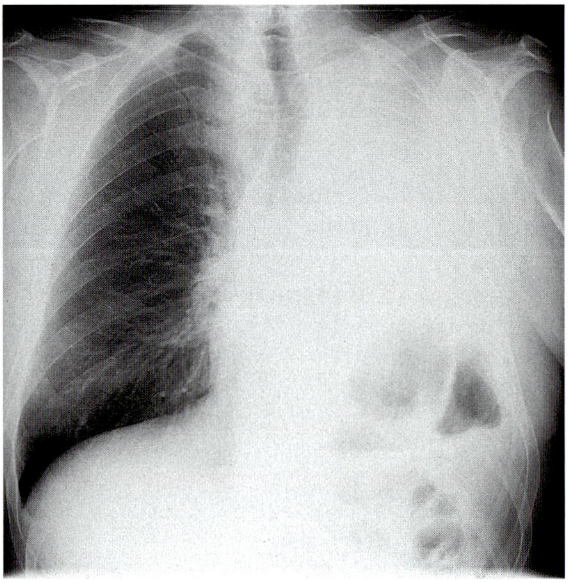

a

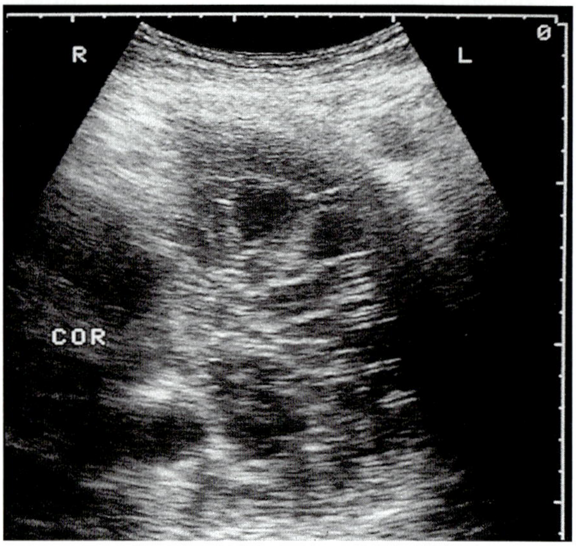

b

Abb. 10.12a, b. 65-jähriger Patient mit Bronchialkarzinom und Zustand nach Pneumektomie. **a** Thoraxröntgen: Komplette linksseitige Lungenverschattung. **b** Ultraschall: Die linksventrale interkostale Schalleinstrahlung zeigt eine inhomogene, teils solide, teils zystisch imponierende Raumforderung einem Fibrothorax entsprechend (*R* rechts, *L* links)

10

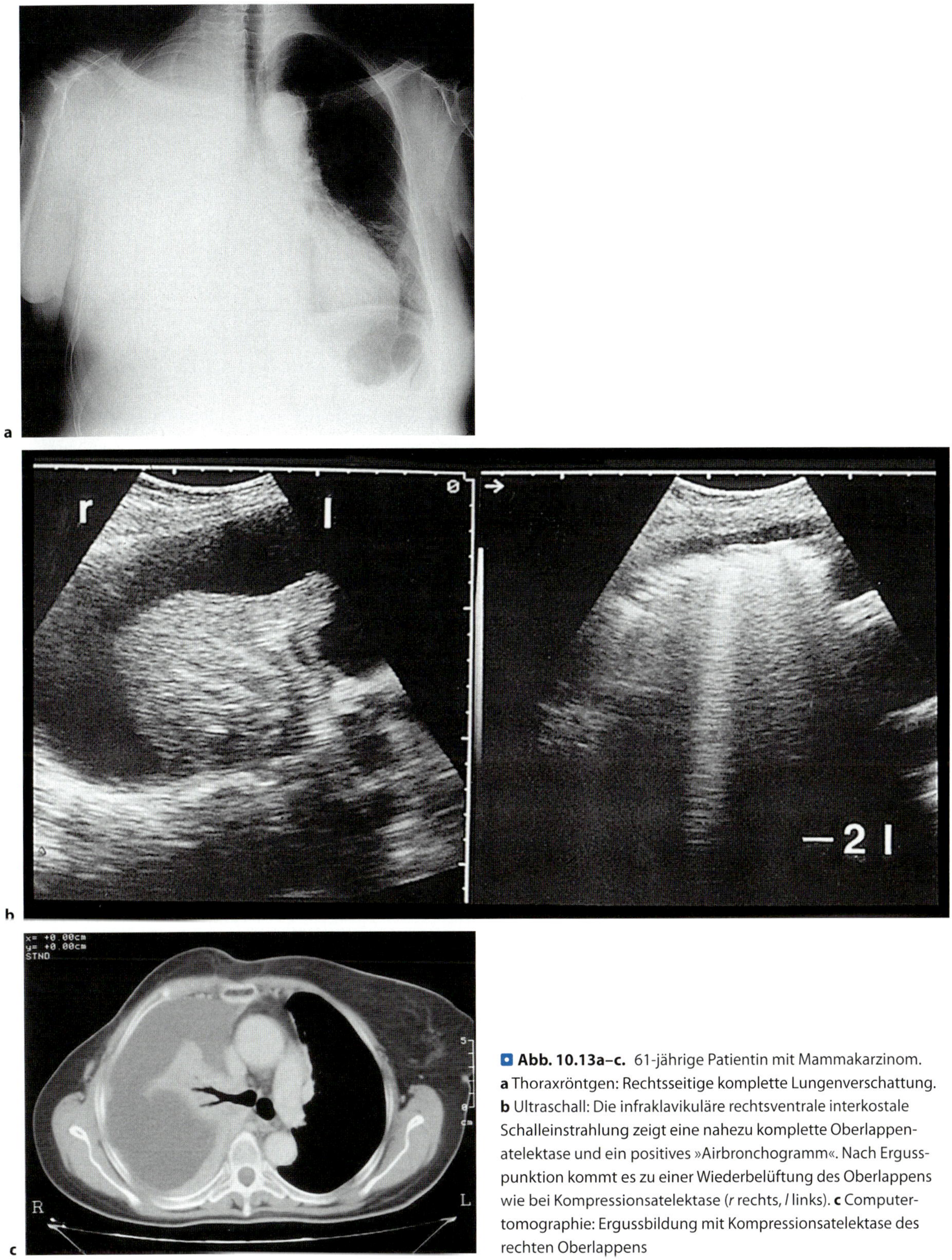

Abb. 10.13a–c. 61-jährige Patientin mit Mammakarzinom. **a** Thoraxröntgen: Rechtsseitige komplette Lungenverschattung. **b** Ultraschall: Die infraklavikuläre rechtsventrale interkostale Schalleinstrahlung zeigt eine nahezu komplette Oberlappenatelektase und ein positives »Airbronchogramm«. Nach Ergusspunktion kommt es zu einer Wiederbelüftung des Oberlappens wie bei Kompressionsatelektase (*r* rechts, *l* links). **c** Computertomographie: Ergussbildung mit Kompressionsatelektase des rechten Oberlappens

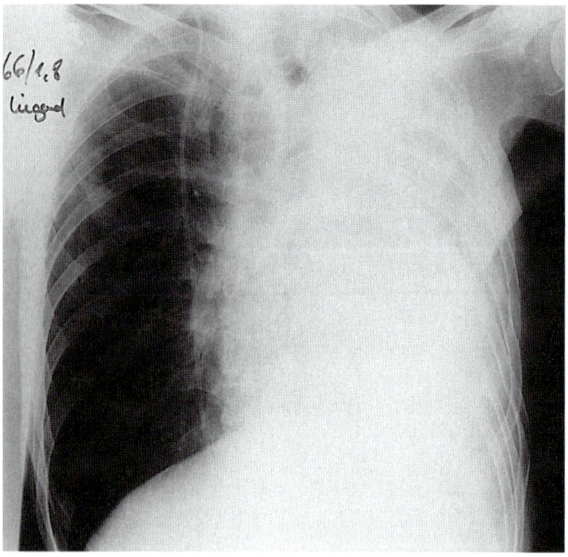
a

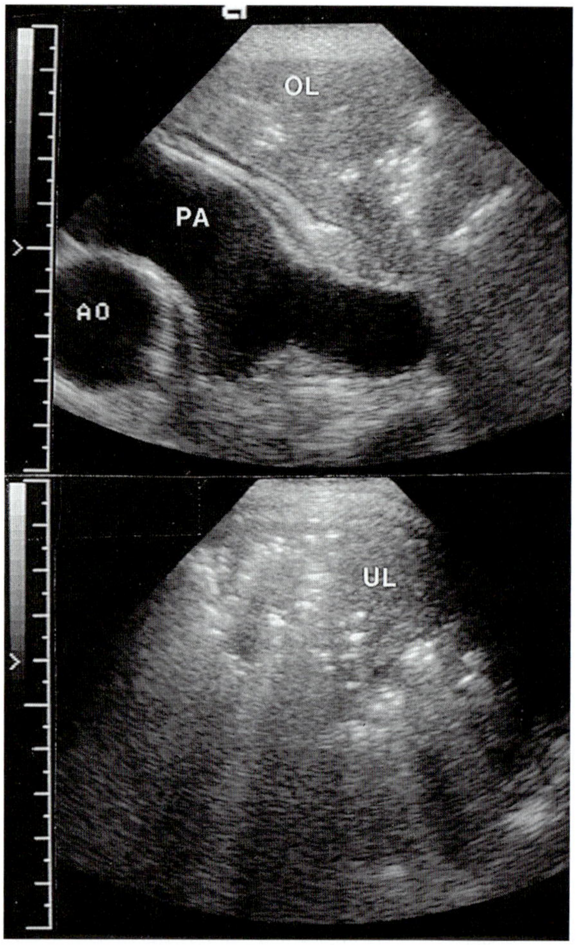

b

Abb. 10.14a, b. 66-jähriger alkoholkranker kachektischer Patient mit Lobärpneumonie. **a** Thoraxröntgen: Komplette linksseitige Lungenverschattung. **b** Ultraschall: Die linkslaterale interkostale Schalleinstrahlung *(unteres Bild)* zeigt einen infiltrativen Prozess mit »Airbronchogramm« wie bei Pneumonie des Unterlappens (*UL*). Die links ventrale interkostale Schalleinstrahlung *(oberes Bild)* zeigt einen nahezu komplett echoarmen Oberlappen (*OL*) mit diskretem zentralen »Airbronchogramm«. (*AO* Aorta, *PA* Pulmonalarterie)

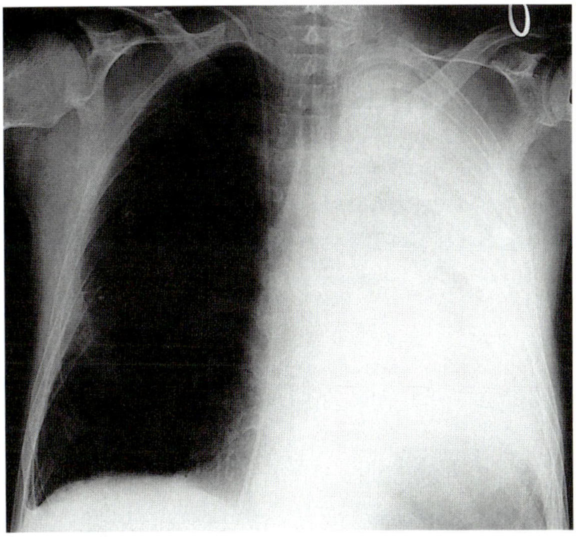
a

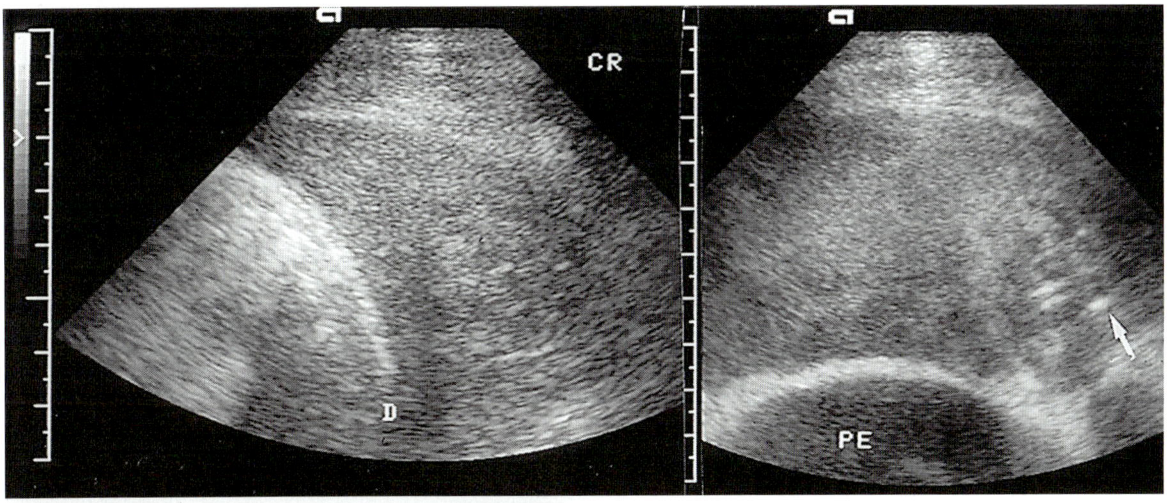

b

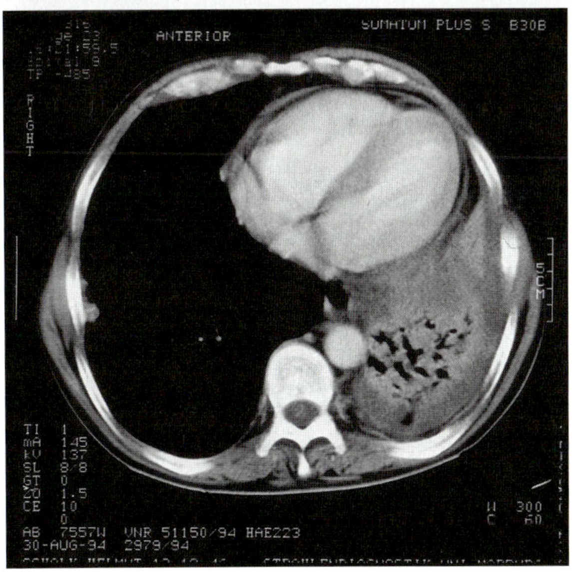

c

Abb. 10.15a–c. 48-jähriger alkoholkranker Patient mit Lobärpneumonie. **a** Thoraxröntgen: Komplette linksseitige Lungenverschattung. **b** Ultraschall: Die linkslaterale interkostale Schalleinstrahlung *(linkes Bild)* sowie die dazu im rechten Winkel stehende Schnittebene *(rechtes Bild)* zeigt eine sog. »Hepatisation« der Lunge. Zwar sprechen kleine Luftreflexe für einen möglicherweise entzündlichen Prozess *(Pfeile)*, ein nahezu identisches Bild wird aber auch bei Atelektase beobachtet (*CR* kranial, *D* Diaphragma, *PE* Ergussbildung). **c** Computertomographie: Infiltrativer Prozess der linken Lunge. Zentral »Airbronchogramm«

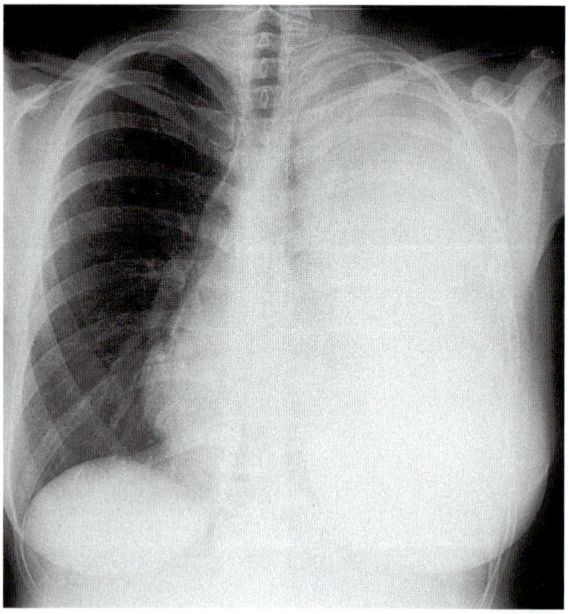

a

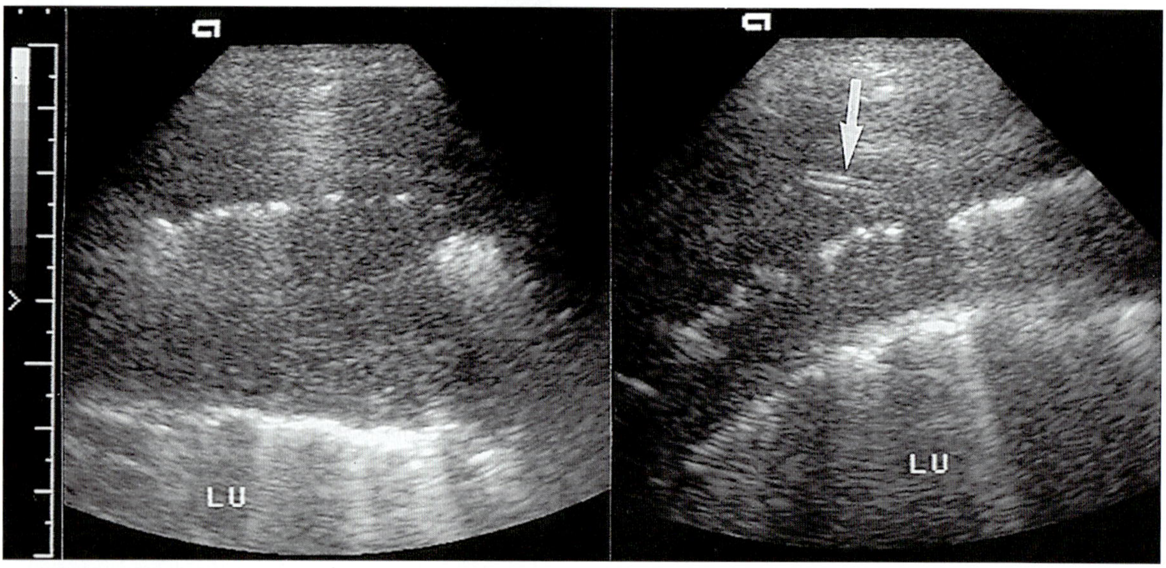

b

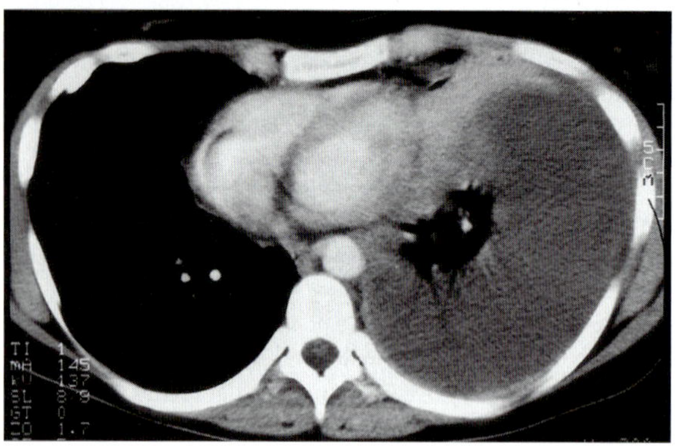

c

Abb. 10.16a–c. 30-jähriger Patient mit Pneumonie. **a** Thoraxröntgen: Komplette linksseitige Lungenverschattung. **b** Ultraschall: Die linkslaterale interkostale Schalleinstrahlung zeigt zentral belüftetes Lungengewebe *(LU)*. Eine mantelförmige echoarme Transformation wird peripher durch ein schmales Reflexband begrenzt, einer Lungeninfiltration entsprechend. Im Pleuraraum kann eine echogene Ergussbildung identifiziert werden, die über einen Katheter drainiert wird *(Pfeil)*. **c** Computertomographie: Homogene Raumforderung im linken Hemithorax mit zentral lufthaltigen Arealen

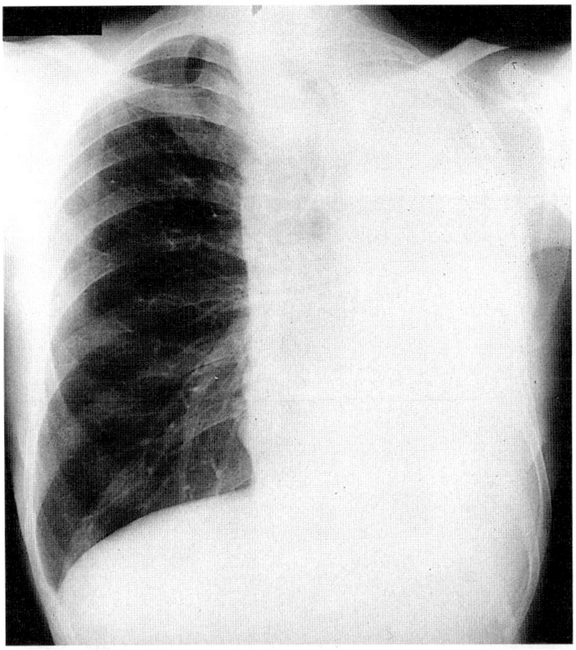

a

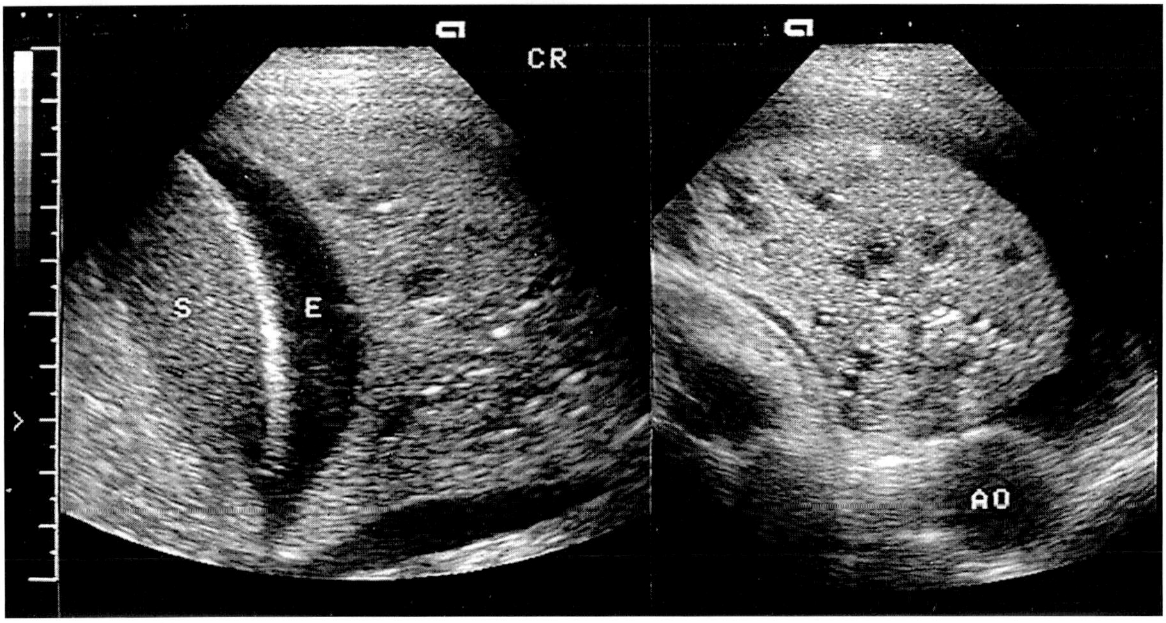

b

Abb. 10.17a, b. 65-jähriger Patient mit Bronchialkarzinom. **a** Thoraxröntgen: Linkseitige komplette Lungenverschattung. **b** Ultraschall: Die linkslaterale interkostale Schalleinstrahlung *(linkes Bild)* sowie die dazu im rechten Winkel stehende Schnittebene *(rechtes Bild)* zeigt eine diskrete Pleuraergussbildung und eine komplette Unterlappenatelektase mit Darstellung multipler erweiterter Bronchien im Sinne eines sog. »Fluidbronchogramms« (*S* Milz, *E* Erguss und *AO* Aorta)

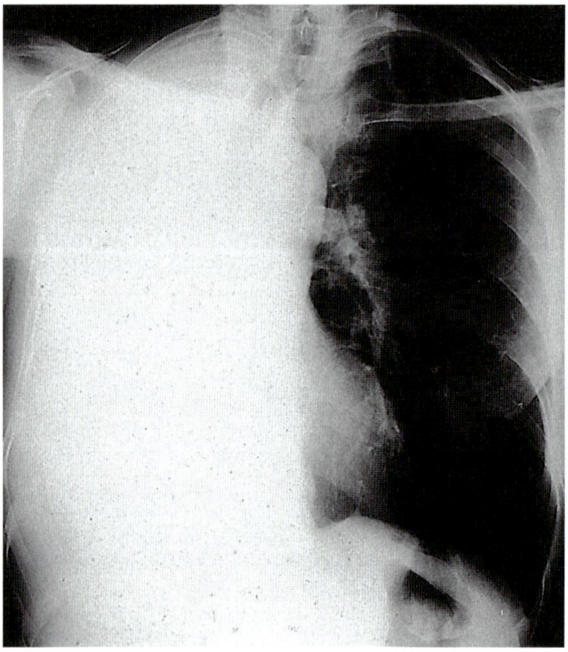

a

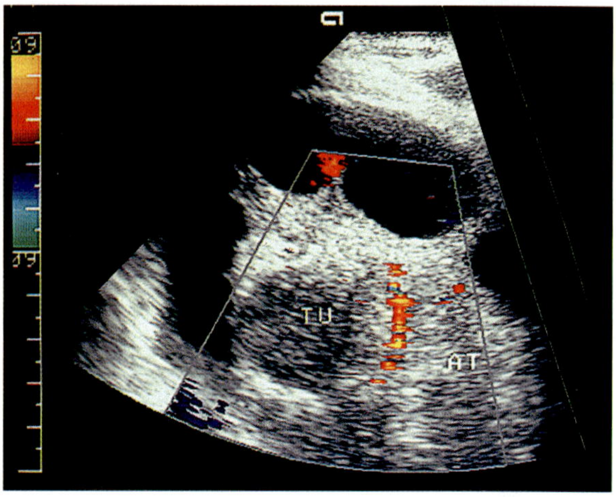

b

Abb. 10.18a, b. 64-jähriger Patient mit Bronchialkarzinom. **a** Thoraxröntgen: Komplette rechtsseitige Lungenverschattung. **b** Ultraschall: Die rechtsventrale interkostale Schalleinstrahlung durch den Oberlappen zeigt eine gekammerte Ergussbildung, eine Atelektase des Oberlappens *(AT)* mit Darstellung von Flusssignalen bei der Farbdopplersonographie sowie einen echoarmen Rundherd im Lungenparenchym wie bei Metastase *(TU)*

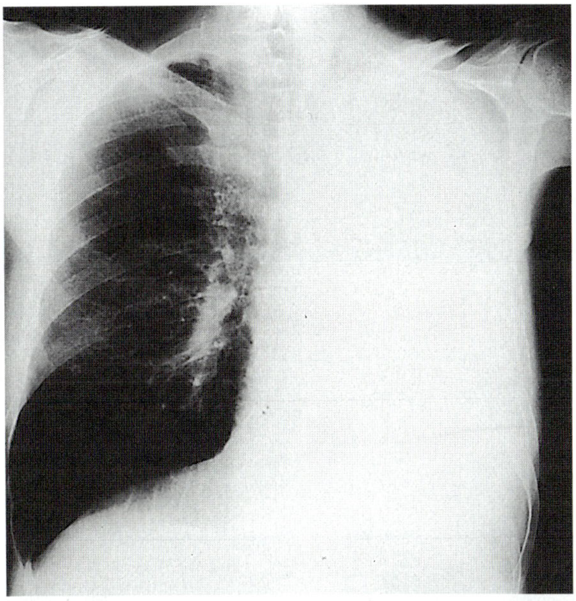

a

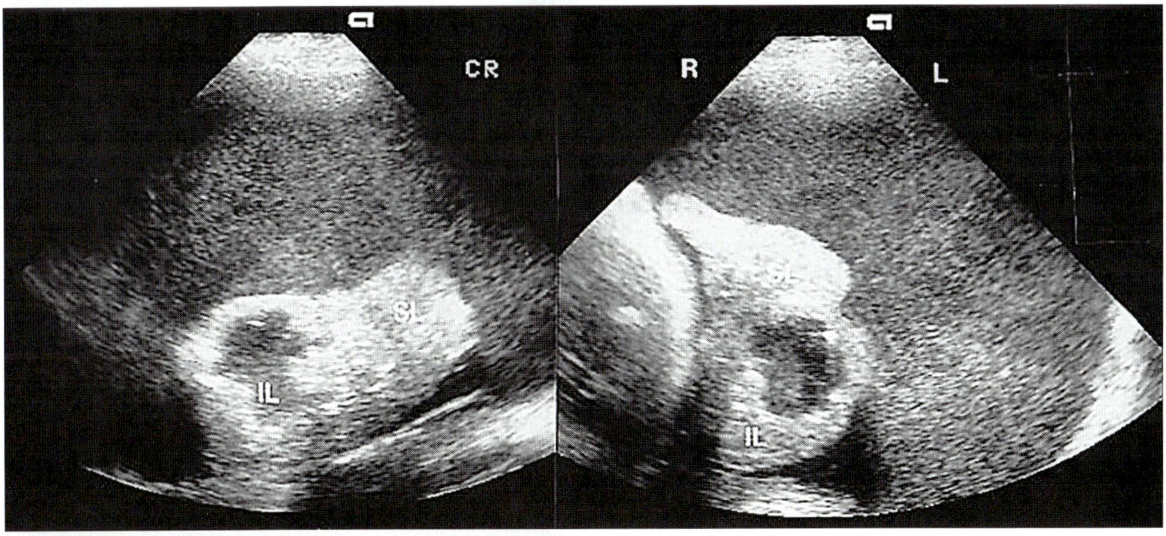

b

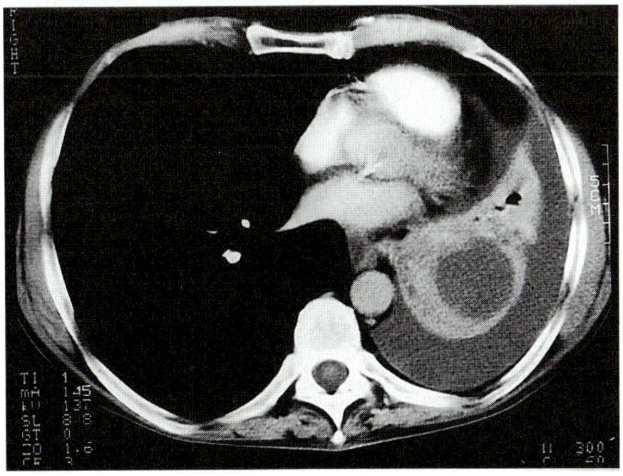

c

Abb. 10.19a–c. 63-jähriger Patient mit Bronchialkarzinom. **a** Thoraxröntgen: Linksseitige komplette Lungenverschattung. **b** Ultraschall: Die linkslaterale interkostale Schalleinstrahlung *(linkes Bild)* sowie die dazu im rechten Winkel stehende Schnittebene *(rechtes Bild)* zeigen eine echoreiche Ergussbildung mit einer Totalatelektase von Oberlappen *(SL)* und Unterlappen *(IL)*. Zentral im Unterlappen liquide Raumforderung im Sinne einer Einschmelzung *(Nekrose)*. **c** Computertomographie: Ergussbildung mit entsprechendem Befund der Atelektasenbildung und zentrale Liquidefizierung

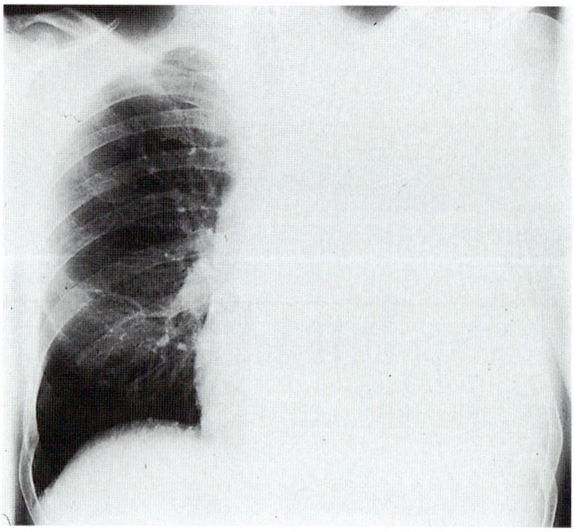

a

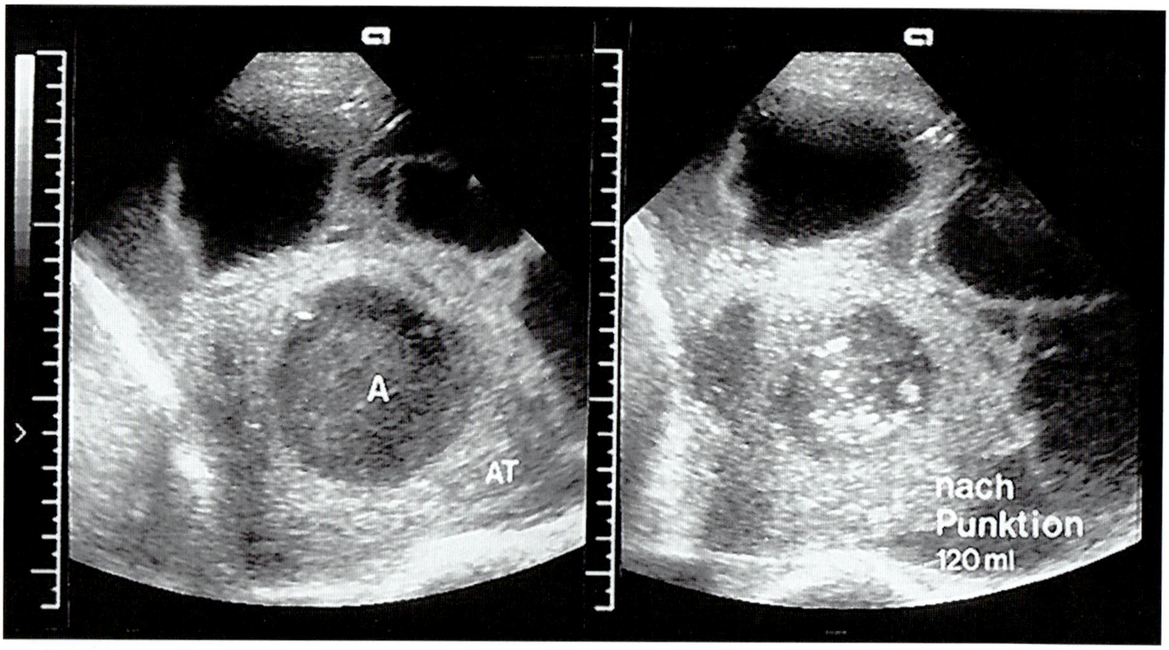

b

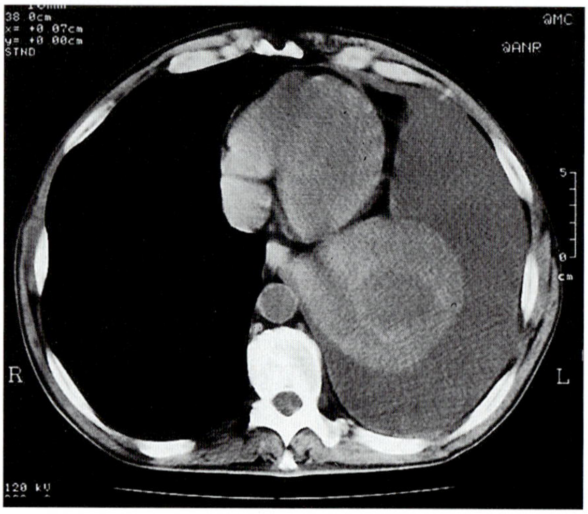

c

Abb. 10.20a–c. 52-jähriger hochfiebernder Patient mit Bronchialkarzinom und Temperaturen über 39°C. **a** Thoraxröntgen: Linksseitige komplette Lungenverschattung. **b** Ultraschall: Die linkslaterale interkostale Schalleinstrahlung zeigt eine gekammerte Ergussbildung mit kompletter Unterlappenatelektase *(AT)* mit zentraler Liquidifikation *(A)*. Die zentrale abszessverdächtige Raumforderung wurde punktiert, und 120 ml Eiter wurden evakuiert *(linkes Bild)*. **c** Computertomographie: Ergussbildung mit Atelektase und intraparenchymatöser Raumforderung

11 Vom Symptom zur Diagnose

S. Beckh

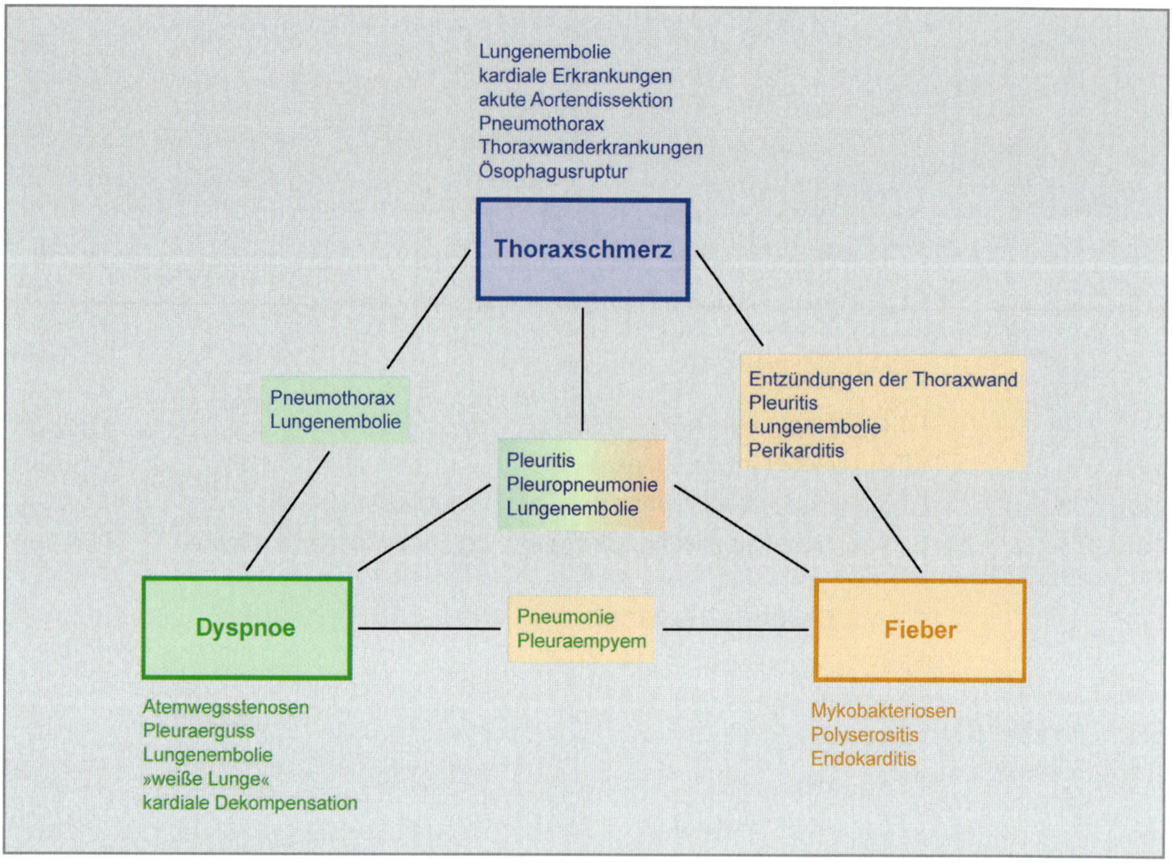

Abb. 11.1. Symptome bei Erkrankungen im Thorax

Die technischen Weiterentwicklungen der Sonographiegeräte als mobile und sogar tragbare Einheiten ermöglichen einen raschen bettseitigen Einsatz für vielfältige Indikationen. Der Schallkopf kann gewissermaßen als bildgebende Erweiterung der palpierenden Hand oder des Stethoskops benützt werden. Bei Erkrankungen im Thoraxbereich sind der Thoraxschmerz, Fieber und Dyspnoe führende Symptome. Jedes dieser Symptome kann für sich allein oder auch in Kombinationen auftreten und so eine diagnostische Orientierung zulassen (Abb. 11.1). Die Ausprägung und Intensität der einzelnen Symptome wird in erster Linie durch den Schweregrad des jeweiligen Krankheitsbildes bestimmt.

Besonders variabel können die Symptome bei der Lungenembolie sein (Goldhaber 1998), wodurch die Diagnosestellung dieses Krankheitsbildes außerordentlich erschwert werden kann (▶ Kap. 4.3).

11.1 Thoraxschmerz

Thorakale Schmerzen sind sowohl in der Notaufnahme als auch in der ambulanten Diagnostik häufig vorkommende Beschwerden. Es ist immer erforderlich, rasch die Ursache und insbesondere die fünf lebensbedrohlichen Erkrankungen Myokardinfarkt, akute Aortendissektion, Lungenembolie, Spannungspneumothorax und Ösophagusruptur zu erkennen (Kurz et al. 2005).

Der Schmerzcharakter sowie die klinischen und sonographischen Untersuchungsbefunde geben differenzialdiagnostische Hinweise bei den verschiedenen Krankheitsbildern (Tab. 11.1).

Fasern für die Schmerzempfindung befinden sich in der parietalen Pleura sowie in den Weichteilen und in den knöchernen Strukturen der Thoraxwand. Die Lunge und die viszerale Pleura sind unempfindlich gegenüber schmerzauslösenden Stimuli. Bei Entzündungen im medialen Teil des Zwerchfells wird der Schmerz in die gleichseitige Schulter- und Nackenregion projiziert (Murray 2005).

Tab. 11.1. Befunde bei Erkrankungen mit Thoraxschmerz

Diagnose	Schmerzcharakteristik	Untersuchungsbefund	Sonographischer Befund
Spannungspneumothorax	Plötzlich einsetzend, stechend	Klopfschall hypersonor, Atemgeräusch aufgehoben, Dyspnoe, evtl. Schocksymptome	Fehlendes Gleiten des Pleurareflexes, Wiederholungsechos
Lungenembolie	Inspiratorisch verstärkt	Pleurareiben, evtl. Dyspnoe, evtl. Fieber	Meist subpleurale echoarme Herde, evtl. kleiner Pleuraerguss
Akute Aortendissektion	Heftig, substernal oder zwischen den Schulterblättern, evtl. in den Hals ausstrahlend	Atemgeräusch normal, evtl. Diastolikum über der Aortenklappe, Schocksymptome	Dissektion der Aortenwand, Aorta dilatiert
Myokardinfarkt	Retrosternal, persistierend, atemunabhängig	Evtl. Schocksymptome	Thorakale Sonographie normal, Diagnose durch EKG, Labor, evtl. Echokardiographie
Ösophagusruptur	Retrosternal	Mediastinalemphysem	Nicht aussagekräftig, Diagnose durch Röntgen
Thoraxwandprozesse	Lokalisiert	Schmerz bei Palpation oder Bewegung verstärkt, Fieber bei Entzündungen	Fraktur: Stufenbildung und Hämatom; Abszess: echoarm, Binnenechos;Malignom: Destruktion und Infiltration
Pleuritis	Inspiratorisch verstärkt	Pleurareiben, Fieber, evtl. Dyspnoe	Fragmentierung der Pleuralinie, subpleurale Infiltrate, evtl. Pleuraerguss
Pleuropneumonie	Inspiratorisch verstärkt	Pleurareiben, Bronchialatmen, Rasselgeräusche, Fieber, Husten, Dyspnoe	»Hepatisation« des Lungengewebes, Luftbronchogramm, Hypervaskularisation, evtl. Pleuraerguss
Perikarditis	Inspiratorisch und lageabhängig verstärkt	Perikardreiben, Fieber	Evtl. kleiner Perikarderguss, Diagnose durch EKG

Die Schallsonde wird gezielt auf die Stelle des maximalen Schmerzes, des Palpationsbefundes oder des physikalischen Untersuchungsbefundes gesetzt. Die Sonographie kann in der Praxis, in der Notaufnahme oder bettseitig einen Beitrag zur Diagnose oder vielleicht sogar eine eindeutige Diagnose liefern und gegebenenfalls zielführende weitere bildgebende Diagnostik veranlassen. Diagnostisch besonders wertvoll ist die Ultraschalluntersuchung von Erkrankungen im Thorax bei Kindern (Kim et al. 2000).

11.1.1 Thoraxschmerz als Symptom lebensbedrohlicher Erkrankungen

Spannungspneumothorax

Charakteristisch ist der plötzlich einsetzende Schmerz, je nach Größe des Pneumothorax mit leichter bis heftigster Atemnot verbunden. Bei einem Spannungspneumothorax entwickeln sich innerhalb kürzester Zeit Schocksymptome durch die Druckwirkung auf die Mediastinalorgane und Gefäße. Sonographisch zeigen sich auf der betroffenen Seite Wiederholungsechos und das fehlende Gleiten des echogenen Pleurareflexes (▶ Kap. 3). Zur Bestimmung der Tiefe des Pneumothoraxspaltes ist eine Röntgenübersichtsaufnahme (◘ Abb. 11.20) erforderlich. Die hochauflösende Computertomographie zeigt das Ausmaß und die Größe von Emphysemblasen (◘ Abb. 11.2).

Lungenembolie

Bei einer Lungenembolie (▶ Kap. 4.3) tritt ein begleitender atemabhängiger Schmerz auf, wenn die Pleura parietalis entzündlich mitreagiert. Je mehr typisch konfigurierte subpleurale Herde sonographisch gefunden werden (◘ Abb. 11.3a, b), umso sicherer wird die Diagnose. Mit der Erweiterung der Untersuchung auf die Dopplersonographie der Beinvenen zur Thrombensuche

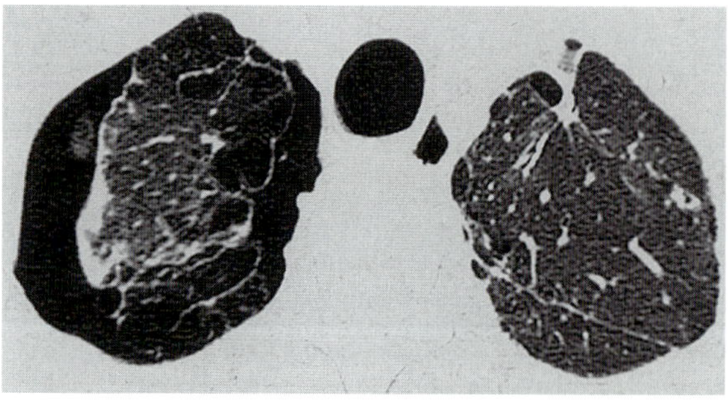

Abb. 11.2. Patient mit einem Spontanpneumothorax. Im hochauflösenden Computertomogramm ausgedehnte Emphysemblasenbildung im rechten Oberlappen

(Abb. 11.3c) und bei Kreislaufsymptomen auf die Echokardiographie zur Überprüfung der Rechtsherzbelastung ist in kürzester Zeit eine effiziente Diagnostik möglich.

Akute Aortendissektion

Typischerweise tritt der Schmerz plötzlich mit heftiger Intensität ein, häufig dorsal lokalisiert mit einem Maximum zwischen den Schulterblättern. Der Schmerz kann vorübergehend nachlassen, sich aber auch in Dissektionsrichtung der Gefäße, beispielsweise in den Hals bei Beteiligung der Karotiden, ausdehnen. Mit einer Anlotung von suprasternal oder parasternal (▶ Kap. 5) kann die Aorta ascendens, der Aortenbogen mit den Gefäßabgängen und der obere Teil der Aorta descendens auch in Notfallsituationen unverzüglich eingesehen werden.

11.1.2 Schmerz durch Thoraxwanderkrankungen

Leitsymptom ist der lokalisierte und meist bei Palpation oder Bewegung verstärkte Schmerz. Bei Reizung von Interkostalnerven oder Nervenwurzeln strahlt der Schmerz in das zugehörige Versorgungsgebiet aus. Die verschiedenen Strukturen der Thoraxwand sind der sonographischen Untersuchung sehr gut zugänglich (▶ Kap. 2).

Rippenfraktur

Rippenfrakturen werden meist durch ein adäquates Trauma ausgelöst. Bei Patienten mit Osteoporose können Frakturen allerdings auch durch heftiges Husten verursacht werden. Die Sonographie zeigt an der Stelle des maximalen Schmerzes eine Stufenbildung (Wüstner

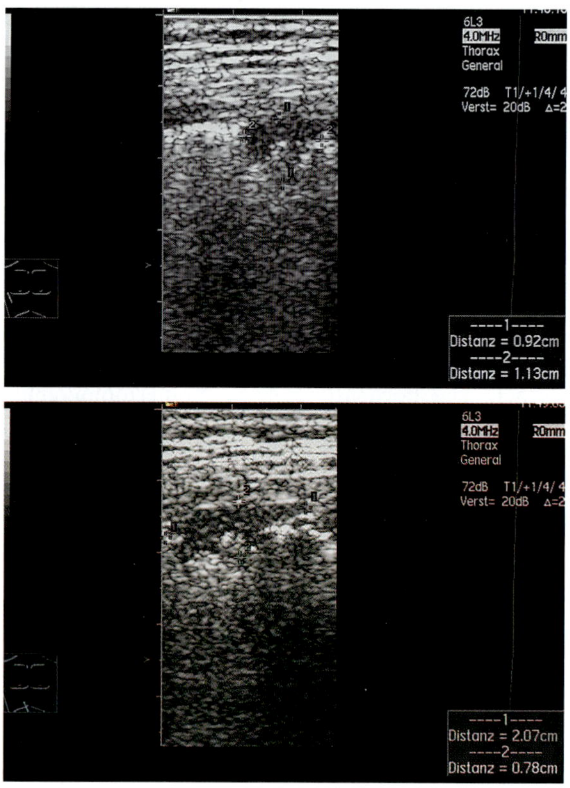

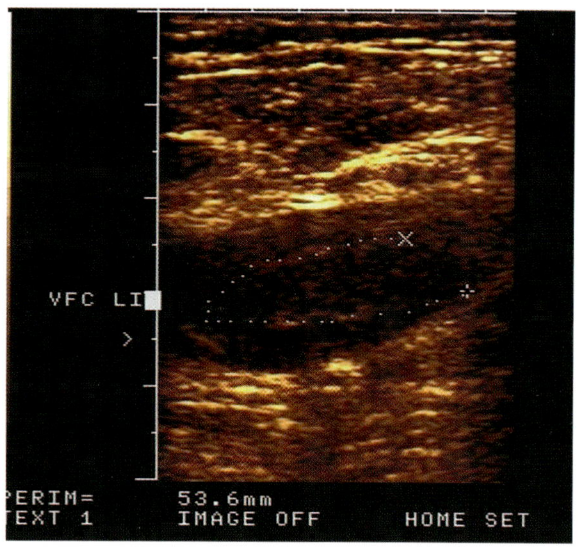

Abb. 11.3a–c. 39-jährige Patientin mit plötzlich aufgetretenen rechtsthorakalen Schmerzen nach Entfernung eines Adnextumors. Sonographisch im rechten Unterlappen lateral (**a**) und ventral (**b**) kleine embolietypische subpleurale Herde. In der Beinvenensonographie (**c**) frischer Thrombus *(gepunktete Linie)* in der linken V. femoralis communis

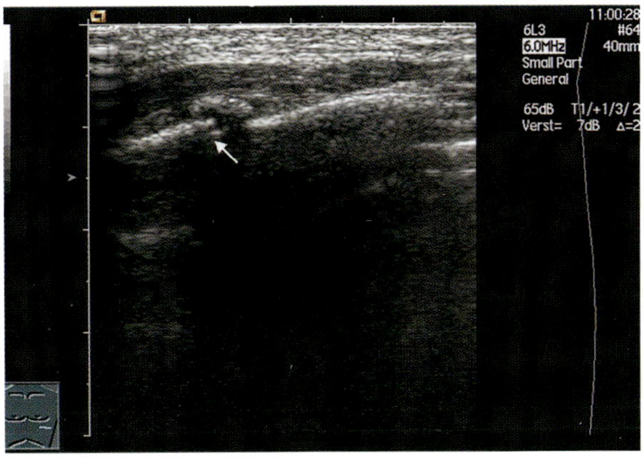

Abb. 11.4. Kallusbildung *(Pfeil auf Frakturstelle)* 2 Wochen nach einer traumatischen Rippenfraktur

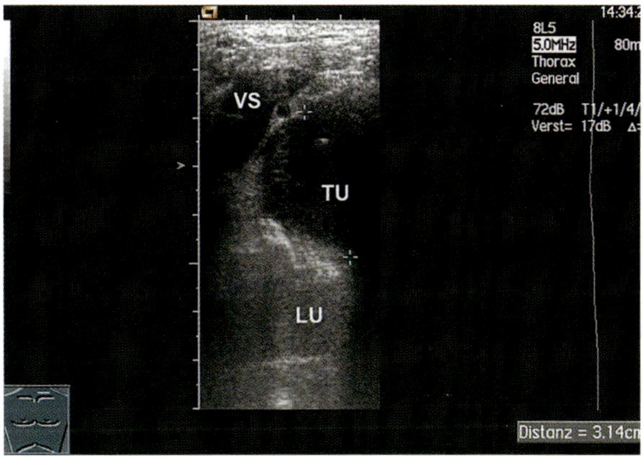

Abb. 11.5. 46-jährige Patientin (40 »packyears«) mit einem Adenokarzinom *(TU)* im linken Oberlappen, das den Sulcus superior durchbrochen hat und unmittelbar an die Subklaviagefäße (*VS* V. subclavia, *LU* Lunge) heranreicht

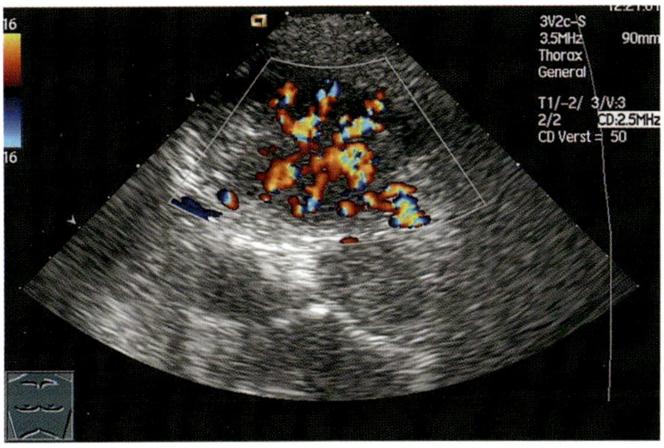

Abb. 11.6. 83-jähriger Patient mit druckdolenter Schwellung des linken Sternoklavikulargelenks. Sonographisch hypervaskularisierte Tumorbildung mit Aufhebung des Gelenkspaltes und des Kortikalisreflexes. Primärtumor war ein Adenokarzinom im linken Oberlappen

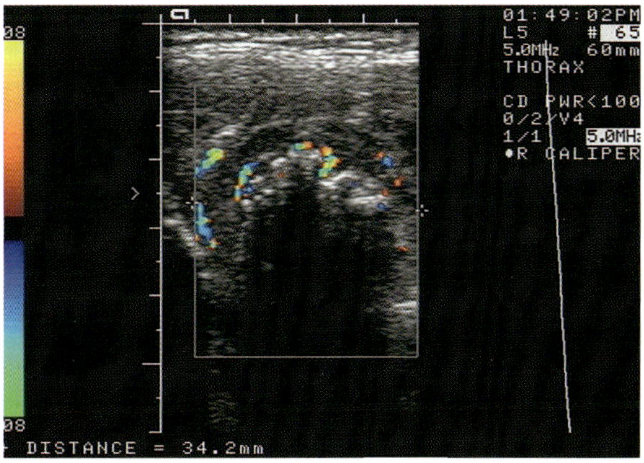

Abb. 11.7. 51-jähriger Patient mit schmerzhafter Schwellung um das linke Sternoklavikulargelenk. Sonographisch Fragmentierung der Kortikalis, die von echoarmem, kräftig vaskularisiertem Gewebe umgeben ist. Mit der chirurgischen Biopsie Diagnose eines Plasmozytoms. Klinisch handelte es sich um die solitäre Manifestation eines Plasmozytoms, in den Laborbefunden nicht sekretorisch!

et al. 2005), häufig ein kleineres Hämatom und manchmal das sog. »Kaminphänomen« (▶ Kap. 2, Abb. 2.14, Abb. 2.15). Auch bei älteren Frakturen finden sich noch Schmerzsensationen, die Sonographie zeigt in diesem Fall die beginnende Kallusbildung (Abb. 11.4).

Tumorinfiltration der Thoraxwand

Ein peripherer Lungentumor, der die Pleura visceralis erreicht, verursacht keine Schmerzen. Erst bei Infiltration der Pleura parietalis, der muskulären und knöchernen Strukturen des Thorax werden Nervenfasern, die zu Schmerzrezeptoren führen, gereizt. Mit dem Begriff Pancoast-Tumor (▶ Kap. 2, ▶ Kap. 4.2) wird das Durchbrechen eines Lungentumors durch die Lungenspitze bezeichnet. Die hohe Auflösung des Ultraschalls kann die Äste des Plexus brachialis (▶ Kap. 1), deren Arrosion und die Lagebeziehung zu den Subklaviagefäßen bei Durchbrechen des Sulcus superior (Abb. 11.5) darstellen.

Strukturübergreifende Tumorbildungen der Thoraxwand sind bereits im B-Bild sonographisch durch die andersartige Echogenität und die Zerstörung des ortsständigen Gewebes gut zu erkennen. Pathologische Gefäßneubildungen sind ein weiteres sonomorphologisches Kriterium für Malignität. Besonders schmerzhaft sind Tumormanifestationen in Gelenkbereichen (Abb. 11.6, Abb. 11.7).

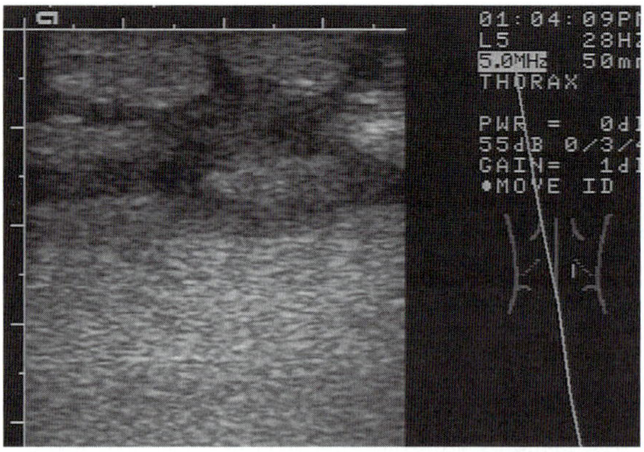

■ **Abb. 11.8.** 44-jähriger Patient mit Fieber und Schmerzen rechts thorakal basal. Sonographisch fuchsbauartige Ausbreitung der Abszedierungen in den Weichteilen der Thoraxwand. Im Punktat Nachweis von Aktinomyzeten

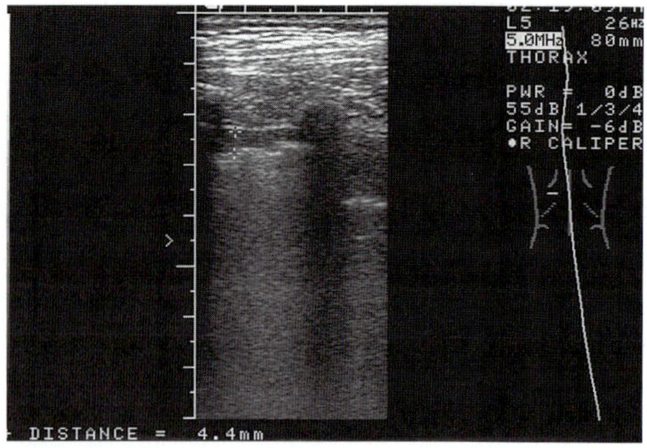

■ **Abb. 11.9.** 35-jährige Patientin mit inspiratorisch verstärkten rechtsthorakalen Schmerzen, Fieber 38,5°C, CRP 4 mg/dl, Gravidität 9. Woche. Sonographisch Fragmentierung der viszeralen Pleura in der Schmerzregion, vereinbar mit einer Pleuritis. Unter antibiotischer Therapie mit Penizillin Rückbildung der Veränderungen und der Entzündungszeichen

11.2 Fieber

Das Auftreten von Fieber ist immer Ausdruck einer entzündlichen Krankheitsaktivität, der verschiedene Ursachen zugrunde liegen können. Zum einen kann es die Reaktion des Organismus auf Krankheitserreger, zum anderen auf pathologische Prozesse im Körper darstellen, die ohne äußere Einflüsse ausgelöst wurden. Je nachdem, welche Strukturen des Thorax durch eine Entzündung betroffen sind, können begleitende Schmerzen auftreten. Atemabhängige Schmerzen lassen Rückschlüsse auf eine pleurale Beteiligung zu. Die Höhe des Fiebers – beispielsweise niedrig bei Lungenembolie oder sehr hoch bei einer Pneumonie – sowie Laborbefunde und bakteriologische Untersuchungen sind weitere Indizien für die Diagnosestellung.

11.2.1 Fieber mit Thoraxschmerz

Abszedierungen in der Thoraxwand

Entzündungen in den Weichteilen der Thoraxwand, wie z. B. bei einem Abszess (► Kap. 2, ■ Abb. 2.3) verursachen einen lokalen Schmerz, evtl. verbunden mit Schwellung. Relativ ausgedehnt können sich Abszedierungen in der Thoraxwand bei einer Aktinomykose entwickeln (■ Abb. 11.8).

Fieber ist bei der Infektion mit Aktinomyzeten (► Kap. 4.2, ■ Abb. 4.27c) in der Regel vorhanden. Die Ausbreitung in die thorakalen Organe (Müller et al. 2003a) und damit die Entwicklung weiterer Symptome hängen letztlich von der Dauer der Erkrankung bis zum Zeitpunkt der Diagnosestellung ab.

Pleuritis

Entzündliche Erkrankungen der Pleura (► Kap. 3) lösen einen inspiratorisch verstärkten Schmerz aus. Auskultatorisch ist häufig ein umschriebenes Pleurareiben zu hören. Mit den hochauflösenden Schallsonden können Veränderungen sichtbar gemacht werden, die auf einer konventionellen Röntgenübersichtsaufnahme nicht zu erfassen sind. Die Sonographie bietet sich vor allem auch dann als bildgebendes Verfahren an, wenn eine Strahlenbelastung vermieden werden muss (■ Abb. 11.9).

Lungenembolie

Bei rezidivierenden Lungenembolien (► Kap. 4.3) können über einen längeren Zeitraum intermittierend auftretende Thoraxschmerzen und Fieber, allerdings selten über 38,3°C (Fedullo et al. 2005), mitunter die einzigen klinischen Symptome sein. In einer Untersuchung an geriatrischen Patienten wurde Fieber bei Lungenembolien häufig beobachtet (Ceccarelli 2003).

Perikarditis

Bei einer Perikarditis findet sich neben mäßig hohem Fieber ein atem- und lageabhängiger präkordialer Schmerz. Wegweisend für die Diagnose ist das EKG, unterstützt durch Laboruntersuchungen. Sonographisch zeigt sich meist erst einige Tage nach Beginn der Erkran-

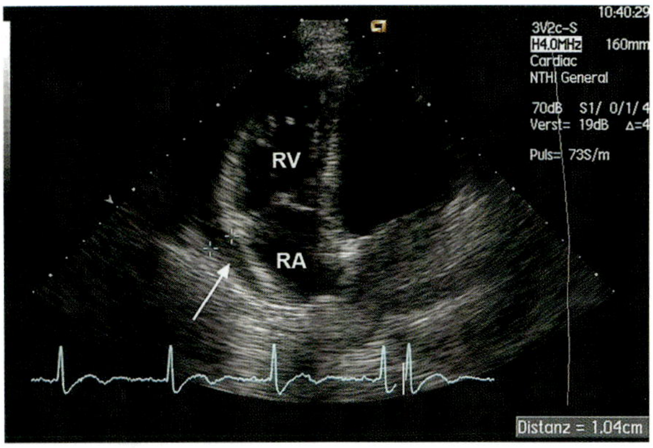

Abb. 11.10. 25-jährige Frau mit schmalem Perikarderguss *(Pfeil)* im Rahmen eines Churg-Strauss-Syndroms. (*RA* rechter Vorhof, *RV* rechter Ventrikel)

kung ein mehr oder weniger schmaler Flüssigkeitssaum im Perikardraum (Abb. 11.10). Zur weiteren Verlaufsbeurteilung ist die Sonographie in jedem Fall die Methode der Wahl.

11.2.2 Fieber mit Dyspnoe

Wenn ein fiebernder Patient Atemnot entwickelt, ist das immer ein klinisches Zeichen für eine Beeinträchtigung der respiratorischen oder ventilatorischen Funktion.

Pneumonie

Bei einer Pneumonie tritt meist sehr hohes Fieber auf, im Fall einer Pneumokokkenpneumonie typischerweise plötzlich ohne längere Krankheitsprodromi. Die entzündliche Exsudation von Flüssigkeit in die Alveolen hebt den Luftgehalt des Parenchyms auf und ermöglicht die sonographische Bildgebung, wenn die Infiltration bis an die viszerale Pleura reicht (► Kap. 4.1). Sekretretentionen durch einen zentralen Tumorverschluss führen neben einer Atelektase häufig auch zu poststenotischen Pneumonien. Das sonographische Bild erfasst neben der Gefäßaufteilung auch Nekrosen im Parenchym, zur Beurteilung des zentralen Bronchialsystems muss eine Bronchoskopie durchgeführt werden (Abb. 11.11a, b).

Pleuraempyem

Bei einem Pleuraempyem, der Ansammlung von Eiter im Pleuraraum, findet sich neben Fieber und Dyspnoe eine schwere Beeinträchtigung des Allgemeinzustandes. Es handelt sich in aller Regel um ein bedrohliches toxisches Krankheitsbild, das bei Nichterkennung oder verzögertem Handeln den Patienten der Gefahr einer Sepsis mit hoher Letalität aussetzt (Kolditz 2004). Ein Pleuraempyem kann als eigenständige Entzündung der Pleura z. B. im Rahmen einer tuberkulösen Infektion auftreten oder sich als Komplikation aus einem parapneumonischen Erguss bei einer bakteriellen Pneumonie entwickeln. Die Entstehung eines Pleuraempyems charakterisiert immer einen schwereren Krankheitsverlauf, sei es durch eine verminderte Resistenzlage des Individuums oder durch einen besonders virulenten Erreger. Schmerzen treten meist nur im Anfangsstadium der Erkrankung auf und verschwinden mit zunehmender Exsudation in den Pleuraraum. Sonographisch zeigt sich die Flüssigkeit häufig mit dichten Binnenechos als Korrelat für den hohen Zellgehalt. Je länger ein Empyem

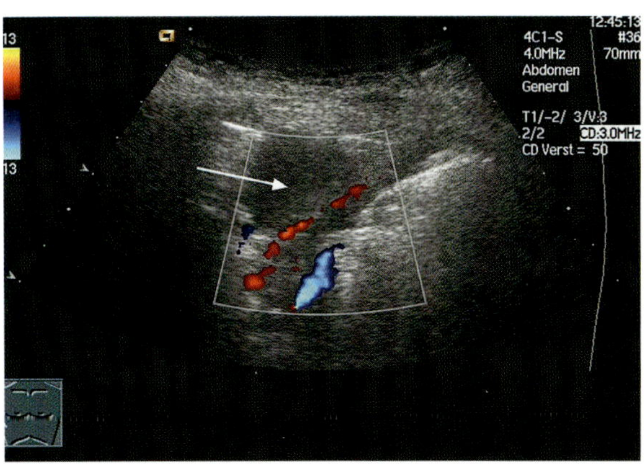
a

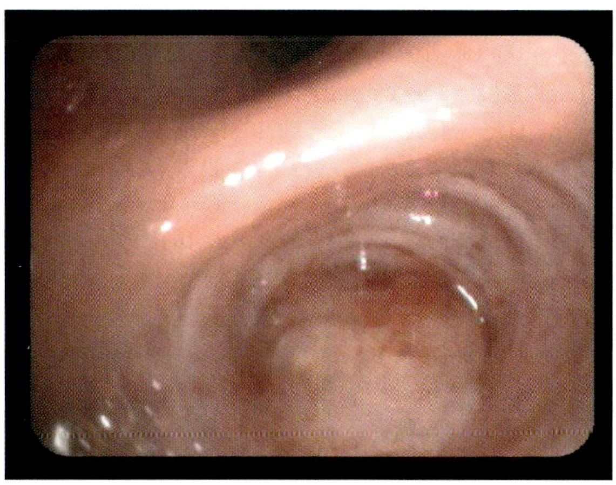
b

Abb. 11.11a,b. 91-jährige Patientin mit Mittellappenpneumonie, **a** peripher größere Einschmelzung *(Pfeil)*, zentral reguläre Gefäße. **b** Bronchoskopisch Verschluss des Mittellappens durch Tumor, histologisch Adenokarzinom. Unter antibiotischer Therapie partielle Rückbildung des Mittellappeninfiltrates

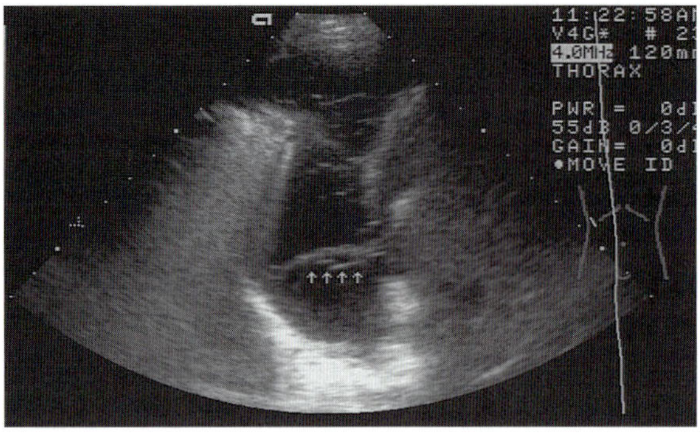

Abb. 11.12. 36-jähriger Patient mit septiertem *(Pfeile)* Erguss, zahlreiche Binnenechos in der Flüssigkeit. Im Punktat Nachweis von Mycobacterium tuberculosis

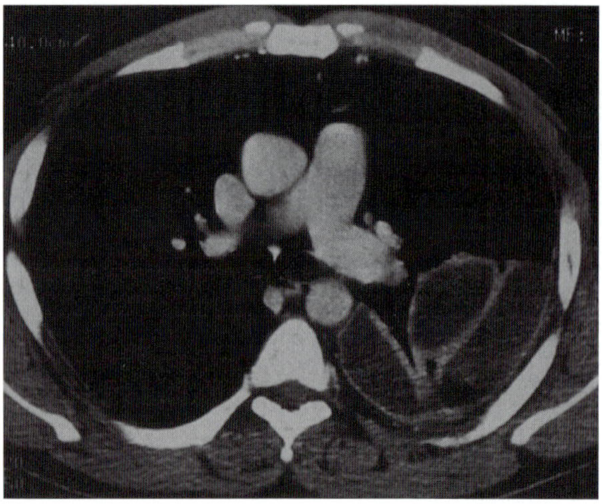

Abb. 11.13. CT-Schnitt eines mehrfach gekammerten Empyems, als komplizierter Verlauf im Rahmen einer bakteriellen Pleuropneumonie entstanden

besteht, umso deutlicher finden sich Septierungen und Kammerbildungen (Abb. 11.12). Die Sonographie erlaubt auch bettseitig (Levin 1999) die Lokalisierung der optimalen Punktionsstelle zur Gewinnung von Untersuchungsmaterial und die Anlage einer Drainage. Anhand des sonographischen Befundes kann bei Kindern (Carey 1998; Ramnath 1998) die Ausprägung des Empyems eingeschätzt und die Entscheidung für ein konservatives oder operatives Vorgehen gefällt werden. Bei Erwachsenen wird – soweit möglich – ergänzend eine Computertomographie zur Therapieplanung durchgeführt, um das gesamte Ausmaß und die Größe der Kammern zu bestimmen (Abb. 11.13).

Eine sofortige Drainagebedürftigkeit eines Pleuraempyems liegt vor bei einem mehr als die Hälfte eines Hemithorax ausfüllenden eitrigen Erguss, einem pH-Wert unter 7,2 und einem positiven Bakteriennachweis (Colice 2000). Bei gekammerten Empyemen kann eine kurzfristige intrapleurale Fibrinolysetherapie Erfolg versprechend sein (Hamm 2005). Die bislang größte Studie zur lokalen Fibrinolyse des Empyems (Maskell 2005) hat zwar keinen Vorteil bezüglich Krankheitsdauer und Mortalität für die mit Streptokinase therapierten Patienten zeigen können, allerdings wurde die entscheidende Differenzierung zwischen gekammerten und nicht gekammerten Empyemen nicht berücksichtigt. Die videoassistierte Thorakoskopie oder Thorakotomie sind Verfahren der chirurgischen Sanierung, die aber immer individuell von weiteren determinierenden Faktoren des Patienten abhängig gemacht werden muss (Hamm 2005).

11.2.3 Fieber mit Dyspnoe und Thoraxschmerzen

Je ausgedehnter die Pleura bei einer Pleuritis oder Lungenparenchym und Pleura bei einer Pleuropneumonie betroffen sind, umso mehr wird sich eine Kombination aus allen 3 Symptomen finden. Sowohl die Flüssigkeit im Pleuraraum als auch die Infiltration peripherer Lungenareale lassen sich sonographisch rasch und unabhängig vom Zustand und der Mobilität des Patienten darstellen. Weitere Untersuchungen wie eine diagnostische Pleurapunktion oder ergänzende radiologische Untersuchungen komplettieren die Diagnostik zielführend.

11.2.4 Fieber als alleiniges Symptom bei Erkrankungen im Thorax

Bei unklarem Fieber kommt eine große Bandbreite an Differenzialdiagnosen zur Auswahl (Roth et al. 2003). In der Regel stehen am Anfang des diagnostischen Ablaufs Laboruntersuchungen, die Grundlage für die erweiterte Diagnostik sind. Die sonographische Untersuchung wird bei Erkrankungen am Thorax nicht an erster Stelle stehen, da sie nicht geeignet ist, einen Gesamtüberblick über die thorakalen Organe zu geben. Die Sonographie am Thorax wird bereits mit einer gezielten Fragestellung bei entsprechender Verdachtsdiagnose angefordert werden.

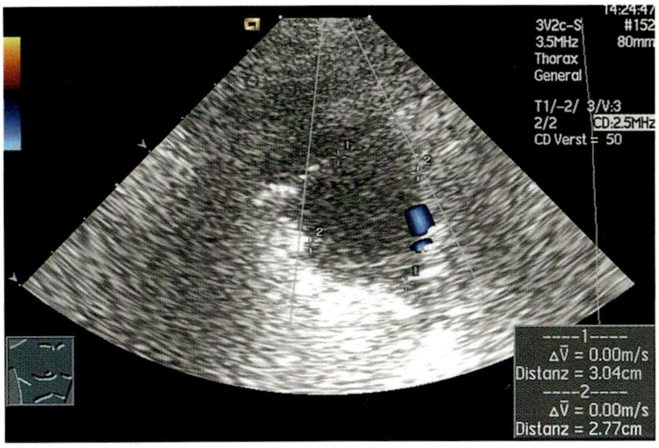

Abb. 11.14. 68-jähriger Patient mit Kräfteverfall und Fieberschüben seit mehreren Monaten. Im rechten Oberlappen lateral unscharf begrenztes relativ homogenes Areal mit Gefäßen am Rand. In der sonographischen Biopsie (in NaCl abgegeben!) mikroskopisch Nachweis von Mykobakterien, im weiteren Verlauf mit der PCR als atypische Mykobakterien differenziert

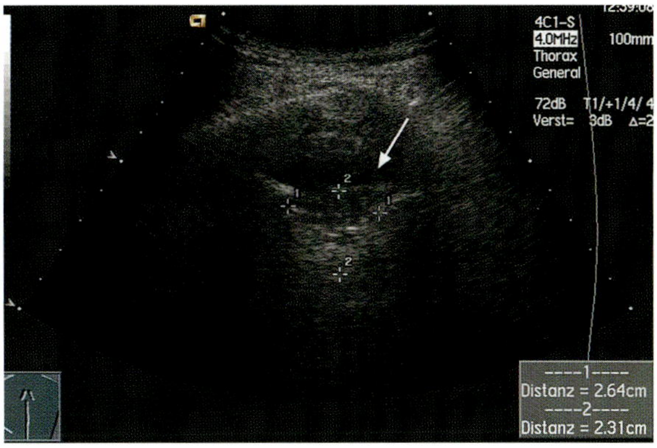

Abb. 11.15. 73-jähriger Patient mit chronischem Husten, eine COPD ist bekannt. Sonographisch im linken Unterlappen dorsal basal unscharf begrenztes Areal mit Restbelüftung, kleiner Pleuraerguss *(Pfeil)*. Im Bronchial- und Pleurasekret kulturell Wachstum von Mycobacterium tuberculosis

Polyserositis

Als empfindlichstes Verfahren zum Nachweis von Flüssigkeit kommt die Sonographie zum Einsatz bei der Frage nach kleinen Pleuraergüssen (▶ Kap. 3), die häufig beidseits auftreten und dem Patienten meist keine Beschwerden verursachen. Auch kleine Perikardergüsse (Abb.11.10) im Rahmen von Autoimmunerkrankungen oder Vaskulitiden sind mit dem Ultraschall hervorragend nachzuweisen.

Mykobakteriosen

Die Erkrankung beginnt langsam schleichend mit allmählicher Abnahme der körperlichen Leistungsfähigkeit, Nachtschweiß und intermittierendem Fieber. Mitunter vergehen Monate, bis eine Röntgenübersichtsaufnahme angefertigt wird, die die pulmonale Manifestation zeigt. Pulmonale Symptome können völlig fehlen, manche Patienten haben einen hartnäckigen Reizhusten, der die Diagnostik und Therapie zunächst eher auf eine falsche Fährte lenkt. Je nach Abwehrlage des Individuums und weiteren betroffenen Organen können die Krankheitssymptome sehr variieren (Hopewell 2005).

Auf der konventionellen Röntgenthoraxaufnahme sind im Fall einer aktiven Erkrankung weiche flaue Infiltrate, evtl. mit Einschmelzungen, zu sehen. Periphere Entzündungsherde sind der sonographischen Untersuchung zugänglich (Abb. 11.14, Abb. 11.15). Es gibt keine sonomorphologischen oder radiologischen Kriterien, die die sichere Unterscheidung zwischen einer atypischen Mykobakteriose und einer Infektion mit Mycobacterium tuberculosis erlauben (Müller et al. 2003b). Die Differenzierung gelingt nur mit mikrobiologischen Methoden wie der PCR.

Bei Mykobakteriosen kann die Sonographie in Ergänzung zu radiologischen Untersuchungen zur Verlaufsbeurteilung peripherer Herde unter Therapie eingesetzt werden oder wenn eine sonographisch gezielte Biopsie zur Diagnostik indiziert ist. Konventionelle Röntgenübersichtsaufnahmen, evtl. ergänzt durch eine Computertomographie, sind aber immer erforderlich, um die gesamte Lunge zu beurteilen.

Endokarditis

Fieber, körperliche Schwäche und Leistungsknick können die einzigen Anzeichen für eine Endokarditis sein. Bei ausreichend guter transthorakaler Beschallbarkeit sind Vegetationen auf den Herzklappen sichtbar. Mit Blutkulturen sollten Bakteriennachweise geführt werden. Im Fall einer Löffler-Endokarditis können auch passagere Thrombenbildungen am Endokard beobachtet werden. Eine orientierende Sonographie des Herzens gelingt auch dem weniger Geübten, für eine detailliertere Untersuchung sind qualifizierte echokardiographische Kenntnisse und Fähigkeiten zu fordern.

11.3 Dyspnoe

Das Symptom Dyspnoe ist stark vom subjektiven Erleben des Patienten geprägt. Es sind bislang keine eigenständigen Rezeptoren bekannt, die für die Auslösung der Dyspnoe verantwortlich sind (Fitzgerald 2005). Ein multifaktorieller Mechanismus über medulläre und periphere Chemorezeptoren sowie pulmonale vagale Afferenzen und Mechanorezeptoren im Bewegungsapparat ist anzunehmen (ATS 1999; Pfeifer 2005; Stulbarg 2005). Vom klinischen Standpunkt wird zwischen akuter, chronischer, Ruhe- und Belastungsdyspnoe unterschieden. Da eine Quantifizierung der Dyspnoe auch von Seiten des Untersuchers schwierig ist, sollte insbesondere die akute Atemnot rasch objektiviert werden durch klinische Parameter (Atem- und Pulsfrequenz, Auskultation, Blutdruck), durch Laboruntersuchungen (Blutgasanalyse, Bestimmung des Säure-Basen-Status, Blutbild, infarkttypische Enzyme) und Bildgebung. Ein verstärkter Atemantrieb wird durch Hypoxie und Hyperkapnie über afferente Stimuli an das Atemzentrum ausgelöst. Verminderungen der Gasaustauschfläche, mechanische Behinderung der Ausdehnung der Lunge, muskuläre und neurogene Defizite führen zu verstärkter Atemarbeit. Zerebrale Störungen führen zu variablen Beeinträchtigungen der Atmung. Im Folgenden werden für verschiedene an der Atmung beteiligte Kompartimente die Möglichkeiten der sonographischen Bildgebung bei Dyspnoe dargestellt.

11.3.1 Atemwege

Die Domäne für die Diagnostik der oberen und tieferen Atemwege ist die Endoskopie. Bei Atemnot mit inspiratorischem Stridor sollte aber immer auch an die Sonographie der Schilddrüse (Abb. 11.16) gedacht werden.

Große intrathorakale Tumoren können zur Kompression der zentralen Atemwege führen. Wenn kein

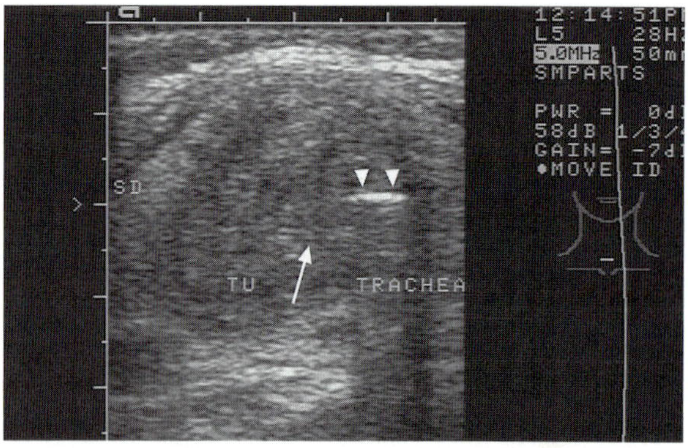

Abb. 11.16. 55-jährige Patientin mit seit einigen Wochen zunehmender Belastungsdyspnoe, inspiratorischem Stridor. Sonographisch vom rechten Schilddrüsenlappen ausgehende Raumforderung mit Einbruch in die Trachea (*Pfeil*) und Destruktion der rechten lateralen Trachealwand. Nur noch schmaler Luftreflex (*Pfeilspitzen*) in der eingeengten Trachea

belüftetes Lungengewebe im Schallfeld liegt, wird der sonographische Blick auf die Bronchien möglich (Abb. 11.17a, b).

11.3.2 Pleura

Flüssigkeit im Pleuraraum führt je nach ihrer Menge zur Kompression von Lungengewebe mit Verminderung der Atemfläche. Bei Patienten mit kardiopulmonalen Begleiterkrankungen können bereits wenige hundert Milliliter Erguss zur Atemnot führen. Patienten mit gesunder kontralateraler Lunge tolerieren mitunter mehrere Liter Erguss mit nur geringer Dyspnoe. Die Sonographie gibt eine rasche Orientierung über die Ergussmenge (Abb. 11.18) und evtl. Septierungen (Abb. 11.19).

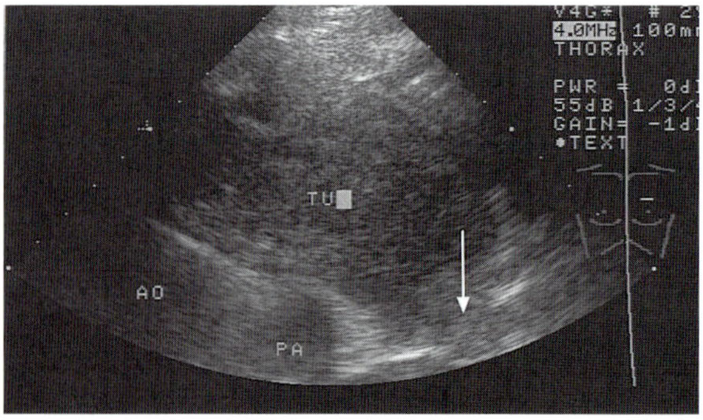

a

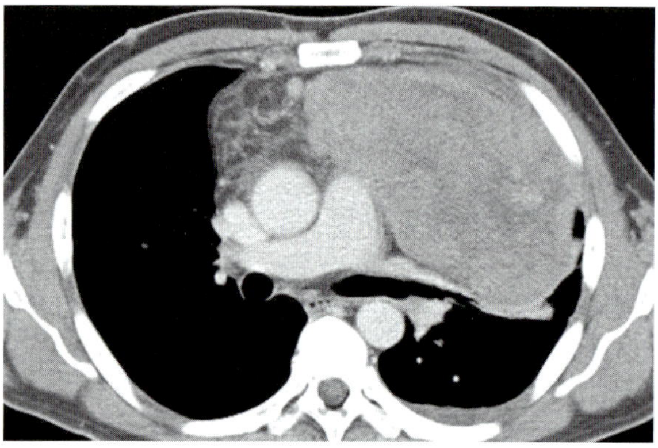

b

Abb. 11.17a,b. 44-jähriger Patient mit progredienter Atemnot und anhaltendem Reizhusten. **a** Sonographisch riesiger Tumor mit Kompression des linken Hauptbronchus (*Pfeil*). **b** Korrespondierendes CT-Bild. Eine sonographische Biopsie gelang wegen des extrem harten Gewebes nicht. In der chirurgischen Biopsie M. Hodgkin vom nodulär sklerosierenden Typ

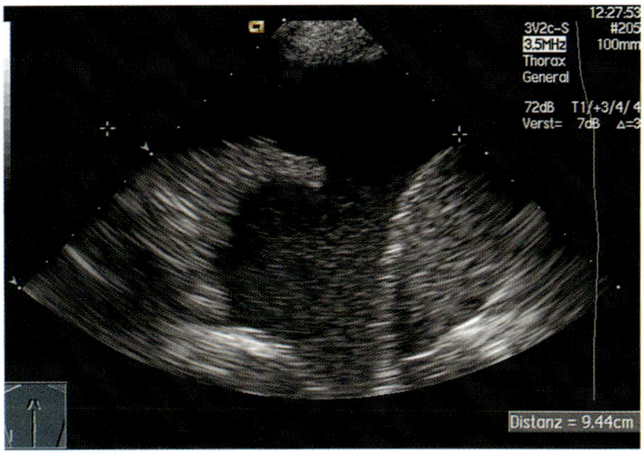

■ **Abb. 11.18.** 68-jährige Patientin mit bekannter Pleurakarzinose eines Mammakarzinoms. Erneute Aufnahme wegen Ruhedyspnoe. Sonographisch großer Pleuraerguss, der zur Kompressionsatelektase des Unterlappens geführt hat

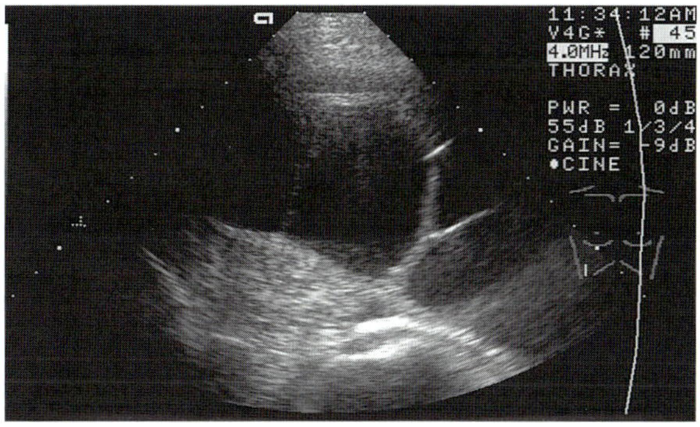

■ **Abb. 11.19.** 36-jährige Patientin mit septiertem chylösen Erguss bei genetischer Dysplasie der Lymphbahnen

Ähnlich wie beim Pleuraerguss sind das Ausmaß eines Pneumothorax und evtl. Begleiterkrankungen entscheidend für das Entstehen von Dyspnoe. Zur Bestimmung der Größe des Pneumothorax (■ Abb. 11.20) ist immer eine konventionelle Röntgenaufnahme erforderlich.

11.3.3 Lunge

Erkrankungen des Lungenparenchyms führen zu einer Verminderung der Gasaustauschfläche. Ursachen für akute Atemnot können entzündliche, vaskuläre und tumoröse Erkrankungen der Lunge (► Kap. 4) sein. Interstitielle und mit chronisch progredientem Substanzverlust einhergehende Lungenerkrankungen sind eher durch chronische und Belastungsdyspnoe charakterisiert. Pneumonien (► Kap. 4.1), Tumoren (► Kap. 4.2) und vaskuläre Konsolidierungen (► Kap. 4.3) sind der sonographischen Diagnostik zugänglich, wenn sich kein belüftetes Gewebe überlagert. Einen wertvollen diagnostischen Beitrag liefert die Sonographie bei dem radiologischen Befund einer sog. weißen Lunge (► Kap. 4.2). Liquide, solide und nekrotische Anteile sind gut zu differenzieren (■ Abb. 11.21a–c).

11.3.4 Herz

Differenzialdiagnostisch muss bei akuter Atemnot immer auch an kardiale Erkrankungen gedacht werden. Typische sonographische Befunde sollten auch von einem allgemein internistisch ausgebildeten Sonographeur beherrscht werden. Bei der Linksherzinsuffizienz (Ware 2005) infolge einer linksventrikulären Kardiomyopathie ist der massiv dilatierte und ballonierte linke Ventrikel auffällig (■ Abb. 11.22).

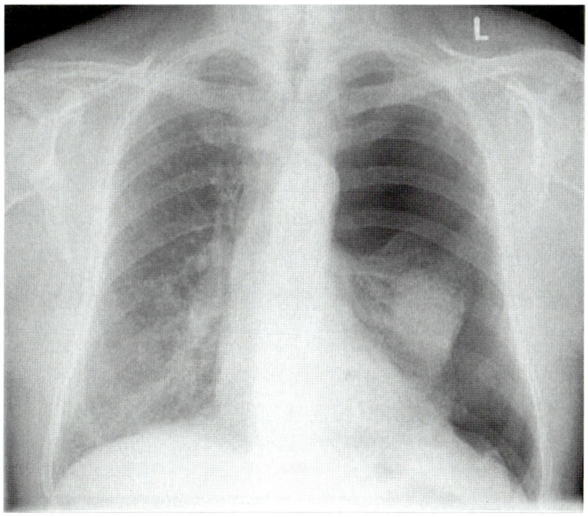

■ **Abb. 11.20.** 63-jähriger Patient mit Tumor im linken Oberlappen. Vier Stunden nach transaxillärer sonographischer Biopsie Auftreten von Atemnot mit sonographisch aufgehobenem Gleiten der Lungenoberfläche. Der vorher sonographisch darstellbare Tumor war nicht mehr zu sehen. Röntgenologisch drainagebedürftiger Pneumothorax

Erkrankungen des rechten Herzens zeigen sich im Fall eines Cor pulmonale an der Dilatation der Rechtsherzabschnitte und der Hypertrophie des rechten Ventrikels (■ Abb. 11.23).

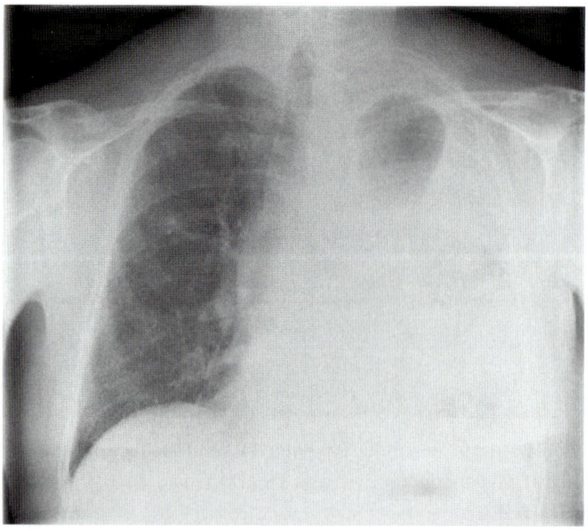

a

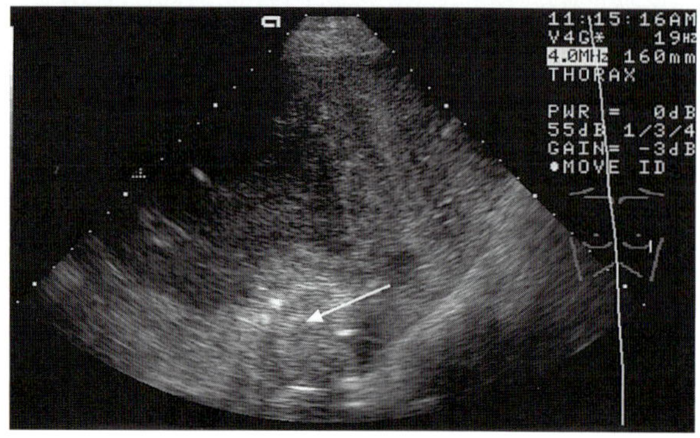

b

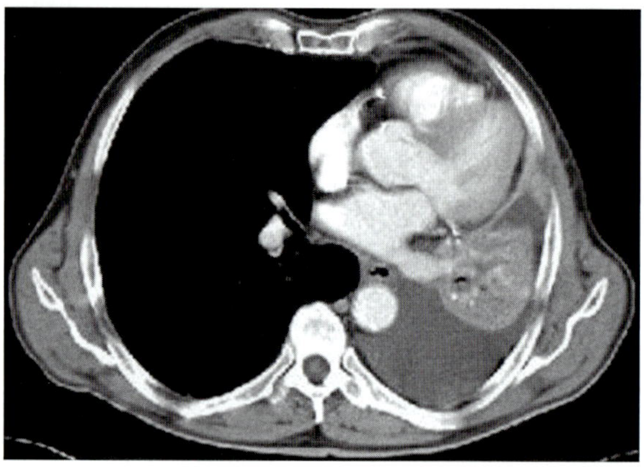

c

Abb. 11.21. 47-jähriger Patient mit ausgedehnt destruierendem und nekrotisierendem nichtkleinzelligen Karzinom der linken Lunge. **a** Röntgenübersicht, **b** sonographisches Bild (*Pfeil* auf komprimiertes restbelüftetes Lungenparenchym), **c** korrespondierende CT-Schicht

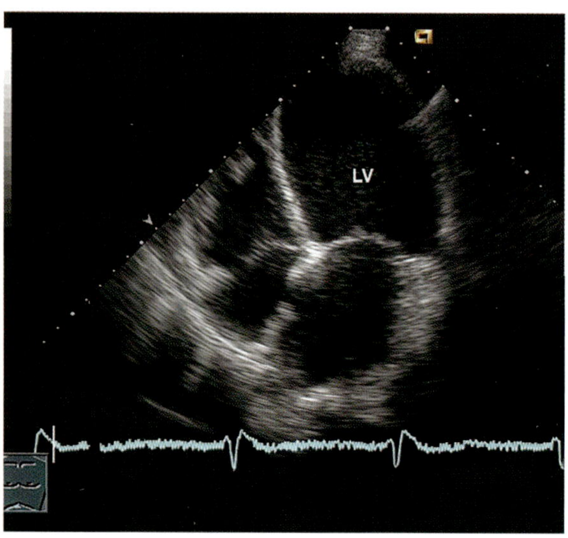

Abb. 11.22. 55-jähriger Patient mit Lungenödem infolge einer alkoholtoxischen linksventrikulären Kardiomyopathie. Im apikalen 4-Kammer-Blick dilatierter und ballonierter linker Ventrikel (*LV*)

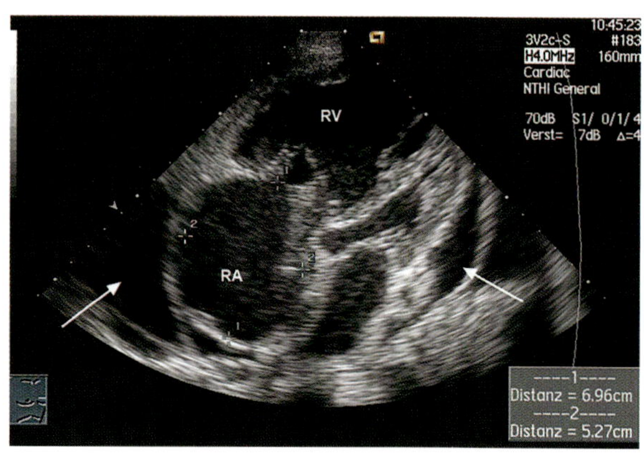

Abb. 11.23. 64-jähriger Patient mit dekompensiertem Cor pulmonale infolge pulmonaler Hypertonie bei CREST-Syndrom. Im apikalen 4-Kammer-Blick vergrößerter rechter Vorhof (*RA*), massiv dilatierter und hypertrophierter rechter Ventrikel (*RV*). Lateral des rechten Vorhofs, rechten und linken Ventrikels Perikarderguss (*Pfeile*)

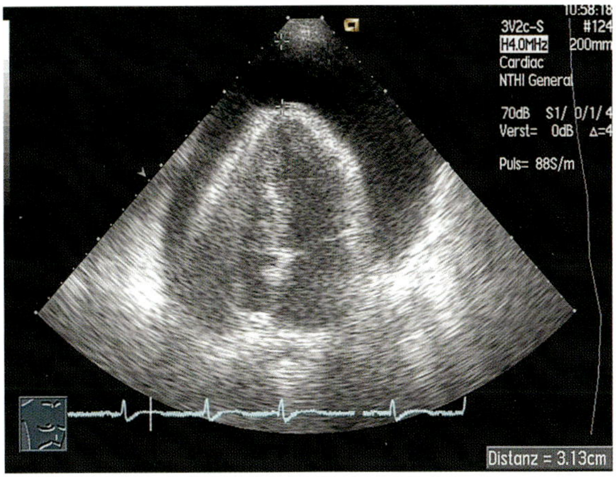

Abb. 11.24. 91-jährige Patientin mit globaler kardialer Dekompensation, großer zirkulärer Perikarderguss. Unter kardial entlastender und diuretischer Therapie partielle Rückbildung des Ergusses und Besserung der Dyspnoe, deshalb auch in Anbetracht des Alters der Patientin Verzicht auf eine diagnostische Punktion

Die Bestimmung der Größe der Rechtsherzabschnitte trägt bei der Verdachtsdiagnose Lungenembolie (▶ Kap. 4.3, Goldhaber 1998) zur Einschätzung des Schweregrades der Erkrankung bei.

Ein indirektes und sonographisch leicht zu erfassendes Kriterium für eine kardiale Dekompensation ist die Untersuchung der V. cava im Oberbauchlängsschnitt durch den linken Leberlappen. Die V. cava zeigt ein Kaliber über 20 mm mit unzureichender inspiratorischer Abnahme des Durchmessers.

Ein hämodynamisch bedeutsamer Perikarderguss führt zum einen zur Beeinträchtigung der systolischen und diastolischen Funktion des linken Ventrikels und zum anderen zur venösen Einflussstauung. Große Perikardergüsse sind auch vom Epigastrium aus in einer subkostalen Anlotung gut zu erkennen (Abb. 11.24).

11.3.5 Atemmuskulatur

Der wichtigste Atemmuskel ist das Zwerchfell (▶ Kap. 3). Im seltenen Fall einer beidseitigen Zwerchfellparese kann ein Patient wegen sofort einsetzender Dyspnoe nicht auf dem Rücken liegen (Fitzgerald 2005). Minderbeweglichkeit des Zwerchfells durch Fixation der Lunge an der diaphragmalen Pleura sowie einseitige partielle oder komplette Zwerchfellparesen sind in der dynamischen sonographischen Untersuchung, insbesondere auch im Seitenvergleich, gut darstellbar.

Zusammenfassung

Thoraxschmerz, Fieber und Dyspnoe sind häufige Symptome bei Erkrankungen im Thorax. Die Kombination und unterschiedliche Intensität der Symptome lässt Rückschlüsse auf die beteiligten Strukturen und die Schwere des Krankheitsbildes zu. Die Sonographie kann als beliebig verfügbare und bettseitige Untersuchungsmethode in den einsehbaren Regionen einen wichtigen Beitrag zur Diagnosestellung leisten. Entscheidende Hinweise auf die Ursache plötzlicher Thoraxschmerzen finden sich im Fall eines Spannungspneumothorax, bei der Lungenembolie und bei der akuten Aortendissektion. Pathologische Veränderungen im Bereich der Thoraxwand sind dank der guten Nahfeldauflösung des sonographischen Bildes hervorragend zu erkennen. Fieber ist ein Symptom bei entzündlichen Erkrankungen der Thoraxwand, der Pleura und der Lunge. Die Sonographie kann nicht nur zeigen, welche Strukturen betroffen sind, sondern sie ist auch eine sichere Methode zur gezielten diagnostischen Entnahme von Flüssigkeit und Gewebe. Besonders wertvoll sind die sonographischen Verlaufskontrollen von Pleura- und Perikardergüssen unter Therapie. Bei Dyspnoe kann mit der Sonographie eine Differenzierung zwischen kardialer und pulmonaler Ursache getroffen werden. Mit der dynamischen Untersuchung können Funktionsstörungen des Zwerchfells beurteilt werden.

Herrn Priv. Doz. Dr. Dr. R. Loose, Leiter des Institutes für Diagnostische und Interventionelle Radiologie des Klinikums Nürnberg Nord, wird für die Überlassung der radiologischen Befunde gedankt.

Literatur

ATS (1999) Dyspnea – Mechanisms, assessment, and management: a consensus statement. Am J Respir Crit Care Med 159: 321–340

Carey JA, Hamilton JR, Spencer DA, Gould K, Hasan A (1998) Empyema thoracis: a role for open thoracotomy and decortication. Arch Dis Child 79: 510–513

Ceccarelli E, Masotti L, Barabesi L, Forconi S, Capelli R (2003) Pulmonary embolism in very old patients. Aging Clin Exp Res 15: 117–122

Colice GI, Curtis A, Deslauriers J et al. (2000) ACCP Consensus Statement: Medical and surgical treatment of parapneumonic effusions – an evidence-based guideline. Chest 118: 1158–1171

Fedullo PF, Morrus TA (2005) Pulmonary thromboembolism. In: Mason RJ, Murray JF, Broaddus VC, Nadel JA (eds) Textbook of respiratory medicine. Elsevier Saunders, Philadelphia, pp 1425–1458

Fitzgerald FT, Murray JF (2005) History and physical examinations. In: Mason RJ, Murray JF, Broaddus VC, Nadel JA (eds) Textbook of respiratory medicine. Elsevier Saunders, Philadelphia, pp 493–510

Goldhaber SZ (1998) Medical progress: Pulmonary embolism. N Engl J Med 339: 93–104

Hamm H (2005) Die Behandlung des parapneumonischen Ergusses und des Pleuraempyems. Pneumologie 59: 696–703

Hopewell PC (2005) Tuberculosis and other mycobacterial diseases. In: Mason RJ, Murray JF, Broaddus VC, Nadel JA (eds) Textbook of respiratory medicine. Elsevier Saunders, Philadelphia, pp 979–1043

Kim OH, Kim WS, Kim MJ, Jung JY, Suh JH (2000) US in the diagnosis of pediatric chest diseases. Radiographics 20: 653–671

Kolditz M, Halank M, Höffken G (2004) Parapneumonischer Erguss und Pleuraempyem – aktuelle Aspekte zu Einteilung, Diagnose und Therapie. Pneumologie 58: 83–91

Kurz K, Giannitsis E, Meyer FJ (2005) Thoraxschmerz. Pneumologe 2: 188–197

Levin DL, Klein JS (1999) Imaging techniques for pleural space infections. Semin Respir Infect 14: 31–38

Maskell NA, Davies CWH, Nunn AJ et al. (2005) U.K. trial of intrapleural streptokinase for pleural infection. N Engl J Med 352: 865–874

Müller NL, Fraser RS, Lee KS, Johkoh T (2003a) Diseases of the lung. Lippincott, Philadelphia, pp 34–36

Müller NL, Fraser RS, Lee KS, Johkoh T (2003b) Diseases of the lung. Lippincott, Philadelphia, pp 45–46

Murray JF, Gebhart GF (2005) Chest pain. In: Mason RJ, Murray JF, Broaddus VC, Nadel JA (eds) Textbook of respiratory medicine. Elsevier Saunders, Philadelphia, pp 848–865

Pfeifer M (2005) Dyspnoe. Pneumologe 2: 177–187

Ramnath RR, Heller RM, Ben-Ami T et al. (1998) Implications of early sonographic evaluation of parapneumonic effusions in children with pneumonia. Pediatrics 101: 68–71

Roth AR, Basello GM (2003) Approach to the adult patient with fever of unknown origin. Am Fam Physician 68: 2223–2228

Stulbarg MS, Adams L (2005) Dyspnea. In: Mason RJ, Murray JF, Broaddus VC, Nadel JA (eds) Textbook of respiratory medicine. Elsevier Saunders, Philadelphia, pp 815–830

Ware LB, Matthay MA (2005) Acute pulmonary edema. N Engl J Med 353: 2788–2796

Wüstner A, Gehmacher O, Hämmerle S et al. (2005) Ultraschalldiagnostik beim stumpfen Thoraxtrauma. Ultraschall Med 26: 285–290

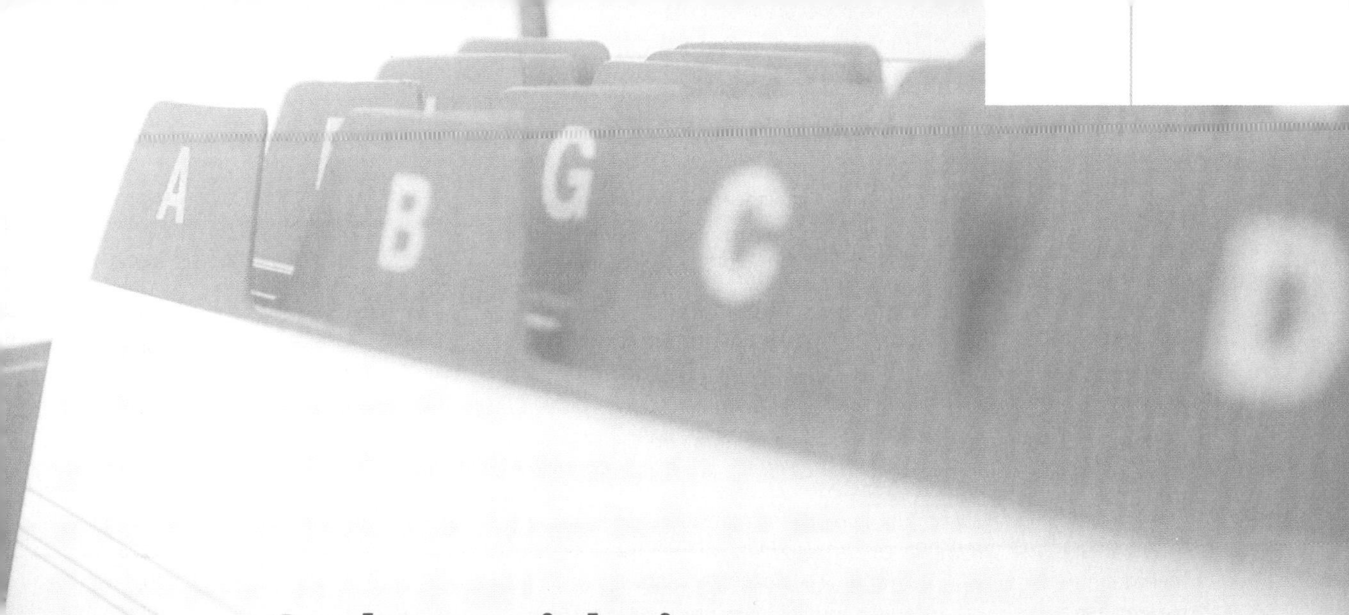

Sachverzeichnis

A

B

C

D

E

F

G

H

I

K

L

M

N

O

P